Advances and Applications of

Key Technologies in

Multidisciplinary Diagnosis and Treatment of

Gastrointestinal Cancer

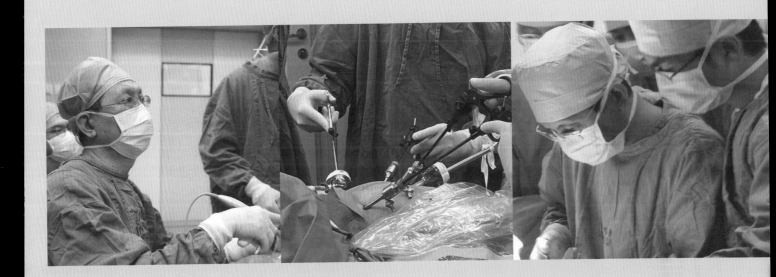

"十四五"国家重点图书出版规划项目

胃肠癌多学科诊疗关键技术进展与应用

彭俊生　主编

SPM 南方传媒 | 广东科技出版社 全国优秀出版社

· 广 州 ·

图书在版编目（CIP）数据

胃肠癌多学科诊疗关键技术进展与应用/彭俊生主编. —广州：广东科技
出版社，2023.4
ISBN 978-7-5359-7964-3

Ⅰ.①胃… Ⅱ.①彭… Ⅲ.①胃肿瘤—诊疗②肠肿瘤—诊疗 Ⅳ.①R735

中国版本图书馆CIP数据核字（2022）第182248号

胃肠癌多学科诊疗关键技术进展与应用
Weichangai Duoxueke Zhenliao Guanjian Jishu Jinzhan yu Yingyong

出 版 人：严奉强
责任编辑：黎青青　方　敏　贾亦非　李二云
封面设计：彭　力
责任校对：于强强　廖婷婷
责任印制：彭海波
出版发行：广东科技出版社
　　　　　（广州市环市东路水荫路11号　邮政编码：510075）
销售热线：020-37607413
https://www.gdstp.com.cn
E-mail：gdkjbw@nfcb.com.cn
经　　销：广东新华发行集团股份有限公司
排　　版：创溢文化
印　　刷：广州市彩源印刷有限公司
　　　　　（广州市黄埔区百合三路8号）
规　　格：889 mm×1 194 mm　1/16　印张24　字数480千
版　　次：2023年4月第1版
　　　　　2023年4月第1次印刷
定　　价：298.00元

如发现因印装质量问题影响阅读，请与广东科技出版社印制室联系调换（电话：020-37607272）。

本书承

广东省优秀科技专著出版基金会

推荐并资助出版

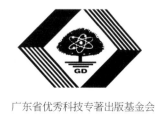

广东省优秀科技专著出版基金会

主编简介

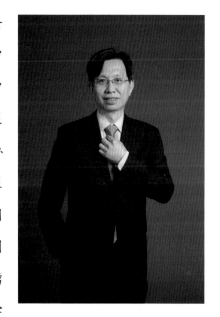

彭俊生，二级教授、一级主任医师、博士研究生导师，现任中山大学护理学院院长、中山大学附属第六医院胃外科首席专家，兼任中华医学会肠外肠内营养学会常务委员、中华医学会外科学会营养支持学组委员、中国抗癌协会胃癌专业委员会委员、中国医师协会外科医师分会临床营养医师委员会副主任委员、中国研究型医院学会肠外肠内营养学专业委员会副主任委员、中国临床肿瘤学会（CSCO）肿瘤微创外科专家委员会常务委员、教育部高等学校护理学类专业教学指导委员会委员、教育部护理专业认证工作委员会委员、全国高等学校护理学专业教材评审委员会副主任委员、广东省医学会消化道肿瘤分会主任委员等职务，以及《中华胃肠外科杂志》《中华临床营养杂志》《肠外与肠内营养》等10余种学术期刊的编委。

其研究方向为胃肠外科、临床营养和护理管理；主持各级科研课题10余项，主持的"肠外肠内营养治疗在消化外科应用的基础与临床研究"项目研究成果获广东省科学技术进步奖二等奖；主编及参编专著10余部，在*Journal of Clinical Oncology*、*Annals of Surgery*等学术期刊上发表论文100余篇；曾获"2022年度推动行业前行的力量十大医学贡献专家""2022年广东医师奖""岭南名医""第二届中山大学名医"等荣誉称号。

编委会
EDITORIAL BOARD

序
PREFACE

　　胃肠癌是我国的高发肿瘤之一，一直严重地威胁着我国人民的健康。尤其胃癌是东方国家发病率较高的恶性肿瘤之一。而恶性肿瘤单靠手术治疗并不能彻底解决问题。

　　随着科技发展日新月异，人们对胃肠癌的认识在不断加深，治疗手段和指南的更新也越来越快。微创外科与加速康复理念的结合，已在临床上得到广泛的认可与应用；影像、超声技术支持下精准分期的进步，为治疗做出了精准的指导；靶向治疗、免疫治疗的横空出世，也为晚期的患者带来了全新的希望。

　　但可惜的是，限于客观存在的知识壁垒，这些更新的知识，大多限于各自的学科之中，有时未能完全覆盖所有需要治疗的患者。因此，现阶段的紧急任务是合纵连横，把已有的、散落在各学科中的新方法、新知识有机结合起来，让患者得到最全面、最合适的治疗，这就是开展多学科联合诊疗（multi-disciplinary treatment，MDT）的初心所在。然而，对于如何组建MDT，如何定位各科室的角色、职能，如何有机结合各专科的特色，使其发挥所长，让患者取得最大获益，目前仍没有统一的模式。而编写此书的本意，便是填补当前这方面存在的空白。

　　本书由中山大学教授、中山大学附属第六医院主任医师彭俊生牵头编写，执笔撰写各章节的作者均为长期奋战于胃肠癌诊疗一线的中青年专家，其对各自从事领域的过去、现况与未来，都有着深刻的认识与独特的见解。本书创新性与实用性并存，最大亮点在于不但详尽地描述了MDT组建的理念、形式和具体细节，也在各相关专科的章节中，为读者呈上了包括外科、肿瘤内科、放疗科、内镜科、介入科、影像科、病理科与检验科等学科在内的，有关胃肠癌诊疗的最新规范与知识。如在外科治疗章节中，编者对胃癌、结直肠癌的手术规范、步骤，以及关键技术进行了图文并茂的描述；在内科治疗章节中，对处于不同分期的治疗方案应用原则、不同药物的应用要点，均有详细的阐明；其他专科如影像科、病理科、放疗科等诊疗章节，不但有最新的规范，亦有最新的进展与应用指导。因此，本书既可以作为组织和开展MDT的参考书，亦可以作为各专科医师规范胃肠癌诊疗和了解最新进展的工具书。

希望本书能作为胃肠癌治疗领域MDT的典范，让各专科的知识得到有机整合。正所谓攥指成拳、聚沙成塔，思维的碰撞必将闪出绚丽的火花，照亮肿瘤治疗前进的道路。希望专家们的辛勤付出，能为提高胃肠癌的整体诊疗水平做出积极的贡献！

中山大学副校长

中山大学胃肠研究所所长

国家重点研发计划首席科学家

兰平

前言

FOREWORD

　　胃肠癌是一种常见的恶性肿瘤，目前仍严重危害着人们的生命。在我国，仅2020年，起源于消化系统的癌症死亡病例已达150万例左右。而且，大多数胃肠癌患者一旦被发现就已为非早期病例，依据治疗规范，需要予以综合治疗。尽管胃肠癌主要的治疗方式是手术治疗，但部分患者还需要进行化学药物治疗（后文简称"化疗"）、放射治疗（后文简称"放疗"）、靶向治疗、免疫治疗等，甚至有些患者不适合或不需要手术干预。帮助患者选择最合理或最佳的治疗方案，以及根据患者的具体病情确定既符合治疗规范又能使患者及其家属接受的方案，正是专业医护人员的初心、使命和追求目标。

　　诊疗水平的提高，既提高了胃肠癌的疗效，改善了患者的生活质量，也使患者得以加速康复。但是，胃肠癌综合治疗的具体实施，既需要精准的分期诊断，也需要依据诊疗指南或规范，同时还要根据患者的个体情况进行选择。合理有效的综合治疗措施不仅涉及多学科合作，也需要治疗理念和方案的更新。因此，胃肠癌MDT模式已经在有条件的医院逐步开展，使越来越多的患者获得最佳治疗。

　　如何开展和推广MDT模式，目前还没有明确的标准和做法，也缺乏介绍胃肠癌MDT模式的专著。鉴于目前的医疗实际，也不宜强制性地要求全面应用MDT模式。但无论是外科医师，还是内科医师、放疗科与影像科等专科医生，均需要不断学习更新自己的专业知识，也需要学习交叉学科的相关知识，以便实现不同学科之间的交流和达成治疗共识。因此，本书作者在开展胃肠癌MDT的基础上，组织了胃肠疾病相关专业的专家，系统地总结和重点归纳有关胃肠癌目前的诊治规范和相关技术新进展，并结合自身临床经验，针对胃肠癌综合治疗涉及的一些关键问题，分十六章加以阐述，旨在为有需要的广大医护人员提供多学科的专业知识。本书既适合作为三甲医院的中高级医师、研究生、规培医师、进修医师在临床应用中的参考依据，也适合作为广大基层医院有需要但无条件开展MDT的医护人员更新知识、制订治疗方案的参考书。

　　感谢所有参编专家的共同努力，希望专家们的辛勤付出能为进一步提高我国胃肠癌诊治水平，促进患者的尽早康复，贡献一份微薄的力量。由于编写本书的时间紧迫和编者的经验不足，纰漏之处在所难免，恭请同道们和读者们不吝指正。

中山大学教授

中山大学附属第六医院主任医师

彭俊生

目录
CONTENTS

第一章

胃肠癌流行病学与多学科诊治概况

第一节 胃肠癌流行病学

一、胃癌流行病学

（一）胃癌发病率与死亡率概况

世界上关于胃癌的诊疗历史，源远流长。3 000多年前，一篇来自古埃及的象形文字碑文中，就有着疑似胃癌的记载。汉文帝时代（前179—前157），名医淳于意在《诊籍》中就对胃癌做了详细的描述。1760—1839年，意大利维罗纳市发布了世界第一项针对癌症发病率和死亡率的流行病学调查报告，结果显示，胃癌是最常见和致死性最强的癌症。

数百年后的今天，胃癌仍然是世界上常见的恶性肿瘤之一。20世纪前半叶，胃癌曾在全世界癌症相关死亡榜中高居榜首，直到20世纪80年代才被肺癌取代。目前，其发病率仍在所有的恶性肿瘤中排行第五，死亡率高居第三。仅2020年，全球新增的胃癌病例便高达1 089 103例，死亡病例达768 793例，这意味着2020年每13个死于肿瘤的患者中，便有1个是死于胃癌。

（二）胃癌发病的地域与人群差异

在不同的地域、族群和社会经济人群中，胃癌的发病率差异巨大。

在地域差异上，东亚（中、日、韩三国）、东欧和南美洲的发病率最高，而部分非洲和北美地区发病率最低。即使在同一国家，不同的纬度对胃癌发病率和死亡率也有影响，在北半球，北方地区的死亡风险要高于南方地区；而在南半球，却是南方地区的死亡风险更高。在日本，东北辖区的胃癌死亡率和发病率更高。在英国，西北部地区胃癌的死亡率和发病率是东南部地区的两倍，这在威尔士西北地区尤其显著。在中国，各省、自治区胃癌发病率和死亡率总体也是北方高于南方。总的来说，胃癌风险似乎与地理纬度呈正相关。另外，发病率也似乎与区域经济状况相关，70%以上的胃癌发生于发展中国家或欠发达地区。

从人群的角度来看，发病率和疾病谱也有显著差异。从性别差异来看，无论是发达国家还是发展中国家，胃癌在男性中比女性中更常见。发病年龄上，中国人群的平均胃癌发病年龄比西方人群更小。从发病部位上看，美洲白人的胃癌以食管胃结合部癌为主，东亚地区胃中下部癌较常见，然而近年，东亚地区的食管胃结合部癌的发病率亦有所上升，疾病谱有向北美地区靠拢的趋势，但翔实的数据仍有待报道。非食管胃结合部癌的危险人群包括男性、非白种人和高龄人群，1977—2006年，除了25～39岁白人的非食管胃结合部癌发病率上升外，胃癌在美国所有年龄组和人种中的发病率均有所下降。25～39岁人群的非食管胃结合部癌发病率上升值得注意，因为这可能标志着出现了新的环境因素。一项针对国际移民（尤其是移居美国的日裔、韩裔移民）的流行病学调查指出，早期的环境因素暴露对胃癌死亡率和发病率的影响更大，第一代移民的胃癌疾病谱与原地区的相近，但第二、三代移民的疾病谱开始向美洲白人族群的疾病谱靠拢，表明了早期的环境暴露因素，而不是遗传因素，对胃癌死亡率和发病率的影响更大。

（三）胃癌发病率的趋势与疾病谱的变迁

近几十年来，胃癌的全球总体发病率已迅速下降。一个重要的原因是对危险因素的识别，最经典的是幽门螺杆菌（H.pylori）的发现和治疗方案的普及。然而，胃癌发病率在发现幽门螺杆菌之前就已经出现明显下降，如美国、英国等胃癌发病率低的国家，从20世纪30年代起，胃癌的发病率便呈现下降的趋势。因此，也不排除有其他因素共同促进形成了这一趋势。一项研究指出，食品保鲜技术的进步，很大程度上降低了胃癌的发病率，如冰箱的普及，改善了食物的储存条件，从而减少了以盐为基础的食物保存技术的应用，减少了腌制食物的摄入，减少了食物被细菌和真菌污染的机会，使新鲜食物和蔬菜的获取变得更加容易，提供了重要的抗氧化剂来源。有研究认为，这也是胃癌发病率出现下降趋势的重要原因，也为区域经济和胃癌发病的相关性提供了可信的解释。然而，必须引起警惕的是，尽管发病率在下降，但每年胃癌新发病例的绝对数量仍在增长，主要原因是全球人口基数的增加和老龄化。此外，近年胃癌病例存在年轻化的趋势，原因尚未明确。因此，在可预见的未来，胃癌的防治仍然是影响国计民生的重要课题。

从胃癌生物学行为来看，根据Lauren的显微镜形态学描述，胃腺癌分为弥漫性（或称浸润型）胃癌和肠型胃癌，后来进一步深入研究发现，这两种亚型描述在病因、流行病学、发病机制和生物学行为上都有一定的差别。弥漫性胃癌在男女中的发病率相当，发病年龄较小，更常见于较年轻人群，对治疗更不敏感，生物学行为恶劣，总体预后比肠型胃癌差。肠型胃癌更好发于男性和高龄人群，其在高风险地区更流行，总体生物学行为比弥漫性更良好，对治疗更为敏感。

近几十年来，在世界范围内，肠型胃癌的发病率下降幅度比弥漫性胃癌的下降幅度要更大，因此，弥漫性胃癌在如今的胃癌疾病谱中占比在逐年上升，目前为30%左右，这无疑为胃癌的治疗带来了更大的挑战。

从癌灶的部位上来看，近年来，食管胃结合部癌或胃上部癌的发病率出现明显增长，这种发病部位从胃下部到上部的迁移主要是因为胃下部癌的减少。有研究提出，胃下部癌与幽门螺杆菌的感染更为密切，随着幽门螺杆菌根治方法的普及，胃下部癌的绝对数量与占比将逐渐下降。食管胃结合部癌或胃上部癌与胃食管反流相关性更高，与幽门螺杆菌感染、萎缩性胃炎、肠上皮化生等病变的相关性不强或无关。近年胃反流疾病的增多，环境因素的恶化，烟草、酒精等化学致癌物质的使用增多，也是其发病占比上升的重要原因。而与胃中下部癌相比，食管胃结合部癌或胃上部癌更具侵袭性，生物学行为更为恶劣，手术挑战性更大。因此，一个可能的假设是，食管胃结合部癌或胃上部癌是不同于其他位置胃癌的一种疾病。有学者认为，应将食管胃结合部癌或胃上部癌区别于胃癌，当作一种单独的疾病去治疗，包括胃外科、胸外科、肿瘤内科在内的多学科的合作，对提高食管胃结合部癌或胃上部癌的诊疗效果有重要的意义。

二、结直肠癌流行病学

（一）结直肠癌发病率与死亡率概况

结直肠癌是一种常见的恶性肿瘤。2020年，全球范围内新发的结直肠癌（包括肛门癌）保守估计超过190万例，死亡病例达93.5万例，这意味着每10个肿瘤死亡病例中，便有1例是死于结直肠癌，其总体发病率排行第三，致死率排行第二。

结直肠癌的地区发病率在全球范围内差异较大，不同地区的发病率相差可达10倍；其中以北美洲、欧洲、澳大利亚等地区的发病率最高，非洲、中南亚等地区发病率最低。

1980年以来，美国及欧洲等发达地区的结直肠癌发病率与死亡率均有逐渐下降的趋势，这与卫生系统积极推进结肠息肉早期筛查的努力有关，及时发现和切除结肠息肉、疾病诊断早期化、治疗的规范化、靶向药物及治疗手段的多样化，都对降低结直肠癌的发病率与死亡率有重要的作用。根据美国国立癌症研究所数据库（SEER）提供的数据，20~54岁人群的结直肠癌死亡率已从1970年的6.3/100 000降至2014年的4.3/100 000，下降幅度接近1/3。所有接受治疗的结直肠癌患者（所有分期及部位），5年生存率达61%，明显高于胃癌、食管癌等其他部位的消化道恶性肿瘤患者。然而在部分欠发达地区，因资源和卫生基础条件有限，结直肠癌死亡率仍然居高不下，尤其是中美洲、南美洲和东欧。

（二）结直肠癌发病的危险因素

关于结直肠癌发病的危险因素，在过去的数十年间已经有非常详细的研究，现简述如下。

1. 肥胖

英国胃肠病学会的官方期刊 GUT 的一篇文章指出，超重［体重指数（BMI）≥25~29.9kg/m^2］或肥胖（BMI≥30kg/m^2）均为结直肠癌发病的高危因素。在欧洲，约有11%的结直肠癌病例可归因于超重和肥胖，研究表明，BMI每增加1kg/m^2，结直肠癌发病风险便可能上升3%。其中，内脏脂肪堆积或腹部肥胖又比皮下脂肪堆积更为危险，男性中，肥胖与结肠癌患病风险的关联度，比女性更高，这可能与男性主要为腹部肥胖有关。

而且，肥胖可能会影响结直肠癌的治疗结局与预后，合并肥胖的结直肠癌对抗血管生成的靶向治疗药物敏感性差，导致手术的难度增加，术后切口感染的发生率亦更高。

2. 长期摄入红肉和加工肉类

世界卫生组织（World Health Organization，WHO）已经明确将红肉和加工肉类列为结直肠癌发病高危因素，并将加工肉类（如香肠、培根、火腿、牛肉干、腌牛肉，以及其他烟熏、盐渍、发酵或腌制的肉类）归为一类致癌物。据估计，若每日增加摄入100g红肉，患病风险大约增加12%，致癌风险级别与石棉、香烟和酒精相同，长期摄入，左半结直肠肿瘤的发病率显著上升。部分观察性研究指出，这可能是由于高温烹饪（烧烤、煎炸等）导致蛋白质在炭化的过程中产生了多环芳烃及其他致癌物质。

3. 吸烟

一篇纳入106项观察性研究的系统评价指出，相比从不吸烟者，吸烟者结直肠癌的发病风险增加1.18倍，死亡风险也相应增加了1.25倍。吸烟与所有类型的结肠息肉发病率呈正相关，尤其是癌变风险极高的重度不典型性增生和结肠锯齿状息肉，对于林奇综合征的患者尤甚。且有研究指出，对于已经罹患结直肠癌的患者，持续吸烟还可能增加其恶化的风险，因此，戒烟对于结直肠癌的二级预防与三级预防都具有非常积极的意义。

4. 酒精

过量饮酒已经被证明是多种恶性肿瘤的明确危险因素，与结直肠癌发病风险增加也存在关联。发表在 *Annals of Oncology* 的一篇系统评价纳入了27项队列研究和34项病例对照研究，与从不饮酒/偶有饮酒者相比，中度饮酒者（每日2～3标准杯，每标准杯定义为12.5g乙醇）发生结直肠癌的风险增加21%［相对风险（RR）1.21，95%置信区间（CI）：1.13～1.28］，重度饮酒者（每日≥4标准杯）风险增加52%（RR 1.52，95%CI：1.27～1.81），在亚洲人群中，重度饮酒所增加的结直肠癌风险更高，可达81%（RR 1.81，95%CI：1.33～2.46）。这对我们的启发是，在中国人群中，控制酒精对于预防结直肠癌发病的意义，可能并不亚于控制烟草与红肉摄入。

5. 糖尿病和胰岛素抵抗

一项纳入6项病例对照研究和8项队列研究的荟萃分析发现糖尿病患者罹患结肠癌风险比非糖尿病患者明显增高（RR 1.38，95%CI：1.26～1.51），罹患直肠癌风险高20%（RR 1.20，95%CI：1.09～1.31），其主要原因可能是胰岛素抵抗导致的高胰岛素血症。胰岛素是结肠黏膜细胞重要的生长因子，可刺激结肠肿瘤细胞，长期存在的高胰岛素血症将导致结肠腺瘤样息肉与肿瘤的发病风险增加。

6. 遗传性因素

在所有结直肠癌中，有3%～6%的病例可归因于某些明确的遗传综合征，包括林奇综合征［曾被命名为遗传性非息肉病性结直肠癌（hereditary nonpolyposis colorectal cancer，HNPCC）］、家族性腺瘤性息肉病（familial adenomatous polyposis，FAP）、MUTYH相关性息肉病（MUTYH associated polyposis，MAP）和几种错构瘤性息肉病，其占比虽低，但其绝对数量不可忽视。

林奇综合征是一种常染色体显性遗传综合征，占所有结直肠癌病例的2%～4%，由DNA错配修复（mismatch repair，MMR）基因存在遗传性致病缺陷导致，最常见的缺陷基因有*MLH1*、*MSH2*、*MSH6*、*PMS2*或*EPCAM*，林奇综合征患者一生中罹患结直肠癌的风险可达50%～80%，初始诊断癌症的平均年龄约为48岁，部分病例可早至20～25岁，因此，确诊林奇综合征者，应从20岁开始每1～2年进行一次肠镜筛查。考虑到患者罹患子宫内膜癌、卵巢癌、胃癌、小肠癌、胆道癌的风险也显著增高，因此同时进行肠外肿瘤的筛查工作，也至关重要。

家族性腺瘤性息肉病由5号染色体上*APC*基因发生种系突变导致，大型流行病学数据显示其在普通人群中的发病率约为1/10 000，约占所有结直肠癌病例的1%，临床上通常表现为，数百至数千个腺瘤性息肉分布于整个结肠和直肠，息肉通常在青少年早期出现，若不进行结肠切除术，其一生中罹患结直肠癌的风险几乎是100%，90%未经治疗的患者会在45岁前罹患结直肠癌。

MUTYH相关性息肉病是一种常染色体隐性遗传疾病，是由于双等位基因*MUTYH*突变导致的，患者多表现出结直肠腺瘤的高发，其一生中，可出现15～100个腺瘤，部分患者肠镜下外观可能与FAP相似，其一生中罹患结直肠癌的风险约为80%，确诊MUTYH相关性息肉病后应从20岁开始，每2～3年进行一次肠镜筛查。

7. 炎症性肠病

有研究指出，对于溃疡性结肠炎、克罗恩病患者，患病年限较长者，其结直肠癌的患病风险也相应增加，其原因可能是炎性因子的长期刺激。疾病的范围、持续时间和活动度都是发病风险的决定因素，因此，对于此类高危人群，亦应加强监测。

8. 其他高危因素

其他高危因素包括：肢端肥大症，肾移植长期服用免疫抑制剂，前列腺癌接受雄激素剥夺治疗，曾接受胆囊切除术等。

（三）结直肠癌发病的趋势与疾病谱的变迁

总体来说，在全球范围内，结直肠癌发病率与区域经济呈高度的正相关，在经济快速增长的发展中区域如东欧、东南亚地区等，结直肠癌发病率也稳步上涨。究其原因，主要是随着经济发展，人们的饮食结构转变，动物源性食物的红肉类比例上升，高体力劳动减少，需久坐的工作增加，超重人群与糖尿病患者群扩大。

针对高危人群的结肠镜筛查，仍然是抵御结直肠癌发病率和死亡率日益增加的风险的关键策略，然而限于大规模结肠镜推广的巨大成本和群众接受度的低下，在部分发展中地区，结直肠癌发病曲线仍没有平缓的趋势。某些新型筛查技术，如粪便基因检测等的发明，有望为大规模人群的无创筛查带来新的方案。

我国从20世纪开始，结直肠癌的发病便呈现上升的趋势。根据国家癌症中心全国肿瘤登记数据，2015年中国内地结直肠癌新发病42.92万例，因结直肠癌死亡28.14万例，日均发病和死亡分别为11 759例和7 710例。结直肠癌发病率在我国呈现城市快速增长、农村平稳增长、城市显著高于农村的特点。以肿瘤登记数据质量较高的上海市为例，2002—2011年在上海闵行区结直肠癌标化发病率年均增长2.43%，1973—2013年在上海黄浦区年均增长达5.05%。

而且，在我国结直肠癌病例中，低位直肠癌占比较高，部分患者需接受肛门切除手术，严重影响术后的生活质量并增加患者经济负担。但是，近年来随着新技术的不断发展与推广，结直肠癌的诊疗质量得到了较大的改善。

粪便基因检测等无创筛查技术的普及，为结直肠癌的早筛早诊带来了新的希望；新辅助化疗、放疗的合理应用，让进展期肿瘤患者的生存期得到大幅延长；新手术技术的应用，如腹腔镜辅助的经肛门全直肠系膜切除技术、机器人辅助直肠癌根治术的应用，在不增加复发率的前提下，提高了保肛率，减少了手术创伤、住院时间和费用，提高患者生活质量的同时也节省了医疗开支。

但是与北美、欧洲等经济发达地区相比，我国结直肠癌疾病谱总体分期偏晚，位置较低，诊疗更为复杂。因此，跨学科的规范合作诊疗，将是不可避免的趋势，也是未来结直肠癌诊疗发展的大势所向。

（陈永和）

第二节 胃癌多学科诊治概况

一、概况

胃癌的多学科诊治是联合肿瘤内科、外科、放疗科、内镜科、病理科、影像科等专科医生对胃癌患者进行诊治。多学科联合诊疗（multi-disciplinary treatment，MDT）模式是目前公认能使患者获益最大的诊疗模式，减少了个人主义、经验主义的弊端，通过规范化诊疗，最大限度地减少误诊误治，并在现有治疗策略的基础上，为不同患者制订最佳的个体化治疗方案，改善肿瘤患者预后。其内容主要包括两方面：对疑难病例的诊断和对患者的个体化治疗。

二、诊断

胃癌的诊断需结合患者的症状、体征、血液学检查、液体活组织检查、影像学检查、内镜/超声内镜检查等进行。诊断的目的是对胃病灶进行定性、定位及治疗前的临床分期，这是多学科治疗的基础。

（一）症状

胃癌缺乏特征性的症状。早期胃癌常无症状。进展期胃癌常见的临床症状有上腹部不适或疼痛、食欲减退、消瘦、乏力、恶心、呕吐，有时可出现腹泻、便秘、发热等。合并穿孔时，可出现突发的剧烈腹痛，并蔓延至全腹；合并出血时，可出现黑便，少数情况下，当肿瘤侵犯并溃破胃壁血管造成大出血时，患者可出现呕血。当近端胃癌逐渐进展并引起贲门梗阻时，患者会出现吞咽困难、胸骨后疼痛；当远端胃癌引起幽门梗阻时，患者会出现腹胀、呕吐宿食等症状。晚期胃癌患者可出现贫血、营养不良等恶病质表现。

（二）体征

早期或部分局部进展期胃癌常无明显体征。晚期胃癌患者可扪及上腹部包块，发生锁骨上淋巴结转移时，可扪及锁骨上淋巴结肿大；发生种植转移时，可于直肠指检时扪及盆底肿物；发生上消化道穿孔、出血或消化道梗阻等情况时，可出现相应体征。

（三）血液学检查

胃癌患者血液中的肿瘤标志物可升高，常见的肿瘤标志物有癌胚抗原（carcinoembryonic antigen，CEA）、糖类抗原19-9（carbohydrate antigen 19-9，CA19-9）、CA125和CA72-4等。但这些标志物特异性及敏感性均不高，在早期胃癌中的阳性率<5%，故也无助于早期诊断。目前有一些研究报道使用胃蛋白酶原Ⅰ、胃蛋白酶原Ⅱ和胃泌素17作为胃癌筛查的标志物，但也有研究证明，这些标志物与萎缩性胃炎的关系比与胃癌的关系更加密切，故不能作为胃癌诊断的标志物。

（四）液体活组织检查

液体活组织检查包括检测循环肿瘤DNA、循环肿瘤细胞、外泌体和肿瘤培育血小板，具有诊断、疾病监测、预测疗效和识别复发的潜力。

（五）影像学检查

1. X线检查

X线检查是胃部疾病最传统的影像学检查方法，由于胃与周围器官组织密度相似，单纯X线检查无法显示病灶，故一般采用钡剂、碘剂或者气钡双重造影。X线检查由于经济、方便、对检查设备要求不高，在许多医院广泛运用。

2. CT检查

X线检查仅能显示胃腔内病灶的大小和范围，而CT（计算机断层扫描）检查可显示病灶在胃腔外的侵犯范围和其他脏器的情况，如肝、肺、腹膜是否出现转移灶，是否有淋巴结转移等；在将胃适当扩张的情况下，CT检查可以显示病灶在胃壁中侵犯的深度。胸腹盆增强CT检查是治疗前临床分期的重要检查方法。

3. MRI检查

磁共振成像（magnetic resonance imaging，MRI）检查并不是胃癌的常规检查，但在其他检查手段不能明确肝脏病灶是否为转移灶时，MRI检查却是一种很好的无创检查方法。

4. 正电子发射计算机体层显像仪检查

作为一种全身检查，正电子发射计算机体层显像仪（positron emission tomography and computed tomography，PET/CT）检查可以在更大范围内发现胃癌的转移病灶，如脑转移、远处的淋巴结转移等。PET/CT检查可能有助于检测CT无法发现的隐匿性转移，但对黏液型或弥漫性癌敏感性较低。有研究表明，PET/CT检查可以验证CT结果的准确性、发现M1转移灶、识别新病灶，从而改变多学科诊治的决策。

（六）内镜/超声内镜检查

内镜检查是目前对微小胃癌、小胃癌检出率最高的检查。内镜检查直接且直观，可以明确病灶的大小，使用超声内镜检查，更可以明确病灶侵犯胃壁的层次和深度，是术前临床T分期的重要手段。内镜检查可获取病灶组织进行病理检查，有助于明确病灶的性质。在内镜中心进行多学科讨论和培训后，内镜医师对早期胃癌的检出率得到提升。

（七）诊断性腹腔镜检查

诊断性腹腔镜检查在所有检查中创伤性最大，但在腹膜转移诊断不明确时，却是一种有效、直观的手段。

（八）病理学检查

病理学检查是诊断胃癌的金标准。病理学检查步骤包括腹腔灌洗液、内镜下获取标本、转移淋巴结穿刺、切取标本、肝脏病灶穿刺标本、诊断性腹腔镜检查获取的标本等。

（九）分期诊断

根据治疗前的检查结果，依据胃癌侵犯胃壁的深度、是否有淋巴结转移、是否有远处器官的转移，对胃癌进行治疗前分期。

三、治疗

随着科技的发展，胃癌的治疗正沿着决策团队化、范围标准化、创伤微小化、对象个体化的道路大步迈进。胃癌的治疗是一套以手术为主，放疗、化疗为辅，结合最佳支持治疗的综合治疗。

（一）手术

1. 内镜手术

对治疗前临床分期T1a期（cT1a）的肿瘤，可采用内镜切除术（endoscopic resection，ER）。内镜下切除一般包括两种术式：内镜黏膜切除术（endoscopic mucosal resection，EMR）和内镜黏膜下剥离术（endoscopic submucosal dissection，ESD）。内镜切除（EMR、ESD）的绝对适应证：黏膜内癌（cT1a），分化型癌，病灶直径≤2cm，不伴溃疡，即UL（－），早期非溃疡型胃癌。ESD适应证：cT1a，分化型癌，病灶直径＞2cm，UL（－）；cT1a，分化型癌，病灶直径≤3 cm，UL（＋）。ESD扩大适应证：cT1a，未分化型癌，病灶直径≤2 cm，UL（－）。

内镜手术的根治程度是由局部切除程度和淋巴结转移可能性来决定的。所以术后需根据病理结果重新评估根治程度。现在比较广泛使用的是eCura评价系统。根据术后的评估，决定是继续随访、再次ESD或是追加手术切除。

2. 外科手术

对于可切除的胃癌，如cT1a不适宜行ER的患者和超过T1b可予手术治疗的患者，目前外科手术是所有治疗的首选和基石。手术的方式有开腹手术、腹腔镜手术、机器人手术，向着腹壁创伤越来越小的方向发展。目前各国指南仍未推荐某种特定方式，根据日本现有的临床研究JCOG0912、JCOG1401，对于早期胃癌，腹腔镜手术相比于开腹手术，虽然延长了手术时间，术后谷草转氨酶/谷丙转氨酶比值上升，但是患者术中出血量减少、术后肠道恢复时间缩短、疼痛明显减轻，而手术并发症发生率则无区别，无手术相关死亡病例。

对于手术范围，胃切除范围依据肿瘤部位决定，关键是保证足够的切缘，T1期的胃癌切缘2cm可基本满足需要，T2以上的BorrmannⅠ～Ⅱ型胃癌，切缘离肿瘤肉眼边缘至少3cm，BorrmannⅢ～Ⅳ型胃癌，切缘至少需5cm才可确保安全；若肿瘤侵犯食管或幽门，往往无法做到切缘距肿瘤5cm，但远端胃癌应切除十二指肠第一段3～4cm，近端胃癌应切除食管下端3～4cm，且须冰冻病理检查以保证获得阴性切缘。由于肿瘤的大小不同和肿瘤的切缘限定，胃癌切除的手术方式可分为全胃切除术、远端胃切除术、保留幽门胃切除术、近端胃切除术、胃节段切除术、胃局部切除术。对于cT1N0肿瘤，除了T1a可考虑行内镜切除外，其他类型可根据肿瘤部位考虑以下几种胃切除方式：肿瘤位于胃中部，肿瘤远端边界离幽门近端至少4cm，可行保留幽门胃切除术；近端胃癌切除后仍有1/2以上的胃残留，则可行近端胃切除术。

临床淋巴结阳性（cN+）或T2～T4a肿瘤的标准手术方法是全胃或远端胃切除术。当近端切缘满意时，可选择远端胃切除术。当切缘不满意时，选择全胃切除术。但是如果胃癌侵犯了胰腺，则需要行全胃切除术联合胰脾切除术。如果肿瘤位于胃大弯且第4sb组淋巴结已经有转移，则即使原发肿瘤可以通过远端胃切除术清除，也必须行全胃切除术联合脾切除术或脾门淋巴结清扫。对于主要部位位于食管胃交界近端的腺癌，应考虑食管中下部切除、胃近端切除或管状胃重建术。

除了考虑肿瘤局部的切除范围，若以根治切除为目标，还需根据胃切除类型进行相应胃周和伴随具名血管的淋巴结清扫。日本胃癌研究会将胃周淋巴结分区，又根据胃癌的不同部位，对应地把淋巴结分为3站，表示为N1、N2和N3。而淋巴结清扫站别则用D（dissection）来表示，如第一站淋巴结未清除则为D0，仅清除第一站淋巴结则为D1手术，完全清除第一、二站淋巴结则为D2手术，清除所有3站淋巴结则为D3手术。目前我国与日本均把D2淋巴结清扫作为标准根治术。相对于标准根治术，非标准根治术包括改良手术（如D1或D1+手术）和扩大手术（D2+或D3手术）。D1手术一般运用于不能满足ER标准的cT1a胃癌和分化型、病灶直径≤1.5cm的cT1bN0胃癌。D1+手术适用于除以上情况以外的其他cT1N0胃癌。D2手术适用于cT1N+和cT2～T4的肿瘤，如果胃上段癌未累及胃大弯，则行全胃切除术时，应保留脾脏。肿瘤侵犯胃大弯时，脾切除术的作用尚不明确。D2+手术为非标准手术，只在评估后确有需要，并且确保安全的时候方可施行。淋巴结需要清扫16枚以上才能保证准确的术后分期和预后判断。

（二）化疗

化疗根据施行的时机分为术前新辅助化疗和术后辅助化疗，根据化疗的目的分为根治性化疗和姑息性化疗。

术前新辅助化疗的目的是使肿瘤降期、提高R0切除率和改善整体生存率，并且可以提前评估化疗药物对个体患者是否有效。此外，也有多项来自亚洲各国基于D2手术的研究显示，术前化疗显著提高肿瘤缓解率及R0切除率，安全性良好。对于术前临床分期cT3-4N+M0、cT3-4aN+M0、T4bN+/－M0的患者，可采取新辅助化疗。目前胃癌新辅助化疗推荐方案包括：顺铂联合氟尿嘧啶（PF）、奥沙利铂联合卡培他滨（CapeOX）、奥沙利铂联合氟尿嘧啶（FOLFOX）、顺铂联合S-1（SP）、奥沙利铂联合S-1（SOX）、多西他赛联合奥沙利铂以及5-FU/LV（FLOT）。

术后辅助化疗的目的是通过控制根治性切除后残留的肿瘤细胞来减少复发。对于未接受新辅助化疗的R0术后病理分期pT1N0的患者不推荐化疗；对于R0术后病理分期pT2N0的患者根据是否有危险因素，如低龄（<40岁），组织学分级高级别或低分化，神经束侵犯，血管、淋巴管浸润等，决定观察或者化疗；对于R0术后病理分期pT3、pT4，任何N或者任何pT、N+的患者，推荐施行辅助化疗；对于接受过新辅助化疗的R0术后病理分期ypTN+/－的患者，则根据

是否有危险因素等实际情况，决定是否进行辅助化疗；对于Ⅱ期患者推荐辅助化疗方案为S-1单药（口服至术后1年），或卡培他滨联合奥沙利铂或顺铂，或者6周期多西他赛联合S-1后继续口服S-1单药方案（DS-1序贯S-1）。

虽然化疗的药物和方案不断改进，在进展期/复发胃癌（AGC）中可使肿瘤缩小，但仍无法完全治愈肿瘤。因此，姑息性化疗的目标是延迟或改善疾病相关症状，并延长生存期。在体力活动状态（performance status，PS）评分为0~1、总生存期为主要终点的患者中，化疗与最佳支持治疗（best supportive care，BSC）的临床效益已在随机对照试验中得到证实。尽管罕见，但一些AGC患者实际上存活了5年以上。因此，对于AGC患者或接受非治愈性（R2）切除术的患者，全身化疗是首要考虑的治疗方法。对于PS评分为2~3或更严重的患者，一般不推荐化疗，只有在慎重考虑安全性和临床后果后，才可施行（对于伴有大量腹水或广泛腹膜转移的AGC患者，安全性尤为重要）。姑息性化疗的方案一般有奥沙利铂联合氟尿嘧啶、顺铂联合氟尿嘧啶、紫杉醇联合氟尿嘧啶或卡培他滨。对于人表皮生长因子受体2（human epidermal growth factor，HER-2，也称为ERBB2）过表达的转移性腺癌，应将曲妥珠单抗加入化疗。HER-2癌基因扩增和HER-2蛋白过表达，会出现在17%~20%的胃癌患者中，特别是在肠型胃癌和胃近端或食管胃结合部癌中更为常见。HER-2过表达的胃癌患者可以从抗HER-2抗体曲妥珠单抗治疗中获益。在随机对照TOGA试验中，128例接受曲妥珠单抗+顺铂+氟尿嘧啶化疗的患者中位总生存期比接受单纯化疗的患者有所改善。在高度敏感的亚群〔（HER-2免疫组织化学（IHC）2+、3+或荧光原位杂交（fluorescence in situ hybridization，FISH）+〕接受曲妥珠单抗联合化疗的患者，中位总生存期为16个月，而接受单纯化疗的患者中位总生存期仅为11.1个月（HR=0.74，95%CI：0.60~0.91，P=0.004 6）。所以HER-2过表达（HER-2 IHC 2+、3 +或FISH+）的胃癌患者在一线化疗的基础上，应使用曲妥珠单抗治疗，然后使用曲妥珠单抗维持治疗。目前，对于可进行切除手术的胃癌患者，没有证据支持曲妥珠单抗应在一线化疗进展后或术前使用。

在一线化疗后进展的胃癌患者中，使用雷莫芦单抗进行抗血管生成治疗已被证明有效，其可以作为单药治疗或与紫杉醇联合治疗。在二线REGARD试验中，雷莫芦单抗与最好的支持治疗相比，提高了患者生存率，而在RAINBOW试验中雷莫芦单抗与紫杉醇联合治疗比紫杉醇单独治疗提高了患者生存率。然而，对铂类或氟尿嘧啶化疗不敏感的患者，加入雷莫芦单抗和贝伐珠单抗都不能改善患者生存情况。

肿瘤的免疫治疗是一种新兴的治疗方法。免疫检查点封锁现在已被确定为化疗难治性胃癌的一种治疗方法。3期随机试验ATTRACTION-2显示，与安慰剂加最佳支持治疗相比，使用抗程序性死亡受体1（programmed death-1，PD-1）单克隆抗体纳武单抗（nivolumab）治疗的亚洲患者的总生存率有所提高。2期非随机化KEYNOTE-059试验显示，接受另一种PD-1抗体帕博利珠单抗（pembrolizumab）治疗的难治性胃癌患者的总生存期，也得到了相似的改善。在KEYNOTE-059研究中，肿瘤和免疫细胞上表达程序性死亡受体配体1（programmed death ligand-1，PD-L1）蛋白的患者的放射应答率得到改善，MMR缺陷或微卫星不稳定癌症患者的放射反应率和总生存率也显著提高。

（三）放疗

放疗是指使用放射线进行的治疗。胃癌的放疗一般用于对食管胃结合部癌进行治疗。放疗根据施行的时机，也分为术前的新辅助放疗和术后的辅助放疗。放疗一般需联合化疗同时进行。

对于T3-4aN+M0的食管胃结合部腺癌，临床研究结果显示：新辅助放化疗+手术+辅助化疗模式可以达到肿瘤降期、提高R0切除率并改善整体生存，且不增加术后并发症及病死率的目的。针对低位食管和贲门腺癌，德国的Ⅰ期临床研究（POET研究）的长期随访结果表明，术前放化疗相比术前化疗具有减少复发和延长生存期的优势，未显著增加治疗毒性和围手术期并发症。同步化疗方案为：紫杉醇联合氟尿嘧啶类或铂类、氟尿嘧啶类联合铂类。

（四）最佳支持治疗

最佳支持治疗是不论疾病处于什么阶段或是否需要其他治疗，都以预防和减轻患者的痛苦为目标，并为患者及其家属提供尽可能高质量的生活。对于胃癌，为减轻主要症状而采取的干预措施可能会延长寿命。对患者应提供营养建议，如改变饮食结构或补充营养，尽量避免体重减轻。肿瘤出血可以通过内镜下止血、给予氨甲环酸、放疗、栓塞等方法治疗，若仍无效，可考虑手术治疗。REGATTA试验没有显示除化疗外的姑息性胃切除术能改善生存率。放疗可能有助于缓解转移疼痛或吞咽困难。内镜支架置入也可减轻近端胃癌患者的吞咽困难和胃出口梗阻患者的呕吐。姑息性治疗应该被认为是患者治疗途径的重要组成部分，而不是与积极治疗（如化疗）相排斥。

四、小结

传统的诊疗模式，是以治疗小组为单位，由小组组长提供诊疗建议，实施诊疗方案的决策模式。在有条件的治疗中心，会以专科讨论的模式，即相同专科中的不同治疗小组共同讨论病例，进行诊治方案抉择。这样可以在一定程度上减少个人经验主义的弊端，但是仍然局限于某个专科，在胃癌治疗中往往是普通外科。而胃癌的MDT模式打破了专科壁垒，虽然一般也以普通外科为主导，但是也同时联合了肿瘤内科、放疗科、介入科、内镜科、病理科、影像科、护理团队等专业队伍对胃癌患者进行诊治，有条件的中心，甚至还包括营养师、理疗师、康复师、心理辅导师和基础研究团队。各个部门依据检查结果确定治疗前分期，结合患者的个体因素制订治疗方案，并对治疗后的情况进行跟踪随访，及时调整方案，使患者获益最大化。

（杨祖立　周俊怿）

第三节　结肠癌多学科诊治概况

一、概况

近年来，我国结肠癌的发病率和死亡率呈逐年增高趋势，而美国结肠癌的发病率自2000年起，以每年3%的速度稳定下降。近50年来，美国结肠癌死亡率下降了约53%，这主要得益于肠镜检查的普及，其国内50岁以上成年人的肠镜检查率已从2000年的21%升至2015年的60%，而我国肠镜的普及率并不高。尽力做到早诊早治，及时发现癌前病变及早期肠癌，是提高我国结肠癌诊疗效果的重要措施。综合运用各种诊疗方法，为每一位患者制订个性化的诊疗方案是实现早诊早治的主要手段。

二、诊断

结肠癌的早期症状多不典型，易被忽视。粪便隐血检查具有初筛意义，对疑似者进行肠镜检查，镜下发现病灶并取出组织进行病理活检已成为诊断的金标准。此外，钡灌肠、CT、MRI、超声检查等对了解病灶局部情况及远处转移情况有帮助。血清癌胚抗原（carcinoembryonic antigen，CEA）的诊断特异性不高，但对预后有指导意义。粪便DNA检测作为结肠癌的筛查项目正逐渐被推广。结肠癌的诊断需结合临床表现及各种辅助检查，全面评估肿瘤局部及全身情况，以得到准确的术前分期。

（一）临床表现

结肠癌早期无特殊症状，即便发展至进展期，其临床表现也缺乏特异性。这一时期主要有以下症状。

1. 排便习惯和粪便性状的改变

排便习惯改变是结肠癌患者最常见的主诉，主要表现为排便频率的增加。粪便性状改变主要包括：便血和黏液便等。便血是结肠癌仅次于排便习惯改变的常见症状。根据肿瘤的部位不同，便血的颜色可分为鲜红色、紫色、红褐色、黑色。肿瘤越靠近结肠远端，粪便中血液颜色的变化越小。值得注意的是，部分患者因将便血误以为痔病而延误对结肠癌的诊治。黏液便是结肠癌的另一常见症状，黏液可以单独排出，也可以与粪便或血混合排出。黏液血便是对结肠癌有高度提示意义的联合症状。

2. 腹痛

结肠癌早期症状常为无明确定位的持续性隐痛，或仅为腹部不适或腹胀感。当肿瘤引起部分或完全梗阻时，可表现为绞痛。位于升结肠或降结肠的部分肿瘤，可牵拉后腹膜造成后背痛，往往提示肿瘤晚期。

3. 肿块

肿块多为瘤体本身，但也可能为梗阻近端肠腔内的积粪。位于升结肠和降结肠的癌肿常较固定，位于横结肠或乙状结肠的癌肿可有一定活动度。

4. 肠梗阻症状

当癌肿部分或完全堵塞肠腔时，可引起梗阻症状。部分患者的肠梗阻由癌肿导致的肠套叠引起，其主要表现为腹胀、便秘、腹部胀痛或绞痛，当梗阻为完全性时，症状加剧。

5. 全身症状

部分患者以体重减轻为首发症状，往往提示预后不良。约5%的患者表现出转移瘤的相关症状，最常见的转移部位是肝脏，常表现为乏力、食欲减退、黄疸、水肿、腹水等。肿瘤溃破继发感染可表现为发热、败血症，甚至出现腹膜炎体征，晚期患者可出现恶病质。

（二）粪便隐血检查

粪便隐血检查是一种筛查结直肠癌的无创性检查方法。研究发现，对于无症状结直肠癌患者，至少1/3的患者粪便隐血阳性。该检查的缺点是易受食物的影响，假阳性率较高。目前主要用于肠癌的筛查，对于粪便隐血阳性的受试者，仍需进行肠镜复查以确诊。

（三）肠镜检查

肠镜检查是针对结肠癌最有价值的诊断方法，可发现绝大部分结直肠肛门良恶性疾病。对于有临床症状或其他检测手段阳性的患者，往往需要肠镜检查和活检最终确诊（图1-3-1）。

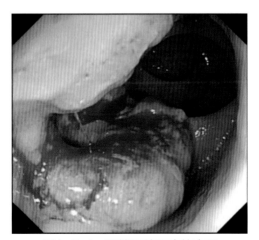

图1-3-1 肠镜下结肠癌的表现

由于其成本较高，将肠镜作为结直肠癌的常规筛查手段目前尚有争议。普通人群可从50岁开始进行第一次肠镜检查，对于有高危因素（结直肠癌家族史、林奇综合征等）的人群，可适当提前。肠镜筛查的目的是发现并去除腺瘤性息肉，以预防结直肠癌，或者发现早期肿瘤。

（四）活体组织检查

活体组织检查是初诊及复发结肠癌的金标准。对于初诊局部不可切除、考虑林奇综合征的患者，建议行*KRAS*、*NRAS*、*BRAF*及MMR系统或微卫星不稳定性（microsatellite instability，MSI）检测，用于指导肿瘤的靶向治疗及免疫治疗。

（五）结肠钡灌肠造影

结肠钡灌肠造影作为一种传统的检查手段，由于其准确率低，不能及时发现一些微小病变，且不能进行活体组织检查，已逐渐被肠镜所取代，但在某些特殊情况下仍具有临床价值。对一些肠镜无法通过狭窄肠腔而进行全结肠镜检查的患者，可行结肠钡灌肠造影检查梗阻近端，以排除同时性多原发肿瘤。在病变全貌及病灶部位的把握方面，结肠钡灌肠造影具有内镜所不具有的优点。但随着腹部CT的广泛应用，这一功能也逐渐被弱化。

（六）上消化道造影

位于横结肠的进展期癌，有直接侵犯胃和十二指肠的可能，故术前进行上消化道造影，有利于发现胃和十二指肠浸润，其主要表现为胃和十二指肠腔外受压及轮廓不完整。随着技术发展，该检查已逐渐被CT或MRI替代。

（七）CT、MRI和PET/CT检查

影像学检查的目的是术前进行临床分期及评估手术可切除性，常用的检查手段包括CT和MRI，主要用来明确肿瘤部位、局部浸润情况、淋巴结转移和远处转移以及复发情况。随着术前辅助化疗及靶向治疗在不可切除结肠癌中的广泛应用，术前CT或MRI已成为不可或缺的评估手段（图1-3-2）。对于PET/CT，目前不推荐常规使用，但对于病情复杂，常规检查无法明确诊断或考虑全身多发转移的患者，可将其作为有效的辅助检查手段（图1-3-3）。近年来，随着人工智能的发展，基于深度学习和图像处理的计算机辅助诊断技术成为医学领域的研究热点。在结直肠癌的术前诊断中，尤其是对腹膜转移灶的评估方面，人工智能较依赖传统CT增强扫描的诊断方法已凸显出更高的诊断效能。

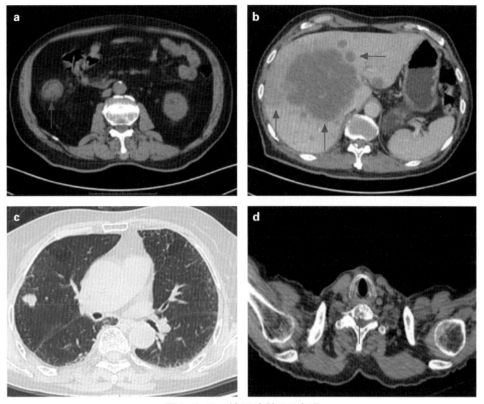

图1-3-2 结肠癌的CT表现

a.升结肠癌原发灶与肠旁淋巴结转移表现；b.肝转移灶表现；c.肺转移灶表现；d.骨转移灶表现。

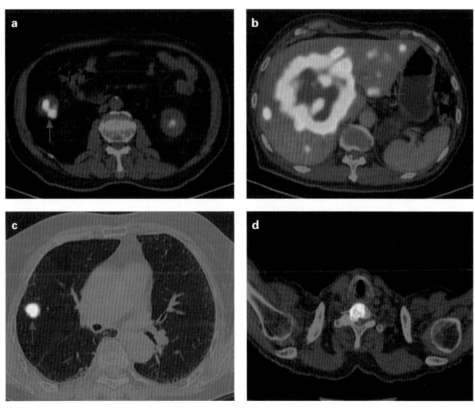

图1-3-3 结肠癌的PET/CT表现

a.升结肠癌原发灶与肠旁淋巴结转移表现；b.肝转移灶表现；c.肺转移灶表现；d.骨转移灶表现。

（八）虚拟肠镜

虚拟肠镜是采用CT或MRI对全结肠进行薄层扫描，获得横断位的数据后，由专门的工作站进行三维重建，从而得到类似光学内镜视角的肠腔内部情况（图1-3-4）。对于肠腔高度狭窄，内镜难以通过狭窄部位的病例，虚拟肠镜能明确狭窄肠段的程度与长度，尤其对狭窄近端的肠管检查有独特的优势。

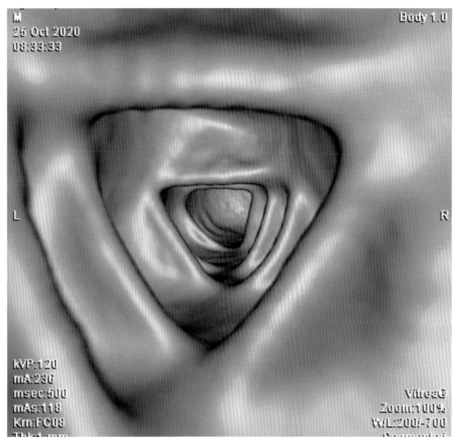

图1-3-4　结肠CT虚拟肠镜图像

（九）粪便基因检测

粪便基因检测是一种通过检测粪便中人类特定基因的异常改变来辅助诊断结直肠癌的分子诊断方法。目前主要用于肠癌的筛查领域，对于粪便基因检测结果阳性的受试者，仍需通过肠镜复查进行确诊。

（十）超声检查

传统的腹部超声对结肠癌的诊断价值有限，已完全被肠镜及CT所取代。结肠注水超声对肿瘤侵犯程度的评估效果目前仍在研究中。而超声内镜对结肠癌的T分期的准确度可达93%，此外，超声内镜对周围器官浸润及肠旁淋巴结转移也有较高的检出率。对于考虑肝转移，但由于其他原因不能行MRI检查的结肠癌患者，可行超声造影对肝转移灶进行评估。

（十一）癌胚抗原检测

CEA在T1期结肠癌中的敏感性只有30%～40%，对于进展期或伴发远处转移的结肠癌，其敏感性可达97%。CEA不仅对结肠癌的诊断有重要临床价值，对评估肿瘤是否被完整切除以及预后、复发都有重要意义。CEA异常增高时，往往提示肿瘤分期晚或存在肝转移等远处转移的可能。

（十二）排泄性尿路造影

排泄性尿路造影目前不作为结肠癌的常规检查项目，但对肿瘤较大、怀疑有尿路侵犯的患者，该检查能有效评估尿路受累情况。

三、治疗

结肠癌的治疗原则是采取以手术为主的综合治疗。在多学科综合治疗协作组的商议下，根据每位患者的具体情况，制订最恰当的治疗方案。

（一）内镜治疗

随着肠癌筛查的实施和内镜检查的普及，早期肠癌的检出率越来越高。部分T1期结肠癌可行内镜黏膜下剥离术（endoscopic submucosal dissection，ESD）。行内镜下切除前，必须有明确的病理诊断，并符合内镜切除的标准：黏膜下浸润<1mm，肿瘤大小<3cm，切缘距肿瘤>3mm，中-高分化，无肿瘤萌芽，治疗前影像学检查无淋巴血管侵犯征象。需要注意的是，T1期结肠癌发生区域淋巴结转移的风险约为15%，内镜切除后需定期复查CEA、腹部超声及CT。对不满足内镜下切除标准的，必须行根治性切除。

（二）外科治疗

对于无远处转移的进展期结肠癌，首选结肠癌根治术，包括相应肠段切除和区域淋巴结清扫。肠段的游离需遵循全结肠系膜切除的原则，即根据胚胎时期肠管扭转和系膜融合的过程进行融合系膜的逆向分离和切除。肠段的切除端需与瘤体有足够的距离，以保证切缘阴性。淋巴结清扫的范围目前仍存在争议，尚无证据支持D3较D2清扫能给患者带来更好的预后。常规的清扫范围必须包括肠旁、中间和系膜根部淋巴结。腹腔镜结肠癌根治术因较开放手术能带来更好的短期和长期获益，已经成为结肠癌的标准术式。

对于罹患某些遗传性结肠癌，如家族性腺瘤性息肉病恶变或林奇综合征的患者，建议行全结直肠切除。对于术前影像学检查提示肿瘤侵犯邻近脏器的T4b期结肠癌，可行联合脏器整块切除，或先行新辅助化疗，降期后再行结肠切除术。对于局部晚期无法根治切除，或由于其他原因不能耐受根治手术的患者，可行短路手术、近端造口等姑息性手术。

（三）化疗

对结肠癌进行化疗前，必须有明确的病理诊断。根据化疗的时机，分为术前化疗、术后辅助化疗或姑息性化疗。

1. 术前化疗

对于邻近脏器受侵犯的T4b期结肠癌，如果原发灶潜在可切除，则可在多学科讨论下进行术前转化治疗。

2. 术后辅助化疗

结肠癌的术后辅助化疗应根据肿瘤分期、分子分型以及患者的基础疾病和恢复情况而定。推荐患者术后4周左右开始化疗，一般状况差者可适当推迟，但不应迟于术后2个月。化疗共6～12个疗程，化疗过程中根据药物毒性及患者耐受情况酌情调整药物剂量和化疗周期。

对病理分期为Ⅰ期的结肠癌患者，不推荐行术后辅助化疗。

对Ⅱ期的患者，根据患者有无高危因素和微卫星状态分为低危、普危和高危组。高危因素包括：T4、组织学分化差［3或4级，不包括微卫星高度不稳定性（MSI-high，MSI-H）者］、神经浸润、脉管浸润、术前肠梗阻或肿瘤部位穿孔、切缘阳性或不确定、送检淋巴结不足12枚。低危组患者［T3，无高危因素且错配修复缺陷（different Mismach Repair，dMMR）］无须化疗，可定期监测随访；普危组患者［T3，无高危因素且无错配修复缺陷（proficient mismatch repair，pMMR）］可行氟尿嘧啶单药辅助化疗；高危组患者（T3/pMMR伴高危因素，或T4）需行联合方案化疗。

对Ⅲ、Ⅳ期结肠癌患者，推荐行术后联合方案化疗（具体化疗方案参见第四章胃肠癌化疗的应用与新进展）。

目前除临床试验外，不推荐在辅助化疗中使用伊立替康、替吉奥以及靶向药物和免疫检查点抑制剂。

3. 姑息性化疗

对于邻近脏器受侵犯的T4b期结肠癌，如果原发灶不可切除，则应选择客观有效率高的姑息性化疗或联合靶向治疗。

（四）转移性结肠癌的治疗

根据转移灶和原发灶发生的时间关系，转移性结肠癌分为同时性转移性结肠癌和术后复发转移性结肠癌。肝脏是结肠癌发生远处转移最常见的脏器，肺脏次之。在对转移性结肠癌进行治疗前，必须对其可切除性进行评估。对肝转移瘤，要求完整切除转移瘤，达到R0切除，且保留足够的残肝体积。此外，还要进行复发风险评估。对于肝转移，复发风险评估的5个参数为原发肿瘤淋巴结阳性、同时性转移或异时性转移距离原发灶手术时间<12个月、肝转移肿瘤数目>1个、术前CEA水平>200ng/mL 和转移肿瘤最大直径>5cm，每个项目为1分。0～2分为复发风险评分低，3～5分为复发风险评分高。复发风险评分越高，术后复发风险越大，患者越能从围手术期化疗中获益。

对于仅有肝转移的初始可切除的转移性结肠癌，应根据复发风险和原发灶是否有症状采取不同的治疗方案。对于原发灶无症状伴转移灶低复发风险的转移性结肠癌，建议同期或分期行结肠切除和转移灶切除，并于术后行辅助化疗；对于原发灶无症状伴转移灶高复发风险的转移性结肠癌，建议先行新辅助化疗后，再同期或分期行结肠切除和转移灶切除或局部治疗，并于术后行辅助化疗；对于原发灶伴有出血、梗阻或穿孔等症状，伴转移灶低复发风险的转移性结肠癌，建议先行结肠切除术，转移灶可同期或分期切除，并于术后行辅助化疗；对于原发灶有症状且转移灶为高复发风险的转移性结肠癌，建议先行结肠切除术，并于新辅助化疗后行转移灶切除或消融，术后再行辅助化疗。

对于初始不可切除的转移性结肠癌，根据原发灶的不同情况采取不同的治疗方案。如果原发灶无症状，建议先行全身系统治疗，治疗后再评估原发灶及转移灶能否进行局部治疗；如果原发灶有出血、穿孔症状，建议先行原发灶切除，继而行全身系统治疗；如果原发灶有梗阻症状，建议先行支架置入、结肠造瘘或原发灶切除等解除梗阻，继而行全身系统治疗。对于所有拟接受全身系统治疗的初始不可切除的转移性结肠癌患者，根据转移灶是否有潜在根治性切除可能，分为潜在可切除组和不可切除组。潜在可切除组在经过治疗后需重新评估，如果评估结果为转化为可切除，则按可切除病灶处理；如果评估结果仍为不可切除，则按不可切除转移灶处理。对于不可切除组，则进行姑息性化疗。

对于术后复发转移性结肠癌患者，由于不存在原发灶的问题，可根据转移灶的可切除性及复发风险采取相应的治疗方案。

（五）腹膜转移的治疗

进展期结肠癌侵犯浆膜常导致腹膜转移，根据腹膜转移和原发灶发生的时间关系，分为同时性腹膜转移和异时性腹膜转移。对于疑似腹膜转移的患者可行术前CT或PET/CT检查，进行腹膜癌指数（peritoneal carcinomatosis index，PCI）评分（图1-3-5），预估转移灶减灭程度，再决定行进一步治疗。PCI评分为每个分区内病灶大小（lesion size，LS）评分的总和。LS-0为未发现腹膜种植灶，LS-1为种植灶直径≤0.5cm，LS-2为种植灶直径0.5～5.0cm，LS-3为种植灶直径>5.0cm或融合。常用的治疗方案如下。

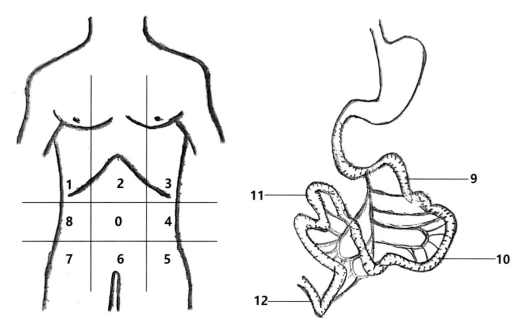

图1-3-5　腹膜癌指数（PCI）模式图

0. 中央区；1. 右上腹部；2. 上腹中部；3. 左上腹部；4. 左侧腹部；5. 左下腹部；6. 盆腔；7. 右下腹部；8. 右侧腹部；9. 上段空肠；10. 下段空肠；11. 上段回肠；12. 下段回肠。

（1）肿瘤细胞减灭术：包括全腹膜切除术和联合脏器切除术。前者需切除前壁、左侧壁、右侧壁、盆底和膈面的腹膜，以及肝圆韧带、镰状韧带、大小网膜和肠系膜、脏腹膜表面的转移瘤。后者常需联合切除胃、部分小肠、子宫、卵巢、肾脏、胆囊、部分胰腺、脾脏等。

（2）腹腔热灌注化疗：宜在肿瘤细胞减灭术后立即进行腹腔热灌注化疗，不仅能减少腹腔粘连的干扰，使药液在腹腔内均匀分布，而且也能最大限度地减少切除后的残余肿瘤负荷。常用的化疗药物有奥沙利铂、顺铂和丝裂霉素。

（3）肿瘤细胞减灭术+腹腔热灌注化疗联合全身治疗：该方案是目前治疗结肠癌腹膜转移的标准方案。

四、展望

随着肿瘤分子生物学的研究进展，一些针对特定分子的靶向药物和免疫检查点抑制剂已应用于临床，尤其在晚期结肠癌患者中取得了较好的效果。贝伐珠单抗是首个被批准用于转移性肠癌的靶向药物，其联合化疗药物能取得更长的无进展生存期。对于原发灶位于左半结肠的转移性肠癌患者，可以从抗表皮生长因子受体（epidermal growth factor receptor，EGFR）治疗中获益。对于dMMR或MSI-H的结肠癌患者，PD-1阻断剂等免疫疗法已被证实有效，甚至能完全治愈患者，但不适用于微卫星稳定（microsatelite stability，MSS）的患者。因此，结肠癌患者应该进行RAS和RAF（KRAS，NRAS和BRAF）基因突变检测及MMR系统检测，为选择合适的靶向治疗和免疫治疗药物提供依据。

人类对于结肠癌发生发展过程中基因突变的认识逐渐增加，*HER-2/Neu*正成为下一个具有预测和预后意义的研究目标。循环肿瘤DNA（液体活检）、CDX2（caudal-type homeobox transcription factor 2）等新兴标记物正不断涌现并用于临床诊治中。

（练磊）

第四节　直肠癌多学科诊治概况

一、概况

直肠癌由于其特殊的解剖位置，不论是疾病本身还是治疗带来的影响都与患者生活质量密切相关，如排便控制不良、排尿困难、性功能障碍、人造肛门等问题，涉及外科、化疗科、放疗科、影像科、病理科、介入科、超声科、营养科、心理科、造口治疗专科等众多专科，因此多学科诊治在直肠癌的诊疗过程中至关重要。无论是欧洲肿瘤内科学会（European Society for Medical Oncology，ESMO）指南、美国国立综合癌症网络（National Comprehensive Cancer Network，NCCN）指南还是我国国家卫生健康委员会发布的《中国结直肠癌诊疗规范（2020年版）》，都强调了MDT在直肠癌诊治中的重要作用。直肠癌MDT模式的意义在于提高低位直肠癌保肛率及功能保护，提高直肠癌手术切除率，并降低环周切缘（circumferential resection margin，CRM）阳性率，帮助患者接受规范化的综合治疗，提高整体治疗效果。

直肠癌MDT通常包括三大类专业：诊断类（如影像科、病理科、超声科、内镜科）、治疗类（如结直肠外科、肝胆外科、肿瘤内科、放疗科、介入科等）以及其他相关学科（如造口治疗专科、营养科、心理科甚至非医学的社会学科等）。同时直肠癌往往累及邻近部位，如膀胱、前列腺、尿道、子宫、阴道、骶骨等，因此有时需要泌尿外科、妇科、骨科等专科的参与，参与学科的多少取决于患者疾病的复杂程度。参与专家一般为副主任医师及以上职称，且有一定经验，具备决断力和执行力。

二、早期直肠癌多学科联合诊疗

早期直肠癌一般指癌细胞穿透直肠黏膜肌层浸润至黏膜下层，但未累及固有肌层，且无淋巴结及远处转移的直肠癌。上皮重度异型增生及没有穿透黏膜肌层的癌称为高级别上皮内瘤变，包括局限于黏膜层但有固有膜浸润的黏膜内癌。早期直肠癌治疗效果好，术后5年生存率达到90%以上。对于早期直肠癌，MDT讨论的重点为T分期的准确性及治疗方式的选择。

根据《中国结直肠癌诊疗规范（2020年版）》，对于直肠癌浸润深度的判断，常规推荐盆腔磁共振成像（MRI）作为检查项目，但MRI对于早期直肠癌分期判断准确率较低，因此对于T2期及以下的直肠癌分期诊断，推荐采用直肠腔内超声判断分期。

对于直肠腺瘤、黏膜内癌应考虑行内镜治疗。若为内镜下或经肛门的局部切除标本，建议对早期直肠癌的黏膜下层浸润深度进行测量并分级。扁平病变当黏膜下层浸润深度≤1mm时，为黏膜下层浅层浸润，是内镜治疗的适应证；当黏膜下层浸润深度>1mm时，为黏膜下层深层浸润，须结合其他因素和临床情况考虑是否行外科手术扩大切除范围。如果早期癌在内镜下切除困难，则可考虑经肛门直肠肿瘤切除手术，具体方法包括直视下经肛门切除、经肛门内镜显微手术（transanal endoscopic microsurgery，TEM）、经肛门微创手术（transanal minimally invasive surgery，TAMIS）等。决定行内镜下切除或局部切除前，需要仔细评估肿瘤大小、浸润深度、肿瘤分化程度等相关信息。

如行内镜下切除或局部切除必须满足如下要求：①肿瘤直径<3cm。②肿瘤侵犯肠周<30%。③切缘距离肿瘤>3mm。④肿瘤活动，不固定。⑤仅适用于T1期肿瘤。⑥高-中分化。⑦治疗前影像学检查无淋巴结转移的征象。

术前内镜超声检查属T1或局部切除术后病理学检查证实为T1，如果切除完整、切缘（包括基底）阴性而且具有良好预后的组织学特征（如分化程度良好、无脉管浸润），则无论是广基还是带蒂，都不推荐再行手术切除。如果具有预后不良的组织学特征，如癌具有3或4级分化、黏膜下层深层浸润、脉管侵犯、基底切缘阳性（肿瘤距切缘<1mm）等高危因素，或者非完整切除，标本破碎致切缘无法评价，临床须考虑再行外科手术，推荐追加肠段切除术加区域淋巴结清扫。

三、局部进展期直肠癌多学科联合诊疗

局部进展期直肠癌一般指经影像学或病理检查发现的原发肿瘤侵出肠壁肌层直至周围组织结构（c/pT3-4b）或系膜内及真骨盆范围内出现淋巴结转移（c/pN1-2）而无远处转移（M0）的直肠癌。局部进展期直肠癌的治疗以手术为主。近年来，术前新辅助治疗在提高手术切除率、提高保肛率及降低局部复发率方面发挥了重要的作用。对于进展期直肠癌患者，MDT讨论的重点为：术前是否行新辅助治疗及治疗方案的选择，选择何种手术方式，术后是否行辅助治疗。局部进展期直肠癌MDT需至少包括影像科、外科、放疗科、肿瘤内科等专业医生参与，其中影像科医生参与的治疗前精准分期在整个诊疗策略选择中发挥重要作用。

（一）影像学评估

直肠癌DISTANCE评估是国际上推荐的规范化评估方案，主要包括：DIS，肿瘤下极距肛管皮肤移行处的距离；T，肿瘤T分期，即肿瘤浸润深度；A，肿瘤侵犯肛管复合体情况；N，肿瘤淋巴结转移的分期；C，直肠系膜筋膜（mesoretal fascia，MRF）侵犯的评估；E，直肠癌管壁外脉管浸润（extramural vascular invasion，EMVI）的评估。

直肠高分辨率MRI对环周切缘的评估具有重要价值。环周切缘为直肠癌全直肠系膜切除术（total mesorectal excision，TME）切缘的边界，组织病理学上肿瘤累及环周切缘，被认为是局部复发的独立预测因素，影响患者总生存（overall survival，OS）期。组织病理学检查，肿瘤和环周切缘的距离＞1mm，与肿瘤局部复发呈负相关；肿瘤和环周切缘的距离≤1mm，视为环周切缘阳性，需要术前新辅助治疗以满足R0切除。

（二）新辅助治疗

根据术前影像学评估，由外科医生及放疗科、化疗科医生讨论是否需要行新辅助治疗及治疗方案。

根据美国NCCN指南（2021版）推荐，对于所有T3以上分期的直肠癌均建议行新辅助治疗。而得益于微创外科的发展及手术技术的进步，新辅助治疗的适应证也在逐渐发生变化。2017年更新的ESMO直肠癌指南已根据肿瘤复发风险进一步将无转移直肠癌分为极早期（极好）、早期（好）、中期（中）、局部进展期（差）和晚期（极差）5个级别，根据不同级别推荐不同的治疗方案。2017年版ESMO直肠癌指南与2013年版最大的区别在于，传统意义上的局部进展期直肠癌中，如果外科医生能保证高质量的TME手术，符合下列条件者就不再推荐术前新辅助治疗，可以直接行TME手术：MRF（－）、EMVI（－）的低位cT3a/b、中高位cT3a/b且cN1-2直肠癌（表1-4-1）。这对于外科医生的技术水平也提出了更高的要求。从2017年版ESMO指南足以看出MDT在直肠癌诊治中的重要性，既需要影像科医生准确地对直肠癌浸润深度及其与直肠系膜的关系进行判断，也需要外科医生和病理科医生对TME手术质量进行判断，还需要肿瘤科医生对新辅助放化疗方案进行选择。

表1-4-1　2017年版ESMO直肠癌治疗分级推荐指南

分级	TNM分期	治疗推荐
极早期（极好）	cT1sm1N0	局部切除，如有预后不良因素则追加TME手术
早期（好）	cT1-cT2；cT3a/b（中上段直肠癌）N0（或上段直肠癌N1），MRF（－），EMVI（－）	行TME手术并进行TME质量评估，如有预后不良因素则追加术后放化疗
中期（中）	cT3a/b（低位直肠癌），肛提肌未累及，MRF（－），cT3a/b（中上段直肠癌）cN1-2（非结外种植），EMVI（－）	如果能保证高质量直肠系膜切除则推荐行TME手术，如果不能保障，建议术前5×5Gy短程放疗或者行术前新辅助放化疗+TME
局部进展期（差）	cT3c/d（或超低位直肠癌）累及肛提肌，MRF（－），cT3c/d（中段直肠癌）cN1-N2（结外种植），EMVI（＋），局限性cT4aN0	建议术前5×5Gy短程放疗或者行术前新辅助放化疗+TME
晚期（极差）	cT3合并MRF（＋），任何cT4a/b，侧方淋巴结转移	术前新辅助放化疗+TME，如果肿瘤范围较大，可采取更广泛的手术

《中国结直肠癌诊疗规范（2020年版）》推荐新辅助放化疗仅适用于距肛门＜12cm的直肠癌，新辅助化疗详细使用建议有：①直肠癌术前治疗推荐以氟尿嘧啶类药物为基础的新辅助放化疗。②T1～2N0M0或有放化疗禁忌的患者推荐直接手术，不推荐新辅助治疗。③T3和/或/N+的可切除直肠癌患者，原则上推荐术前新辅助放化疗，也可考虑在MDT讨论后行单纯新辅助化疗，后根据疗效评估决定是否联合放疗。④T4期或局部晚期不可切除的直肠癌患者，必须行术前放化疗。治疗后必须重新评价，MDT讨论是否可行手术。新辅助放化疗中，化疗方案推荐首选卡培他滨单药治疗或持续灌注 5-FU 或者5-FU/ LV，在长程放疗期间同步进行化疗。⑤对于不适合放疗的患者，推荐在MDT讨论下决定是否行单纯的新辅助化疗。

（三）等待观察策略

部分直肠癌病例在接受新辅助治疗后，肿瘤退缩明显，达到临床完全缓解（clinical complete remissiom，cCR）状态，此时可以考虑采用等待观察（wait and see）策略。

ESMO指南推荐只要采用了术前新辅助治疗的患者，均应考虑cCR问题，一旦获得cCR，可以考虑观察等待的非手术治疗策略。《中国结直肠癌诊疗规范（2020年版）》指出，低位直肠癌有强烈保肛意愿的患者，可建议先放化疗，如果肿瘤对放化疗敏感，达到cCR，可考虑等待观察的治疗策略；若未达cCR，建议行根治性手术。对于保留肛门括约肌有困难的低位直肠癌（cT1N0，cT2N0，cT3-4或N+），如患者有强烈保肛意愿，建议行术前同步放化疗，如果放化疗后获得cCR可采取等待观察策略。cCR的评价时间建议在同步放化疗后8～12周，采取等待观察策略治疗的患者需执行更为严格的随访策略，建议每1～2个月随访1次，持续1～2年。强烈推荐的cCR评价项目包括直肠指诊、肠镜及活检、直肠MRI、血CEA水平，如何选择需要影像科、内镜科、外科医生综合判断（表1-4-2）。

表1-4-2　cCR判断标准

评价项目	cCR标准
直肠指诊	未触及明确肿物，肠壁柔软
内镜	未见明确肿瘤残留，原肿瘤区域仅可见黏膜白斑和/或毛细血管扩张
盆腔MRI	仅可见纤维化，未见残存肿瘤或者淋巴结
血CEA水平	正常

需要注意的是，目前cCR与病理学完全缓解（pathological complete respone，pCR）的符合率为60%～70%，国际等待观察登记注册研究结果显示2年局部肿瘤再生长率约为23%。肿瘤再生长后建议直接行根治性手术。目前有研究结果显示，等待观察过程中肿瘤再生长行根治手术与直接行TME手术的长期生存结果无显著差异。因此，对于采用等待观察策略的病例应该严格按照要求密切随访。近年来有专家提出，cCR后采用局部切除的方式或可以在保留肛门功能的同时降低肿瘤再生长率，但仍有待进一步研究验证。

四、转移性结直肠癌多学科联合诊疗

转移性结直肠癌（metastatic colorectal cancer，mCRC）一般指肿瘤不再局限于原发灶及原发灶区域淋巴结，而转移到身体的其他器官或部位的直肠癌。大约有20%的患者在初诊时即为转移性结直肠癌，另外还有约25%局限性疾病的患者后期也可能会发生转移。近年来，随着化疗的不断发展以及分子靶向药物、免疫治疗的应用，转移性结直肠癌患者的治疗效果（包括生存率和生活质量）得到全面提高。越来越多的转移性结直肠癌患者能获得治愈的机会或者能长期带瘤生存。化疗能为20%左右的不可切除转移性结直肠癌患者提供手术机会，而免疫治疗药物为晚期结直肠癌的治疗提供了新的选择。一旦手术的窗口期出现，需肝胆外科、胸外科的专科医师参与共同诊治患者。

对于转移性结直肠癌的患者，MDT重点需要讨论：①转移灶的范围及数目。②转移灶是否具有可切除性，采取同期切除还是分期手术。③转移灶的处理方式。④对于转移灶不可切除的病例是否需要切除原发灶。⑤放化疗方案的选择。⑥肿瘤基因状态及微卫星不稳定状态。

（一）直肠癌肝转移

肝脏是直肠癌远处转移最常见的器官。对于直肠癌肝转移，首先需要准确评估肝转移的数目及部位，评估方法包括超声造影及上腹部增强MRI。根据肝脏转移灶的数目及部位，直肠癌肝转移灶进一步分为可切除、潜在可切除、不可切除3类。由于不同的治疗中心的学科发展水平不一，对于这3种类型的判断相对较主观，因此这类患者特别需要在MDT中由肝胆外科和影像科医生共同阅读影像学资料并最终达成共识。

1. 可切除肝转移灶的处理策略

根据中国抗癌协会大肠癌专业委员会肝转移学组及中国抗癌协会大肠癌专业委员会化疗学组发布的《中国结直肠癌肝转移MDT临床实践共识》，对于可切除性直肠癌肝转移，可根据原发灶及肝转移瘤情况，将其围手术期治疗分为以下3类。

（1）推荐直接手术，术后再行辅助化疗：单个肝转移灶且直径<2cm、无手术禁忌、无围手术期化疗适应证、原发灶容易被切除或已经被切除。单个肝转移灶直径3～5cm时则由MDT讨论决定。对于同时性肝转移患者，肝转移病灶和原发灶均应行根治性切除。根据手术的复杂程度、术野暴露情况、患者的伴发病以及术者经验等不同可施行同期切除或分期切除。不推荐辅助治疗中加用靶向药物。

（2）推荐围手术期化疗符合一项即可：转移灶>3个、最大径≥5cm、转移瘤出现距离原发灶切除的时间<12个月、原发灶伴淋巴结转移、CEA升高（>200ng/mL）。

（3）推荐新辅助放化疗：原发灶距肛门<10cm的局部进展期直肠癌；临床分期cT3或/和

cN（＋）以上；MRI测量肿瘤浸润系膜深度＞5mm或CRM（＋）。

原发灶、转移瘤同期切除应该综合考虑患者的个体化因素，例如：年龄、一般状况、伴发病、原发灶手术的复杂性、肝转移瘤数目及分布、医疗条件和医生的经验等。如果患者伴有原发灶的严重并发症，例如严重的肠梗阻、出血、肠穿孔等，急诊手术患者应避免同期肝切除，以减少术后感染及肝脏切除并发症的风险；部分合并肠梗阻的患者可以通过肠道支架缓解梗阻，避免急诊手术；化疗后肝转移瘤缩小或稳定，但负荷仍较大，原发肿瘤不严重的患者，考虑先切除原发灶；化疗后肝转移瘤明显退缩，有可能导致术中无法对肿瘤进行定位而增加肝切除术的困难，且原发肿瘤不适合同期切除，可优先切除肝脏病灶；直肠癌肝转移同期放化疗后达到直肠病灶完全缓解，可以先切除肝转移瘤，原发灶切除可以推迟甚至避免。

2. 潜在可切除/不可切除肝转移瘤的治疗策略

若原发灶出现较严重的症状，如梗阻、穿孔、出血等，应结合相关辅助检查，及时明确诊断，如符合手术适应证，给予原发灶相应的外科处理。对于原发灶无症状者，目前指南建议全身化疗为初始治疗手段，一般无须切除原发灶。

对于潜在可切除肿瘤的转化性化疗方案首选FOLFIRI/FOLFOX+西妥昔单抗（*RAS*基因野生型），或FOLFOXIRI±贝伐珠单抗，或临床研究；其次可选择FOLFIRI/FOLFOX/CapeOX±贝伐珠单抗。建议在患者身体许可的条件下，采用最佳的化疗方案，以缩短治疗周期。

不可切除肝转移灶的化疗方案选择以全身化疗为主要治疗手段。对于肿瘤负荷大且能耐受高强度化疗患者，推荐使用有效率高的方案，尽可能最大限度地使肿瘤迅速退缩，缓解症状，推荐FOLFIRI/FOLFOX±西妥昔单抗（*RAS*基因野生型）、FOLFOXIRI±贝伐珠单抗方案；而对于肿瘤负荷不大、无临床症状的患者，推荐FOLFOX/CapeOX/FOLFIRI±贝伐珠单抗或西妥昔单抗（*RAS*基因野生型）等方案作为初始治疗方案；对于不可切除的肝转移灶，若患者不能耐受高强度化疗，化疗方案可选择静脉输注5-FU/LV或卡培他滨±贝伐珠单抗方案；如果在充分的上述初始治疗后肿瘤达到稳定或部分缓解，但仍无法切除，或者患者出现不可耐受的不良反应（如对奥沙利铂的神经毒性不耐受），则可考虑给予维持治疗。若初始治疗未包括靶向药物，维持治疗可考虑选择卡培他滨或输注5-FU/LV；若初始治疗包括贝伐珠单抗，维持治疗可考虑选择贝伐珠单抗±卡培他滨或输注5-FU/LV；对于经过全身化疗后，肿瘤缩小或稳定，且病灶相对局限的情况，可考虑局部处理，包括手术、消融、介入栓塞等；当患者出现临床症状，也可进行局部处理，以缓解症状。

（二）直肠癌肺转移

目前，肺脏已成为结直肠癌的第二常见转移部位，仅次于肝脏。由于直肠癌患者更易发生肺转移，且我国直肠癌患者比例（近50%）明显高于欧美国家（约30%），因此，我国直肠癌肺转移患者比例较高。与其他远处转移不同，肺转移病变生长相对较慢、总体预后较好。

由于肺转移数量、位置、大小、原发灶、肺外转移以及基因分型等多种因素均影响预后与治疗决策，因此需要在MDT小组的指导下进行综合治疗，包括全身系统药物治疗、根治性局部治疗（如R0手术切除、立体定向放射治疗、消融术等）及局部姑息性治疗。MDT小组应结合患者临床特点和医疗资源可及性，确定治疗目的，从而制定合理有序的综合治疗策略。在治疗过程中，需要关注肿瘤的生物学行为、对治疗的反应及肺外转移病灶情况，及时调整治疗预期和方案。

（三）结直肠癌腹膜转移

约有17%的转移性结直肠癌有腹膜播散，4%～19%的患者在根治术后随访期发生腹膜转移，对2%的患者而言腹膜播散是唯一的转移方式。相比于没有腹膜播散的患者，存在腹膜播散者往往预后较差，无疾病进展生存期和总生存期都很短，并且腹膜转移程度越高，生存期越短。

对于大多数结直肠癌腹膜转移的患者，其治疗目标是姑息性治疗而不是治愈。但是能达到R0切除的局限孤立的腹膜转移病灶，可考虑手术治疗。目前研究结果显示，对合适的患者进行肿瘤细胞减灭术（cytoreductive surgery，CRS）联合腹腔内热灌注化疗（hyperthermic intraperitoneal chemotherapy，HIPEC），能最大限度消灭腹腔内的原发瘤和转移灶，明显延长结直肠癌腹膜转移患者的生存期，并且可降低术后长期复发的可能。2014年国际腹膜癌大会正式提出了《肿瘤细胞减灭术加腹腔热灌注化疗的国际建议》，将CRS+HIPEC治疗策略作为结直肠癌腹膜转移的推荐治疗方法。《结直肠癌腹膜转移诊治中国专家意见（2017）》推荐在充分评估肿瘤负荷程度的基础上，可在有经验的中心有选择地采用细胞减灭术和/或HIPEC来治疗可达到R0切除的结直肠癌腹膜转移的患者。对结直肠癌腹膜转移肿瘤负荷的标准化评估推荐采用Sugarbaker腹膜癌指数（peritoneal carcinomatosis index，PCI）评分。这项指标总结性描述了腹、盆腔13个区域中，肿瘤种植结节的大小及分布情况，量化了腹膜表面肿瘤的严重程度，可作为评估手术减瘤可能性的参考。

（四）结直肠癌骨转移

结直肠癌骨转移的发生率为10%～15%，且预后较差，5年生存率甚至低于5%。结直肠癌骨转移会引起疼痛、病理性骨折、脊髓压迫、高钙血症等一系列骨相关事件（skeletal related events，SREs），严重影响患者的生活质量。在控制结直肠癌原发灶的同时，积极预防和治疗骨转移不容忽视。但是，关于结直肠癌骨转移可供参考的证据非常有限。在临床实践中，结直肠癌骨转移诊治的选择是多元化的。在结直肠癌系统治疗过程中，高度怀疑骨转移的结直肠癌晚期患者可首选CT联合发射型计算机断层成像（emission computerized tomography，ECT）检查，对于怀疑脊柱转移或伴有神经系统症状的患者可补充MRI检查明确诊断。同时，应密切随访诊断不明确的患者，必要时可行PET/CT检查和病理活检。制订治疗方案时应多学科团队紧密配合，全面评估患者耐受情况，合理应用多种治疗方法，以双磷酸盐作为基础用药，结合化疗、靶向、免疫、手术、放疗等方法，达到早诊断、早治疗，延缓SREs的出现、提高生活质量、延长生存时间的目的。

（五）结直肠癌脑转移

结直肠癌脑转移的治疗与其他实体肿瘤的脑转移类似，以控制原发病灶为主，以脑转移病灶的局部治疗为辅。专家组推荐在多学科指导下单独或联合应用手术、放疗、化疗和分子靶向药物治疗。治疗目的是提高患者生存质量、延长生存期、尽量保留神经功能并减少治疗所带来的副作用及并发症。

（罗双灵　康亮）

参考文献

[1] 吴孟超，吴在德. 黄家驷外科学［M］. 7版. 北京：人民卫生出版社，2008.

[2] 汪建平. 直肠癌多学科诊治的发展［J］. 岭南现代临床外科，2009，9（6）：401-402.

[3] 李雁，周云峰，梁寒，等. 细胞减灭术加腹腔热灌注化疗治疗腹膜表面肿瘤的专家共识［J］. 中国肿瘤临床，2015，42（4）：198-206.

[4] 叶颖江，申占龙. 直肠癌多学科综合治疗协作组诊疗模式专家共识［J］. 中国实用外科杂志，2017，37（1）：42-43，59.

[5] 左婷婷，郑荣寿，曾红梅，等. 中国胃癌流行病学现状［J］. 中国肿瘤临床，2017，44（1）：52-58.

[6] 中国医师协会结直肠肿瘤专委会腹膜肿瘤专业委员会. 结直肠癌腹膜转移诊治中国专家意见（2017）［J］. 中华结直肠疾病电子杂志，2017，6（5）：360-366.

[7] 陈孝平，汪建平，赵继宗，等. 外科学［M］. 9版. 北京：人民卫生出版社，2018.

[8] 中国医师协会外科医师分会多学科综合治疗专业委员会，中国抗癌协会大肠癌专业委员会. 结直肠癌肺转移多学科综合治疗专家共识（2018版）［J］. 中华结直肠疾病电子杂志，2018，7（6）：502-509.

[9] 中国抗癌协会大肠癌专业委员会肝转移学组，中国抗癌协会大肠癌专业委员会化疗学组. 中国结直肠癌肝转移MDT临床实践共识［M］. 2版. 北京：人民卫生出版社，2016.

[10] 陈宏达，代敏. 中国结直肠癌预防和控制的思考［J］. 中华流行病学杂志，2020，41（10）：1627-1632.

[11] 中国临床肿瘤学会指南工作委员会. 中国临床肿瘤学会（CSCO）胃癌诊疗指南2020［M］. 北京：人民卫生出版社，2020.

[12] 中华人民共和国国家卫生健康委员会医政医管局，中华医学会肿瘤学分会. 中国结直肠癌诊疗规范（2020年版）［J］. 中国实用外科杂志，2020，40（6）：601-625.

[13] 中华人民共和国国家卫生健康委员会. 中国结直肠癌诊疗规范（2020年版）［J］. 中华外科杂志，2020，58（8）：561-585.

[14] 中国医师协会结直肠肿瘤专业委员会. 中国结直肠癌骨转移多学科综合治疗专家共识（2020版）［J］. 中华肿瘤杂志，2020，42（6）：433-437.

[15] 中国医师协会结直肠肿瘤专业委员会. 中国结直肠癌脑转移多学科综合治疗专家共识（2020版）［J］. 中华结直肠疾病电子杂志，2020，9（2）：217-221.

[16] FONG Y, FORTNER J, SUN R L, et al. Clinical score for predicting recurrence after hepatic resection for metastatic colorectal cancer: analysis of 1001 consecutive cases［J］. Annals of Surgery, 1999, 230（3）：309-321.

[17] SHARMA V K, KOMANDURI S, NAYYAR S, et al. An audit of the utility of in-patient fecal occult blood testing［J］. The American Journal of Gastroenterology, 2001, 96（4）：1256-1260.

［18］ HURWITZ H，FEHRENBACHER L，NOVOTNY W，et al. Bevacizumab plus irinotecan，fluorouracil，and leucovorin for metastatic colorectal cancer［J］. The New England Journal of Medicine，2004，350（23）：2335-2342.

［19］ WEST N P，HOHENBERGER W，WEBER K，et al. Complete mesocolic excision with central vascular ligation produces an oncologically superior specimen compared with standard surgery for carcinoma of the colon［J］. Journal of Clinical Oncology，2010，28（2）：272-278.

［20］ BLENCOWE N S，WHISTANCE R N，STRONG S，et al. Evaluating the role of fluorodeoxyglucose positron emission tomography-computed tomography in multi-disciplinary team recommendations for oesophago-gastric cancer［J］. British Journal of Cancer，2013，109：1445-1450.

［21］ HEINEMANN V，VON WEIKERSTHAL L F，DECKER T，et al. FOLFIRI plus cetuximab versus FOLFIRI plus bevacizumab as first-line treatment for patients with metastatic colorectal cancer（FIRE-3）：a randomised，open-label，phase 3 trial［J］. The Lancet Oncology，2014，15（10）：1065-1075.

［22］ BERHO M，NARANG R，MVAN KOUGHNETT J A，et al. Modern multidisciplinary perioperative management of rectal cancer［J］. JAMA Surg，2015，150（3）：260-266.

［23］ AYEZ N，VAN DER STOK E P，GRUNHAGEN D J，et al. The use of neo-adjuvant chemotherapy in patients with resectable colorectal liver metastases：Clinical risk score as possible discriminator［J］. Eur J Surg Oncol，2015，41（7）：859-867.

［24］ ASAOKA Y，IJICHI H，KOIKE K. PD-1 Blockade in Tumors with Mismatch-Repair Deficiency［J］. The New England Journal of Medicine，2015，373（20）：1979.

［25］ TANAKA S，KASHIDA H，SAITO Y，et al. JGES guidelines for colorectal endoscopic submucosal dissection/endoscopic mucosal resection［J］. Dig Endosc，2015，27（4）：417-434.

［26］ DALERBA P，SAHOO D，PAIK S，et al. CDX2 as a prognostic biomarker in Stage Ⅱ and Stage Ⅲ colon cancer［J］. The New England Journal of Medicine，2016，374（3）：211-222.

［27］ DI L，WU H，ZHU R，et al. Multi-disciplinary team for early gastric cancer diagnosis improves the detection rate of early gastric cancer［J］. BMC Gastroenterology，2017，17（1）：147.

［28］ OVERMAN M J，MCDERMOTT R，LEACH J L，et al. Nivolumab in patients with metastatic DNA mismatch repair-deficient or microsatellite instability-high colorectal cancer（CheckMate 142）：an open-label，multicentre，phase 2 study［J］. Lancet Oncology，2017，18（9）：1182-1191.

［29］ GLYNNE-JONES R，WYRWICZ L，TIRET E，et al. Rectal cancer：ESMO Clinical Practice Guidelines for diagnosis，treatment and follow-up［J］. Ann Oncol，2017，28（14）：22-40.

［30］ TIE J，COHEN J D，WANG Y，et al. Serial circulating tumour DNA analysis during multimodality treatment of locally advanced rectal cancer：a prospective biomarker study［J］. Gut：Journal of the British Society of Gastroenterology，2019，68（4）：663-671.

［31］ HENLEY S J，WARD E M，SCOTT S，et al. Annual report to the nation on the status of cancer，Part Ⅰ：national cancer statistics［J］. Cancer，2020，126（10）：2225-2249.

［32］ Japanese Gastric Cancer Association. Japanese gastric cancer treatment guidelines 2018［J］. 5th ed. Gastric Cancer，2021，24（1）：1-21.

［33］ YUAN Z，XU T，CAI J，et al. Development and validation of an image-based deep learning algorithm for detection of synchronous peritoneal carcinomatosis in colorectal cancer［J］. Annals of Surgery，2020，275（4）：e645-e651.

［34］ BENSON A B，VENOOK A P，Al-HAWARY M M，et al. NCCN guidelines insights：rectal cancer，Version 6. 2020［J］. J Natl Compr Canc Netw，2020，18（7）：806-815.

［35］ KELLER D S，BERHO M，PEREZ R O，et al. The multidisciplinary management of rectal cancer［J］. Nat Rev Gastroenterol Hepatol，2020，17（7）：414-429.

［36］ SUNG H，FERLAY J，SIEGEL R L，et al. Global cancer statistics 2020：GLOBOCAN estimates of incidence and mortality worldwide for 36 cancers in 185 countries［J］. CA Cancer J Clin，2021，71（3）：209-249.

第二章

胃肠癌的外科治疗规范与新进展

第一节 胃癌根治术与关键技术进展

一、概况

胃癌是我国常见的恶性肿瘤之一。在我国，大多数患者处于进展期，疗效较差，故胃癌仍居我国恶性肿瘤死亡率的第3位。对于无远处转移的胃癌患者，手术仍是综合治疗的核心，而胃癌根治术是主要的潜在根治方式。胃癌根治术的主要构成部分与关键技术是淋巴结的清扫与消化道重建。腹腔镜手术、机器人辅助手术的进展，配合加速康复外科（enhanced recovery after surgery，ERAS）理念在临床中的贯彻应用，有望为胃癌患者带来更小的创伤、更短的康复期与更低的医疗费用。其中，彻底、规范的手术切除和淋巴结清扫，安全、可靠的消化道重建，是保证手术质量与安全，也是实施ERAS理念和提高患者生活质量的关键环节。本节对胃癌根治术手术原则、规范、标准与微创手术的相关进展进行较全面、系统性的阐述。

二、淋巴转移、淋巴结分组及淋巴结清扫的研究现状与进展

（一）胃癌细胞淋巴转移的过程

淋巴转移是胃癌最主要的转移方式，这与胃壁的结构息息相关。胃壁的各层结构，尤其是黏膜下及浆膜下层，都存在着丰富的淋巴管网，这为肿瘤细胞的转移提供了丰富的管道系统。根据研究，胃癌细胞转移的过程如下。

（1）癌组织释放出游离的癌细胞，穿过上皮细胞基底膜与结缔组织间隙，再以阿米巴运动的方式，透过毛细淋巴结内皮细胞间隙，进入胃壁的淋巴管道系统中，并随着淋巴液在淋巴管道系统中迁移。

（2）黏附性强的癌细胞，可能黏附在淋巴管道的管壁内进行连续性增殖，形成蔓延性的连续型癌栓；黏附性较弱的癌细胞，可能会在淋巴管道系统中形成漂浮的分散型的癌栓，此种常见于低分化、未分化的腺癌或印戒细胞癌。

（3）癌栓到达淋巴结，聚集并开始增殖，破坏淋巴结的正常结构。

（二）胃周淋巴结分组与具体范围

胃癌的淋巴转移一般按肿瘤的原发部位，由浅入深、由近到远地进行转移。不同部位的癌

灶，其首先转移部位及转移特点亦有所不同。1994年，日本的Kajitani教授总结出沿腹腔动脉系统分布的淋巴结与胃癌肿瘤细胞密切相关的规律，日本胃癌研究协会依此制定了淋巴结分组，具体如表2-1-1所示。

表2-1-1　胃周淋巴结分组

组别	名称	范围
1	贲门右侧	沿胃左动脉上行支进入胃壁的第1支（贲门支）的淋巴结和其贲门侧的淋巴结，包括贲门右淋巴结和贲门前淋巴结
2	贲门左侧	贲门左侧的淋巴结，对于存在左膈下动脉食管贲门支的病例，也包括沿此动脉分支的淋巴结（含根部），包括贲门左淋巴结和贲门后淋巴结
3a	胃小弯	在胃小弯的小网膜两层腹膜之间，沿胃左动脉分支分布的淋巴结
3b	胃小弯	在胃小弯的小网膜两层腹膜之间，沿胃右动脉分支分布的淋巴结
4sa	胃大弯左群（胃短支）	沿胃短动脉淋巴结（含根部）
4sb	胃大弯左群（沿胃网膜左）	沿胃网膜左动脉和胃大弯第1支淋巴结
4d	胃大弯右群（沿胃网膜右）	沿胃网膜右动脉，向胃大弯的第1支的左侧
5	幽门上	胃右动脉根部沿胃小弯的第1支淋巴结，多位于胃十二指肠动脉的起始部附近
6	幽门下	胃网膜右动脉根部到胃大弯的第1支淋巴结和胃网膜右静脉到胰十二指肠上前静脉的合流部淋巴结（含合流部的淋巴结）
7	胃左动脉干	从胃左动脉根部到上行支的分歧部淋巴结
8a	肝总动脉前上	肝总动脉（从脾动脉的分出部到胃十二指肠的分出部）的前上方淋巴结
8p	肝总动脉后	肝总动脉（同上）后面的淋巴结（与12p、16a2相连）
9	腹腔动脉周围	腹腔干周围的淋巴结和与之相连的胃左动脉、肝总动脉、脾动脉根部的淋巴结
10	脾门	胰尾末端部脾动脉周围、脾门部的淋巴结
11p	脾动脉干近端	脾动脉干近端（脾动脉根部至胰尾末端距离的2等分位置的近端）淋巴结
11d	脾动脉干远端	脾动脉干远端（脾动脉根部至胰尾末端距离的2等分位置的远端）淋巴结
12a	肝十二指肠韧带内	由左右肝管汇合部到胰腺上缘胆管的2等分高度下部，沿肝动脉的淋巴结
12b	肝十二指肠韧带内	由左右肝管汇合部到胰腺上缘胆管的2等分高度下部，沿胆管的淋巴结
12p	肝十二指肠韧带内	由左右肝管汇合部到胰腺上缘胆管的2等分高度下部，沿门静脉的淋巴结
13	胰头后部	胰头后部十二指肠乳头部向头侧的淋巴结
14v	沿肠系膜上静脉	肠系膜上静脉的前方，上边界为胰腺下缘，右边界为胃网膜右静脉和十二指肠上前静脉的汇合部，左边界为肠系膜上静脉的左缘，下边界为结肠静脉分歧部的淋巴结
14a	沿肠系膜上动脉	沿肠系膜上动脉分布的淋巴结
15	中结肠动脉周围	中结肠动脉周围淋巴结
16a1	腹主动脉周围	主动脉裂孔（膈肌脚包绕的4～5cm范围）的腹主动脉周围淋巴结
16a2	腹主动脉周围	腹腔动脉根部上缘至左肾静脉下缘高度的腹主动脉周围淋巴结
16b1	腹主动脉周围	左肾静脉下缘至肠系膜下动脉根部上缘腹主动脉周围淋巴结
16b2	腹主动脉周围	肠系膜下动脉根部上缘至腹主动脉的分支部高度淋巴结

（三）不同胃切除范围的D1/D2淋巴结清扫要求

部分研究表明，虽然10%～15%病例存在跳跃式转移的现象，即癌细胞跳过近端的淋巴结，直接转移至较远的淋巴结处，但大部分胃癌患者，其淋巴结的转移，仍然遵从由近至远的规律，根据其不同部位，淋巴回流淋巴结的远端，日本胃癌协会将与胃癌转移相关的胃周淋巴结分为一级（D1）区域淋巴结与二级（D2）区域淋巴结，不同的淋巴结清扫术需要清扫的淋巴结组别具体如表2-1-2所示。

表2-1-2　各种胃切除术淋巴结清扫要求

手术类别	D1	D1+	D2
远端胃切除	1，3，4sb，4d，5，6，7	D1加8a，9	D1加8a，9，11p，12a
全胃切除术	1～7	D1加8a，9，11p（当肿瘤侵犯食管时加110）	D1加8a，9，10，11p，11d，12a（当肿瘤侵犯食管时加110，111）
近端胃切除	1，2，3a，4sa，4sb，7	D1加8a，9，11p	D1加3b、8a、9、11p
保留幽门胃切除	1，2，3a，4sa，4sb，7	D1加8a，9，11p	—

（四）早期胃癌的淋巴结清扫规范

随着肿瘤早期筛查项目的推广与医疗条件的改善，目前早期胃癌的诊断率正在逐渐上升，在日韩地区，早期胃癌在总体胃癌患者中的占比可达到40%～50%，我国部分地区的早期胃癌的诊断率也在逐步上升。

对于早期胃癌，治疗的关键在于精准的肿瘤分期，而精准的肿瘤分期又包括精准T、N和M分期，越来越多的研究表明，超声胃镜的应用，可大幅提高T分期与N分期的准确性。准确的T、N分期有助于判断是否适合行内镜下切除。内镜治疗（EMR/ESD）的绝对适应证：①直径2cm以下的肉眼可见的黏膜内癌（cT1a）。②组织类型分化良好（乳头状腺癌、高分化管状腺癌、中分化管状腺癌）。③无论何种大体类型，限于非溃疡型。扩大适应证：①直径2cm以上非溃疡型、组织类型分化良好的cT1a。②3cm以下的溃疡型、分化型cT1a。③直径2cm以下非溃疡型、未分化型cT1a。无脉管侵犯的情况下，淋巴结转移危险性较低，可扩大适应证范围。但值得注意的是，综合文献报道，即使是早期胃癌原发病灶限于胃黏膜内者，其淋巴结转移率亦可达到2.4%～16.7%，一旦癌肿侵及黏膜下层，淋巴结转移率可高达16.0%～46.7%，因此，对于分化程度不好、浸润溃疡型癌灶、内镜切除术后切缘不确定或发现有微管癌栓者，根治性的手术治疗仍然是非常重要的。对于T1bN0M0，标准的治疗方式是行D1/D1+淋巴结清扫术，D2淋巴结清扫术有过度治疗之嫌。近年文献总体上支持将早期胃癌患者的淋巴结清扫范围缩小，其D1/D1+淋巴结清扫术后5年生存率可达98.0%，D2淋巴结清扫与D1/D1+淋巴结清扫相比不能增加此类患者的总体生存率，亦没有降低局部的复发率，因此不进行推荐。

（五）进展期胃癌的淋巴结清扫规范

从20世纪60年代开始，日本便将D2淋巴结清扫作为进展期胃癌患者的标准术式，之后此种手术方式在中国、韩国等东亚地区也广泛开展。D2淋巴结清扫不但符合胃癌淋巴引流特点，也符合膜解剖理论层面手术的要求，其很大程度上可以将可能转移的淋巴结彻底清除，是一种安全、有效的胃癌根治手术。已有多项科学、设计良好的3期随机对照的临床研究发现，D2淋巴结清扫与D1淋巴结清扫的术后并发症发生率与住院病死率并无明显差别，但是D2淋巴结清扫术后患者5年生存率明显高于D1淋巴结清扫组。2010年一项由荷兰报告的随访时间长达15年的研究结果显示，与D1淋巴结清扫相比，D2淋巴结清扫能够显著提高患者术后存活率，明显降低胃癌有关的病死率和复发率。但亦有部分西方学者的报道认为，D2淋巴结清扫的并发症发生率与住院病死率显著高于D1淋巴结清扫，从而影响了D2淋巴结清扫在胃癌患者中的疗效，但是许多学者指出，导致此结论的原因与对手术质量的控制不严格、手术经验欠缺、围手术期管理不善有关，通过严格的手术质量管理、规范的术者培训，亦可取得较好的手术效果。因而，现今的共识是，D2淋巴结清扫是进展期胃癌标准根治术的淋巴结清扫方式。

（六）D2+淋巴结清扫的规范、研究进展与争议

对于是否有必要进行D2以上的淋巴结清扫术，目前存在一定的争议。主要的争议点在于第10组、第14组、第16组淋巴结是否有清扫的必要性。

第10组淋巴结，即脾门淋巴结，按日本的《胃癌处理规约》，对于胃上部肿瘤，侵犯胃大弯侧，有明确清扫的适应证；按中国临床肿瘤学会（Chinese Society of Clinical Oncology，CSCO）的推荐，原发肿瘤＞6cm，位于胃大弯侧，且术前分期为T3或T4的中上部胃癌，有行脾门淋巴结清扫的适应证，但不推荐以淋巴结清扫为目的的脾切除。因为脾门位置较深，操作空间狭小，血管解剖学结构复杂，稍有不慎即可导致难以控制的出血。对于手术条件受限的医疗单位，清扫脾门淋巴结时，可选择同时联合脾切除术。对于具备条件的医疗单位，可在保脾的前提下进行脾门淋巴结清扫，有经验的医疗单位，可在腹腔镜下进行。由于脾门区血管变异较大，对于有脾门淋巴结清扫适应证且准备保脾的患者，在术前推荐常规行计算机体层成像血管造影（computed tomography angiography，CTA）扫描，了解脾血管的分支及走向，清扫时，应沿脾动脉从近至远进行裸化、解剖，注意对于部分脾血管较迂曲者，切勿将迂曲的血管当作肿大的淋巴结进行清扫，否则将导致难以控制的出血，针对脾门后方淋巴结的清扫这一问题，由于脾门血管后方与胰尾、血管邻近，且操作空间狭小，易导致难以控制的出血。且有研究指出，对脾门后方淋巴结进行积极清扫，并未提高总淋巴结获取数及阳性淋巴结的获取数，亦未提高患者生存率，因此，脾门后方淋巴结清扫现仍有争议。

对于第14组淋巴结，其在不同的文献中，转移率的差别较大。韩国一项1 400多例回顾性

分析报道第14v组的转移率只有6%，但国内一大型肿瘤中心报道其转移率可达18%，且对于术前影像学未见第14v组淋巴结有明显肿大的患者，进行第14v组淋巴结预防性清扫，亦有一定的阳性率。梁寒教授团队指出，肿瘤位于胃下部，即第4d组和第6组淋巴结阳性，是第14v组淋巴结转移的独立危险因素，对此类患者进行第14v组淋巴结清扫，可显著改善其预后。但亦有学者指出，第14v组淋巴结的清扫，对术者手术技巧要求较高，一旦出现术中副损伤，会导致肠系膜上血管的损伤，从而导致灾难性的术中、术后并发症，且目前日本的《胃癌处理规约》并未对第14v组淋巴结的清扫做出明确的要求，因此，目前仅推荐在具备条件的肿瘤中心，由经验丰富的医师来进行第14v组淋巴结清扫。

对于第16组淋巴结，有研究表明，D2+腹主动脉旁淋巴结清扫对第16组淋巴结阳性的胃癌患者是有益的。但JCOG9501试验证实了对没有第16组淋巴结转移证据的患者来说，进行预防性腹主动脉淋巴结清扫不能使他们获益。因此，一个更为关键的问题是，如何确保术前第16组淋巴结转移诊断的可靠性。Marrelli等研究表明，对于术前多排螺旋计算机体层摄影（multi-detector spiral computer tomography，MDCT）诊断为阳性的患者，与术后病理结果进行比对，其阳性预测值为73%，敏感性和特异性分别为85%和95%。最近的一项前瞻性研究表明，多学科讨论可取得较高的术前淋巴结转移阳性检出的总准确率。目前的总体观点认为，D2+腹主动脉旁淋巴结清扫，应在准确的术前分期、多学科讨论肯定其价值的前提下进行。

三、胃癌根治手术规范、关键技术与研究进展

（一）胃切除范围的原则与规范要求

胃切除范围应根据肿瘤的部位、大小、分型和分化情况而定，必须保证切缘与肿瘤有足够的距离，从而保证手术的彻底性与根治性。对于Bormann Ⅰ型和Ⅱ型，肿瘤呈膨胀式生长，浸润深度在T2或以上的肿瘤，切缘距离应至少有3cm；对于Bormann Ⅲ型和Ⅳ型，肿瘤呈浸润式生长，浸润深度在T2或以上的，切缘距离应不少于5cm。当取得该距离有困难（如肿瘤位于食管胃结合部）时，推荐对切缘进行冰冻病理检查，以确保切缘是阴性的。对于T1肿瘤，大体标本切缘应不少于2cm，考虑到部分T1肿瘤用肉眼观察可能并不明显，推荐在合适病例的术前或术中应用放大胃镜对肿瘤进行定位，定位可采用标记试剂，如亚甲蓝或纳米碳等。

对于术前影像学结果提示淋巴结为阳性、T2～T4的患者，应根据肿瘤的部位，选择远端胃切除术或全胃切除术，如胃中下部的肿瘤，当切缘可达到阴性时（切缘要求如上所述），可选择远端胃切除，否则，应行全胃切除术。术中发现肿瘤侵犯胰腺，需要胰体尾、脾联合切除时，应选择全胃切除术。对于位于食管胃结合部的腺癌，应切除部分下段食管，以保证足够的切缘距离。

对于T1N0M0的胃中上部肿瘤，可选择的手术方式有以下两类。

1. 保留幽门的胃切除术

适应证为胃中部1/3、病灶远端距离幽门4cm以上（肿瘤下缘距离下切缘2cm，下切缘距离幽门管至少2cm）、临床分期为cT1N0M0的早期胃癌。要点包括，在保证切缘距离足够的前提下，保留胃上部1/3，保留幽门及近端至少2cm的胃窦，并保留相应的胃窦及幽门部血供（胃右血管及幽门下动、静脉），保留迷走神经肝支、幽门支，并选择性保留迷走神经腹腔支以保证幽门部正常的神经支配。

2. 近端胃切除术

切除包括贲门（食管胃结合部）的胃近端至少1/2体积，保留幽门与中下部的部分胃。

对于有淋巴结转移或T分期为2～4的进展期胃癌，标准的手术方式是采取切除至少2/3胃的胃切除术与D2淋巴结清扫术。根据胃切除范围的不同，可以将手术方式分为以下几类。

（1）全胃切除术：包括贲门与幽门在内的全胃切除手术。

（2）远端胃切除术：至少切除胃远端2/3体积的手术方式，包括幽门的切除，保留贲门。

（3）近端胃切除术：至少切除胃近端2/3体积的手术方式，包括贲门（食管胃结合部）的切除，保留幽门。

（二）网膜囊切除的研究进展与争议

从胚胎组织学的观点来看，胃与网膜囊来源于同一胚层，且共同参与构成网膜囊，胃癌细胞可通过淋巴管转移到网膜囊组织，对于位于胃后壁的肿瘤，网膜囊也可能会成为脱落癌细胞的瘤床。因此，有专家认为，网膜囊切除，有助于清除网膜囊内游离癌细胞和微小转移灶，降低腹膜及局部复发率，提高生存率。而且，完整的网膜囊切除，更符合膜解剖和层面外科学的原则。有荟萃分析认为，由有经验的医生来进行网膜囊切除，并不会增加胰瘘等手术并发症的发生率。第14版的日本《胃癌处理规约》提出明确要求，对于胃后壁浆膜受侵犯的胃癌患者，应常规施行网膜囊切除。但日本的一项自2002年启动的Ⅲ期随机对照临床研究JCOG1001中，否认了网膜囊切除对预后改善的意义。因此，在第15版的《胃癌处理规约》中，并未对网膜囊切除做明确的要求，但无论是否行网膜囊切除，大网膜的常规切除都被认为是必要的。

（三）选择性联合脏器切除的要求

对于部分局部晚期（T4b）的患者，邻近脏器受侵犯是术中常见的现象。大宗病例分析显示，胰腺是最常见的受侵部位，其余常见受侵脏器依次为横结肠系膜、横结肠、肝脏和膈肌。对属于此类但无远处转移的患者，应积极进行联合脏器的手术治疗，争取达到R0切除。对于手术难度大的病例，应联合多学科进行治疗，对于身体情况允许的患者，可先行新辅助治疗或转化治疗，争取达到R0切除。

（四）腹腔镜技术在胃癌手术中的规范应用与关键技术进展

随着腹腔镜技术的发展与日渐成熟，腹腔镜胃癌根治术已经成为治疗胃癌的常规方法之一。腹腔镜胃癌手术所需要遵循的手术原则与开放胃癌根治术基本一致，首要的原则是保证肿瘤的根治和规范的淋巴结清扫范围。

按《胃癌处理规约》，对于 I 期的胃癌患者，有明确的腹腔镜手术适应证。韩国的KLASS01招募了1 416例早期胃癌（cT1N0M0、cT1N1M0或cT2aN1M0）患者，研究发现：行远端胃癌根治术、腹腔镜手术与开放手术的并发症发生率和病死率相近；而5年总生存率（96.4% vs. 96.3%，$P=0.317$）和5年无病生存率（92.9% vs. 94.7%，$P=0.368$）差异均无统计学意义。日本的JCOG-0912试验也证实，行腹腔镜胃癌根治术治疗临床 IA期或 IB期胃癌患者的总生存率（5年无病生存率分别为99.8%和98.7%）不劣于行开放手术 。

对于进展期胃癌患者，虽然《胃癌处理规约》并未及时更新适应证，但是由中国腹腔镜胃肠外科研究组于2012年牵头发起的"腹腔镜与开腹胃癌根治术治疗局部进展期远端胃癌的肿瘤学疗效多中心研究"（CLASS-01）已经证实，对于进展期胃癌需行远端胃切除患者，腹腔镜手术的效果并不劣于传统的开放手术。研究共纳入1 056例受试者，结果显示：腹腔镜组与开放手术组相比，平均手术时间只延长30min，术中出血量少12mL（差异有统计学意义）；早期术后恢复过程指标（术后至患者下地行走时间、首次肛门排气时间、进流质饮食时间和住院时间等）显著短于开放组；两组术中并发症发生率（4.8% vs. 3.5%）和术后总体并发症发生率（15.2% vs. 12.9%）并无显著差异；而且，两组术后并发症严重性（Clavien-Dindo并发症分级系统）构成相当。而2019年更新的成果显示，腹腔镜组的3年无病生存率，并不劣于开放组（76.5% vs. 77.8%）。因此，对于进展期远端胃癌，腹腔镜远端胃切除+D2淋巴结清扫的安全性与根治性，已有相应的循证医学证据。但是，不应为了追求手术的"微创化"而盲目追求腹腔镜手术。应当掌握腹腔镜胃癌根治术的相关实施要点与关键技术，循序渐进地开展，才能保证胃癌根治术的手术质量和安全性。腹腔镜胃癌根治术的相关实施要点与关键技术可归纳如下。

1. 术前准备与麻醉

（1）高危患者术前干预措施：①有营养风险的患者，术前实施肠内或肠外营养支持治疗。②高龄、吸烟、肥胖、有糖尿病、有慢性心脑血管或血栓栓塞既往史的高危患者，推荐围手术期使用低分子肝素预防给药、下肢防血栓裤、下肢肌肉按摩、呼吸功能训练等预防措施。

（2）预防性抗生素使用原则：推荐二代头孢菌素，切皮前30min静脉滴注；合并高危易感因素时，术后24h内酌情追加1次。如对头孢类抗生素过敏，可根据临床常规选择其他类型抗生素，如克林霉素等。

2. 术中操作细则与要点

（1）器械设备，包括2D或3D高清腹腔镜摄像显示系统、高流量气腹机、冲洗吸引装置、录像存储设备、套管穿刺针（Trocar）、超声刀、分离钳、无损伤肠钳、抓钳、持针器、剪刀、血管夹及施夹器、切口保护套和腹腔镜直线切割闭合器等。

（2）患者应取分腿平卧位，头部可稍高，利于上腹部视野的暴露，主刀站于患者左侧，助手位于对侧，扶镜手在分腿位中间（图2-1-1）。5孔法设置戳孔位置，观察孔一般位于脐孔下方，主刀右手操作孔位于左侧腋前线肋弓下方，左手操作孔位于腹直肌外缘、脐水平稍上方，助手操作孔在右侧相对应的位置（图2-1-2）；建立Trocar孔时，必须由腹腔镜直视进行，以免损伤腹腔脏器，对于既往有腹部手术史的患者，在建立第一个Trocar孔时，推荐开放直视下建立，避免损伤粘连于腹壁的小肠。建立腹腔镜器械通道后，予以高流量（40L/min）气腹，压力设定为12～13mmHg。首先应行术中探查，依次检查肝脏、膈顶、腹膜、肠系膜、盆腔，重点了解有无腹腔种植转移、肿瘤部位、有无浆膜受侵情况。

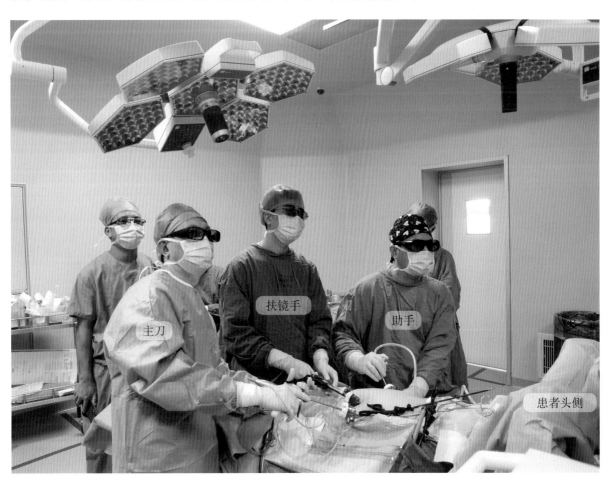

图2-1-1　腹腔镜胃癌根治术手术者站位

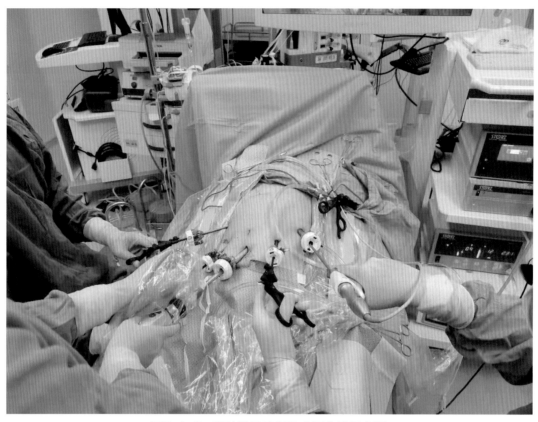

图2-1-2　腹腔镜胃癌根治术操作孔示意图

（3）腹腔脱落细胞学检查。如存在腹水，直接取腹水；无腹水或量少时，将500mL生理盐水于左、右、上、下腹4个象限进行冲洗，冲洗时，应避免直接冲洗病灶（图2-1-3），在盆腔中将冲洗液收集送检。

确定无腹膜种植转移，判断肿瘤可切除后，方可开始进行手术。

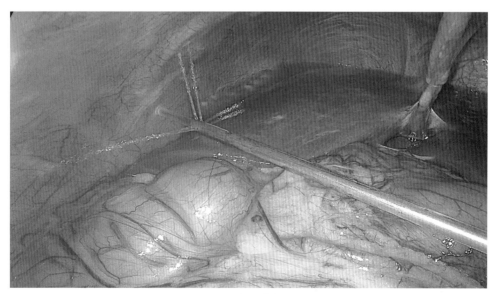

图2-1-3　腹腔脱落细胞学检查

（4）为了充分暴露视野，推荐进行肝脏悬吊术。拟行全腔镜者，建议常规提吊肝左外叶。助手用无损伤钳将肝左叶挑起，暴露出肝胃韧带，术者于距离肝侧附着点约1cm远处切开，直至膈肌脚右侧，用荷包针经皮肤在直视下从肝圆韧带右侧穿入腹腔，术者应注意用器械固定针尖，避免针尖误伤周围组织，用腹腔镜器械持针从肝圆韧带左侧穿出，用两枚中号Hemo-Lock固定提吊线于肝胃韧带的切开缘，提起荷包线，便可将肝左外叶提起，显露出胃小弯侧（图2-1-4）。

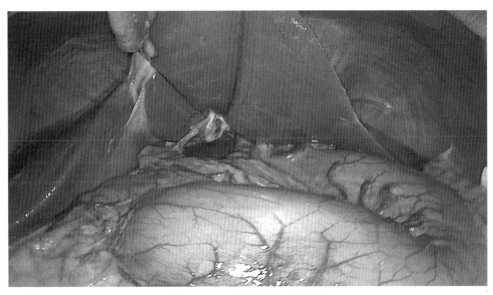

图2-1-4　腹腔镜下悬吊肝脏

（5）胃癌根治术的手术原则、切缘、淋巴结清扫范围。术中操作应严格遵循无瘤技术，保护好切口，避免挤压和接触肿瘤，如肿瘤浸透浆膜层，可用蛋白凝胶覆盖浸出的浆膜面，避免手术中摩擦和挤压造成肿瘤细胞的脱落种植。切除肿瘤后，须更换手套。术者与助手应有熟练的配合，助手对组织的提拉应轻柔进行，切忌暴力撕扯，助手的两钳与术者的左手钳应保持三角牵拉，为需要显露的层面提供良好的张力。在不同的场景，助手与术者的配合有不同的要点，现以腹腔镜远端胃切除术为例，步骤如下。

①胃网膜左区域的显露与淋巴清扫：患者头高脚低15°，助手牵拉胃结肠韧带，主刀牵拉横结肠，使横结肠紧贴网膜在结肠的附着处，向结肠脾曲游离大网膜，显露脾脏下极和胰尾，定位胃网膜左血管，裸化胃网膜左动、静脉根部，保留脾最下极血管，在其稍上方完成结扎并离断，清扫第4sb组淋巴结。助手继续牵拉已部分游离的胃大弯侧网膜，主刀紧贴胃大弯游离大网膜至拟切除的位置，清扫第4d组淋巴结，设计远端胃大部切除的横断线（图2-1-5）。

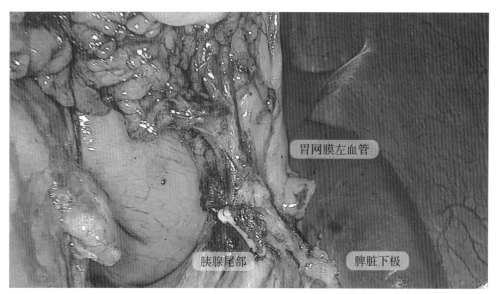

图2-1-5　清扫胃网膜左血管根部淋巴结

　　②胃网膜右区域（幽门下）的显露与淋巴清扫：患者左低右高15°，助手牵拉胃结肠韧带，主刀向结肠肝曲游离大网膜。以胰颈下缘为参照，从左向右进入胃系膜与结肠系膜间隙，向外侧扩展层面至十二指肠球降交界外侧壁，显露胰头。定位胃网膜右静脉并清扫其根部的淋巴脂肪组织，在胰十二指肠上前静脉汇入点稍上方结扎胃网膜右静脉；定位胃网膜右动脉，确认胃十二指肠动脉与其关系，在根部结扎后离断；在十二指肠球部下后壁定位幽门下动脉，并在其根部结扎离断，裸化十二指肠球部下壁、外侧壁，完成第6组淋巴结清扫。如图2-1-6和图2-1-7所示。

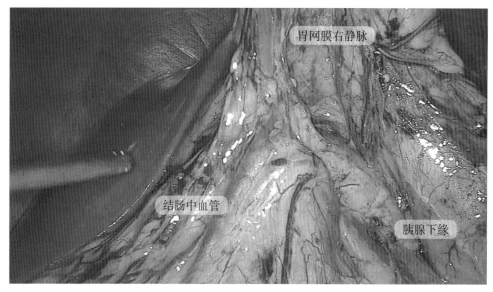

图2-1-6　显露胃网膜右静脉根部

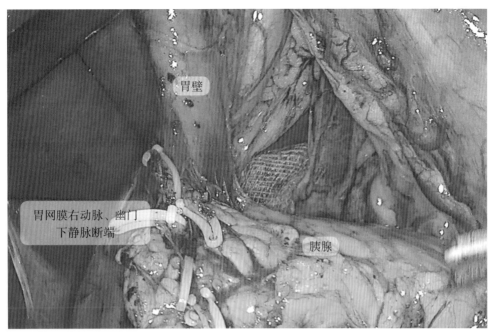

图2-1-7 幽门下淋巴结清扫后

③幽门上区域的显露与淋巴清扫：以胃十二指肠动脉为线索并在其前方向幽门上方后壁游离。将小纱块放置在胰腺与幽门上方软组织之间，转至幽门上缘前方继续游离裸化十二指肠球部上壁。依据重建方式，可选择先用直线切割闭合器离断十二指肠球部，设计胃空肠侧侧吻合或胃空肠鲁氏Y形吻合；或先不离断球部，待辅助小切口设计胃十二指肠圆形吻合。继续解剖肝十二指肠韧带前叶并定位胃右动脉，于根部结扎并清扫第5组淋巴结。可沿着肝十二指肠韧带向上继续清扫第12a组淋巴结。如显露门静脉左侧壁，可一并清扫第12p组淋巴结。如图2-1-8所示。

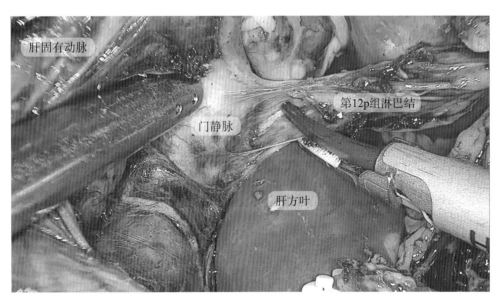

图2-1-8 清扫第12a组、第12p组淋巴结

④胰腺上缘区域的显露与淋巴清扫：助手牵拉胃胰皱襞，在胰腺上缘的胰后间隙游离腹腔干前方及两侧、肝总动脉前上方、脾动脉近段和胃左动、静脉根部，结扎胃左血管，清扫第7组、第8a组、第9组和第11p组淋巴结（图2-1-9）。

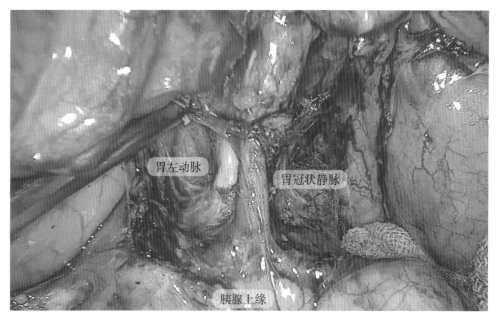

图2-1-9　清扫胰腺上缘淋巴结

⑤胃小弯区域的显露与淋巴清扫：沿胃小弯游离清扫第1组和第3组淋巴结，设计远端胃大部切除的横断线（图2-1-10至图2-1-12）。

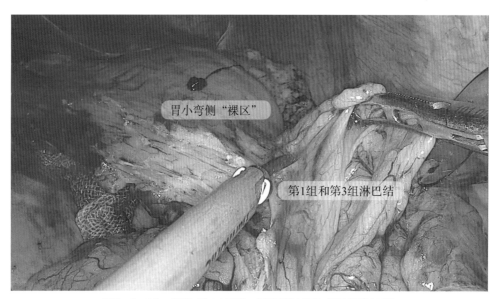

图2-1-10　裸化胃小弯侧，清扫第1组和第3组淋巴结

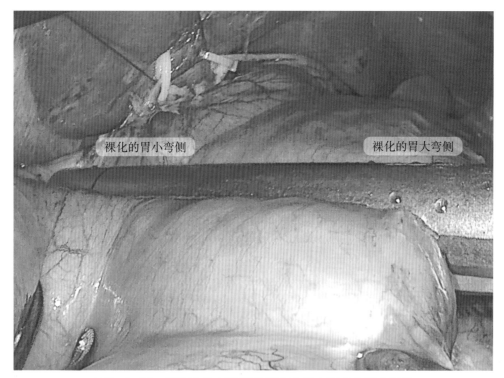

图2-1-11 沿预定的切除线从胃大弯侧向胃小弯侧离断胃

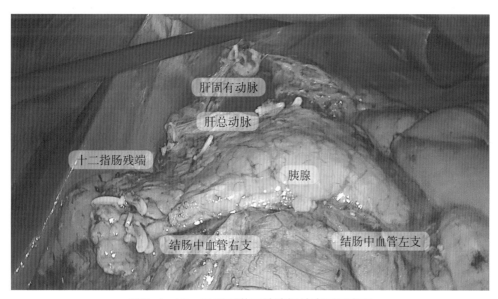

图2-1-12 胃周围淋巴结清扫结束后示意图

⑥移除标本后，应用温热的生理盐水或蒸馏水对创面和切口进行仔细的冲洗与检查。重点检查有无出血和淋巴瘘，如胰腺上缘、血管残端、吻合口断端等部位，检查食管-空肠吻合口的完整性及张力（消化道重建问题见后述）。如吻合口不完整，应修补加固，吻合口附近放置引流管。对于高危患者而言，如行全胃切除，建议行空肠置管术，以备术后肠内营养支持。胰腺残端可行"U"形缝合，减少胰液外渗，局部放置双引流管或套管。远端胃切除建议将引流管放置于肝肾隐窝，全胃切除建议在左膈下或脾床也放置引流管。

四、消化道重建研究进展与争议

消化道重建是胃癌手术的重要组成部分之一，其方式的选择与安全性，短期来说，与术后并发症发生率、康复的速度直接相关；远期来说，也是患者术后的营养状况、生活质量、生存期的重要影响因素。因此在保证根治切除的前提下，应选择合适、安全、方便的重建方式。

腹腔镜胃癌根治术后主流的消化道重建方式主要包括Billroth Ⅰ式、Billroth Ⅱ式、食管胃吻合、食管空肠鲁氏Y形吻合、空肠间置术、双通道消化道重建等，其他众多的重建方式都是在这几种术式的基础上演变而来的。

根据吻合的技术方法，腹腔镜胃癌根治术后消化道重建又分为完全腹腔镜下吻合、小切口辅助吻合和手助腹腔镜吻合3种。完全腹腔镜下消化道重建是使用各类腔内直线切割闭合器和吻合器等，在腹腔镜视野下完成食管、残胃或肠段的各种吻合，术中需要多种器械协助完成，手术难度较大，但具有视野清晰、创伤小等优点，是近年研究的热点。小切口辅助消化道重建是通过腹壁小切口，将需要吻合的残胃或肠段拖出至切口处，在体外完成重建或者在小切口辅助下置入吻合器吻合，目前在临床上应用较广泛，但对于某些特别部位重建，如食管-空肠、残胃等部位的吻合，视野不清晰，空间狭小，其吻合的难度亦较大；对于一些肥胖患者，吻合比较困难，可在手助器辅助下通过腹壁小切口将手伸入腹腔进行辅助操作，这样可增加吻合成功率，减少吻合失败的危险因素。

（一）腹腔镜远端胃切除术后消化道重建方式的选择

1. Billroth Ⅰ式吻合

Billroth Ⅰ式吻合不改变胃肠道的正常解剖关系，符合生理过程，手术简单易行。但对于标准的胃癌根治术，需要切除2/3以上的胃，大部分情况下残胃的长度不足以牵扯至十二指肠残端进行吻合，故现在临床上应用不广泛，仅用于部分残胃剩余长度足够的早期病例。据报道，福建协和医院黄昌明团队曾在完全腹腔镜下以直线切割闭合器进行Billroth Ⅰ式三角吻合，腹腔镜下吻合具有视野清晰、简单易行的优点，安全性的数据则有待进一步证实。

2. Billroth Ⅱ式吻合

Billroth Ⅱ式吻合是目前远端胃切除术后在临床上应用最广泛的吻合方式，具有操作简单、张力小等优点。现一般主张采用结肠前吻合，以免残胃复发癌症后肿瘤侵犯结肠系膜。可选用圆形吻合器或腔内直线切割吻合器进行吻合。但若行完全腹腔镜下吻合，一般选用腔内直线切割吻合器进行胃空肠侧侧吻合，相比于圆形吻合器，其吻合口较大，成钉层数较多，不易出现吻合口出血，但吻合时应注意吻合线与残胃的闭合线要有足够的距离，以免发生缺血。Billroth Ⅱ式虽然应用广泛，但亦存在胆汁反流发生率较高的缺点。有专家提出在距胃空肠吻合口20cm处加行Braun吻合，这样可以减少反流性胃炎的发生概率，同时也可减少十二指肠内张力，减少十二指肠残端瘘的发生，但其有效性并未经过严格的临床研究的证实。

3. 鲁氏Y形吻合

鲁氏Y形吻合在距十二指肠悬韧带10～15cm处离断空肠，将远端提至残胃处与残胃行吻合，近端空肠在距胃空肠吻合口40～45cm处行吻合。鲁氏Y形吻合因空肠襻的存在，可有效减少术后胆汁反流性胃炎的发生率，但由于空肠被离断，其蠕动受到影响，可能会出现Roux-en-Y滞留综合征，影响术后进食和营养状况。

4. Uncut Roux-en-Y吻合

Uncut Roux-en-Y吻合的原理（图2-1-13）与Roux-en-Y基本一致，但不切断空肠，将距十二指肠悬韧带15～20cm处空肠提至残胃处，以腔镜线性切割闭合器行侧侧吻合，于吻合口近端2～5cm处用No-knife Endo GIA闭合，于吻合口远端35～40cm处行空肠侧侧吻合，此手术方式的优点是全程不离断空肠，保留了肠道的连贯性，对肠道蠕动的影响较小，有效降低了胆汁反流性胃炎和Roux-en-Y滞留综合征的发生率。目前中山大学附属第六医院彭俊生团队的Ⅲ期临床研究"Uncut Roux-en-Y吻合对远端胃腺癌患者D2根治术后远期并发症，生活质量影响的前瞻性研究"正在进行中，在手术安全性方面，初步数据显示其不劣于Billroth Ⅱ式吻合，远期对患者生活质量的改善数据待进一步报道。

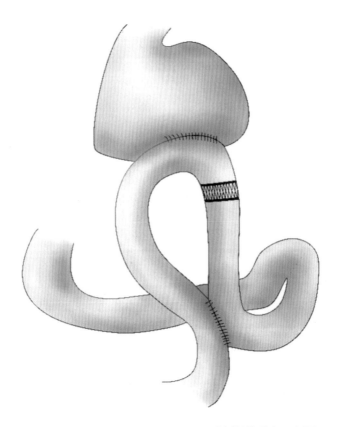

图2-1-13　Uncut Roux-en-Y消化道重建示意图

（二）腹腔镜全胃切除术后消化道重建方式的选择

全胃切除术后消化道重建要求：兼顾代胃的容量与缓慢排空功能，保留食物的十二指肠生理排空途径，预防反流性食管炎，手术操作简便等。但是到目前为止还没有一种术式能同时满足上述要求。目前常用的吻合方式有如下几种。

1. Roux-en-Y消化道重建术

Roux-en-Y消化道重建是目前全胃切除术后在临床上应用最广泛、最成熟的吻合方式，其操作简单，并可有效减少术后反流。其吻合主要的难度在于食管空肠吻合口的吻合。在小切口的辅助下，可使用圆形吻合器完成，但若其位置较深，则操作空间狭小，且易受到肝左叶的阻挡，操作较困难。因此，出现了多种改良的方法，如：Orvil法，以切割闭合器离断食管，经口置入抵钉座，从食管断端穿出，再与空肠的吻合口接合，但此法需要麻醉医师的配合，增加了食管损伤的风险；反穿刺法，在食管前壁切开部分食管，先将抵钉座放入食管，将其尖端自食管前壁切开处上方穿出，用直线切割吻合器在紧贴抵钉座穿出的下方切断食管，此法避免了食管黏膜损伤，但对操作技术有一定要求；Overlap法，用切割闭合器离断食管，用直线切割闭合器行食管、空肠重叠侧侧吻合，再关闭共同开口（图2-1-14），该法优点是吻合口较宽，且操作可在直视下进行，但在吻合口位置较高时，关闭的技术难度较高。

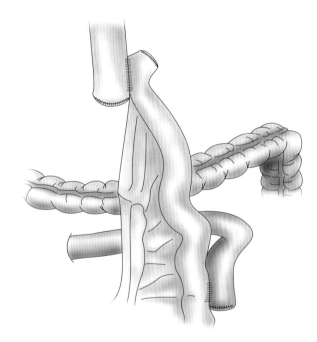

图2-1-14　Roux-en-Y消化道重建（食管空肠Overlap吻合）

2. 空肠贮袋Roux-en-Y吻合术

前述的各种技术只解决了吻合时的困难，但对术后的营养并没有明显的改善。目前，中山大学附属第六医院彭俊生团队正开展"空肠贮袋Roux-en-Y改善全胃切除术后营养状况的前瞻性研究"，具体操作流程为：取上腹部小切口，游离上段空肠并切断，利用切割闭合器，进行空肠-空肠侧侧吻合，吻合口口径至少6cm，完成贮袋的制作，腔镜直视下用直线切割闭合器行空肠贮袋-食管下端的侧侧吻合，关闭共同开口（图2-1-15），并利用贮袋部分包埋食管下段，此法可形成空肠贮袋，增加食物滞留时间。动物实验提示该吻合完成后可包裹形成类似乳头的结构以达到抗反流的效果（图2-1-16），有望以此改善患者术后的营养状况。

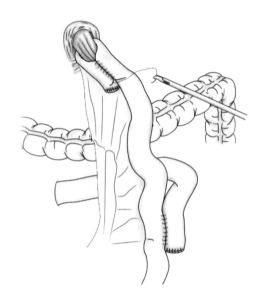

图2-1-15 空肠贮袋Roux-en-Y吻合术示意图

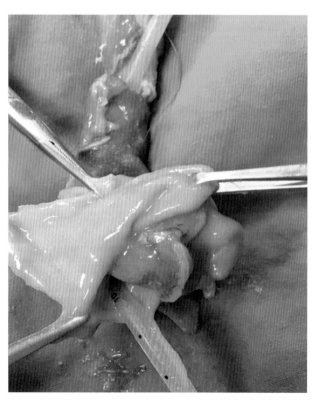

图2-1-16 空肠贮袋Roux-en-Y吻合完成后包裹形成类似乳头的结构

3. 功能性空肠间置术

在实施根治性全胃切除和系统性淋巴结清扫后，在十二指肠悬韧带下方40cm处行食管空肠端侧吻合，于输出支肠段距该吻合口35cm处与十二指肠行端吻合，于空肠十二指肠吻合口下方约5cm处与十二指肠悬韧带下方20cm处行空肠侧侧吻合，分别于输入支肠段距食管空肠吻合口5～7cm处及输出支肠段距空肠十二指肠吻合口远侧2cm处用丝线予以适度结扎阻断肠管（图2-1-17）。此吻合方式的优点是保留肠道完整性，符合生理结构；缺点是吻合相对复杂。

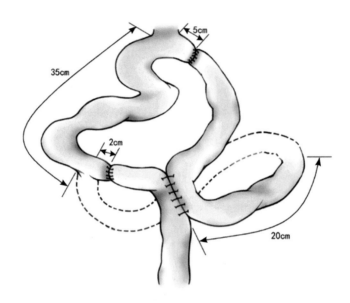

图2-1-17　功能性空肠间置消化道重建示意图

（三）腹腔镜近端胃癌根治术后消化道重建方式的选择

对胃上部癌和部分食管胃结合部癌，全胃切除术是目前临床上应用最广泛的手术方式，原因在于其根治的彻底性与相对近端胃切除术较低的反流性食管炎发生率。近端胃切除术目前应用并不广泛，主要原因在于：①近端胃切除术虽然保留了胃的部分功能，但是破坏了食管胃结合部的解剖结构，丧失了贲门抗反流的功能；同时，保留的幽门与部分胃容量一定程度上延缓了胃排空。所以，近端胃切除术后易出现严重的反流性食管炎和吻合口狭窄等并发症。②其适应证较窄，仅适用于T1N0M0的胃上部癌，且此类癌的术前淋巴结分期假阴性率高。这些原因让许多临床医生在选择近端胃切除的时候较为谨慎。

但是随着近年早期胃癌病例的增多，食管胃结合部癌发病率的上升和抗反流术式研究的不断深入，近端胃切除术的应用逐渐增多，但现鉴于各种近端胃切除术后消化道重建方式的抗反流效果及各种术式的优缺点争议较大，且相关的高级别研究证据和高影响力的文献较欠缺，公认的标准重建方式尚未确定，以下仅就目前临床上应用相对较广泛的术式进行简述。

1. 食管胃后壁/前壁吻合术

横断食管后，在食管断端置入吻合器抵钉座，以荷包线固定，利用断胃的切口置入吻合器，距离残胃顶端3cm处贯穿胃后壁/前壁与食管抵钉座连接，施行食管胃端侧吻合术后，关闭置入吻合器的切口。该法优点在于简单易行，但反流性食管炎发生率较高，临床上已被逐步弃用。

2. 管型胃食管吻合

横断食管后，按预定切除线切除肿瘤，制作管型胃：一般使用直线切割吻合器离断胃，从胃角处至胃底体交界大弯，沿胃小弯侧做一与胃大弯平行的曲线（距胃大弯侧约两指宽），切除贲门、肿瘤及部分胃小弯组织，管型胃的长度一般为20cm左右，要注意保护管状胃的血液供应。若为开放下吻合，则胃角处胃小弯组织暂不切断，预留用于插入吻合器；从预留的小切口处插入圆形吻合器，于距残胃顶端约3.0cm处的前壁穿出，行食管胃端侧吻合，关闭残胃预留置口。若为腹腔镜下重建，则可选择直线切割吻合器行食管胃吻合，于距离管型胃残端6～8cm处切开残胃前壁，插入直线切割吻合器，行管型胃食管侧侧吻合，再缝合管型胃食管的共同开口。根据相关报道，术后仅5.7%～14.3%患者出现反流，且症状大多较轻，该术式操作相对简易，因此现临床上应用相对较广泛。

3. 空肠间置术

横断食管，切除肿瘤和近端胃，制作空肠襻：于距十二指肠悬韧带20～25cm处切断空肠及系膜，于距远端空肠残端10～20cm处沿肠管边缘离断系膜，去除10cm肠管，于结肠前或结肠后将空肠襻上提，将食管与远端空肠做吻合，闭合空肠残端；于距食管空肠吻合口10～15cm处行空肠襻与残胃前壁侧侧吻合，关闭共同开口；行近端空肠与远端空肠吻合，缝合系膜裂孔。间置空肠可让食物经过十二指肠通道，较符合正常的生理，显著增加了食物摄入量，改善了生活质量和营养状况；保留了幽门功能的完整性，减少了胆汁碱性反流。但该术式操作复杂，手术时间长，费用相对较高，且有发生排空障碍的可能。

4. 双通道吻合

横断食管，切除肿瘤和近端胃；于距十二指肠悬韧带20～25cm处切断空肠及系膜血管。完成食管空肠鲁氏Y形吻合：对食管与远端空肠做吻合，用线性吻合器闭合空肠断端，盲端长2～3cm。于距食管空肠吻合口远端45～50cm空肠处行近端与远端空肠吻合。建立双通道：于距食管空肠吻合口10～15cm处行空肠与残胃前壁侧侧吻合，闭合胃断端。胃空肠吻合口推荐使用60mm直线切割闭合器，以扩大胃肠吻合口，利于食物通过。既往报道该术式术后的反流发生率仅4.6%～10.4%，相对其他方法较低，但是，该术式操作相对复杂，吻合口多，可能会增加发生吻合口瘘的风险。

5. 其他术式

其他新开展的术式有Side Overlap吻合、双肌瓣吻合、管型残胃+假穹隆吻合术、间置胃吻合术，但安全性及抗反流疗效有待进一步翔实的数据报道。

（彭俊生　杨祖立　陈永和）

第二节 结肠癌根治术与关键技术进展

一、概况

结直肠癌的发病率在我国全部恶性肿瘤中排第3位，且结肠癌的发病率表现出显著上升的趋势。手术（R0切除）目前仍是结肠癌最主要的治疗方法。结肠癌根治术已有悠久的历史，近年来各种新理念、新术式的引入极大地推动了结肠癌外科领域的发展和进步。本节就结肠癌手术的关键技术进展进行介绍。

二、微创技术的现状与进展

微创化是结肠癌手术的主流发展方向。在20世纪90年代，极具革命性的腹腔镜技术开始被引入结肠癌手术领域。经过多年的探索和经验积累、设备及器械的不断创新，腹腔镜手术的创伤小、恢复快、并发症少等优势逐步得到临床医生以及患者的认可，且肿瘤学预后并不亚于传统的开腹手术。腹腔镜结肠癌根治术在2009年已被NCCN指南推荐为结肠癌的标准术式，而且随着设备和技术的普及，正在逐渐取代传统开腹手术。

随着术者对腹腔镜技术认知程度的提高及对微创理念的不断追求，腹腔镜技术也在蓬勃发展。经自然腔道取标本的腹壁无辅助切口手术（natural orifice specimen extraction surgery，NOSES）因其优越的微创效果、良好的操作性而在结肠癌手术领域表现出巨大的推广应用潜力。单孔腹腔镜技术因仅仅使用单孔Trocar，较传统腹腔镜更微创化，但因视野更小且无法随意调动、器械间容易相互影响等而加大了手术操作难度，对术者要求较高，尚未得到大范围的推广。

另外，工业技术的进步也持续推动腹腔镜技术的发展。3D腹腔镜技术能为术者提供三维画面，有助于判断组织的层次和距离，增强立体感和操作感，帮助减少结直肠癌的手术时间和术后并发症。4K腹腔镜设备能为术者提供更清晰的视野和更广的色域，可协助辨认细微解剖组织结构，帮助术者进行精准分离筋膜层面、识别及清扫淋巴结。1999年Intuitive Surgical公司推出了著名的达·芬奇手术机器人系统，目前在临床上以第三代达·芬奇手术机器人的应用最为普遍。机器人手术系统由机械臂代替人臂在腔镜下进行操作，术者在完成安装机器、置入 Trocar 等前期辅助工作后便可坐在专设的操作台前操作，提高了术者的舒适度。机器人系统同样能提供更高的放大倍数和更加清晰立体的操作视野，加上机械臂能过滤人手的生理震颤，因此手术机器人能有力协助术者进行精细化的操作。目前国内外均有学者报道机器人系统在结肠癌手术中的应用，这些研究表明机器人结肠癌根治术具有良好的可操作性和安全性。与传统腹腔镜手术相比，机器人结直肠癌切除术后排气时间更短，并且中转开腹率较低，但两者在术中出血量、术后并发症及肿瘤学结果等方面的比较均无明显差异，因此可在一定程度上认为机器人系统是传统腔镜技术的延伸和改良。然而，机器人系统目前仍存在一定的局限性：一是机器人手术系统缺乏力反馈、拉伸反馈和触觉反馈，仅通过视觉反馈进行补偿，对外科医师是一个挑战；二是机器人手术系统作为一种新技术，目前价格昂贵，明显增加手术费用，使其在临床的应用推广受限；三是机器人系统尚不够成熟，容易出现故障，可能造成严重后果；四是机器人系统在操作空间相对狭小的手术（如前列腺癌根治术等）中最具优势，但结肠癌的根治手术要求的视野范围较大，机器人手术的机械臂固定以后，视野转换比较麻烦。总体而言，机器人结肠癌手术还在摸索阶段，相信随着技术与设备不断发展、创新和完善，未来将发挥更大作用。

三、全结肠系膜切除术

2009年Hohenberger等人将全直肠系膜切除术（total mesorectal excision，TME）的概念和原则引入结肠癌，提出全结肠系膜切除（complete mesocolic excision，CME）和中央血管结扎（central vascular ligation，CVL）。该术式强调对壁层筋膜和脏层筋膜进行锐性分离，保证全结肠系膜的完整切除及标本完整性，并在根部结扎滋养血管。CME理念认为，在人胚胎发育过程中，结肠的脏层筋膜和壁层筋膜之间存在着一个疏松间隙即Toldt's间隙，如果能够沿着这个天然间隙平面进行游离解剖，并在系膜根部结扎相应的滋养血管，保证肠系膜的完整性，则既能整块切除肿瘤负荷肠管及其引流的淋巴组织，减少肿瘤细胞的溢出及腹腔播散，改善患者的肿瘤学预后，又能有效防止损伤毗邻的腹膜后脏器等。研究表明，CME术式相较于传统术式可切除更多的肠管、系膜以及淋巴结。近年来，基于CME的理念，国内有学者提出"外科膜解剖"的概念，加深了对膜间隙和手术层面的认识，有效实现完整切除的同时减少出血、避免副损伤。

四、腹腔镜右半结肠癌根治术现状及进展

（一）淋巴结清扫范围

1. 幽门下淋巴结的清扫

对于右半结肠癌根治术是否需要清扫幽门下淋巴结的问题，目前在临床上仍存在争议。在《中国结直肠癌诊疗规范（2020年版）》中，对于结肠癌（T2～T4，N0～N2，M0），建议行相应结肠肠段的切除加区域淋巴结清扫，区域淋巴结清扫必须包括肠旁、中间和系膜根部淋巴结，但并未包括幽门下淋巴结。依据美国癌症联合委员会（American Joint Committee on Cancer，AJCC）

结肠癌TNM分期标准，幽门下淋巴结并不属于结肠区域内的淋巴结，若合并幽门下淋巴结转移，则已达到M1a，归为Ⅳ期。但是根据文献报道，右半结肠癌，尤其是肝曲结肠癌，确实有可能发生幽门下淋巴结转移。一方面，清扫幽门下淋巴结已属于扩大右半结肠切除术，需要完整切除所在区域整个淋巴结和淋巴管，而幽门下区域的层次结构相对复杂，后方紧邻胰腺，并且涉及血管变异较多，对术者的解剖认知和技术功底要求较高，操作不当可能会发生出血或胰瘘。另一方面，关于幽门下淋巴结清扫能否改善结肠肝曲癌的远期预后方面的研究仍欠缺，缺乏高水平的循证证据支持。因此，对于结肠肝曲癌是否应该常规清扫幽门下淋巴结的问题，目前并未能达成统一意见。笔者认为，对于经过培训、经验丰富、手法熟练的结直肠外科医师，若术前影像学检查或术中探查提示幽门下淋巴结存在可疑转移的情况，建议清扫该区域淋巴结以尽量达到R0根治。

2. D3淋巴结清扫

右半结肠切除联合区域淋巴结清扫是目前右半结肠癌外科治疗中最无可争议的标准术式。日本大肠癌研究学会（Japanese Society for Cancer of the Colon and Rectum，JSCCR）推荐依据TNM分期行D2/D3淋巴结清扫术。具体而言，JSCCR将结直肠癌的淋巴结转移分为3组：肠旁淋巴结、中间组淋巴结和中央组淋巴结。D2淋巴结清扫术是指对肠旁淋巴结与中间组淋巴结进行清扫的术式，D3淋巴结清扫的范围则包括肠旁淋巴结、中间组淋巴结和中央组淋巴结。右半结肠切除联合D2淋巴结清扫术在过去是结直肠外科医师公认的手术方式，因为D2淋巴结清扫可在肠系膜上静脉右侧离断分支血管，不需要暴露肠系膜上动脉区域；而D3淋巴结清扫则必须暴露肠系膜上动脉和静脉区域，并在血管根部结扎回结肠静脉、右结肠静脉、胃结肠干与中结肠静脉。根据笔者的临床实践经验，D3淋巴结清扫的手术难度显然要大于D2术式，此外D3术式更容易导致脏器和神经丛损伤以及术中出血，安全性也低于D2术式。但是研究表明，淋巴结转移情况是影响进展期结肠癌患者预后的最重要因素之一，淋巴结切除数目越多，患者的预后越好，且淋巴结转移情况也是结肠癌病理分期的最重要依据之一，AJCC与《中国结直肠癌诊疗规范（2020年版）》均要求结肠癌根治术标本应至少检出12枚淋巴结。结直肠癌淋巴结转移机制并未明确，传统观点认为淋巴结转移是由近及远，从肠旁淋巴结转移至中间组淋巴结，最后才到达中央组淋巴结，但也有研究表明结直肠癌淋巴结转移存在跳跃式转移现象，即肠旁或中间组淋巴结未发现转移，而中央组淋巴结先发生癌转移。Kanemitsu等对370例右半结肠癌切除联合D3淋巴结清扫术式的患者进行统计，结果表明3%的患者出现中央组淋巴结转移，1.6%的患者存在跳跃式转移现象。D3淋巴结清扫术式从理论上的确更符合肿瘤根治原则，尽管目前仍缺乏比较D2与D3术式的长期肿瘤学疗效的大型临床试验等高级别证据，关于D2术式是否"治疗不足"或D3术式是否"过度治疗"依然存在争议，但D3术式已逐渐被结直肠外科医师所认可，我国和日本的指南规约也建议将D3淋巴结清扫作为进展期右半结肠癌的标准术式以改善患者的长期预后。而欧美则基于膜解剖理论，建议行全结肠系膜切除术联合中央血管结扎术。CME的理念和术式近年来在我国受到欢迎和推广，但在淋巴结清扫方面我国沿用的是日本的D2/D3概念，因此，为了达到将全结肠系膜完整切除并把淋巴结清扫范围拓至D3范围，国内有学者提出右半结肠癌D3淋巴结清扫+CME术式。

此外，D3淋巴结清扫的内侧界也有争议。因为在肠系膜上动脉的表面有丰富的淋巴管网和神经丛，若不慎损伤可能导致严重的淋巴瘘和神经丛损伤，所以目前的主流观点是将肠系膜上静脉左侧缘作为进展期右半结肠癌D3淋巴结清扫的内侧界。但是有学者质疑，中央组淋巴结分布于动脉起点周围，以肠系膜上静脉左侧缘作为内侧界无法清扫结肠动脉起点处的淋巴结，亦不能达到清扫中央组淋巴结的要求。针对这一问题，在国内有学者提议将肠系膜上动脉左侧作为淋巴结清扫的内侧界。

（二）手术入路现状及进展

腹腔镜辅助右半结肠癌根治术是临床上广泛使用的术式，但手术入路并未统一，如何优化入路以充分显露重要解剖结构及减少损伤仍是结直肠外科医师比较关注的问题。目前临床上比较认可的入路主要有中间入路、尾侧入路、头侧入路3种，经肛入路则较为少见。

1. 中间入路

在回结肠动脉投影下方切开肠系膜，进入右侧Toldt's间隙，向右侧游离至生殖血管外侧，向左侧游离至肠系膜上静脉。结扎回结肠血管、右结肠血管及中结肠血管右支，清扫淋巴结，游离、切除右半结肠并重建消化道（图2-2-1）。这种入路的关键在于找到回结肠血管并准确进入Toldt's间隙，此步骤需要以十二指肠为解剖标志辅助确认回结肠血管位置，这对于肠系膜肥厚的患者来说有一定难度。受克罗恩病手术入路的启发，邹瞭南等在右半结肠癌手术中还提出尾侧入路。

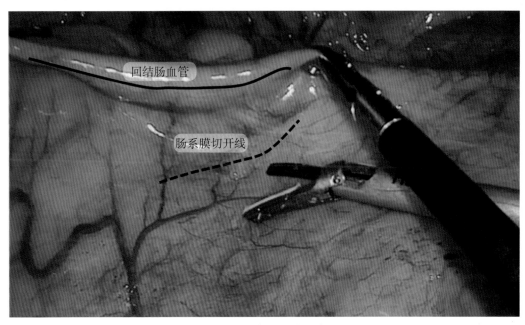

图2-2-1 中间入路示意图

2. 尾侧入路

以回盲部为标志，找到右髂窝小肠系膜根部的附着处，即使是肥胖患者也能相对容易进入右侧Toldt′s间隙。将小肠向头侧摆放，从尾部向头侧拓展至十二指肠前方及胰头后侧位，注意保护十二指肠。向左游离至肠系膜上静脉的左侧，向右游离至升结肠旁沟系膜。转到前方处理右结肠血管、中结肠血管，并清扫淋巴结（图2-2-2）。

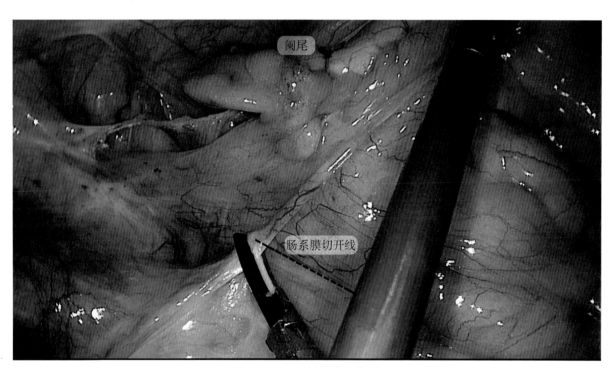

图2-2-2 尾侧入路示意图

3. 头侧入路

头高脚低位，向左倾15°，Trocar孔布置为：脐下4cm处为观察孔，左上腹锁骨中线外侧为主操作孔，右上腹、麦氏点和反麦氏点为辅助孔。在横结肠中间处离断胃结肠韧带，由此进入网膜囊，于胃网膜血管弓外侧切开大网膜至幽门下区，在幽门下三角区切开，进入融合筋膜间隙；显露胃网膜右血管，向外游离显露十二指肠降部及肾前融合筋膜，切断肝结肠韧带并游离肝曲；于胰腺下缘拓展融合筋膜间隙并分离显露结肠中静脉、副右结肠静脉、胃结肠干；沿肠系膜上静脉切开膜桥进入右侧Toldt′s间隙，结扎回结肠动、静脉并清扫淋巴结，拓展Toldt′s间隙至胰头、十二指肠降部与头侧游离平面会合，沿肠系膜上静脉游离并从根部结扎右结肠血管，继续向胰颈下缘游离并结扎结肠中动、静脉，沿Toldt′s间隙向外拓展至右结肠旁沟，转至尾侧切开系膜及右侧腹膜，至此完全游离右半结肠，经腹部切口切除右半结肠并重建消化道（图2-2-3）。

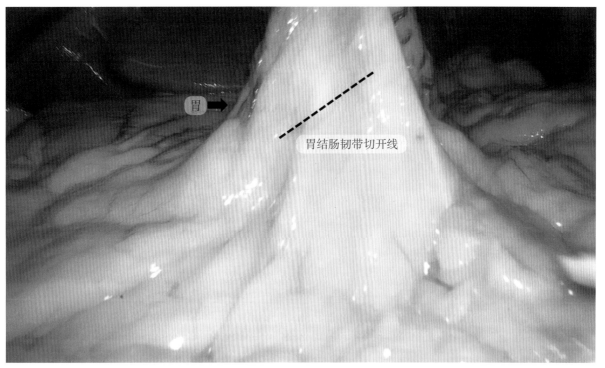

图2-2-3 头侧入路示意图

4. 经肛入路

经肛门腔镜手术目前还处在摸索阶段，其中，经肛全直肠系膜切除术治疗直肠癌的安全性与可行性已被证实和认可，但结肠癌经肛门入路手术仍鲜见报道。2020年康亮团队首次报道了一例经肛入路行右半结肠癌根治术，操作要点如下：患者取截石位，用牵引器暴露肛门直肠并用碘伏充分冲洗消毒，使用单孔腔镜设备在距肛缘6cm处切开直肠前壁，进入道格拉斯陷窝，并使单孔腔镜设备经此切口进入腹腔，建立气腹，后续操作需使用长腹腔镜器械，将盆腔的小肠推向上腹腔，选择尾侧入路，在盲肠近端15cm处用吻合器切断回肠，用超声刀切开远端盲肠外侧腹膜；向内侧提起盲肠，将剥离面游离延伸至结肠后间隙；切开肠系膜，在肠系膜上血管区域裸化回结肠血管并在根部结扎离断；继续拓展结肠后间隙至结肠肝曲，显露十二指肠降部；用切割闭合器在横结肠近端1/3处离断横结肠。至此完全游离右半结肠，再在腔镜下行回肠结肠侧侧吻合完成消化道重建，将标本经直肠切口取出，关闭直肠切口结束手术。

（三）标本取出技术进展

传统腹腔镜右半结肠癌根治术需要经腹部辅助切口取出标本及进行消化道重建，近年来王锡山等提出，对于肿瘤的环周径<5cm且未侵出浆膜的女性患者，可施行腹部无辅助切口经阴道拖出标本的腹腔镜右半结肠癌根治术。因为右半结肠标本若想经肛门拖出，要经过横结肠、降结肠、乙状结肠和直肠，实际操作非常困难，所以NOSES通常不适用于男性右半结肠癌患者。该术式的关键步骤及要点总结如下。

1. 腹腔镜探查

常规探查有无种植、转移及腹水，明确肿瘤在右半结肠，肿瘤不宜太大，建议环周径＜5cm，未浸出浆膜。特别需要指出的是，因目前的设备和条件无法在完全腹腔镜下进行环形吻合器下的回肠横结肠端端吻合或端侧吻合，因此必须仔细探查。判断横结肠游离后能否行完全腹腔镜下回肠横结肠吻合，若横结肠系膜过短，则不适合行NOSES术。

2. 离断右半结肠供应血管

沿肠系膜上静脉充分暴露系膜表面，在回结肠血管与肠系膜上静脉夹角处打开系膜，进入Toldt's间隙并向上、向外分离，裸化回结肠动、静脉根部，清扫淋巴脂肪组织，在根部结扎回结肠动、静脉。沿Toldt's筋膜在十二指肠表面游离，可见右结肠静脉汇入肠系膜上静脉，结扎离断右结肠静脉；继续沿肠系膜上静脉向上游离，裸化右结肠动脉并在根部结扎；继续沿肠系膜上静脉向上拓展，于胰腺下缘结扎切断中结肠动、静脉。

3. 处理回肠系膜

沿Toldt's间隙向外及上、下方游离结肠系膜至贯穿盲肠下部腹膜后，应尽量打开根部附着筋膜，使回肠游离度变大以便后续吻合，裁剪回肠系膜，切割至末端回肠壁，向近端裸化肠管2cm。

4. 处理大网膜、第6组淋巴结及横结肠系膜

游离大网膜并裁剪右侧大网膜至横结肠壁，切开胃结肠韧带，进入网膜腔，向右侧沿着胃网膜右动、静脉血管弓分离并清扫淋巴组织；裁剪横结肠系膜，向横结肠预定切线分离，裸化横结肠壁1cm。

5. 切除标本并重建消化道

腹腔镜下用直线切割闭合器离断横结肠，使其沿右结肠旁沟向右髂窝游离，并用直线切割闭合器离断回肠，至此完成了右半结肠的切除。利用直线切割闭合器在完全腹腔镜下行回肠横结肠侧侧吻合。

6. 取出标本

腹腔内标本用无菌袋装好并扎紧袋口。助手用举宫器举起子宫以充分暴露阴道后穹隆，打开阴道后穹隆，经阴道将标本拉出体外。缝合阴道切口，手术结束。

（四）吻合技术现状及进展

右半结肠切除后，回肠与横结肠最常用的吻合方式是端侧吻合和侧侧吻合。若行完全腹腔镜吻合，可选择行经直线切割闭合器的回肠与横结肠侧侧吻合：在腹腔镜下，将横结肠和末端回肠平行摆放，末端回肠剪开一小口并将直线切割闭合器钉座侧放入回肠末端肠腔内；在横结肠剪开一小口并将钉仓侧放入结肠肠腔内，激发、完成回肠与横结肠侧侧吻合，回肠与横结肠吻合处行浆肌层缝合加固以减轻张力。此外，还可以行重叠三角吻合术：拉拢末端回肠和横结肠肠管呈重叠摆放；将距离近侧断端约8cm处肠管与远侧断端缝合固定；于近侧断端分别对系膜缘闭合处及

相对应位置的远端结肠对系膜侧做一小切口，并将直线切割闭合器的钉仓侧和钉座侧分别经上述切口置入两侧肠腔内，激发直线切割闭合器，即完成完全腹腔镜下重叠式三角吻合。若经腹部辅助切口吻合，回肠与横结肠的最常用吻合方式是端侧吻合和侧侧吻合。这两种吻合方式孰优孰劣尚有争议，端侧吻合术后可能更容易出现吻合口梗阻，侧侧吻合术后则可能更易出现吻合口瘘和吻合口出血。总之，无论选择哪种吻合方式，笔者都建议浆肌层加固缝合以减少吻合口并发症。

五、腹腔镜左半结肠癌根治术现状及进展

（一）淋巴结清扫范围

《中国结直肠癌诊疗规范（2020年版）》未对左半结肠癌与右半结肠癌的手术治疗方式进行细分，统一建议结肠癌（T2～T4，N0～N2，M0）首选相应结肠肠段切除加区域淋巴结清扫，区域淋巴结清扫必须包括肠旁、中间和系膜根部淋巴结，即D3淋巴结清扫。近年来有研究发现，左半结肠癌与右半结肠癌并非只是解剖位置不同，两者在分子表型、胚胎来源、临床疗效等方面均有区别，甚至有学者认为，左半结肠癌与右半结肠癌是两种不同疾病。但是，因为左半结肠癌的发病率远低于右半结肠癌，目前关于左半结肠癌区域淋巴结转移的研究也比较缺乏，对结肠癌淋巴结转移规律的认知主要来源于对右半结肠癌的研究，所以目前指南的制定也主要基于对右半结肠癌的临床病理研究，因此左半结肠癌是否必须行D3术式难免有争议。此外，结肠脾曲癌由左结肠动脉和结肠中动脉左支双重供血，而降结肠癌和乙状结肠癌主要由肠系膜下动脉供血，供血血管存在差异，理论上第3站淋巴结的定义也不全相同，那么左半结肠癌的D3术式是否均需要清扫第223组与第253组淋巴结，目前也存在争议。蔡东汉等对556例左半结肠癌患者进行回顾性研究表明，T1期未发现第2站或第3站淋巴结转移，T2～T4期则可出现第3站淋巴结转移，比例依次为3.2%、4.8%、8.9%，因此建议T1期左半结肠癌行D2术式，T2～T4期应行D3术式。其中，脾曲结肠癌组发现第223组与第253组淋巴结均存在转移，而降结肠癌组存在第253组淋巴结转移而未发现第223组淋巴结转移，提示近脾曲横结肠癌和脾曲结肠癌应该清扫第223组和第253组淋巴结，而降结肠癌和乙状结肠癌则仅需清扫第253组淋巴结。

（二）手术入路现状及进展

腹腔镜左半结肠癌根治术的难点在于游离结肠脾曲，结肠脾曲的游离涉及多个解剖平面，结构复杂，容易造成胰腺、脾脏等脏器副损伤及出血，因此，采取何种手术入路以最安全、高效地游离结肠脾曲是很多学者探索的方向。目前临床上左半结肠癌根治术的常用手术入路有以下5种。

1. 中间入路

在肠系膜下动脉起始处打开结肠系膜，根部结扎左结肠动脉，进入左侧Toldt's间隙，向上

方及外侧游离扩展，于胰腺下缘打开横结肠系膜前叶，进入小网膜囊，最后向左完成脾曲结肠的游离（图2-2-4）。中间入路首先在根部结扎左结肠动脉，符合肿瘤根治原则，后沿血管鞘分离进入Toldt's间隙，在分离Toldt's间隙时将降结肠外侧腹膜、膈结肠韧带、脾结肠韧带及横结肠系膜都予悬空游离，方便离断。该入路还可清楚辨认胰体尾下缘以减少损伤机会。

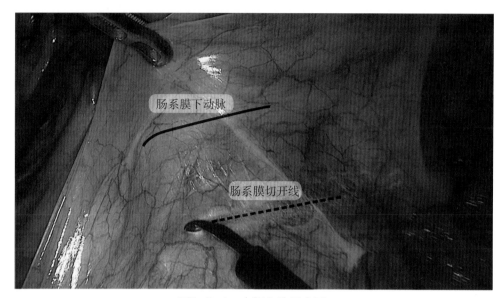

图2-2-4　中间入路示意图

2. 外侧入路

外侧入路与传统开腹手术的路径相似，从降结肠外侧的侧腹膜入手，然后自下而上、由外到内地沿Toldt's筋膜分离整个降结肠及结肠脾曲（图2-2-5）。该入路的缺点是胰尾暴露不清可能对其造成损伤，也有误入肾后间隙的可能。

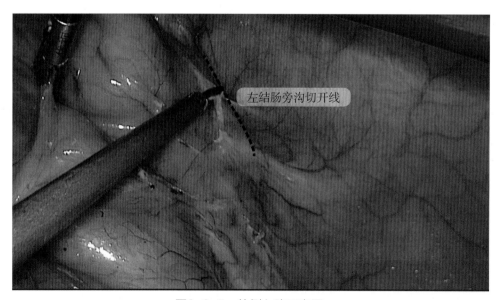

图2-2-5　外侧入路示意图

3. 前方入路

先从横结肠的中部切开胃结肠韧带，进入小网膜囊，然后向左分离，直至彻底游离结肠脾曲（图2-2-6）。前方入路操作简单，游离过程中胰尾也暴露得比较清楚，但若大网膜与横结肠粘连较重，则会增加游离难度。

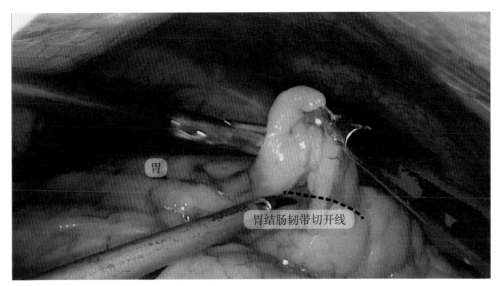

图2-2-6 前方入路示意图

4. 横向入路

提起左侧横结肠系膜，于胰腺前下缘的上方向左侧打开横结肠系膜的后叶，进入胰腺前间隙，朝胰腺尾部方向游离、拓展胰腺前间隙，注意保护好胃网膜左血管；切断胰腺被膜，显露左结肠系膜后叶和肠系膜下静脉，结扎肠系膜下静脉和离断左结肠系膜后叶，由此可以进入胰腺后Toldt's间隙；之后转至肠系膜下动脉区，于肠系膜下动脉右侧做切口，将后腹膜切开后进入Toldt's间隙；裸化并于根部1cm处结扎离断肠系膜下动脉，清扫淋巴脂肪组织，继续向头侧方向游离直至与胰腺后的Toldt's间隙"会师"，向外游离至侧腹壁，向尾侧方向游离至直肠后间隙，至此，手术可转侧方入路，自下而上游离降结肠，离断左膈结肠韧带、脾结肠韧带。打开胃结肠韧带，进入网膜囊，向左侧方向切断胃结肠韧带至胰腺尾部，在此与侧方游离间隙"会师"，至此完成了结肠脾曲的游离。横向入路由刁德昌等提出，其关键在于先进入胰腺前间隙，在扩展胰腺前间隙后，通过切断胰腺后方下缘筋膜从上方进入左侧Toldt's间隙，可清楚辨别脾曲处复杂的解剖结构，避免了中间入路在由下向上的游离过程中因辨认不清胰腺下缘、误入胰腺后间隙导致胰腺损伤的弊端。此外，横向入路优先结扎肠系膜下静脉也符合肿瘤根治原则。

5. "三路包抄"

池畔等基于膜解剖理论，提出以中间入路为主的"三路包抄"方式三入网膜囊，以游离结肠脾曲。手术关键步骤如下。

（1）第1次进入网膜囊：采用中间入路进入左侧Toldt's间隙，清扫第253组淋巴结，在血管根部结扎左结肠动脉、第1~2支乙状结肠动脉；向上游离拓展，离断横结肠系膜根部，由此第1次进入网膜囊。在进入网膜囊之后，沿胰腺下缘从内向外切断横结肠系膜根部至胰休尾下缘，游离至与已经拓展的Toldt's间隙"会师"。同时，拓展Toldt's间隙至左侧结肠旁沟为宜。

（2）第2次进入网膜囊：采用前方入路，由内向外离断左侧胃结肠韧带，由此第2次进入网膜囊。

（3）第3次进入网膜囊：采用外侧入路，自下向上切开左结肠旁沟，与内侧已经游离拓展好的Toldt's间隙汇合，离断膈结肠韧带、脾结肠韧带，由此第3次进入网膜囊。对于还没有突破浆膜层的癌肿，在进行游离时可以紧贴着脾曲；但是对于已经侵犯浆膜层的癌肿，则建议紧贴着脾脏下缘切除网膜囊和游离脾曲。继续游离拓展直至与前方入路顺利"会师"，至此便完成了脾曲结肠的游离。

总而言之，腹腔镜左半结肠癌手术不应拘泥于单一入路，而是应该根据实际情况，及时调整策略，将各种入路灵活搭配使用，使手术更加安全、高效。

（三）标本取出技术进展

1. 经肛门拖出标本

对于肿瘤未侵出浆膜且肿瘤环周径<3cm的左半结肠癌患者，王锡山等提出了腹部无辅助切口经肛门拖出标本的新术式。该术式的关键步骤及要点总结如下。

（1）腔镜探查：常规探查有无种植、转移及腹水；明确肿瘤在降结肠或结肠与乙状结肠交界，有无浸出浆膜；评估肿瘤经直肠拖出的可能性（肿瘤不宜太大，建议环周径<3cm）；评估结肠及肠系膜的解剖结构，判断在肠管游离后结肠及肠系膜下拉的长度及血管弓的条件能否达到完全腹腔镜下吻合的要求。

（2）处理肠系膜下动、静脉：于肠系膜下动脉根部打开后腹膜，经此进入Toldt's间隙，裸化肠系膜下动脉根部，结扎离断，继续向上、向外侧游离，于胰腺下缘离断肠系膜下静脉。

（3）经内侧入路游离左半结肠系膜：提起肠系膜下动、静脉的断端，向上、向外、向下在Toldt's间隙充分游离左半结肠系膜，上方沿胰腺下缘拓展至胰腺尾部，中侧拓展至左肾脂肪囊表面，向下方拓展可见左侧输尿管。

（4）处理乙状结肠与直肠系膜：沿肠系膜下动脉走行向下游离至骶骨岬水平，结扎直肠上动、静脉并横断直肠系膜直至肠壁，于直肠与乙状结肠交界处裸化3cm肠管备用。

（5）处理左半横结肠与脾曲结肠：需要特别指出的是，保留大网膜可降低经直肠肛门取出标本的难度，故本术式选择保留大网膜。于横结肠中部向左侧游离，切断大网膜的附着处至显露脾脏下极和脾曲结肠的外侧腹膜，进入网膜囊，向左游离横结肠系膜与胃的粘连带直至脾脏下极；提起横结肠，于肠系膜下静脉断端处切割分离横结肠系膜，与网膜囊相通，沿胰腺下缘向左游离至脾脏下极。游离左结肠旁沟，至此完成左半结肠的游离。

（6）切除标本：游离横结肠系膜至肠壁，裸化2cm肠管备用。在乙状结肠裸化区域做一横行切口，并经肛门直肠由此切口将圆形吻合器的抵钉座送入腹腔。在横结肠裸化区域的远端做一纵向切口，经此切口把抵钉座送入近端结肠腔内。用直线切割闭合器切断横结肠，同时抵钉座被封闭在近端结肠腔内。在上述乙状结肠横行切口处横断直肠，将游离下来的左半结肠装入保护套，经直肠肛门取出标本。

（7）重建消化道：经直肠取出标本后，经直线切割闭合器闭合直肠的残端，使圆形吻合器抵钉座的连接杆穿出近端结肠闭合线的一角，经肛门放入圆形吻合器，使其穿刺针从直肠残端左侧角旋出，连接吻合器后完成吻合。

2. 经阴道拖出标本

对女性患者而言，因为阴道延展性好，对于经直肠肛门拖出困难的标本可考虑通过阴道拖出，经阴道拖出标本的术式适用于左半结肠肿瘤环周径不超过5cm的女性患者。其操作要点在腹腔镜右半结肠根治术部分已有叙述，故此处不再重复。

（四）吻合技术现状及进展

目前，临床上左半结肠癌根治术最常用的是端端吻合术。传统开腹手术还可使用端侧吻合术：切除左半结肠后，将吻合器抵钉座置入乙状结肠近端后做荷包缝合，将吻合器身从横结肠切断端插入约5cm，使吻合器穿刺针自肠壁正中刺出，连接吻合器后完成端侧吻合，最后用直线切割闭合器在距吻合口约3cm处斜行闭合横结肠残端。完全腹腔镜下的端端吻合术在上文中已有详细介绍，此处不再赘述。

此外，左半结肠癌在完全腹腔镜下的吻合技术仍在不断发展、创新，目前比较受关注的是Overlap吻合技术和改良三角吻合技术。术者在行Overlap法吻合时，使用直线切割闭合器离断标本后，分别在远端结肠距断端约6cm的结肠带处和近端结肠断端处结肠带开一小口，然后从尾侧将直线切割闭合器的两个侧臂经小口分别置入远端结肠和近端结肠的肠腔内，使两个结肠残端相互平行重叠且结肠带对结肠带，激发完成侧侧吻合，最后手工关闭共同开口即完成Overlap吻合。三角吻合技术原本是在腹腔镜胃癌手术中使用的一种消化道重建技术，它是先使用直线切割闭合器进行消化道的端端吻合，此时吻合口缝钉线呈"V"字形，之后再使用直线切割闭合器闭合其共同开口，此时吻合口内部的缝钉线便呈三角形，其名称也由此得来，近年来有学者对其进行改良并运用在完全腹腔镜左半结肠切除术的消化道重建中。其关键步骤是：切除左半结肠后，拉拢横结肠和乙状结肠肠管，评估肠管血运，预估吻合口张力，分别在两侧肠管断端打开一小口，将直线切割闭合器分别置入两侧肠管的肠腔内，在无系膜侧完成横结肠和乙状结肠的吻合，然后使用直线切割闭合器闭合共同开口的前半部分，最后使用直线切割闭合器闭合共同开口的后半部分，由此完成了完全腹腔镜下的消化道重建。

（练磊）

第三节 直肠癌根治术与关键技术进展

一、概况

我国结直肠癌（colorectal cancer，CRC）的发病率和死亡率均保持上升趋势。2018年，中国癌症统计报告显示：我国结直肠癌发病率、死亡率在全部恶性肿瘤中分别位居第3及第5位，新发病例37.6万，死亡病例19.1万，多数患者在确诊时已属于中晚期。与欧美国家不同的是，我国直肠癌所占比例更高。目前对于无转移性直肠癌的治疗原则，仍推荐以手术治疗为主的综合治疗。1982年，Heald教授提出全直肠系膜切除术（TME）能显著降低直肠癌术后局部复发率，提高患者术后5年生存率，目前TME已经成为直肠癌根治术的金标准。近年来，随着微创技术的不断发展及COREN、COLOR Ⅱ、ACOSOGZ6051等高级别循证医学研究结果支持，腹腔镜已经在直肠癌手术中逐渐占据了主流地位，而经肛全直肠系膜切除术（transanal total mesorectal excision，taTME）等新技术的发展也给直肠癌的手术治疗带来了新的希望和挑战。本节将对直肠癌根治术原则、规范、标准与微创外科手术的进展及争议进行阐述。

二、淋巴转移、淋巴结分站及淋巴结清扫的研究现状与进展

（一）直肠癌淋巴转移的途径

淋巴转移是直肠癌转移的主要途径。关于直肠肛管的淋巴引流，一般认为以齿状线为界分为上、下两组引流区域。上组在齿状线以上，有三个引流方向：向上沿直肠上动脉到肠系膜下动脉旁淋巴结，这是直肠最主要的淋巴引流途径；向两侧经直肠下动脉旁淋巴结引流到盆腔侧壁的髂内淋巴结；向下穿过肛提肌至坐骨肛管间隙，沿肛管动脉、阴部内动脉旁淋巴结到达髂内淋巴结。下组在齿状线以下，有两个引流方向：向下经会阴及大腿内侧皮下注入腹股沟淋巴结，然后到髂外淋巴结；向周围穿过坐骨直肠间隙沿闭孔动脉旁引流到髂内淋巴结。上、下组淋巴网有吻合支。因此，直肠癌有时可转移到腹股沟淋巴结。

（二）淋巴结分站与具体位置

根据直肠肛管的淋巴引流区域，可分为肠上、肠旁、中间组、中央组淋巴结。肠上、肠旁淋巴结一般指位于直肠系膜内的淋巴结，属于第一站。中间组淋巴结一般指沿血管分布的

淋巴结，属于第二站。中央组淋巴结（第253组）指肠系膜下动脉根部淋巴结，属于第三站（图2-3-1）。根据AJCC直肠癌TNM分期（第八版），髂内及闭孔内淋巴结仍属于直肠癌区域淋巴结，而腹股沟淋巴结、腹膜后淋巴结转移属于远处转移。

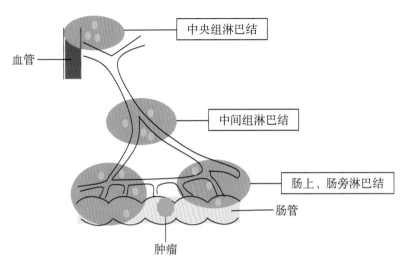

图2-3-1　直肠癌淋巴结分站示意图

关于第253组淋巴结的范围，目前一般认为第253组淋巴结特指肠系膜下动脉起始部至左结肠动脉起始部之间沿肠系膜下动脉分布的淋巴结，属于主淋巴结。但如果左结肠动脉变异较大，且左结肠动脉起始部到肠系膜下动脉根部的距离因人而异，就会出现左结肠动脉缺如的情况，因此以肠系膜下动脉起始部和左结肠动脉起始部为解剖学标志来界定第253组淋巴结的范围仍存在一定的争议。有学者提出第253组淋巴结需要用立体的解剖学视角去理解，即以肠系膜下动脉根部为轴心，以腹下神经前筋膜为底部，沿着肠系膜下动脉鞘周围的淋巴脂肪组织均界定为第253组淋巴结。

（三）规范淋巴结清扫要求

《腹腔镜结直肠癌根治术操作指南（2018版）》指出，由肠系膜下动脉系统供血的直肠癌区域淋巴结清扫范围应包括：①D1淋巴结清扫，即肠旁淋巴结清扫。清扫范围理论上与由肠系膜上动脉系统供血的结肠癌D1淋巴结清扫范围相同。但沿直肠上动脉分布的淋巴结、直肠中动脉内侧及骨盆神经丛内侧淋巴结也被划归为肠旁淋巴结。②D2淋巴结清扫。直肠癌根治术淋巴结清扫范围除包括沿肿瘤主要和次要供血动脉分布的淋巴结外，还应包括肠系膜下动脉干周围淋巴结。③D3淋巴结清扫。D3淋巴结特指肠系膜下动脉起始部至左结肠动脉起始部之间沿肠系膜下动脉分布的淋巴结（第253组）。

目前，对于直肠癌淋巴结清扫范围的规范还存在争议，争议的焦点之一在于是否需要常规清扫第253组淋巴结。《腹腔镜结直肠癌根治术操作指南（2018版）》认为术前评估或术中探查发现肠系膜下动脉根部可疑淋巴结转移者，须行D3淋巴结清扫。术前评估或术中探查未发现淋巴结转移者，依据肿瘤浸润肠壁深度确定淋巴结清扫范围：①对cT1期直肠癌浸润至黏膜下层者，因淋巴结转移概率接近10%，且常伴中间组（第2站）淋巴结转移，须行D2淋巴结清扫。②对cT2期直肠癌（浸润至固有肌层）患者，须至少行D2淋巴结清扫，亦可选择行D3淋巴结清扫。③对cT3、cT4a、cT4b期结直肠癌患者，须行D3淋巴结清扫（1A级证据）。

日本大肠癌研究会（JSCCR）在《大肠癌治疗指南（2019年版）》指出，直肠癌淋巴结清扫范围根据术前MRI及内镜超声等检查来判断淋巴结是否有转移并结合肿瘤浸润深度来确定淋巴结清扫范围，如果原发肿瘤分期在cT2以内，就不常规行第253组淋巴结清扫。病理学分期为pT3/T4的直肠癌建议常规行第253组淋巴结清扫，术前影像学检查怀疑第253组淋巴结发生转移者须行D3根治术。西方学者对于淋巴结清扫范围没有做详细的要求，更强调TME。保证直肠系膜的完整性是手术根治的关键，良好的TME手术质量可降低局部复发率。

（四）侧方淋巴结清扫的规范、研究进展与争议

直肠癌侧方淋巴结是否需要常规进行清扫一直以来都是结直肠外科领域争议的焦点之一，且东、西方对于侧方淋巴结转移的诊断标准、综合治疗策略、手术适应证和预后价值存在较大差异。以日本为代表的亚洲学者认为，侧方淋巴转移是中低位直肠癌患者术后局部复发的主要原因之一，发生率为10%～25%。对T3～T4期低位直肠癌（肿瘤中心位于腹膜反折以下）患者建议行预防性侧方淋巴结清扫手术（lateral lymph node dissection，LLND）。西方学者认为术前放化疗能有效控制侧方淋巴结转移，且侧方淋巴结转移预后相当于远处转移，局部扩大手术并不能改善患者生存情况，反而会增加手术风险及相关并发症的发生。

《中国直肠癌侧方淋巴结转移诊疗专家共识（2019版）》推荐直肠癌影像学检查对中低位直肠癌患者的侧方淋巴结情况进行常规报告，尤其是髂内及闭孔周围淋巴结肿大情况（A级推荐）。影像学应报告淋巴结的短轴直径，可将初诊时侧方淋巴结短径5～10mm（不包括10mm）作为临床疑诊侧方淋巴结转移的阈值，而将≥10mm作为临床诊断侧方淋巴结转移的阈值。结合淋巴结的混杂信号及不规则形态，可使诊断具有更高的准确率。但亟须更多的临床研究评价其诊断价值及一致性（B级推荐）。对影像学侧方无可见淋巴结或淋巴结未达临床疑诊标准的患者，不推荐常规行预防性LLND。对放化疗前达临床疑诊或临床诊断转移标准的侧方淋巴结，放疗后淋巴结缩小程度较小（≤33%～60%）时，仍有较高的侧方淋巴结阳性率及复发率，仍应考虑存在肿瘤残留（B级推荐）。放化疗后侧方肿大淋巴结影像学上消失或显著缩小的淋巴结，随访过程中复发率或手术后病理阳性率很低。单纯具有侧方淋巴结转移的危险因素，而无影像学可见肿大淋巴结的患者，侧方淋巴结转移率或复发率很低，不推荐将危险因素作为怀疑存在侧方淋巴结转移的独立依据（C级推荐）。常规剂量的新辅助放化疗并不能很好控制已存在的侧方淋巴结转移，术前存在明确侧方淋巴结肿大的患者，即使接受常规新辅助放化疗，仍有相当比例会出现局部复发（A级推荐）。对符合临床疑诊标准的中低位直肠癌患

者，推荐采用新辅助放化疗联合LLND的策略（B级推荐）。

LLND的推荐范围应常规包括：髂内血管远端（第263d组）、髂内血管近端（第263p组）及闭孔（第283组）淋巴结（A级推荐）。对于髂总、髂外及腹主动脉旁周围淋巴结存在寡转移（转移淋巴结≤3枚）的病例，在联合放化疗基础上，结合肿瘤的生物学特性，可考虑增加相应区域的淋巴结清扫。不推荐常规行双侧LLND；当影像学上双侧侧方均存在达临床疑诊或临床诊断转移标准的侧方淋巴结时，或当一侧侧方有可疑转移淋巴结，且临床诊断具有多个危险因素时，可考虑行双侧LLND（C级推荐）。

三、直肠癌根治术规范、关键技术与研究进展

（一）直肠癌根治术切除范围的原则与规范要求

1. 早期直肠癌局部切除规范

根据《中国结直肠癌诊疗规范（2020年版）》要求，早期直肠癌（cT1N0M0）如经肛门切除（非经腹腔镜或内镜下）必须满足如下要求：①肿瘤直径＜3cm。②肿瘤侵犯肠周＜30%。③切缘距离肿瘤＞3mm。④活动，不固定。⑤距肛缘8cm以内。⑥仅适用于T1期肿瘤。⑦无血管淋巴管浸润（LVI）或神经浸润（PNI）。⑧高-中分化。⑨治疗前影像学检查无淋巴结转移的征象。局部切除标本必须由手术医师展平、固定，标记方位后送病理学检查。

2. 局部进展期直肠癌的手术切除原则与规范

根据《中国结直肠癌诊疗规范（2020年版）》，局部进展期直肠癌（cT2～4N0～2M0）推荐行根治性手术治疗。中上段直肠癌推荐行低位前切除术，低位直肠癌推荐行腹会阴联合切除术或慎重选择保肛手术。中下段直肠癌切除必须遵循TME原则，尽可能锐性游离直肠系膜。尽量保证环周切缘阴性，对可疑环周切缘阳性者，应追加后续治疗。肠壁远切缘距离肿瘤1～2cm，直肠系膜远切缘距离肿瘤≥5cm或切除全直肠系膜，必要时可行术中冰冻切片病理学检查，确定切缘有无肿瘤细胞残留。在根治肿瘤的前提下，尽可能保留肛门括约肌功能、排尿功能和性功能。治疗原则如下：①切除原发肿瘤，保证足够切缘，远切缘至少距肿瘤远端2cm。下段直肠癌（距离肛门＜5cm）远切缘距肿瘤1～2cm者，建议术中行冰冻切片病理学检查证实切缘阴性。直肠系膜远切缘距离肿瘤下缘≥5cm或切除全直肠系膜。②切除直肠系膜内淋巴脂肪组织以及可疑阳性的侧方淋巴结。③尽可能保留盆腔自主神经。④术前影像学提示cT3～4和/或N+的局部进展期中下段直肠癌，建议行术前放化疗或术前化疗。⑤肿瘤侵犯周围组织器官者争取联合器官切除。⑥合并肠梗阻的直肠新生物，临床高度怀疑恶性，而无病理学诊断，不涉及保肛问题，并可耐受手术的患者，建议剖腹探查。⑦对于已经引起肠梗阻的可切除直肠癌，推荐行Ⅰ期切除吻合，或Hartmann手术，或造口术后Ⅱ期切除，或支架植入解除梗

阻后限期切除。Ⅰ期切除吻合前推荐行术中肠道灌洗。如估计吻合口瘘的风险较高,建议行Hartmann手术或Ⅰ期切除吻合及预防性肠造口。⑧如果肿瘤局部晚期不能切除或临床上不能耐受手术,推荐给予姑息性治疗,包括选用放疗来处理不可控制的出血和疼痛,近端行双腔造口术、支架植入来处理肠梗阻以及支持治疗。⑨术中如有明确肿瘤残留,建议放置金属夹作为后续放疗的标记。⑩行腹腔镜辅助的直肠癌根治术建议由有腹腔镜经验的外科医师根据具体情况实施手术。

(二)盆腔自主神经保留关键技术

直肠癌根治术中实施盆腔自主神经保留于20世纪80年代首先由日本学者开展并推广。目前国内外研究表明在TME的基础上行盆腔自主神经保护的手术,5年生存率和局部复发率与传统术式之间差异无显著意义,但是排尿功能和性功能障碍发生率明显降低,提高了患者术后的生活质量。21世纪初,中山大学附属第六医院汪建平教授率先在国内提出直肠癌根治术中盆腔自主神经保留的关键技术,强调首先要熟悉盆腔自主神经的解剖位置及直肠各段淋巴结转移的规律,其次要注意手术中的解剖层次感。对于腹膜反折以下的手术需要充分的手术暴露。

盆腔自主神经丛是一个立体的结构,包裹于直肠周围。近年来随着腹腔镜技术的发展,术者对于盆腔自主神经解剖有了更深入的认识。盆腔自主神经包括上腹下丛、腹下神经、盆内脏神经、盆腔神经丛及盆腔神经丛传出神经的分支,是由交感神经和副交感神经纤维共同构成的混合神经丛。交感神经纤维起源于第12胸椎至第2腰椎的腹交感神经节,绕行肠系膜下动脉根部,在腹主动脉前形成上腹下丛,然后在腹主动脉分叉处形成左、右腹下神经(主要负责射精功能),沿骨盆壁和髂内动脉内侧进入盆腔神经丛的后上角。副交感神经纤维起源于第2~4骶椎的内脏传入纤维。发自相应骶孔并经骶前孔进入盆腔神经丛下角,称盆内脏神经(主要负责勃起和排尿功能)。腹下神经、盆内脏神经构成盆腔神经丛,位于腹膜反折下直肠两侧,呈菱形或三角形的网状神经板。盆腔神经丛发出分支以支配男性和女性的盆腔泌尿生殖器官。

在直肠癌手术中,有多个容易造成神经损伤的关键点。易发生神经损伤的部位包括:①肠系膜下动脉起始部背侧的肠系膜下神经丛和腹主动脉丛。②骶岬前方上腹下神经丛向两侧发出的腹下神经丛。③由腹下神经和盆神经的副交感神经汇合而成,位于直肠两侧韧带内,接近坐骨棘处的盆丛。④位于Denonvilliers筋膜与前列腺,精囊腺底部交会处的前外侧,由盆神经丛发出的脏支和阴部内动静脉发出的末梢支,共同进入泌尿生殖器组成的神经血管束(neurovascular bundle,NVB)。

因此在直肠癌根治手术过程中,应充分熟悉盆腔自主神经的解剖位置,准确识别游离层面,如错误进入盆筋膜壁层,可能会将神经丛掀起,造成神经损伤或离断。手术过程中需要注意:①在结扎处理肠系膜下动脉时,应离开根部1cm左右,避免伤及肠系膜下动脉神经丛及腹主动脉丛。②在骶岬水平游离直肠后间隙时,在脏层筋膜和壁层筋膜的疏松间隙内进行分离以避免对两侧腹下神经造成损伤。③在腹膜反折水平游离直肠系膜侧方时，应注意适度牵拉暴露，避免过度牵拉而将盆丛牵离盆壁变形而误认为直肠侧韧带切断或导致神经撕裂。④在腹膜反折附近游离直肠前间隙时，目前认为保留Denonvilliers筋膜能够在保证肿瘤根治前提下更好地保护盆腔自主神经，降低男性患者术后排尿和性功能障碍发生率。因此在游离直肠侧壁及前壁时，可在Denonvilliers筋膜后方、直肠深筋膜前方进行，紧贴直肠系膜锐性离断，保护由盆腔神经丛发出的支配其他器官的分支。

目前，不同学科对于Denonvilliers筋膜解剖结构的认识还未完全统一，在直肠前方的解剖与分离层面，目前仍存在争议。对于进展期直肠癌，应该根据病变部位、浸润深度综合考虑，争取达到肿瘤学与功能学的平衡。

（三）直肠癌扩大根治术

1. 经腹会阴直肠癌根治术

经腹会阴直肠癌根治术自1908年提出之后，一直作为治疗低位直肠癌的重要手术方式之一。目前在国内外各级医院，对于行低位直肠癌保肛手术困难的患者，经腹会阴直肠癌根治术目前仍作为标准术式开展。但随着保肛手术技术的发展，距肛门的距离已经不再是一个独立的评估指标，需结合肿瘤浸润深度及患者个体情况多方面因素考虑。

2. 肛提肌外腹会阴联合切除术

传统经腹会阴直肠癌根治术按照TME游离直肠，随着远端直肠系膜的缩小，手术平面靠近直肠肌管，进而使手术标本形成狭窄的"腰部"。如肿瘤位于该狭窄部位，则此处环周切缘阳性率及术中肠管穿孔发生率较高。柱状经腹会阴直肠癌根治术与传统经腹会阴直肠癌根治术相比，通过改变体位扩大手术切除范围来降低环周切缘阳性率，减少局部复发率，并且由于会阴手术视野开阔，减少了术中肠管穿孔的发生，同时降低了手术难度。研究表明，柱状经腹会阴直肠癌根治术可降低环周切缘阳性率，改善患者预后，而不会增加患者的死亡率。然而柱状经腹会阴直肠癌根治术术后盆底留有较大缺损，如果采用直接缝合的方法，术后很有可能发生会阴口撕开、感染、血肿及盆底疝，其并发症发生率高达62.5%，尤其对于术前放化疗者更增加了上述危险的发生率。目前柱状经腹会阴直肠癌根治术的适用范围较窄，主要适用于术前接受了新辅助治疗后，术前分期为T3、T4期的低位直肠癌，尤其是肿瘤侵犯肛提肌的患者。

3. 联合脏器切除

对于直肠癌局部肿瘤进展，经新辅助放化疗后仍累及邻近器官，在无远处转移或远处转移可控的情况下，即便侵犯多个脏器，只要能够做到肿瘤的彻底切除，对于改善患者的预后仍具有重要意义。

对于直肠癌累及骶尾骨或直肠癌骶前复发的病例，根据多学科团队讨论评估，针对不同类型，治疗方案和手术方式各异。如肿瘤未侵犯到第2~3骶椎以上关节面，复发灶联合骶尾骨的切除应作为首选；如骶前复发合并前向型复发，可以联合盆腔脏器切除；如合并盆侧壁复发，可以行髂内动、静脉切除以及侧方淋巴结、腹主动脉周围淋巴结清扫。

需要注意的是，联合脏器切除手术时间长、出血量大、并发症多，需要结直肠外科、骨科、泌尿外科、妇科等多学科提供强有力的支持，故暂未得到普遍开展，目前仅在一些大型医院得到应用。总体手术原则为癌肿局限于盆腔内、无盆腔外淋巴转移、无腹水、无心肺等重要脏器功能障碍，切除范围包括癌肿及其浸润脏器（膀胱、输尿管下段、生殖器官和盆腔内所有转移淋巴结），女性患者由于子宫和阴道的屏障作用，较少累及膀胱，多数行后盆腔脏器切除即可。

（四）腹腔镜技术在直肠癌手术中的规范应用、关键技术与研究进展

随着腹腔镜技术的不断发展，腹腔镜直肠癌手术的普及率越来越高。目前，全国大部分三甲医院均能开展这一手术。虽然腹腔镜在直肠癌中的应用暂时没有得到美国NCCN指南的推荐，但近期COLOR Ⅱ、COREN、ACOSOGZ6051等前瞻性多中心临床研究已初步证明了腹腔镜技术在肿瘤根治性和远期疗效方面与开腹无显著差异。相对于传统开腹手术，腹腔镜手术创伤小、患者术后恢复快，且随着高清、3D腹腔镜乃至4K腹腔镜显示技术的应用，术者对盆腔内直肠周围的筋膜和神经等精细结构有了更加深刻的认识，这更有利于手术层面的识别及神经保护。

传统直肠癌开腹手术手术入路主要为外侧入路，即从乙状结肠外侧进入解剖间隙，由外向内先游离结肠、系膜，再处理相应系膜血管。然而，为获得更佳的腹腔镜视野、视角和器械操作角度，外科医师在随后的腹腔镜直肠癌手术实践过程中，选择了更适合腹腔镜手术特性的入路，即自内侧向外侧的中间入路，目前这已成为腹腔镜结直肠手术的首选入路。近年来，随着对膜解剖理论的深入认识，选择正确合理的手术入路对寻找正确解剖层面、完整切除系膜具有重要意义。

目前，常规的腹腔镜直肠癌根治术入路主要有以下四种。

1. 中间入路

于骶骨岬水平Toldt's线投影处打开乙状结肠系膜，拓展Toldt's间隙，解剖肠系膜下血管根部或其分支，由中间向外侧游离乙状结肠系膜。该入路目前应用最广泛，适用于绝大多数腹腔镜直肠癌根治术。

2. 外侧入路

由左结肠旁沟或乙状结肠腹壁附着处进入Toldt's间隙，由外向内游离结肠系膜，再处理肠系膜下血管根部或其分支。

3. 头侧中间入路

以解剖位置固定且明显的肠系膜下静脉作为入路标志，自屈氏韧带水平打开结肠系膜，拓

展靠近头侧的左结肠后间隙。此入路适用于绝大多数腹腔镜直肠癌根治术，尤其适用于肥胖或肠系膜肥厚导致传统中间入路肠系膜下血管等解剖标志难以辨认者。该入路优势在于：①可减少小肠肠袢对血管根部视野的影响。②便于第3站淋巴结清扫。③更易裸化和显露肠系膜下静脉和左结肠动脉。

4. 经肛入路

该入路直肠癌根治术分为完全经肛门入路直肠癌根治术和腹腔镜联合经肛门入路直肠癌根治术。前者完全经肛门自下而上游离直肠系膜。自肿瘤下缘以荷包缝合隔离肿瘤，远端环形切开肠壁。先由直肠后方游离进入直肠后间隙，自下而上环形游离直肠系膜，前方打开腹膜反折，向近端游离并结扎肠系膜下血管。后者是指经肛门自下而上游离直肠系膜同时或序贯在腹腔镜辅助下结扎肠系膜下血管行直肠癌根治术。经肛门入路直肠癌根治术主要适用于低位直肠癌，尤其对男性前列腺肥大、肥胖、肿瘤直径>4cm、直肠系膜肥厚、直肠前壁肿瘤、骨盆狭窄、新辅助放疗引起组织平面不清晰等"困难骨盆"患者更具优势，有助于保证环周切缘和更安全的远端切缘，为更多直肠癌患者提供了保留肛门括约肌的可能，其近期肿瘤学疗效和围手术期并发症发生率与传统腹腔镜TME相当。经肛入路手术优点有：①对肿瘤远端切缘的判断更加准确。②更有利于确保手术标本切缘的安全性和淋巴清扫的彻底性。③能得到更高质量的TME手术切除标本，使直肠癌患者的生存获益。经肛入路缺点在于：①中高位直肠癌患者末端直肠系膜可能有残留。②先经肛门操作或完全经肛门手术者不能先处理结扎供血血管根部，不能先探查腹腔。③学习曲线较长，目前尚缺乏高级别循证医学证据支持。

（五）经肛全直肠系膜切除术研究进展与争议

经肛全直肠系膜切除术（taTME）于2010年由Patricial Sylla及Antonio De Lacy首先开展，目前已经成为中低位直肠癌保肛手术的重要术式之一。经历了十余年的发展，taTME的安全性已经得到了充分的验证。且在面对肥胖、骨盆狭窄、前列腺肥大等困难病例时，taTME也体现了其独特的优势。但由于taTME手术本身存在一定的技术难度，且有部分研究结果显示taTME并发症发生率高，局部复发率高，因此taTME作为一种全新的术式，还需要进一步研究其临床、肿瘤学和功能学结果。

1. 经肛全直肠系膜切除术的关键技术

与传统经腹入路不同，taTME采用"自下而上"的经肛入路，因此需要术者有良好的腹腔镜尤其是单孔腹腔镜的基础，而且对于直肠及盆腔解剖结构有充分的认识。笔者总结其关键技术主要包括以下方面。

（1）经肛入路技术：经肛入路"自下而上"的操作方式与传统经腹手术"自上而下"的方式截然不同。在经肛入路手术过程中，左右结构的互换、自远端向近端操作时解剖位置的改变、操作角度从"自上而下"以纵向操作为主变成"自下而上"以横向操作为主等问题，都是外科医生必须直面的挑战。

（2）单孔腔镜技术：行taTME手术时，经肛手术部分基本依赖主刀医生一人的操作完成，助手主要起扶镜手的作用，这意味着，主刀医生的左右手操作必须协调互补。在进行经肛腔镜操作的过程中，为了锻炼自身以减少术中对助手的依赖，主刀医生需要先获得足够的减孔腹腔镜乃至单孔腹腔镜经验，锻炼双手的协调性。

（3）黏膜外科技术：与经腹手术先从腹膜附着点开始切开相反，经肛手术先从肠腔内部开始，依次切开肠壁各层，从黏膜、黏膜下、直肠固有肌层，再到系膜或浆膜层。在开展taTME早期，由于术者缺少腹腔镜下对肠壁各层解剖结构的认知，因此往往较难掌握正确的游离层面。

（4）荷包缝合技术：在taTME手术过程中，需要进行荷包缝合封闭肠腔以隔离肿瘤和肠内容物，因此荷包缝合的质量非常重要。在手术刚开始进行荷包缝合的过程中，进针不宜过深，将黏膜及黏膜下层缝合起来即可。太深的进针一是可能缝合过多组织导致荷包线收不紧，二是在游离过程中易导致缝线断开，致使肿瘤隔离失败。而在准备吻合重建消化道延续性时，如果采用管状吻合器进行端端吻合，需要荷包缝合远断端肠管。必须注意的是，此时荷包缝合要全层缝合肠壁，这样方能对远端肠管与已放置钉砧头的近端肠管完成完整的端端全层吻合。

（5）螺旋式方法游离：开始游离前，先标记好需要切开的位置，然后尽可能采用分层螺旋式方法依次切开肠壁各层结构。在切开黏膜下层的过程中，由于痔血管丛的分布，有时容易出血，尤其在痔血管常分布的截石位3、7、11点位更容易出现小血管出血，这时术者可以在吸引器的辅助下电凝止血。因为操作空间狭小，即使出血量很少，仍容易使术野模糊不清、难以辨识，导致层面迷失，影响接下来的操作，因此需彻底止血。环形切开黏膜下层后，进入直肠固有肌层平面，此时先沿切缘继续向外侧切开内侧的环形肌，可见到外侧的纵行肌肉，在肛提肌平面以下游离时，一旦将该肌肉切断，即已进入操作的正确层面。在切开肠壁的过程中，最好采用螺旋式环形切开的方法。如果采用隧道式方法，气体压力就会将已游离组织推向尚未切开的对侧，增加手术难度。

2. 经肛全直肠系膜切除术的重要解剖标志

（1）联合纵肌：在荷包闭合肠管的情况下，联合纵肌呈现出放射状的肌束，该纵行肌束由直肠固有肌层外层、肛提肌部分肌束及外括约肌深部部分肌束组成，是经肛手术中极为重要的解剖学标记。联合纵肌除了在肛管正后方集合形成Hiatal韧带、男性患者正前方形成直肠尿道肌而不太明显外，其他部位经腔镜的高清放大而清晰可辨。在经肛全层切开过程中，联合纵肌具有灯塔般的指向作用。此时从截石位3点或9点位置开始游离最好，因为侧方外侧为肛提肌，即使层面稍深，也不至于产生严重的后果。而且在游离过程中，除了侧方纵行肌纤维与肛提肌纤维方向不一致，更利于分清层面外，还因为联合纵肌为非随意肌，肌纤维主要由平滑肌纤维组成，而肛提肌纤维为随意肌，肌纤维由骨骼肌纤维组成，故在电刀切开纵行肌时不会出现肌束的收缩，而进入骨骼肌层面则会导致肌束收缩，这提供了一个非常明显的辨识标记，利于在操作过程中及时修正解剖层面，保证手术的顺利进行。

（2）筋膜下神经血管：在肛提肌下方平面切断肠管时，此处已处于直肠系膜终点的下方，侧方切开联合纵肌后，即可进入盆膈上筋膜表面，此时可以见到筋膜下方的盆内脏神经纤维及伴随神经纤维的毛细血管，呈网状放射状分布，注意保留盆丛神经，沿盆膈筋膜表面游离，进入正确的层面，而先前"由里往外"的游离方向要修正为"自下而上"。进入正确层面后，自侧方向前方及后方拓展，此时要注意的是正后方的Hiatal韧带，其较为致密，小心地将其从尾骨附着点游离后，即可进入疏松的直肠后方间隙。在正前方，男性患者前列腺下缘与直肠之间有直肠尿道肌的存在，镜下呈白色环形分布的肌束样结构，小心切开，可看到前列腺包膜下方呈网状分布的前列腺血管，以此为指引，在包膜后方自下而上游离。对于女性患者，尤其是有分娩史的患者，直肠前壁与阴道之间关系密切，分离时尤其要注意避免损伤阴道，此时同样可将阴道壁内镜下呈现蓝色的网状血管作为标志，在阴道后方进行游离。前方确定平面后，即可进入疏松的Denonvilliers筋膜间隙。经肛腔镜游离过程中前方是最为重要的一环，分离平面过浅，容易导致直肠穿孔；分离平面过深，轻则误伤前方前列腺或阴道的血管，导致其出血影响继续按层面游离，重则损伤尿道或阴道。进入正确层面后，分别在前方、两侧、后方按螺旋式分离方法继续向近端拓展平面，此时尤其要注意两侧前方的血管神经束分布区域，以及有时出现在两侧韧带中由髂内动脉发出的直肠中动脉分支，避免分离过于靠外侧而损伤盆丛神经。

3. 经肛全直肠系膜切除术的主要并发症

（1）术中并发症：在手术术中并发症发生率方面，2017年国际taTME登记注册研究720例病例的研究结果显示，术中经肛中转至开腹的比例为2.8%。术中相邻器官损伤率也较低，包括膀胱穿孔（0.3%）、阴道穿孔（0.1%）和直肠穿孔（0.3%）。需要注意的是，因为经肛入路特有的狭窄操作空间及局部较高压强的原因，术中有出现尿道损伤及二氧化碳栓塞的可能。上述术中并发症发生率低，且主要发生于taTME开展早期，可能是由于术者对于解剖层面及重要标志还没有充分认识，度过学习曲线后可以减少此类并发症的发生。

（2）吻合口瘘：目前已发表的文献报道taTME术后吻合口瘘发生率为6.4%～17.0%。从目前的研究结果来看，taTME并没有显著降低直肠癌手术吻合口瘘的发生率，总体发生率与腹腔镜相当。笔者认为关于taTME术后吻合口瘘的发生尚存在较多影响因素，比如是否保留左结肠血管，吻合方式是采用手术吻合还是吻合器吻合，术者消化道重建熟练程度等，而且taTME技术并不能从根本上解决吻合肠管血供和张力的问题，因此对于具有吻合口瘘高危因素的人群，建议行预防性造口以减轻发生吻合口瘘带来的后果。

4. taTME远期疗效的研究进展

关于taTME的远期生存，近年来已经有一些报道。Ourô S等报道了50例taTME病例的3年无病生存（disease-free survival，DFS）率，中位随访36个月，有2例局部复发（4%），3年总生存（OS）率达到90%，3年DFS率为79%。Hol J C等报道了荷兰两家临床中心2012年至2016年开展的159例taTME的长期随访数据，结果显示：3年局部复发率为2%，而5年的局部复发率为4%；3年DFS率为92%，5年DFS率为81%；3年OS率为83.6%，5年OS率为77.3%。国内最早开展taTME的10家单位也于近期发表了早期开展211例taTME手术的长期生存结果，平均随访时间为35个月，1年、2年、3年DFS率分别为94.8%、89.3%和80.2%，1年、2年、3年OS率分别为97.4%、95.7%和92.9%。

taTME对于直肠癌治疗远期疗效的影响，总体与腹腔镜手术相当。目前没有证据证明其能进一步改善直肠癌治疗的远期生存，但近期报道的多病灶复发模式仍需要引起足够的重视。笔者认为规范的培训及保证taTME的手术质量是提高taTME远期生存效果的关键因素，相信随着COLOR Ⅲ、TaLaR等前瞻性多中心临床研究的完成，taTME对比腹腔镜TME的远期疗效将进一步得到证实。

（六）机器人技术

机器人技术应用于直肠癌手术最早报道于2004年。近年来，随着机器人系统的不断更新换代，手术机器人在直肠癌治疗方面也得到了快速发展。

手术机器人系统由影像处理平台、患者手术平台和医生操控台3部分组成。其主要优点在于：①影像处理平台为术者提供放大10倍的高清三维图像，赋予手术视野更真实的纵深感。②机器人手术器械具有独特的可转腕结构，可进行540°旋转，突破了双手的动作限制，使操作更灵活，尤为适合狭小空间内的手术。③机器人计算机系统自动滤除术者动作中的不自主颤动，使操作更稳定。

机器人TME手术克服了腹腔镜的局限性，应用于低位直肠癌手术具有一定的优势，尤其对于困难骨盆的病例。大量回顾性研究的荟萃分析显示：机器人手术可显著减少术中出血量，降低中转开放率，加快术后胃肠道功能恢复，缩短住院时间，并能更好地保护排尿功能和性功能；在术后并发症方面，机器人手术的优势尚不明确，有待进一步验证；在肿瘤根治方面，机器人手术能够提高TME质量，并在降低CRM阳性率方面存在一定的优势，但仍有待进一步验证；在清扫淋巴结数量、远端切缘阳性率、局部复发率和长期生存率方面，机器人手术与腹腔镜手术相仿。此外，对于肥胖患者，机器人手术与腹腔镜手术同样可显著促进术后康复，缩短住院时间，减少再入院风险。但近期的一项国际多中心随机对照研究结果显示，对比腹腔镜，机器人直肠癌手术在中转开放手术率、CRM阳性率、并发症发生率、住院时间、保护排尿功能和性功能等方面的优势并不显著。目前，该领域高质量随机对照研究较少，相关结果有待进一步验证。直肠癌机器人手术安全、可行，但仍然需要团队培训与合作，成本效益指标也有待进一步优化。

（七）消化道重建

直肠癌根治术吻合方式多采用端端吻合。对部分具有强烈保肛意愿的超低位直肠癌患者，可采用括约肌间切除后结肠肛管经肛门手工吻合。部分腹腔镜直肠癌或乙状结肠癌根治术借鉴经自然腔道内镜外科理念和技术，采用经自然腔道取出标本手术（NOSES），完成常规腹腔镜淋巴结清扫和标本游离后，经肛门或阴道等自然腔道取出标本，再借助吻合器械完成腹腔镜消化道重建。这些技术在保证肿瘤根治性基础上，创伤更小、切口更隐蔽。但均不同程度地存在手术适应证范围较窄（需肿瘤T分期较早、体积较小）、腹腔内污染和肿瘤播散风险大等不足。有研究结果显示：腹腔镜结直肠癌根治术经自然腔道取标本的患者手术时间、术后疼痛程度均优于传统腹腔镜手术，但这一结论仍有赖于高级别的循证医学证据来证实。

（康亮 罗双灵）

参考文献

［1］ 余佩武. 腹腔镜胃癌根治术后消化道重建方式的选择［J］. 中华胃肠外科杂志，2010，13（6）：395-396.

［2］ 黄昌明，郑朝辉. 腹腔镜胃癌根治术淋巴结清扫技巧［M］. 2版. 北京：人民卫生出版社，2015.

［3］ 卫洪波，郑宗珩. 腹腔镜保留盆腔自主神经的直肠癌根治术技术要领［J］. 中华胃肠外科杂志，2015，18（6）：529-532.

［4］ 中华医学会外科学分会腹腔镜与内镜外科学组，中华医学会外科学分会结直肠外科学组，中国医师协会外科医师分会结直肠外科医师委员会，等. 腹腔镜结直肠癌根治术操作指南（2018版）［J］. 中华消化外科杂志，2018，17（9）：877-885.

［5］ KELLER DEBORAH S，STEELE SCOTT R，楼征，等. 经肛全直肠系膜切除术治疗直肠癌的优点和局限［J］. 中华胃肠外科杂志，2018，21（3）：250-258.

［6］ 中国医师协会内镜医师分会腹腔镜外科专业委员会，中国医师协会结直肠肿瘤专业委员会腹腔镜专业委员会，中华医学会外科学分会结直肠外科学组. 中国直肠癌侧方淋巴结转移诊疗专家共识（2019版）［J］. 中华胃肠外科杂志，2019，22（10）：901-912.

［7］ 康亮，罗双灵. 经肛全直肠系膜切除术中的关键技术及解剖标记［J］. 中华胃肠外科杂志，2019，22（3）：220-223.

［8］ 中国NOSES联盟，中国医师协会结直肠肿瘤专业委员会NOSES专委会. 结直肠肿瘤经自然腔道取标本手术专家共识（2019版）［J］. 中华结直肠疾病电子杂志，2019，8（4）：336-342.

［9］ 《近端胃切除消化道重建中国专家共识》编写委员会. 近端胃切除消化道重建中国专家共识（2020版）［J］. 中华胃肠外科杂志，2020，23（2）：101-108.

［10］ 王锡山. 经自然腔道取标本手术学——腹盆腔肿瘤［M］. 3版. 北京：人民卫生出版社，2020.

［11］ 郑民华，马君俊. 3D和4K腹腔镜在结直肠手术中的应用优势与发展［J］. 中华普外科手术学杂志（电子版），2020，14（4）：325-328.

［12］ 中华人民共和国国家卫生健康委员会医政医管局，中华医学会肿瘤学分会. 中国结直肠癌诊疗规范（2020年版）［J］. 中国实用外科杂志，2020，40（6）：601-625.

［13］ 中华人民共和国国家卫生健康委员会. 中国结直肠癌诊疗规范（2020年版）［J］. 中华外科杂志，2020，58（8）：561-585.

［14］ 中国医师协会结直肠肿瘤专业委员会机器人手术专业委员会，中国研究型医院学会机器人与腹腔镜外科专业委员会. 机器人结直肠癌手术中国专家共识（2020版）［J］. 中华胃肠外科杂志，2021，24（1）：14-22.

［15］ ZENG Y K，YANG Z L，PENG J S，et al. Laparoscopy-assisted versus open distal gastrectomy for early gastric cancer：evidence from randomized and nonrandomized clinical trials［J］. Ann Surg，2012，256（1）：39-52.

［16］KANEMITSU Y，KOMORI K，KIMURA K，et al. D3 Lymph node dissection in right hemicolectomy with a no-touch isolation technique in patients with colon cancer ［J］. Dis Colon Rectum，2013，56（7）：815-824.

［17］PENNA M，HOMPES R，ARNOLD S，et al. Transanal total mesorectal excision：international registry results of the first 720 cases ［J］. Ann Surg，2017，266（1）：111-117.

［18］YANG S Y，CHO M S，KIM N K. Difference between right-sided and left-sided colorectal cancers：from embryology to molecular subtype ［J］. Expert Rev Anticancer Ther，2018，18（4）：351-358.

［19］CHEN S，CHEN X J，PENG J S，et al. A novel anti-reflux reconstruction after laparoscopic total gastrectomy：jejunal pouch-esophageal anti-reflux anastomosis ［J］. Gastroenterol Rep（Oxf），2018，6（3）：234-238.

［20］SYLLA P，KNOL J J，D'ANDREA A P，et al. Urethral injury and other urologic injuries during transanal total mesorectal excision：an international collaborative study ［J］. Ann Surg，2019，274（2）：e115-e125.

［21］BOLSHINSKY V，SHAWKI S，STEELE S. CO_2 embolus during transanal total mesorectal excision：thoughts on aetiology ［J］. Colorectal Dis，2019，21（1）：6-7.

［22］PENNA M，HOMPES R，ARNOLD S，et al. Incidence and risk factors for anastomotic failure in 1 594 patients treated by transanal total mesorectal excision：results from the international TaTME registry ［J］. Ann Surg，2019，269（4）：700-711.

［23］YU J，HUANG C，SUN Y，et al. Effect of laparoscopic vs open distal gastrectomy on 3-year disease-free survival in patients with locally advanced gastric cancer：the Class-01 randomized clinical trial ［J］. JAMA，2019，321（20）：1983-1992.

［24］WANG F H，SHEN L，LI J，et al. The Chinese Society of Clinical Oncology（CSCO）：clinical guidelines for the diagnosis and treatment of gastric cancer ［J］. Cancer Communications，2019，39（1）：10.

［25］MURO K，VAN CUTSEM E，NARITA Y，et al. Pan-Asian adapted ESMO clinical practice guidelines for the management of patients with metastatic gastric cancer：a JSMO-ESMO initiative endorsed by CSCO，KSMO，MOS，SSO and TOS ［J］. Ann Oncology，2019，30（1）：19-33.

［26］KANG L，CHEN Y G，ZHANG H，et al. Transanal total mesorectal excision for rectal cancer：a multicentric cohort study ［J］. Gastroenterol Rep（Oxf），2020，8（1）：36-41.

［27］HASHIGUCHI Y，MURO K，SAITO Y，et al. Japanese Society for Cancer of the Colon and Rectum（JSCCR）guidelines 2019 for the treatment of colorectal cancer ［J］. Int J Clin Oncol，2020，25（1）：1-42.

［28］CARMICHAEL H，SYLLA P. Evolution of transanal total mesorectal excision ［J］. Clin Colon Rectal Surg，2020，33（3）：113-127.

［29］WAWMUTH H H，FAERDEN A E，MYKLEBUST T Å，et al. Transanal total mesorectal excision for rectal cancer has been suspended in Norway ［J］. Br J Surg，2020，107（1）：121-130.

［30］Japanese Gastric Cancer Association. Japanese gastric cancer treatment guidelines 2018（5th edition）［J］. Gastric Cancer：Official Journal of the International Gastric Cancer Association and the Japanese Gastric Cancer Association，2021，24（1）：1-21.

第三章

内镜在胃肠癌诊治中的应用与新进展

第一节　消化内镜在胃肠癌诊治中的应用与新进展

随着科学技术的不断进步，胃肠道疾病的诊断能力迅速发展。其中，消化内镜技术具有直观、细致的绝对优势，能发现胃肠黏膜细微的变化，发现胃肠癌于早期，甚至于癌前病变阶段，并能在检查的过程中于消化内镜下实施活检，获取组织进行病理检查。因而，尽管属于侵入性检查方法，消化内镜仍为目前检查胃肠癌的无可替代的首选方法。同时，消化内镜治疗技术的不断进步也大大提升了胃肠癌的超微创治疗水平，既提升治疗的效果又降低治疗损伤，极大地改善了患者生存质量。

一、消化内镜诊疗胃肠道准备技术应用进展

众所周知，胃肠癌的预后与早发现、早治疗有着极大关系，因此胃肠镜筛查是胃肠肿瘤早诊早治的重要手段。然而，消化内镜检查质量及效果却受多种因素影响，包括患者配合度、胃肠道准备情况等。为了提升消化内镜检查质量，随着技术进步，一方面通过麻醉、镇静镇痛等无痛内镜检查项目的推广，逐步改善患者胃肠镜检查的体验，从而增加患者的依从性和配合度；另一方面，通过各项胃肠道准备技术的应用，可改善胃肠道准备质量，提高胃肠道早期病变或隐匿性病变的发现率。

1. 胃镜检查前准备

除了规定禁食禁水时间之外，胃镜检查前用药是影响胃镜检查质量的重要因素。目前胃镜检查前准备药物主要包括黏液溶解剂、祛泡剂等。黏液溶解剂包括链霉蛋白酶剂、糜蛋白酶、乙酰半胱氨酸等，目的是有效降低胃内溶液黏度及消除胃内黏液，提高胃镜观察下胃的视野清晰度，从而增加病灶的发现率，提升检查效率。祛泡剂则主要有二甲硅油、西甲硅油等，另有在咽喉局部麻醉药中加入祛泡剂的产品如盐酸达克罗宁胶浆等，目的是通过降低气泡表面张力，使得气泡破裂释放，消除胃腔内气泡，从而提高内镜下视野清晰度。将黏液溶解剂和祛泡剂联合使用还可进一步提高内镜下视野清晰度，明显缩短内镜检查时间，具有安全性高、并发症少等优势，对于提高早期胃癌的发现率具有重要意义。

2. 肠镜检查前准备

良好的肠道准备可提高结肠镜检查的有效性和安全性，也是保证结肠镜检查质量的关键。良好的肠道准备工作包括患者告知及宣教、饮食限制、肠道清洁剂的选择及其用法、祛泡剂的使用等。目前常用的肠道清洁剂有聚乙二醇（polyethylene glycol，PEG）电解质散、硫酸镁、磷酸钠、复方匹克硫酸钠（包含匹克硫酸钠、氧化镁和枸橼酸）、甘露醇、中草药制剂等。

PEG不影响肠道分泌和吸收，不造成水和电解质紊乱，为当前国内外最为广泛选用的清肠剂。3L PEG的分次剂量方案可提供高质量的肠道清洁，适合中国人群。对于肠道准备不充分的低风险人群，也可采用2L PEG单次剂量方案。但对各类特殊患者包括慢性便秘患者、炎症性肠病患者、活动性下消化道出血患者、老年患者、儿童患者、妊娠期妇女等，应采取特殊的、个性化肠道准备方法。服用清肠剂后4h内接受肠镜检查最为理想，所以通常推荐于肠镜检查前4～6h开始服用清肠剂；而禁食至少6h以确保胃排空后才开始服用清肠剂。在内镜检查过程中，黏膜附着的泡沫会影响对消化道黏膜及病灶的观察，所以在肠道准备中还建议常规应用祛泡剂。

二、消化内镜技术在胃肠癌诊断中的应用进展

随着电子和光学相关技术的迅速发展，电子消化内镜的光源亮度和图像清晰度也不断得到提升，朝着高清的方向发展。常规的白光内镜是内镜检查发现及初步鉴别病变的基础，而放大、电子染色等消化内镜技术的不断进步，使内镜对微小病变的辨识能力不断提升，并通过对病变微表面结构及微血管结构细微变化的观察，提升对病变良恶性的鉴别诊断能力，有利于指导进一步治疗方案的制订。另外，超声内镜技术的发展有助于胃肠癌的诊断及分期。

1. 色素内镜

色素内镜（chromoendoscopy），也称为染色内镜（staining-endosocpy），分为化学染色内镜和电子染色内镜两种。

（1）化学染色内镜：通过各种途径与方式，将色素染料导入消化道黏膜，使内镜下病灶与正常黏膜的颜色对比更加突出，或使病变内部表面结构特征更为明显，从而有利于病变的检出与诊断的方法。其实质是内镜下的一种辅助技术。染色剂主要有Lugol碘液、亚甲蓝、靛胭脂等。

Lugol碘液常用浓度为1.5%～3.0%，用于诊断食管病变。食管癌变组织、异型增生上皮细胞因糖原明显减少或消失而呈染色不良的淡染或不染色状态，与正常富含糖原的食管鳞状扁平上皮细胞遇碘被染成棕色形成鲜明的对比，有利于病变检出和病变范围的确定。

亚甲蓝也称美蓝，为吸收性染色剂，通常使用浓度为0.3%～0.5%的溶液。肠上皮化生、异型增生及癌性病灶黏膜可吸收亚甲蓝而被染为蓝色，而正常胃黏膜不吸收不着色。此染色剂主要用于诊断胃部的肠上皮化生及Barrett食管。

靛胭脂为对比性染色剂，可沉淀于病变的凹槽中，显示表面黏膜的凹凸变化，利于结直肠扁平病变的检出，包括息肉、炎症、溃疡、侧向发育型肿瘤等，根据息肉表面腺管开口类型，可以初步判断息肉类型与性质。

（2）电子染色内镜：随着电子与光学技术在消化内镜上的应用，采用电子分光技术，通过利用不同波长的光可穿透黏膜的不同深度的特性，增强对消化道黏膜表面微细结构和表浅血管的观察能力，而开发出来的不同类型电子色素内镜，目前主要包括OLYMPUS公司的NBI、

PENTAX公司的iScan、FUJIFILM公司的LCI和FICE。其能在普通白光内镜观察期间，通过调节内镜操作部上的按钮，随时切换到相应的电子色素内镜观察模式进行色素内镜观察。其优点是操作便利，摒除了染色剂色素内镜操作的繁琐，而且没有使用染色剂可能带来的副作用。色素内镜常配合放大内镜观察，以获得更为理想的诊查效果（图3-1-1）。

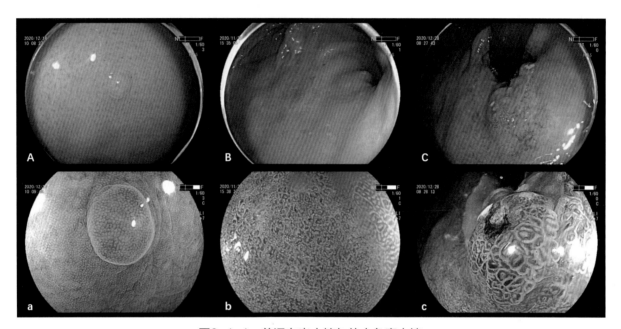

图3-1-1 普通白光内镜与放大色素内镜

A. 普通白光内镜下的胃底腺息肉，a. 放大色素内镜下的胃底腺息肉；B. 普通白光内镜下的低分化腺癌，b. 放大色素内镜下的低分化腺癌；C. 普通白光内镜下的高分化腺癌，c. 放大色素内镜下的高分化腺癌。

2. 放大内镜

放大内镜（magnifying endoscopy，ME）是在普通电子内镜基础上增加变焦镜头，使黏膜组织光学放大1.5～150倍的消化内镜检查方法。前人在放大观察下对病变的微结构特点进行了总结归纳，如胃癌中八尾建史的VS理论、小山恒男的pit-villi分型和结直肠肿瘤中的pit pattern分型、sano分型、NICE分型等。通过放大观察，提高了术者对黏膜病变的细微观察能力，从而对病变范围、性质，甚至浸润深度均能做出初步的判断。放大内镜常配合色素内镜，以获得更理想的观察效果（图3-1-1）。

3. 激光共聚焦扫描显微内镜

激光共聚焦扫描显微内镜（laser scanning confocal microscopy，LSCM）是一种高分辨率的显微成像仪器，其放大倍数可达1 000倍。相对于普通荧光光学显微镜，其不受焦点以外光信号对图像形成的干扰，使显微图像的清晰度和细节分辨能力大大提高，于内镜下对消化道黏膜病变的检查可以达到接近病理细胞学诊断的水平，可为对病变的活检及处理提供极有价值的信息。

4. 超声内镜

超声内镜（ultrasonic endoscope）技术的实质是超声诊疗技术，属于腔内超声技术，其借助内镜将超声探头送达消化道，对消化道及其周围病变进行超声扫描检查（超声内镜检查术，endoscopic ultrasonography，EUS），是内镜与超声两大功能的完美结合，常规的超声内镜为将超声探头装载于内镜前端的超声内镜。还有应用超声微探头经由普通内镜的治疗孔道进入，于内镜引导下对病变部位进行超声扫描者，尤其适合应用于细小病变及伴有狭窄的胃肠癌的超声扫描。由于能将超声探头贴近病变部位进行检查，所以可以利用较高频率的超声探头，以获得更为细致、清晰的超声图像，并可避免其他脏器及体内气体等的干扰，以获得精细、准确的病变影像信息。

超声内镜技术在胃肠癌诊断中的主要作用是协助对病变良、恶性的鉴别，对胃肠癌浸润深度的判断等，也可应用于对周围淋巴结的检查，必要时还可通过内镜超声引导，于超声内镜下对扫描到的胃肠病变进行细针抽吸或活检，并可进行相关的内镜超声引导下的各种治疗（图3-1-2）。

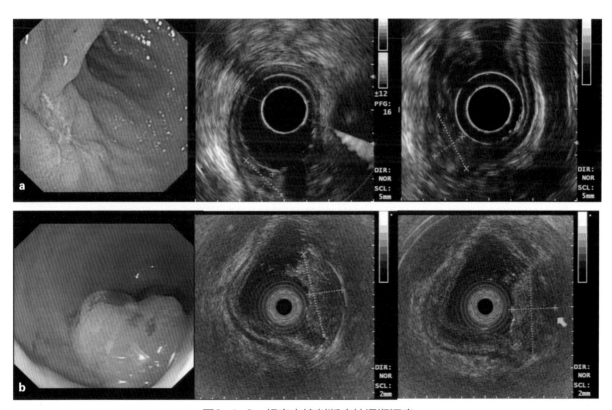

图3-1-2　超声内镜判断病灶浸润深度

a.胃体病变，EUS提示累及黏膜层及黏膜下层；b.结肠肿瘤，EUS提示浸润肌层并累及部分浆膜层。

三、消化内镜技术在胃肠癌治疗中的应用进展

1. 内镜黏膜切除术与内镜黏膜下剥离术

内镜黏膜切除术（endoscopic mucosal resection，EMR）是内镜下切除黏膜病变的主要方式，主要应用于良性病变的内镜下切除。其容易出现病变残留的缺点限制了其在早期胃肠癌治

疗中的应用。近20年发展起来的内镜黏膜下剥离术（ESD）是为了将较大黏膜病变整块完整切除而出现的内镜下病变黏膜切除技术，是应用于内镜下切除早期胃肠癌的标准治疗方法。

（1）内镜黏膜切除术：针对黏膜病变，利用高频电切除技术，将病变所在黏膜切除而达到治疗目的或做大块组织活检而协助诊断目的的内镜下操作技术。

基本的治疗器材类似于高频电切除术，主要为高频电发生器及电切圈套器等手控系统，可酌情选用钢丝带齿的圈套器、针状切开刀、前端带有绝缘体的切开刀等特殊器械，准备内镜下注射套管及肾上腺素、高渗盐水或生理盐水，应配制成1∶10 000的溶液。部分病例可能会使用到专用的、可套合于内镜前端的透明帽，其前端内边带有小沟槽，用时圈套钢丝可屈曲于沟槽内，当病变组织被吸入透明帽后再收紧钢丝，套住病变组织，然后退离透明帽，确认圈套合适后进行电切。经典的EMR过程为：黏膜下注射→高频电圈套切除。

由于实施该项手术时的创面往往较大，因而术前更应查清患者的出、凝血状态，如有异常，应先行纠正。

为确保病变部位的完整切除，术前可于病变周边黏膜应用高频电凝作为标志，然后于病变黏膜下注射1∶10 000的肾上腺素生理盐水或高渗盐水溶液，待病变部位完全隆起后用圈套器对病灶进行一次性圈套、电切，或借助透明帽将病变组织吸引后圈套、电切。

黏膜下注射一方面可将黏膜层抬起而利于安全地将病变所在的黏膜完整剥离，另一方面也有利于减少术后出血的危险。注射位点以利于圈套电切为选择，多选择在近镜头端或其左右方靶组织的周边正常黏膜处注射，从而使靶组织完全隆起，必要时可选择在远离镜端的靶组织的远侧进行黏膜下注射。尽量于一处注射而使靶组织完全隆起，以减少注射液流失的速度，必要时方进行多点注射。注射时注意靶组织能否完全隆起，如无法完全隆起，提示黏膜病变组织可能已有恶变，且已侵及黏膜下层，甚至固有肌层。如此时强行进行黏膜切除术，一方面可能无法将病变组织完全清除，另一方面易于导致消化道穿孔。故当黏膜下注射后靶组织无法完全隆起时，忌行黏膜切除术。如隆起受限考虑为瘢痕粘连，可酌情试用ESD的方式，尝试行病变切除，切出的标本应全部取出。分多次切除者，将标本取出后应尽量将其按原貌排列复原，固定后再送检，以便病理检查时能了解标本边缘的情况，尤其当切出来的组织有恶变情况时，复原后的标本对于判断恶变组织是否被完全切除，以及制订进一步的治疗措施极为重要。

（2）内镜黏膜下剥离术：为解决大块黏膜病变用EMR时难以达到整块切除，且对于有恶变者，其病变边缘无法评估，易于出现癌瘤组织残留的缺点；为了达到将病变组织大块、整块完整的切除，以利于术后病理对边缘与基底是否有癌瘤组织的评估的目标，ESD应运而生。

经典的ESD操作过程：病变周边电凝标记→黏膜下注射→病变周围黏膜环切→逐步剥离黏膜下层→完整切除病变黏膜→标本展平固定送检。术后酌情处理创面，包括止血、封闭等处理（图3-1-3）。

在病变范围的确定与辨别上，必要时可借助放大内镜、色素内镜等技术手段，以提高病灶边界辨别的准确度。

术前可借助放大内镜、色素内镜、EUS，必要时使用CT等多种手段进行评估，以及行黏膜下注射后病灶黏膜能否良好隆起作为能否实施ESD治疗的最后判断标准。对于术前病理无法确诊但高度可疑早期癌的病变，可考虑行诊断性ESD，根据ESD术后的病理结果进一步诊断。

对于可疑早期癌病例，应以规范的ESD方式，力图完整地切除肿物，并对标本做规范化的送病理检查前处理，以利于准确的病理诊断与评估，尤其是基底与切缘情况的评估。再结合病变性质与类型，综合评估是否已经完成治愈性切除，从而指导ESD术后的处理方案的制订。

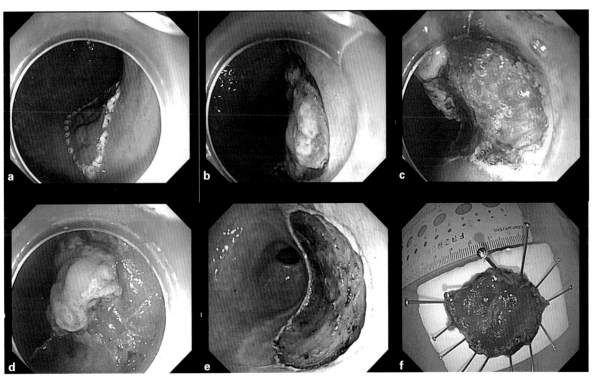

图3-1-3　胃窦病变ESD治疗过程
a. 标记；b. 环切；c、d. ESD；e. 术后创面；f. 标本。

（3）隧道法内镜黏膜下剥离术（endoscopic submucosal tunnel dissection，ESTD）：利用消化道管壁的解剖层次，将疏松的黏膜下层与固有肌层之间剥离开，建立一个黏膜下隧道，以期达到更快的病灶切除速度，并在完整切除早癌病灶的同时减少并发症的发生。ESTD是在ESD的基础上发展而来的，当管腔空间有限但病变面积较大时，ESD术中先剥离的黏膜会阻塞管腔，影响术野及操作空间，ESTD则保证了术中视野清晰及操作空间充分，可有效提高手术效率。ESTD操作过程：病变周边电凝标记→黏膜下注射→病变口侧及肛侧开口→逐步剥离黏膜下层，建立黏膜下隧道→逐步切开病变两侧，完整切除病变黏膜→标本展平固定送检。

2. 消化内镜下毁损技术在胃肠癌治疗中的应用进展

（1）高频电凝、微波治疗、激光治疗：在内镜辅助下借助高频电、微波、激光等产生热量，使病变组织凝固坏死而达到病灶毁损的目的。但该种疗法如果被应用于治疗胃肠癌，既无法获取完整病理组织标本，也无法准确判断有无肿瘤病灶的残留，因而不建议应用于胃肠癌或可疑胃肠癌的一线治疗。但对于晚期胃肠肿瘤的姑息性治疗，或局部内镜切除有残留却无外科手术条件的补充治疗，仍具有一定价值。

（2）光动力疗法（photodynamic therapy，PDT）：主要的原理是利用肿瘤细胞及正常组织对光敏剂有不同的亲和性，即肿瘤组织摄取和存留的光敏剂比正常组织要多，因此，在给予机体一定量光敏剂后，经过适当波长的光照，病变组织会产生具有细胞毒性的活性氧，在氧化作用下，细胞器的结构与功能被破坏，导致细胞凋亡与坏死，从而达到治疗肿瘤的目的。对胃肠癌而言，光动力疗法通常与消化内镜系统相结合进行，通过内镜活检孔导入光纤，可实现对腔内病灶的精准照光，同时可通过显示屏观察治疗情况。虽然光动力疗法治疗早期胃肠癌有一定疗效，但尚不能完全替代手术治疗，光敏剂对肿瘤组织的特异性和杀伤性还有待提高，而且目前所用的光源对胃肠壁的穿透能力有限，有待进一步技术开发。但光动力疗法可以与放疗和化疗联合应用于中晚期胃癌的治疗，可以在达到更好的治疗效果的同时减少放疗的副反应，提高患者的生存质量。

（3）放射性粒子：内镜辅助下应用内镜专业粒子植入器向肿瘤组织内植入放射性粒子（^{125}I粒子），通过^{125}I粒子发出的γ射线对肿瘤细胞进行近距离、低剂量、持续性、毁灭性的杀伤。该方法对于晚期胃肠癌，尤其是对合并梗阻、无手术机会的患者生存质量的改善具有一定应用价值。

3. 消化内镜下止血技术在胃肠癌治疗中的应用进展

胃肠癌的内镜治疗，包括胃肠早期癌的ESD等治疗及支架植入术后出血等，除了涉及内镜下切除的内镜技术，高质量地处理与内镜治疗相关的出血情况是开展相关治疗的先决条件。

（1）内镜注射止血术：在内镜直视下经内镜注射针将止血药物注射于出血血管中或出血血管旁，注射深度不超过黏膜下层，通过局部黏膜下层液体的浸润、压迫及药物引起的血管收缩和栓塞作用来达到止血目的。常用的止血药物包括1∶10 000肾上腺素溶液、无水乙醇、凝血酶、5%鱼肝油酸钠及1%乙氧硬化醇等。

（2）内镜热凝固止血术：其治疗原理是利用高温使蛋白变性凝固从而达到止血目的。现有的方法是用电直接产生热量（热电针）或产生射频能量（双极电凝）并在通过组织时再转化成热量。临床常用的氩离子凝固术和高频电凝术各有优劣，其中氩离子凝固术为非接触性，而高频电凝术治疗时需接触靶组织以达到止血目的。

（3）内镜金属夹止血术：内镜金属夹止血术已成为治疗消化道出血的有效方法之一。该法适用于直径<3mm的血管破裂出血及局灶性出血，对小动脉出血的治疗效果更好。其治疗原理是利用机械力量将病灶连同附近组织紧箍，将出血的血管夹闭止血，伤口愈合后金属夹会自行脱落，随粪便排出体外。

（4）内镜下OTSC吻合夹止血术：OTSC有3种直径（11mm、12mm、14mm）、2种深度（3mm、6mm）和3种齿型（无损齿、创伤齿和胃造口闭合齿），一般无损齿和创伤齿被用于止血。将OTSC安置在内镜前端透明帽上，通过专用抓持钳及负压吸引将目标病灶组织拉入帽内，利用配套旋转扳机系统经连线将类似熊爪的吻合夹"释放"，OTSC脱离帽后迅速将缺损周围组织咬合在一起，起到止血和闭合穿孔作用。

4. 消化内镜下闭合技术在胃肠癌治疗中的应用进展

ESD可以完整切除大块病变黏膜的革命性进步开启了早期胃肠癌内镜下超微创治疗的可能，改变了部分早期癌的治疗方式，极大地避免了传统外科治疗带来的较大创伤。然而，ESD对于切除技术的较高要求以及易出现穿孔等并发症限制了ESD技术的开展，高超的内镜创面闭合技术是开展ESD等穿孔高风险内镜下治疗操作的先决条件。

（1）内镜金属夹闭合术：金属夹闭合术是内镜治疗中创面闭合的最主要手段。不同品牌、规格的金属夹有不一样的张开幅度、长度及可重复闭合次数。应根据创面缺损大小特点选择合适的金属夹。金属夹张开幅度11～16mm，尽量抓取穿孔边缘足够组织，按一定顺序依次夹闭（如张力从小到大、创面由远及近等）。对于1cm以内穿孔，金属夹闭合成功率可高达98%～99%。

（2）内镜尼龙绳荷包缝合术：内镜尼龙绳荷包缝合术是通过尼龙绳联合金属夹缝合而达到闭合的目的。创面上放置张开的尼龙圈，将创面边缘与尼龙圈等距离夹闭3枚以上金属夹，再通过收紧尼龙圈聚拢钛夹，封闭病变，适用于较大的创面缺损的闭合。为防止张力过大使收紧的尼龙圈绷开脱落，可采用2个尼龙圈结扎创面的方法，起到双保险的作用，降低创面裂开发生率。此种缝合方法可在双钳道或单钳道内镜下实施。对于较大的创面，可同时配合内镜尼龙绳荷包缝合术和内镜金属夹闭合术以达到更好的闭合效果。如图3-1-4所示。

（3）内镜下OTSC吻合夹闭合术：作用原理详见内镜下OTSC吻合夹止血术。相比内镜金属夹闭合术，OTSC吻合夹夹取组织更多、缝合组织层次更深，单个OTSC可封闭15mm以内的创面，多个OTSC联用可封闭30mm以内的创面。OTSC对于创面的初始或补救治疗均是安全有效的，而且它的优点是一步完成创面闭合或穿孔修补，节约操作时间，但对于创面呈切线的部位，病变抓取难度较大。部分研究表明，OTSC还可运用于<10mm的瘘口封闭。

（4）内镜下针式缝合闭合术：目前应用较多的有OverStitch缝合系统，由末端帽、缝针驱动把手及锚交换导管组成。末端帽被安装在内镜末端，安装着带有铰链的弯曲空心缝合针，可沿弧线形状进行开合，缝针驱动把手及锚交换导管用来控制缝合臂的开合及缝针的伸缩。该法的优点是不依赖负压吸引将组织吸入套管内进行缝合或结扎，故可对所需缝合组织的深度进行更好的预测及控制，且应用于消化道穿孔封闭时不受具体穿孔大小的限制。

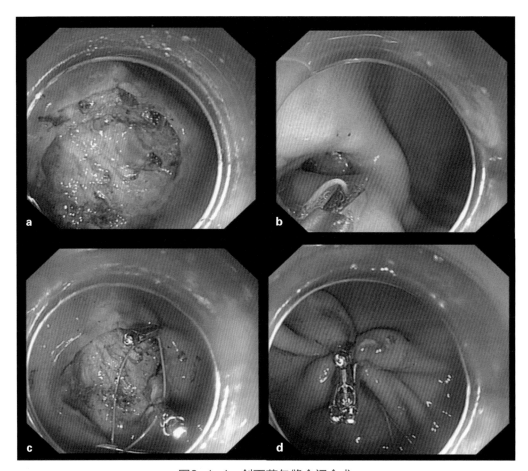

图3-1-4　创面荷包缝合闭合术

a. ESD后黏膜创面；b. 尼龙绳和第1枚金属夹；c. 2枚金属夹固定后；d. 尼龙绳收紧后。

5. 消化内镜引流与再通技术在胃肠癌治疗中的应用进展

如果说内镜下切除、止血和闭合技术是实现早期胃肠癌内镜超微创治疗的基石，那么内镜的引流与再通技术则是胃肠癌并梗阻的患者症状改善的福音。当胃肠肿瘤进展到梗阻的程度，患者通常会出现腹胀、腹痛、停止排气排便等症状，由于梗阻时间长或者全身条件差，往往缺乏良好的手术条件。此时可通过内镜下引流及再通技术，改善梗阻状态，帮助患者等待手术时机，或达到姑息性治疗的目的。

（1）内镜下肠梗阻导管置入术：内镜下肠梗阻导管置入分为经鼻型和经肛型。

经鼻型肠梗阻导管置入是内镜辅助下将经鼻型肠梗阻导管经鼻腔插入上消化道尽可能深处，使其进入胃内、幽门下甚至十二指肠屈氏韧带远端，并借助导管前端水囊重力及随肠蠕动而继续向肠腔肛侧端运动，部分最终可以达到梗阻部位附近，从而引流梗阻近端的消化液等，达到使症状缓解的目的。它主要用于缓解肠梗阻腹胀、腹痛等症状。充分引流后随着水肿减轻等，部分肠梗阻症状可得到缓解。引流后还可通过肠梗阻导管注入造影剂进行造影检查，有利于对梗阻部位情况进行进一步明确。

经肛型肠梗阻导管置入是通过内镜将导管送至肠腔狭窄部位近端，使得梗阻部位近端的肠内容物通过导管引流出来，从而达到临时解除梗阻、缓解症状的目的。除了解除结直肠梗阻以外，它还有冲洗结直肠、恢复肠内营养等优点。

内镜下置入肠梗阻导管时，建议用透视辅助，以提升导管插入的准确性、安全性和有效性。

（2）内镜支架置入术：内镜支架置入术就是在内镜直视和X线透视辅助指引下，在狭窄部位释放金属支架，支撑狭窄的管腔，从而达到解除梗阻的目的（图3-1-5）。胃肠癌引起的梗阻多见于食管胃结合部梗阻、胃十二指肠流出道梗阻以及结直肠梗阻等。目前使用较多的金属支架是自膨式金属支架。一方面，通过支架置入可恢复肠内营养，减轻胃肠黏膜水肿，降低术后吻合口瘘形成率和术后死亡率，同时降低对结肠或者回肠造口的需求。另一方面，通过支架置入缓解梗阻后即可恢复进食，为进行新辅助化疗创造条件。对于手术有高风险的患者，通过支架置入缓解梗阻，可以更好地等待手术时机。对于行姑息性治疗的患者，置入支架恢复饮食，可改善患者晚期生活质量。

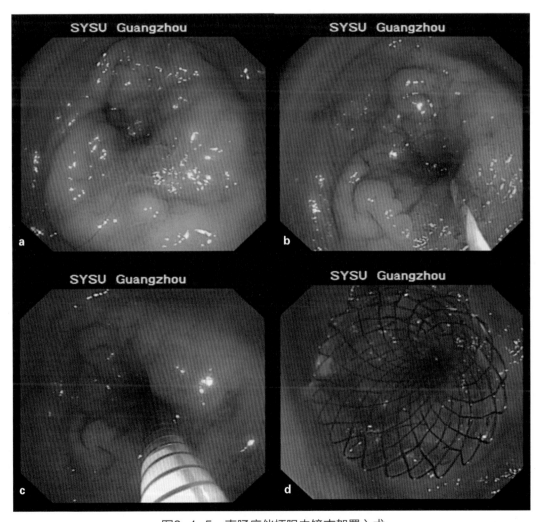

图3-1-5　直肠癌伴梗阻内镜支架置入术

a.全周性肿瘤堵塞肠腔；b.导丝插入；c.沿导丝引入支架；d.支架释放张开后。

四、早期胃癌的内镜治疗策略

早期胃癌是指胃癌病变位于黏膜或黏膜下层，无论病灶大小及是否有淋巴结转移。由于内镜治疗属于局部治疗，故应用内镜技术（EMR/ESD）切除早期胃癌的原则是胃癌没有发生淋巴结转移，且病灶能够一次性完整切除。对于术前高度疑诊或确诊的早期胃癌患者，ESD是整块完整切除病变的首选内镜治疗方式。

首先，术前预测淋巴结转移可能性。根据一项中国胃肠肿瘤外科联盟数据，在接受腹腔镜手术或开腹手术的早期胃癌患者中，pT1a患者的淋巴结转移率为5.7%，pT1b患者的淋巴结转移率为19.3%。通过内镜图像判断淋巴结是否存在转移较为困难。研究数据表明，可以通过原发病灶的组织类型、病变范围、浸润深度及是否存在溃疡，来尽可能预测淋巴结转移的可能性，从而决定其是否适合内镜治疗。一方面，通过放大染色内镜技术初步判断病变组织类型，通过病理活检进一步明确组织类型。另一方面，病变大体形态的判断、放大染色内镜下病变的微结构观察、超声内镜技术，还有以黏膜下注射技术为主的抬举征试验，均可对病变的浸润深度有进一步的提示，必要时还可借助CT、MRI等检查。在此理论基础上，各指南制定了早期胃癌内镜下切除的适应证。

参考2015版欧洲ESGE指南、2016版美国NCCN指南、2018年日本胃癌学会制定的第5版胃癌治疗指南，以及一项ESD扩大适应证前瞻性临床试验（JCOGO607）结果，国内目前建议的早期胃癌内镜下切除的绝对适应证为：

（1）无合并溃疡的分化型黏膜内癌（cT1a）。

（2）病灶最大径≤3cm，有溃疡的分化型黏膜内癌（cT1a）。

（3）胃黏膜高级别上皮内瘤变。

扩大适应证为：

（1）病灶最大径≤2cm，无溃疡的未分化型黏膜内癌（cT1a）。

（2）病灶最大径≤3cm，无溃疡的分化型浅层黏膜下癌（SM1）。

除以上条件外的早期胃癌，伴有一般情况差、外科手术禁忌证或拒绝外科手术者可视为ESD的相对适应证。

其次，要保证病变能被一次性完整切除。传统的EMR采用圈套切除技术，存在不能一次切除的缺陷及风险。与EMR相比，ESD不受病变大小和溃疡的限制，可整块切除病灶，为精准的病理评估提供了有价值的组织，有利于早期胃癌的治愈性切除。

最后，对内镜切除标本进行规范化的病理评估，评价病变是否实现治愈性切除，继而制订针对性的后续治疗或随访方案。规范化病理学报告需描述肿瘤的大体形态、大小、病理组织学分型、分化程度、肿瘤浸润深度、黏膜状态和切缘情况以及有无脉管浸润，以确定内镜下切除是否达到完全切除或者是否需要补充治疗。国内对早期胃癌内镜切除术后治愈性的评估体系主要参考日本消化内镜学会制定的早期胃癌内镜下切除指南，根据是否合并溃疡、病灶大小及浸润深度，分为治愈性切除（eCura A）、扩大治愈性切除（eCura B）和非治愈性切除（eCura C-1和eCura C-2），具体如下。

（1）eCura A：无合并溃疡的分化型黏膜内癌（pT1a），或合并溃疡、病灶直径≤3cm的分化型黏膜内癌（pT1a）。建议每6～12个月进行内镜随访。

（2）eCura B：无溃疡、病灶大小≤2cm的未分化型黏膜内癌（pT1a），或病灶直径≤3cm的分化型浅层黏膜下癌（SM1，黏膜下侵犯深度＜500μm）。建议每6～12个月进行内镜检查和腹部超声或CT随访。

（3）eCura C-1：未实行整块切除或水平切缘阳性，但满足eCura A或eCura B的其他条件的分化型癌，建议行补充治疗（手术或非手术）或密切随访。局部治疗包括再次行ESD或内镜下消融治疗等。考虑到ESD的热效应，也可密切随访。

（4）eCura C-2：未满足以上条件的情况，病理提示淋巴结转移风险高，包括病灶最大径＞3cm，伴有溃疡的黏膜内癌；病灶最大径＞3cm的分化型浅层黏膜下癌（SM1）；浸润深度达到SM2的黏膜下层癌；病灶最大径＞2cm的未分化型黏膜内癌。建议追加手术治疗，或充分知情后密切随访。一旦发现局部复发，追加外科手术治疗。

80%以上的eCura C患者并未出现局部复发或淋巴结转移，而ESD术后立即追加手术的eCura C患者与ESD术后发生局部复发再行手术的患者，在预后方面并无显著差异。因而，eCura C患者是否需要立即追加手术尚需更详细的临床研究数据。

尽管有许多影像学检查，甚至活检病理检查能对胃癌的情况进行全面的术前诊断与评估，但往往会存在一定的局限性，部分情况需于内镜治疗术中甚至术后病理检查后才能得出准确的临床诊断。黏膜下注射后病变能否良好隆起是能否实施ESD的最后判断标准，但对于有反复溃疡及通过活检等考虑有瘢痕粘连因素者，则视为ESD切除的相对禁忌对象；而术后完整的病理诊断则是判断ESD能否达到及是否达到治愈性切除的最后标准。

内镜切除禁忌证：明确淋巴结转移的早期胃癌、癌症侵犯固有肌层、患者存在凝血功能障碍。

五、早期结直肠癌的内镜治疗策略

癌细胞穿透结直肠黏膜肌层浸润至黏膜下层，但未累及固有肌层，为早期结直肠癌（pT1期）。上皮重度异型增生及没有穿透黏膜肌层的癌称为高级别上皮内瘤变，包括原位癌和局限于黏膜层但有固有膜浸润的黏膜内癌。根据日本的研究统计，外科手术治疗T1期结直肠癌的5年生存率达89.4%～95.0%，内镜切除（endoscopic resection，ER）Tis（Tis指原位癌）结直肠癌和T1期结直肠癌的5年生存率分别为100%和96%。因此应用内镜技术（EMR/ESD）切除早期结直肠癌具有显著的疗效和优势。

术前准确判断肿瘤大小、浸润深度、范围以及有无淋巴结侵犯是选择合理治疗方式的关键。故决定行内镜下切除前，可依据病变大体形态、放大染色观察病变腺管开口分型、超声内镜、抬举征是否为阴性等技术获取初步肿瘤浸润深度的信息，必要时还可通过CT、MRI等检查为TNM分期提供参考。

原则上，没有淋巴结转移或淋巴结转移风险极低、使用内镜技术可以完整切除、残留和复发风险低的结直肠癌前病变及早期癌均适合进行内镜下切除。

早期结直肠癌内镜下的适应证：黏膜下浸润深度<1 000μm（SM1）的中或高分化腺癌。须根据病变大小、特点、位置及技术条件，选择合适的内镜下切除方式，包括EMR或/和ESD，原则是尽可能达到一次性整块完整切除，并力求达到切缘阴性，避免肿瘤组织残留。相比EMR，ESD能最大限度达到病变的整块完整切除，最大限度确保切缘阴性，对于术前疑诊或确诊的早期结直肠癌的内镜治疗，应将ESD作为首选。

术后须将标本展平固定送检，进行连续病理切除检查，评估肿瘤的组织学分型、分级、浸润深度、是否有淋巴血管侵犯、垂直切缘情况等，以指导后续治疗方案的制订。如果术后结合病理评估提示其具有预后良好的组织学特性：中或高分化腺癌、黏膜下浸润深度<1 000μm（SM1）、无淋巴血管侵犯、垂直切缘阴性（低危组），则已经达到治愈性内镜切除标准，由于追加与不追加外科手术者远期预后相当，故无须追加外科手术，只需术后密切复查追踪。如果术后结合病理评估提示其具有预后不良好的组织学特性：低分化腺癌或印戒细胞癌或黏液癌、黏膜下浸润深度≥1 000μm、淋巴血管侵犯、垂直切缘阳性（肿瘤距电灼切缘<1mm）、浸润最深部位有高级别肿瘤芽（2级或3级）（高危组）则需追加外科手术治疗。对于无法整块完整切除，切缘无法评估者，均视为切缘阳性，需考虑追加外科手术治疗。

尽管有许多影像学检查，甚至活检病理检查能对结直肠癌的情况进行全面的术前诊断与评估，但往往会存在着一定的局限性，部分情况需于内镜治疗术中，甚至术后病理检查后才能得出准确的临床诊断。黏膜下注射后病变能否良好隆起是能否实施ESD的最后判断标准，而术后完整的病理诊断则是判断ESD能否达到及是否达到治愈性切除的最后标准。

对于以下情况，应先处理患者相关情况后择期进行内镜下治疗：伴血液病、凝血功能障碍及服用抗凝剂，凝血功能尚未纠正的患者；患者处于肠道急性炎症活动期，如活动性溃疡性结肠炎；高热、衰弱、严重腹痛、低血压者；肠道准备不良、不配合者。

对于以下情况，应慎重选择内镜切除治疗：环腔全周、累及多个皱襞等评估技术难度大、穿孔风险高的病变；家族性大肠息肉病，林奇综合征；同时伴发大肠另一部位进展期癌，预计外科手术可一次性切除；伴其他器官恶性肿瘤，预期寿命短；肿瘤位置不利于内镜治疗者。

早期结直肠癌内镜切除诊疗禁忌证包括：术前判断发生黏膜下深度浸润、固有肌层侵犯、淋巴结转移甚至远处转移，美国麻醉医师协会（ASA）分级Ⅲ级及以上经评估无法耐受内镜手术，无法行肠道准备（如肠梗阻等），有其他肠镜检查禁忌证。

（李初俊　伍秋宁）

第二节　双镜联合在胃肠癌诊治中的应用

内镜是胃肠道最直观的检查手段，通过内镜检查可以直接观察胃肠道肿瘤以及获取病理活检，通过内镜还可以对胃肠道癌前病变或早期癌进行治疗。1987年腹腔镜手术的兴起使微创手术成为外科手术的重要方式。近年来，随着腹腔镜外科、内镜外科等微创外科技术的不断发展和成熟及外科理念的不断更新，"安全、有效、合理、微创"的外科手术已成为现代外科发展的主流。经过腔镜外科和内镜外科医师的共同探索，双镜联合技术（combined laparoscopic-endoscopic technique）——腹腔镜与软式内镜联合技术已逐渐发展成为较为成熟的微创手术方式。

双镜联合充分发挥了软硬镜各自的优势，取长补短，相互配合，弥补了单一内镜或腹腔镜技术的不足，使某些临床棘手问题迎刃而解，进一步拓展了微创技术的应用领域。近年来，该技术在胃肠道肿瘤诊治中的应用价值也越来越受到外科医生的重视，一些外科医生已经进行了这方面的工作和尝试并获得了可喜的结果。双镜联合切除胃肿瘤在2014年被纳入日本的国家医疗保险目录，该技术在日本已经得到广泛开展。

一、双镜联合技术的应用基础

早期发现、早期治疗是改善胃肠道肿瘤预后唯一有效的方法。部分早期胃肠癌可以通过局部切除达到根治的目的，根据肿瘤的大小、浸润深度等，可以选用内镜或腹腔镜切除。随着消化道内镜治疗技术和器械的发展，胃肠道早期癌、癌前病变甚至黏膜下肿瘤均可通过内镜治疗。当胃肠道肿瘤不能行内镜治疗时，腹腔镜是微创治疗的一个重要方法。目前，腹腔镜手术已成熟应用于胃肠道良、恶性肿瘤的手术治疗中，成为主要的手术方式之一。

然而，无论是内镜治疗还是腹腔镜手术都各自存在一定的局限性。内镜在胃肠道肿瘤的诊疗过程中的作用愈来愈重要，但单纯的内镜下治疗仍存在局限性及潜在风险：①内镜治疗对于体积较大的肿瘤（直径＞5cm）操作难度高。②内镜治疗对于较大的广基息肉或黏膜下肿瘤很难将其完整切除。③内镜治疗对于一些特殊部位的肿瘤较难将其切除，如回盲部、结肠肝曲、结肠脾曲、乙状结肠、胃贲门、胃幽门管等。④内镜直视下无法判断肿瘤的良、恶性及浸润深度，有切除范围不足及切缘阳性的可能。⑤内镜治疗通常依靠电切割完成，电切割可导致穿孔和出血等并发症，这又常常造成中转开腹手术。腹腔镜胃肠道手术发展至今，已被证实与开腹手术有相同的治疗效果，且有创伤小、恢复快、术后患者生活质量高等优势。但相比内镜手术，腹腔镜手术仍具有较大创伤，对于良性息肉或早期非浸润性病变，局部切除或内镜切除已足够，如因内镜切除困难而直接行根治手术，哪怕是腹腔镜下根治手术，亦属不必要的过度治疗。因此，应在内镜治疗与腹腔镜治疗之间再找到一个合适的切入点，以扩大内镜治疗的适应证，进而为合理治疗胃肠道肿瘤提供一项重要治疗手段。此外，腹腔镜手术缺乏开腹手术医师手的精细触觉，对完全腔内生长、病灶小或浆膜外观正常的结直肠肿瘤及位于胃后壁、胃小弯侧、贲门部肿瘤的定位判断有一定困难，难以判断切缘。基于内镜与腹腔镜治疗的微创优势及存在的局限性，双镜联合便发挥出了其独特优势，避免了因接受传统开腹手术而造成的"小病变、大创伤"的不合理治疗模式。

二、双镜联合技术的形式和原则

双镜联合技术是指腹腔镜（硬镜）和内镜（软镜）在同一手术中联合应用的技术，在国内外的文献报道中有多种不同的提法。其在胃肠道手术中应用主要有两种形式：腹腔镜辅助内镜手术（laparoscopy-assisted endoscopic technique，LAET）和内镜辅助腹腔镜手术（endoscopic-assisted laparoscopic technique，EALT）。手术的原则是：①整块完整切除肿瘤。②最大限度保留正常组织。③最少的手术污染。④避免胃肠道狭窄。

三、双镜联合的技术要求

与其他新兴微创技术（如单孔腹腔镜手术、经自然通道腔镜手术等）不同，双镜联合技术是将腹腔镜和内镜这两项本身已经成熟的技术在手术中联合应用，以期达到更合理、更微创的治疗目的。因此，双镜联合技术所涉及的设备和手术器械也是目前腹腔镜手术和治疗性内镜手术的常用设备和器械。其技术基础包括腹腔镜基本手术技术、腹腔镜胃肠道手术技术、基本内镜操作技术和内镜下治疗操作技术（包括内镜黏膜切除术、内镜黏膜下剥离术、内镜全层切除术等），也就是说双镜联合手术的术者需要同时具备腹腔镜和内镜技术，或者由腹腔镜外科医生和内镜医生共同完成手术。

四、术前评估与讨论

胃肠肿瘤双镜联合手术的术前评估主要包括肿瘤定位、肿瘤的浸润深度、肿瘤的病理诊断以及手术方案确定等。肿瘤定位的准确，依赖于术前检查。术前应行内镜检查，在内镜的直视下可以清楚看到病变部位及形态，并获取活检组织进行病理诊断。对于来源于黏膜下层及肌层的病变，如胃肠道间质瘤，无法通过内镜直观判断侵犯深度，也无法通过活检取到更深层次的组织，恶性程度的判断主要依赖于免疫组化检查（分裂指数、CD117等）。术前结肠镜检查也面临同样的问题，无法判断黏膜下病变或恶变息肉的浸润深度，检查时肠道充气、肠管伸缩移位及检查者主观定位判断等因素均可造成定位的不准确。肿瘤来源层次的定位，对手术方式的选择有重要意义，因此，术前行EUS等对肿瘤来源层次及浸润深度的判断有很大的帮助。术前CT检查对于胃肠道肿瘤也非常重要，除了协助定位以外，也可对局部肿瘤的深度、周围淋巴结情况以及远处脏器情况进行评估。双镜联合实施前，应对手术方案进行讨论，讨论人员应该包括外科医生、内镜医生，必要时应邀请放射科、病理科医生等协助确定方案，同时制订手术实施步骤。

五、双镜联合手术的临床应用

（一）腹腔镜辅助内镜手术

LAET过程中腹腔镜严密监视内镜切除肿瘤过程，并且能够对可能出现的穿孔、出血等并发症做及时处理。在内镜切除肿瘤的过程中，可运用腹腔镜推挡、牵拉胃壁或肠壁，必要时还可以游离部分胃壁或肠壁，使肿瘤更明显地暴露于内镜下以便于切除。如果出现内镜下无法修补的穿孔、无法控制的出血等并发症，可以在第一时间使用腹腔镜做出处理，避免时间的延误和二次手术。常规治疗方式有内镜黏膜切除术（EMR）、内镜黏膜下剥离术（ESD）、内镜全层切除术（EFR）等。LAET适用于内镜下可切除、浸润深度不超过黏膜下层的所有良性或恶性病变。

结肠镜治疗结直肠息肉过程中经常能遇到息肉恶变，息肉越大其恶变概率就越大，直径＞2.5cm的息肉恶变率在结肠和直肠中分别达51%和34%。但研究表明只要恶变未突破黏膜下层浅层，就能够在内镜下将其完整切除，即可达到根治性。因此对于良性息肉或未突破黏膜下层浅层的恶变息肉，内镜下切除是创伤最小的首选治疗方式。而息肉的大小、部位、形态是造成内镜治疗困难、引起并发症的主要原因。特殊部位的结直肠难治性息肉（如肝曲、脾曲、瓣后等），由于角度限制，单纯肠镜无法顺利实施治疗操作；对于体积较大或广基无蒂柄的息肉，单纯内镜下的息肉摘除不仅操作困难，而且易发生穿孔、出血等并发症；此外，越靠近升结肠，单纯内镜治疗的操作难度就越大，并发症风险也随之增大。然而腹腔镜的辅助，使手术操作的难度降低，因内镜切除引起的并发症对患者造成的额外创伤能够明显减小，提高了内镜治疗的安全性及肿瘤的切除率。Hensman等报道，在腹腔镜辅助性肠段操作的帮助下，内镜圈套切除甚至能应用于肠壁较薄的盲肠。Franklin等报道，LAET与单纯内镜手术在恢复时间上没有差别。在内镜切除肿瘤或息肉的同时可做普通活检，如病理证实为浸润性肿瘤，则可追加行根治术。值得一提的是LAET中内镜仍在治疗中占主导地位，腹腔镜只是起到辅助和监视作用，因此手术创伤仍与内镜相仿，即达到了减少创伤和避免过度治疗的目的。

对于分化较好、局限于黏膜层、无淋巴血管转移的早期胃癌，直径<3cm的病灶可行内镜治疗；而直径>3cm局限于黏膜的肿块，或未突破黏膜下层浅层且直径<3cm、无溃疡浸润的病灶，无淋巴血管转移的早期胃癌，ESD可切除整块肿瘤，内镜治疗均可在腹腔镜保护下进行。

（二）内镜辅助楔形切除

内镜辅助楔形切除术（endoscopy-assisted wedge resection，EAWR）适用于体积较大、在黏膜下生长及来源于肌层等内镜下无法切除的良性肿瘤。在术中，肿瘤切除主要由腹腔镜完成，而内镜起对肿瘤精确定位作用，避免腹腔镜下的"盲目"操作而造成的额外创伤。文献报道在双镜联合术中大部分肿瘤通过内镜定位，只有23%由腹腔镜定位。除此之外内镜的其他辅助作用还有：在手术过程中提供腔内视野，对肿瘤的暴露、切割器的放置及手术方式的选择有所帮助；在切除后检查切除是否完整，以及吻合口是否有出血、狭窄等并发症。双镜联合技术不仅避免了"小病变、大创伤"（胃部分切除及肠段部分切除），其疗效也得到了许多学者的验证。在胃的肿瘤手术中，EAWR术式通常被用于胃前壁及胃大、小弯处的肿瘤。在双镜联合定位后，切除胃前壁肿瘤时可以在肿瘤周围利用组织钳或缝线牵引的方式将病变的胃壁牵拉起来，然后将切割器置于肿瘤后部，完整地将肿瘤切割下来，同时要保证切缘阴性；切口缝合后，内镜下可以再次检查吻合口，明确有无吻合口出血、狭窄等并发症。值得注意的是，位于贲门或幽门管处的肿瘤，如用楔形切除术，贲门及幽门管将有部分被切除，吻合后易造成管腔狭窄，因而有学者推荐使用开腹手术。双镜联合技术可以使这类患者免受开腹手术的巨大创伤。Hiki等运用一种新的双镜联合手术方式，突破了双镜联合应用上的限制。其手术方式为：先在内镜下在肿瘤周围做标记，然后用头部绝缘的热透电刀沿标记环切肿瘤3/4周并做一个人为穿孔，随后腹腔镜通过穿孔沿着内镜环切路径切穿胃壁，将肿瘤牵引出腔外后，最后1/4处的胃壁连同肿瘤被切除，最后再将切口缝合。在保证完整切除肿瘤的前提下，肿瘤周围仅有最少的胃壁被切除，在贲门及幽门管处，切口建议手工缝合，因为缝合器需要更多的空间。Hiki等运用这种手术方式，不但减轻了患者所受的创伤，还使双镜联合不受到肿瘤位置的限制（除了胃后壁肿瘤），虽然仅施行7例，而且术后短期结果还有待验证，但对广大腹腔镜医师还是有一定的启发意义。在结直肠肿瘤EAWR手术中，由于肠道解剖位置及结构的特点，游离肠段和较扩张肠腔的部位如横结肠、乙状结肠是适宜行EAWR的部位，升结肠、降结肠尤其是结肠肝曲和脾曲部位的肿瘤行EAWR时必须充分分离肠段，并特别注意楔形切除肠壁易造成的肠腔狭窄。对于病变广泛，多发的良性肿瘤，可行内镜辅助肠段切除术，内镜的精确定位能够避免腹腔镜下广泛移动翻转操作肠段。

（三）内镜辅助经腔切除术

内镜辅助经腔切除术（endoscopy-assisted transluminal resection，EATR）适用于位于胃后壁而无法行EAWR的良性肿瘤。内镜下定位肿瘤后，腹腔镜下切开胃前壁，腹腔镜进入胃腔，用缝线或组织钳提起带有肿瘤的胃壁，最后切除肿瘤。内镜在此过程中，对腹腔镜进入胃腔起重要作用，首先通过观察内镜屏幕，腹腔镜医师可以明确肿瘤所在胃后壁的位置，然后利用透照技术，使腹腔镜切开胃前壁时能够避开大血管。肿瘤切除后，内镜观察前后壁吻合口情况。还有另外一种类似的技术——腹腔镜胃内切除术，不同的地方是，两个Trocar穿过腹壁后再穿过胃前壁直接进入胃腔，内镜在腹腔镜胃内切除术中起到相同的辅助作用。有报道1例用腹腔镜胃内切除术切除贲门黏膜下肿瘤，取得良好治疗效果。由于肠腔较胃腔狭窄，行类似腹腔镜胃内切除术的手术方式具有较大的难度。因此对无法行EAWR，靠近肠系膜的良性肿瘤，EATR是很好的选择。内镜下定位后，腹腔镜以类似的方式进入肠腔，提起肿瘤并切除，缝合切口后由内镜做再次检查。

（四）非暴露性双镜联合技术

非暴露性双镜联合技术（combined laparoscopic and endoscopic approach for neoplasia with a non-exposure technique，CLEAN-NET）是一种新的双镜联合不打开胃腔行胃壁切除的手术方式。在腹腔镜下切开浆膜及固有肌层，保持黏膜完整性，把胃黏膜组织向胃外牵拉后再全层切除。CLEAN-NET操作过程：先在内镜下标记，在标记点处腹腔镜下行4点丝线全层缝扎标记牵拉；内镜下行黏膜下注射把黏膜层与固有肌层/浆膜层分离，腹腔镜下沿缝扎线标记点外侧切开浆膜层及固有肌层；牵拉4处缝扎线，把肿瘤及暴露的黏膜组织向胃腔外牵拉，腹腔镜下用切割闭合器在肿物浆膜固有肌层切开线外侧行全层切除及闭合。CLEAN-NET是非暴露性胃壁全层切除，可以防止胃内容物污染腹腔。行黏膜下肿物切除时，因为需要牵拉裸露的黏膜层，为了避免黏膜撕裂，肿物直径最好不超过3cm，如果切除的是早期胃癌，则肿物大小可以稍增大。另外，由于切除线是在浆膜面确定的，因此利用内镜辅助切除线以达到肿瘤完整切除是非常重要的。

（五）非暴露性胃壁切除手术

非暴露性胃壁切除手术（non-exposed endoscopic wall-inversion surgery，NEWS）是另外一种新近报道的非暴露性胃壁全层切除手术方式，同样可以避免腹腔感染或肿瘤播散。与CLEAN-NET类似，NEWS先在内镜下定位并行黏膜下注射，把黏膜层与固有肌层/浆膜层分离；腹腔镜下切开浆膜层及固有肌层，并且在切缘外侧缝合浆膜层切口，把肿物内翻进胃腔内；最后在胃腔内通过ESD方法行黏膜、黏膜下层环周切开，切除的标本经口取出。肿物大小同样是实施NEWS的限制因素，一般来说适用于直径＜3cm的肿物。另外某些部位，如胃食管结合部、幽门管处也无法实施NEWS。

（六）内镜辅助腹腔镜下前哨淋巴结活检

前哨淋巴结（sentinel lymph node，SLN）为接受原发肿瘤淋巴引流的第一级淋巴结，最先反映肿瘤的淋巴转移情况，是进行病理学检查和指导是否需要进行广泛淋巴结清除术最有价值的淋巴结。前哨淋巴结活检（SLNB）的概念是由Cabanas于1977年在治疗阴茎癌的过程中提出的，他通过淋巴血管造影的方法，发现阴茎鳞癌的淋巴转移总是首先到达一个特定的区域，即腹股沟的股静脉与大隐静脉汇合处。他将这个最先接受肿瘤淋巴回流且最早发生转移的淋巴结命名为SLN，并指出SLN是首先接受原发肿瘤淋巴回流的区域淋巴结，也是最先发生转移的淋巴结，如果SLN有肿瘤转移，那么其他淋巴结即非前哨淋巴结（non-sentinel lymph node，N-SLN）也很可能有转移，患者需要接受规范的淋巴结清扫，反之，N-SLN也不大可能发生转移，故大范围的淋巴结清扫并非必须。这就是SLN活检的理论基础。

腹腔镜辅助的胃癌外科手术目前方兴未艾，对早期患者行腹腔镜的缩小手术，技术相对简单，但因为术前精确分期困难和无法准确判断周围淋巴结的转移状态，既往制定此类手术适应证的依据只是回顾性分析的经验总结。SLN活检可准确反映肿瘤区域淋巴结的转移情况。其主要目的之一是尽量使手术微创化，而腹腔镜是外科微创的主要手段，如能将内镜SLN活检和腹腔镜技术结合，在行腹腔镜辅助的胃癌根治手术前，行腹腔镜下SLN活检。术前经内镜将染色剂注射在病灶四周黏膜下层，或者术中注射于病灶四周的浆膜下层等，在腹腔镜下寻找最先被染色的淋巴结，并将SLN切除活检。根据SLN转移阴性的检测结果，就可以直接行腹腔镜保留或不保留幽门的胃部分或楔形切除加D0或D1淋巴结清扫，从而缩小胃切除和淋巴结清扫的范围，最大限度地保护机体的免疫器官功能。这样就避免了腹腔下复杂的D2淋巴结清扫，使缩小的限制性手术有了可靠依据。

（七）内镜辅助腹腔镜非切除性手术

适用于需要内镜辅助的非切除手术，包括腹腔镜胃底折叠术、腹腔镜袖状切除术、腹腔镜胃转流术等。在该技术中，腹腔镜完成手术的主要部分，内镜起到引导、支撑、定位等辅助作用。

六、双镜联合手术存在的问题

双镜联合手术需要多学科合作，可能会出现手术医师、内镜医师、麻醉医师、护士等互相等待的问题，延长了手术时间。今后需要培养一批能同时掌握内镜和腹腔镜技术的新型医疗技术人才。麻醉机、腹腔镜、内镜等各种仪器可能会因手术室的空间较小而出现摆放困难的问题，但近几年出现的腹腔镜与内镜整合为一的工作平台，即一体化手术室，可有效地节约手术室的空间，便于操作，同时也将进一步促进双镜联合技术的发展。另外，个别内镜医生一味追求单纯内镜下切除较大的肿瘤，会使手术时间延长并增加风险，如改用腹腔镜手术会更省时、更安全。总之，只要合理使用双镜联合技术，严格把握各种手术适应证，就能显示出这项技术的最大优势。

七、双镜联合技术面临的挑战与展望

双镜联合技术作为一项新兴的微创外科技术，在胃肠道肿瘤诊治中有极高的应用价值。内镜与腹腔镜优势互补、相辅相成，带给患者的创伤比传统开腹小得多，安全性比普通腹腔镜手术更高，应用范围比普通消化内镜更广，而且有着较低的术后并发症发生率及复发率。需要注意的是，虽然双镜联合同时具备诊断和治疗功能，但是以治疗为主，术前仍需要运用各种设备明确肿瘤定位、性质及侵犯深度。根据准确的术前检查，选择合理的手术方式，避免使用双镜联合进行诊断性治疗，并避免治疗不足及过度治疗。这些都对临床医师提出了更高的要求，医师不但要熟练掌握内镜及腹腔镜技术，严格掌握手术适应证，同时还需要有默契的团队配合。随着更多术后短期/长期结果、学习曲线等研究结果的发表，以及临床外科医师的不断探索，双镜联合技术在外科手术领域中将有更宽广的发展空间和更重要的应用价值。

消化道早期或良性病变微创治疗在不断发展。以最小的创伤得到最有效的治疗一直是外科医生奋斗的目标，近年来随着许多新兴外科理念的出现，例如经自然腔道内镜手术、经脐入路内镜手术，外科在从巨创到微创甚至无创的道路上迈进一大步。经自然腔道内镜手术虽然有"无痛、无瘢痕"的特点，但目前经自然腔道内镜手术研究还主要集中于动物实验，许多技术和设备上的问题并未得到解决，还存在腹腔感染的风险。经脐入路内镜手术以脐为唯一腹壁戳孔运用于双镜联合，不仅可以减少瘢痕，增加美观，而且弥补了经自然腔道内镜手术的不足，治疗的适应证更广，安全性更高。

双镜联合的方法选择除了依据肿瘤的大小、部位、深度等外，内镜的技术起了很关键的作用。内镜下EMR、ESD甚至EFR的技术推广和运用使得双镜联合治疗中腹腔镜辅助内镜切除技术的使用比例不断上升，EAWR、EATR比例下降。并且一旦内镜下处理穿孔的器械更新和技术成熟，EAWR、EATR技术必然被腹腔镜辅助内镜切除技术取代，这时消化道局限性肿瘤将进入更加微创化的纯内镜治疗时代，双镜联合治疗极可能成为一个过渡性治疗手段。

（廖艺　胡健聪）

参考文献

［1］ 中华医学会消化内镜学分会，中国抗癌协会肿瘤内镜学专业委员会. 中国早期结直肠癌筛查及内镜诊治指南

（2014，北京）［J］．中华医学杂志，2015，95（28）：2235-2252.

［2］ 所剑. 第5版日本《胃癌治疗指南》更新要点［J］．中国实用外科杂志，2017，37（4）：402-405.

［3］ 国家卫生健康委员会. 胃癌诊疗规范（2018年版）［J］．中华消化病与影像杂志（电子版），2019，9（3）：118-144.

［4］ 中国医师协会内镜医师分会消化内镜专业委员会，中国抗癌协会肿瘤内镜学专业委员会. 中国消化内镜诊疗相关肠道准备指南（2019，上海）［J］．中华消化内镜杂志，2019，36（7）：457-469.

［5］ 中华人民共和国国家卫生健康委员会. 中国结直肠癌诊疗规范（2020年版）［J］．中华外科杂志，2020，58（8）：561-585.

［6］ CABANAS R M. An approach for the treatment of penile carcinoma［J］．Cancer，1977，39（2）：456-466.

［7］ NUSKO G, MANSMANN U, ALTENDORF-HOFMANN A, et al. Risk of invasive carcinoma in colorectal adenomas assessed by size and site［J］．Int J Colorectal Dis，1997，12（5）：267-271.

［8］ HENSMAN C, LUCK A J, HEWETT P J. Laparoscopic-assisted colonscopic polypectomy technique and preliminary experience［J］．Surg Endosc，1999，13（3）：231-232.

［9］ FRANKLIN ME J R, DÍAZ-E J A, ABREGO D, et al. Laparoscopic-assisted colonoscopic polypectomy：the Texas Endosurgery Institute experience［J］．Dis Colon Rectum，2000，43（9）：1246-1249.

［10］ DEMATTEO R P, LEWIS J J, LEUNG D, et al. Two hundred gastrointestinal stromal tumors：recurrence patterns and prognostic factors for survival［J］．Ann Surg，2000，231（1）：51-58.

［11］ KUDO S, TAMEGAI Y, YAMANO H, et al. Endoscopic mucosal resection of the colon：the Japanese technique［J］．Gastrointest Endosc Clin N Am，2001，11（3）：519-535.

［12］ LUDWIG K, WILHELM L, SCHARLAU U, et al. Laparoscopic-endoscopic rendezvous resection of gastric tumors［J］．Surg Endosc，2002，16（11）：1561-1565.

［13］ MATTHEWS B D, WALSH R M, KERCHER K W, et al. Laparoscopic vs open resection of gastric stromal tumors［J］．Surg Endosc，2002，16（5）：803-807.

［14］ Clinical Outcomes of Surgical Therapy Study Group, NELSON H, SARGENT D J, et al. A comparison of laparoscopically assisted and open colectomy for colon cancer［J］．N Engl J Med，2004，350（20）：2050-2059.

［15］ LO S H, LAW W L. Laparoscopic colorectal resection for polyps not suitable for colonoscopic removal［J］．Surg Endosc，2005，19（9）：1252-1255.

［16］ NOVITSKY Y W, KERCHER K W, SING R F, et al. Long-term outcomes of laparoscopic resection of gastric gastrointestinal stromal tumors［J］．Ann Surg，2006，243（6）：738-747.

［17］ SINGAPOREWALLA R M, BALADAS G H, LEE T D. Laparoendoscopic removal of a benign gastric stromal tumor at the cardia［J］．Journal of the Society of Laparoendoscopic Surgeons，2006，10（1）：117-121.

［18］ PICCINNI G, MARZULLO A, ANGRISANO A, et al. Endoscopic resection of benign very low-risk gastric gastrointestinal stromal tumors. Is it enough?［J］．Eur J Gastroenterol Hepatol，2007，19（2）：177-179.

［19］ WINTER H, LANG R A, SPELSBERG F W, et al. Laparoscopic colonoscopic rendezvous procedures for the treatment of polyps and early stage carcinomas of the colon［J］．Int J Colorectal Dis，2007，22（11）：1377-1381.

［20］ WILHELM D, DELIUS S V, BURIAN M, et al. Simultaneous use of laparoscopy and endoscopy for minimally invasive resection of gastric subepithelial masses – analysis of 93 interventions［J］．World J Surg，2008，32（6）：1021-1028.

［21］ HIKI N, YAMAMOTO Y, FUKUNAGA T, et al. Laparoscopic and endoscopic cooperative surgery for gastrointestinal stromal tumor dissection［J］．Surg Endosc，2008，22（7）：1729-1735.

［22］ ZMORA O, BENJAMIN B, RESHEF A, et al. Laparoscopic colectomy for colonic polyps［J］．Surg Endosc，2009，23（3）：629-632.

［23］ WILHELM D, VON DELIUS S, WEBER L, et al. Combined laparoscopic-endoscopic resections of colorectal polyps：10-year experience and follow-up［J］．Surg Endosc，2009，23（4）：688-693.

［24］ FRANKLIN M J, PORTILLO G. Laparoscopic monitored colonoscopic polypectomy：long-term follow-up［J］. World J Surg, 2009, 33（6）: 1306-1309.

［25］ INOUE H, IKEDA H, HOSOYA T, et al. Endoscopic mucosal resection, endoscopic submucosal dissection, and beyond: full-layer resection for gastric cancer with nonexposure technique（CLEAN-NET）［J］. Surg Oncol Clin N Am, 2012, 21（1）: 129-140.

［26］ PIMENTEL-NUNES P, DINIS-RIBEIRO M, PONCHON T, et al. Endoscopic submucosal dissection: European Society of Gastrointestinal Endoscopy（ESGE）guideline［J］. Endoscopy, 2015, 47（9）: 829-854.

［27］ AJANI J A, D'AMICO T A, ALMHANNA K, et al. NCCN clinical practice guidelines in oncology［J］. J Natl Compr Canc Netw, 2016, 14（10）: 1286-1312.

［28］ HASUIKE N, ONO H, BOKU N, et al. A non-randomized confirmatory trial of an expanded indication for endoscopic submucosal dissection for intestinal-type gastric cancer（cT1a）: the Japan Clinical Oncology Group study（JCOG0607）［J］. Gastric Cancer, 2018, 21（1）: 114-123.

［29］ TANAKA S, KASHIDA H, SAITO Y, et al. Japan Gastroenterological Endoscopy Society guidelines for colorectal endoscopic submucosal dissection/endoscopic mucosal resection［J］. Dig Endosc, 2020, 32（2）: 219-239.

第四章

胃肠癌化疗的应用与新进展

第一节 新辅助治疗及其进展

一、胃癌新辅助化疗的研究进展

D2根治术仍是局部进展期胃癌（local advanced gastric cancer，LAGC）最有效的治疗方法，但单纯手术治疗控制微小转移病灶的能力有限，复发和转移仍是LAGC的主要死亡原因。研究显示，新辅助化疗可缩小肿瘤灶，使得肿瘤降期、提高R0切除率、控制微小转移灶、减少术后的复发转移，以延长患者无病生存（DFS）期和总生存（OS）期。目前最优的新辅助治疗模式和化疗方案尚无定论，这也是目前研究关注的热点。

2006年，MAGIC研究作为第一个最大样本量、探索局部进展期胃癌围手术期化疗（术前新辅助化疗联合术后辅助化疗）的随机Ⅲ期临床试验，证实了新辅助化疗对胃癌和胃食管结合部癌的疗效。该研究共入组503例患者，随机分为新辅助化疗组和单纯手术治疗组，新辅助化疗组接受术前、术后各3个周期ECF方案［表柔比星+顺铂+5-氟尿嘧啶（5-FU）］化疗。与单纯手术治疗组相比，新辅助化疗组R0切除率明显提高（79% vs. 70%），5年DFS率、5年OS率明显提高，无复发转移风险下降34%（HR=0.66，$P<0.001$），死亡风险下降25%（HR=0.75，$P=0.009$）。

FFCD 9703研究则进一步证实了围手术期化疗的治疗模式优于单纯手术治疗。该研究围手术期化疗组术前接受2～3个疗程PLF方案（顺铂+5-FU）化疗然后接受手术治疗，术后再进行3～4个疗程PLF方案化疗。与单纯手术治疗组相比，围手术期化疗组有更高的R0切除率（84% vs. 74%，$P=0.04$）、更高的5年DFS率（34% vs. 19%，$P=0.003$）和5年OS率（38% vs. 24%，$P=0.02$）。

两项研究结果均显示，对于局部进展期胃癌，新辅助化疗可以降低T、N分期，提高手术根治率，围手术期化疗可以改善进展期胃癌患者长期生存率。然而，由于研究开展年代较早，MAGIC和FFCD 9703研究的D2手术切除率较低，对照组的5年生存率远低于亚洲国家同类人群的5年生存率，不能证明新辅助化疗对接受D2淋巴结清扫术的患者的价值。

FLOT4-AIO研究是一项由研究者发起的多中心、随机、开放的对照研究，研究入组临床分期cT2和/或淋巴结阳性cN+的胃癌，按1∶1随机分配至手术切除联合围术期ECF/ECX方案（表柔比星+顺铂+5-FU/卡培他滨）或联合围术期FLOT方案（5-FU+亚叶酸钙+奥沙利铂+多西他赛）。结果显示，FLOT组有更高比例的患者获R0切除（85% vs. 78%，$P=0.016\,2$）。ECF/ECX组和FLOT组的中位OS期分别为35个月和50个月（HR=0.77，$P=0.012$），ECF/ECX

组和FLOT组中位DFS期分别为18个月和30个月（HR＝0.75，P＝0.003 6）。FLOT方案在不同年龄、解剖部位、组织学类型和临床分期等亚组中的治疗优势均一致。因此，FLOT方案成为欧美地区胃癌或食管胃结合部癌围手术期化疗的新标准。

RESOLVE研究是一项中国三臂、随机、多中心、开放性标签Ⅲ期试验，旨在比较D2根治术后使用CapeOX（组A）或 SOX（组B）与围手术期使用SOX（C组）的效果和安全性。研究纳入了临床分期为cT4a/N+M0或cT4b/NxM0胃或食管胃结合部腺癌患者，所有患者均接受标准D2淋巴结切除术。结果显示，对于局部晚期胃癌患者，围手术期SOX化疗较术后CapeOX辅助可提高3年DFS率（62.05% vs. 54.78%，HR＝0.79，95%CI：0.62～0.99，P＝0.045）。SOX方案有望成为中国LAGC新辅助化疗的新标准。

韩国PRODIGY研究显示，对于cT2/3N+M0或cT4/NxM0的局部进展期胃癌，术前3个周期DOS（多西他赛+奥沙利铂+S-1）新辅助化疗加上术后8个周期S-1单药，较手术及术后8个周期S-1单药辅助化疗组，可达到降期效果，显著改善患者的3年DFS率。

上述研究证实，新辅助化疗显著降低了病理分期，提高了R0切除率和总生存率。新辅助化疗方案，可选择基于5-FU和顺铂的标准2种或3种药物方案，也可将卡培他滨、多西他赛、奥沙利铂和S-1纳入新辅助化疗方案。

二、直肠癌新辅助治疗的研究进展

因为直肠解剖位置及无浆膜包裹等特性，手术切除技术难度较大，相对结肠癌有更高的局部复发风险。因此，可切除的非转移性直肠癌的化疗除了需要预防远处转移，还需要关注如何联合手术、放疗等多学科治疗手段降低局部复发率。

（一）术前同期放化疗

20世纪90年代初期，已有研究证实，对于T3/T4的直肠癌患者，术前单纯放疗可降低局部复发。随后，一系列前瞻性随机对照临床试验得以开展，旨在探索相比术前单纯放疗，术前同期放化疗是否可以进一步提高患者的OS期。

法国的FFCD 9203研究纳入了733例Ⅱ/Ⅲ期可切除的直肠癌患者，随机分为术前单纯放疗组和同期放化疗组，联合化疗方案为5-FU推注和亚叶酸（LV）。研究结果显示，同期放化疗显著提高了完全缓解（CR）率（11.4% vs. 3.6%，P＝0.000 1），并且降低了局部复发率（8.1% vs. 16.5%，P＝0.004），但两组在主要研究终点5年的OS率上并无显著差异（67.4% vs. 66.9%，P＝0.684）。

EORTC 22921研究也得到类似结果，其10年随访结果显示，单纯放疗组的10年DFS率和OS率分别为44.2%和49.4%，同期放化疗组分别为46.4%和50.7%，两组间差异均无统计学意义。

但是同期放化疗组有更高的CR率（14% vs. 5.3%，$P=0.005$）和更低的局部复发率（11.8% vs. 22.4%，$P=0.0017$）。上述两项研究均使用以5-FU静脉推注为主的同步化疗方案（5-FU 350mg/m^2·d联合亚叶酸20mg/m^2·d，连续5天，第1周和第5周执行）。

德国CAO/ARO/AIO-94研究则比较了术前同步放化疗和术后同步放化疗对T3～T4或N+直肠癌的疗效。结果显示，术前放化疗显著降低了局部复发率（6% vs. 13%，$P=0.006$），显著提高了保肛率（39% vs. 19%，$P=0.004$），但未改善总生存率（76% vs. 74%）和无病生存率（68% vs. 65%）。与术后同步放化疗相比，术前同步放化疗进一步降低了局部区域复发率，减少了毒副作用，因此，术前同步放化疗成为直肠癌的标准治疗模式。

（二）术前同期放化疗药物选择

1. 氟尿嘧啶类药物联合放疗

静脉应用5-氟尿嘧啶（5-FU）为基础的同步放化疗被国内外指南所推荐。既往研究显示，采用5-FU持续静脉灌注相比5-FU推注可以显著提高患者的无复发生存（RFS）期和OS期。

德国开展的一项Ⅲ期随机对照非劣效临床试验纳入了401例Ⅱ/Ⅲ期直肠癌患者，随机分为卡培他滨或5-FU同期放化疗两组。结果显示，卡培他滨组的5年OS率非劣效于5-FU组（75.7% vs. 66.6%，$P=0.0004$）。NSABP-R04研究也得到了类似的结果，1608例Ⅱ/Ⅲ期直肠癌患者采用5-FU静脉输注联合或不联合奥沙利铂，对比卡培他滨联合或不联合奥沙利铂的术前同期放化疗，4组在局部复发率、DFS率、OS率、CR率和保肛率方面均没有显著差异。上述研究结果提示，卡培他滨可作为静脉灌注5-FU的一种替代治疗选择。

2. 奥沙利铂在术前同期放化疗中的作用

为了在5-FU或卡培他滨同期新辅助放化疗基础上进一步提高疗效，目前已经有6项大型Ⅲ期随机对照临床试验探索将奥沙利铂加入术前化疗方案中。STAR-01、NSABP-R04、ACCORD-12和PETTAC-6研究等4项Ⅲ期临床试验，均使用奥沙利铂作为放疗增敏剂，用量为单周50mg/m^{2}或60mg/m^{2}的小剂量。结果提示，奥沙利铂的加入并未提高病理学完全缓解（pCR）率、DFS率和OS率，且3/4级毒性发生率显著高于单纯氟尿嘧啶类药物同期放化疗组。

中山大学附属第六医院牵头的FOWARC研究采用了3种创新性新辅助治疗策略：5-FU输注/LV/放疗、mFOLFOX6/放疗及单纯mFOLFOX6新辅助化疗。研究结果显示，相比其他两个治疗组，mFOLFOX6/放疗可以带来更高的CR率（27.5% vs. 14.0%、6.6%）和降期率（56.4% vs. 37.1%、35.5%），但未能改善3年DFS率（77.2% vs. 72.9%、73.5%）。

CAO/ARO/AIO-04研究首次证明了在直肠癌术前同期放化疗中加入奥沙利铂可以带来远期获益，奥沙利铂组的3年DFS率显著高于对照组（75.9% vs. 71.2%，$P=0.03$）。但AIO-04的试验组在辅助化疗中也加入了奥沙利铂，而对照组的辅助化疗则为5-FU单药，不能排除不同的辅助化疗方案对两组DFS的影响。

3. 其他药物在术前同期放化疗中的作用

基于伊立替康以及靶向药物在晚期结直肠癌中取得的显著疗效，一系列探讨伊立替康、抗EGFR或抗血管内皮生长因子（vascular endothelial growth factor，VEGF）靶向药物在直肠癌新辅助治疗中作用的研究相继开展。

CinClare研究是卡培他滨联合或不联合伊立替康新辅助放化疗治疗直肠癌的临床Ⅲ期研究，近期疗效结果显示，联合伊立替康组pCR率显著提高（30% vs. 15%），总体耐受良好。该方案是否能进一步改善DFS结果值得期待。

EXPERT-C Ⅱ期研究纳入了90例可评估的KRAS和BRAF野生型的高危、可切除的直肠癌患者，对照组患者接受CapeOX方案诱导化疗和卡培他滨同期放化疗以及术后的CapeOX辅助化疗，而试验组患者则在对照组基础上增加每周一次的西妥昔单抗靶向治疗。虽然试验组患者在OS上有所获益（HR＝0.27，P＝0.034），但两者在主要研究终点完全缓解（CR）率方面并无显著差异（10% vs. 9%，P＝1）。

E3204研究纳入了57例可切除的T3/T4的直肠癌患者，患者接受术前8周卡培他滨、奥沙利铂、贝伐珠单抗以及术前放疗，术后再进行FOLFOX联合贝伐珠单抗辅助治疗。研究结果显示患者5年的RFS率和OS率分别为81%、80%，但是主要研究终点pCR率为17%，并未达到预期结果。

目前，对于可切除的非转移性直肠癌，除临床试验以外，不建议在直肠癌放疗同时应用奥沙利铂、伊立替康、西妥昔单抗和贝伐珠单抗。而对于保肛存在技术难度但保肛意愿强烈的患者，可考虑术前联合更高强度的化疗方案。

（三）全程新辅助治疗

受手术并发症、保护性造口和患者意愿等影响，直肠癌患者术后化疗耐受变差、依从性不佳。因此，部分学者提出了全程新辅助治疗（total neoadjuvant therapy，TNT）策略，即将全身化疗放在根治性手术之前进行。TNT可增加肿瘤退缩，使更多患者接受"等待—观察"策略，提高器官保留和功能保全效果，从而改善患者生活质量。目前对TNT的具体模式、化疗方案和长短程放疗选择等尚缺乏共识。

RAPIDO研究旨在探索短程放疗联合巩固化疗（6个周期的CapeOX或9个周期的FOLFOX4）比较卡培他滨同期长程放疗的效果。结果显示，试验组和标准组3年远处转移率和局部复发率分别为19.8% vs. 26.6%（HR＝0.69，P＝0.004）和8.7% vs. 6.0%（HR＝1.45，P＝0.10）。

PRODIGE 23研究比较了在术前放化疗（CRT）、TME和辅助化疗之前应用mFOLFIRINOX诱导化疗对可切除局部晚期直肠癌的治疗作用。mFOLFIRINOX诱导化疗是安全的，能显著提高pCR率、DFS和无远处转移生存期，OS数据尚待观察。

OPRA研究则比较长程同期放化疗前后加入诱导化疗与巩固化疗的效果。结果显示，TNT

治疗获临床完全缓解后施行的等待观察策略为很高比例的患者实现了器官保留，且不影响生存率，而巩固化疗组的等待观察率明显高于诱导化疗组。

对于局部复发及远处转移风险较高、保肛存在技术难度但保肛意愿强烈的患者，TNT可能优于新辅助放化疗，但需要更多临床研究证据。

（邓艳红　蔡月）

第二节　潜在可切除转移性结直肠癌的转化治疗

对于仅有肝或肺转移，初始无法手术切除的结直肠癌患者，经过综合治疗，最大限度地缩小肿瘤或保留残余器官功能，争取转化为可根治手术切除或达到无疾病征象（no evidence of disease，NED）状态，称为转化治疗。两项系统评价提示，转化治疗的客观缓解率与转移灶的切除率显著相关。因此，转化治疗应该选择客观缓解率高、肿瘤退缩快及缓解深度高的化疗方案。目前经典双药联合靶向药物、三药联合加强化疗±靶向药物的研究成果使转化成功率不断提高。

一、双药联合靶向药物

既往研究证实，FOLFIRI和FOLFOX传统双药化疗的转化率为3%～15%。近年来，经典化疗联合靶向药物治疗显著提高了转化切除率，主要靶向药物有抗血管内皮生长因子（vascular endothelial growth factor，VEGF）贝伐珠单抗（bevacizumab，BEV）和抗表皮生长因子受体（epidermal growth factor receptor，EGFR）西妥昔单抗（cetuximab，CET）两大类。另一个全人源化抗EGFR单抗帕尼单抗未在中国上市，相关研究本文未予列出。

多项临床试验证明，在化疗基础上联合西妥昔单抗可提高*RAS/BRAF*野生型的转移性结直肠癌的转化率。对于仅有肝转移的转移性结直肠癌（mCRC）患者，Ⅱ期CELIM研究发现，接受西妥昔单抗联合FOLFOX和FOLFIRI化疗组的客观缓解率（objective remission rate，ORR）分别为68%和57%，R0切除率为38%和30%。复旦大学附属中山医院主持的一项研究比较了FOLFOX/FOLFIRI方案联合或不联合西妥昔单抗治疗*KRAS*野生型的不可切除结直肠癌肝转移的手术转化率。结果显示，西妥昔单抗联合化疗组的R0切除率显著高于单纯化疗组（26% vs. 7%，$P<0.01$）。值得注意的是，对于非局限肝转移的mCRC患者，CRYSTAL研究比较FOLFIRI联合或不联合西妥昔单抗，转移灶R0切除率分别为4.8%和1.7%（$P=0.002$），OPUS研究也得到了类似结果。两项研究结果显示，转移范围更广泛的*RAS*野生型患者，仍有转化治疗的可能。

研究已明确*KRAS/NRAS/BRAF*突变患者不能从抗EGFR单抗治疗获益。BECOME研究比较了FOLFOX方案联合贝伐珠单抗和单纯FOLFOX化疗一线治疗*RAS*突变、不可切除的结直肠癌肝转移患者的转化率。研究证明了联合贝伐珠单抗组的肝转移瘤R0切除率（22% vs. 6%，$P<0.001$）和ORR（55% vs. 37%，$P<0.001$）都显著高于单纯化疗组。

在 RAS/BRAF 野生型mCRC治疗中，已有两项西妥昔单抗与贝伐珠单抗的头对头试验，证实了西妥昔单抗给予患者更多生存获益。一项单中心三臂研究显示，相比双药化疗或贝伐珠单抗+化疗方案，西妥昔单抗+化疗方案能够获得更高的转化切除率（3组切除率分别为43.3%、30.7%和51.4%，其中西妥昔单抗比贝伐珠单抗：$HR=0.42$，$P=0.07$）。CALGB/SWOG 80405研究表明，接受西妥昔单抗+化疗比接受贝伐珠单抗+化疗方案的患者更易实现成功的转化切除（18.20% vs. 13.4%）。

二、三药联合或不联合靶向药物

GONO研究首次证实了强力三药联合方案FOLFOXIRI的有效性。相比FOLFIRI方案，三药方案能显著提高仅有肝转移mCRC患者的R0切除率（36% vs. 12%，$P=0.017$）。目前，已有多项Ⅱ/Ⅲ期研究证明FOLFOXIRI联合抗EGFR和VEGF单抗靶向治疗mCRC，在切除率和缓解率方面均有显著提高。

POCHER单臂研究显示，西妥昔单抗联合FOLFOXIRI治疗初始不可切除的结直肠癌肝转移患者的R0切除率可达60%。多中心、前瞻性临床试验FOCULM研究比较了mFOLFOXIRI方案联合或不联合西妥昔单抗作为转化治疗用于 RAS/BRAF 野生型结直肠癌肝转移患者的疗效。结果显示，mFOLFOXIRI联合西妥昔单抗可以使患者实现NED的比例由41%提高至70%（$P=0.005$）。相比单纯化疗组，西妥昔单抗组的总体切除率（55% vs. 29%，$P=0.014$）和ORR（95.5% vs. 76.5%，$P=0.010$）均有显著提高。

VOLFI研究是一项随机对照Ⅱ期临床试验，比较mFOLFOXIRI联合帕尼单抗和单纯FOLFOXIRI的疗效和安全性。在具有潜在转化机会的队列中，联合帕尼单抗组的切除率为75%，而单纯FOLFOXIRI化疗组为36.4%。此外，联合帕尼单抗组的ORR（100% vs. 64%，$P=0.01$）也得到了显著提高。

OLIVIA研究是一项比较FOLFOXIRI方案+贝伐珠单抗和FOLFOX方案+贝伐珠单抗治疗不可切除的结直肠癌肝转移患者的随机对照Ⅱ期研究。三药化疗组比FOLFOX组在总体切除率（R0/R1/R2）（61% vs. 49%，95% CI：11%～36%）、R0切除率（49% vs. 23%，95% CI：4%～48%）和缓解率（81% vs. 62%，95% CI：2%～40%）方面均有显著提高。METHEP研究显示，一线使用FOLFIRINOX三药方案或FOLFOX/FOLFIRI双药方案，肝转移切除率分别为67%和40%。一项基于个体病例数据的荟萃分析，纳入TRIBE、OLIVIA、CHARTA、STEAM和TRIBE2五项研究共1 697例晚期结直肠癌患者，结果显示，FOLFOXIRI方案+贝伐珠单抗相比双药方案+贝伐珠单抗可以带来更高的R0切除率（16.4% vs. 11.8%，$P=0.007$）和ORR

（64.5% vs. 53.6%，$P<0.001$）。

但强化三药方案不良事件发生率较高，主要表现为3～4级中性粒细胞减少、疲乏、腹泻和2～3级周围神经病变。HORG研究显示，65岁以上患者未能从三药方案中生存获益。因此，需要严格筛选三药化疗的适用人群。

综上所述，对于原发肿瘤位于左半结肠、*RAS*野生型、初始不可切除肝转移患者，抗EGFR单抗联合化疗是最优选择。对于原发肿瘤位于右半结肠或伴有*RAS*突变结直肠癌肝转移患者，应选择化疗与抗VEGF单抗联用。FOLFOXIRI三药化疗与西妥昔单抗的强烈方案有望进一步提高*RAS/BRAF*野生型结直肠癌肝转移患者的转化切除率。

转化治疗期间，需要多学科团队及时评估转移灶的可切除性，每6～8周进行一次影像学评估。如转移灶转变成可切除，应及时予以手术治疗，以减少化疗相关肝损伤等。手术后建议继续完成总时长为6个月的围手术期化疗±靶向治疗。而若接受转化治疗超过6个月，仍没有根治性手术或其他局部治疗机会的患者，建议进入维持治疗或暂停全身治疗。

（邓艳红　蔡月）

第三节　术后辅助化疗进展

一、胃癌术后辅助化疗

由于肿瘤转移特点、手术方式选择和要求等差异，东西方对于可切除的局部进展期胃癌治疗方法的推荐存在较大差异。欧美地区更推荐围手术期放化疗，而在亚洲地区，D2根治术为胃癌的标准术式，术后辅助化疗的价值已得到多个研究证实。

2007年日本ACTS-GC研究首次证实D2根治术后替吉奥（S-1）口服1年可以较单纯D2根治术显著延长Ⅱ～Ⅲ期胃癌患者的RFS期和OS期。辅助化疗组和单纯手术组3年OS率分别是80.1%和70.1%（HR=0.68，95% CI：0.52～0.87，$P=0.003$）。2011年的更新随访结果显示，辅助化疗组和单纯手术组5年RFS率分别是65.4%和53.1%，5年OS率分别是71.7%和61.1%（HR=0.67，95% CI：0.54～0.83）。因此，S-1单药1年成为Ⅱ/Ⅲ期胃癌患者术后治疗的标准方案。但亚组分析显示，S-1单药未能给Ⅲ期的患者带来生存获益。

2012年，韩国CLASSIC研究纳入了1 035例Ⅱ～ⅢB期胃癌患者，随机分为单独手术组和术后辅助化疗组（卡培他滨联合奥沙利铂，CapeOX方案），结果显示，辅助化疗可较单纯D2根治术显著延长DFS期和OS期。2014年的更新报道显示辅助化疗组和手术组的5年DFS率分别是68%和53%，5年OS率分别是78%和69%；辅助化疗CapeOX方案可将复发风险降低42%、死亡风险降低34%。亚组分析显示Ⅱ～ⅢB期的患者DFS均可获益。横向比较2个研究中肿瘤的复发模式，S-1单药治疗对腹膜转移的疗效较好，CapeOX对血行转移效果较好。

近年来，多项研究探索S-1联合其他药物如铂类或紫杉类，是否能进一步提高Ⅲ期胃癌辅助化疗的效果。SAMIT研究探索了5-FU联合紫杉醇的方案在胃癌辅助治疗中的价值，但结果显示该联合方案并没有改善DFS期。2018年JACCRO GC-07研究，比较Ⅲ期胃癌D2根治术后，S-1联合多西他赛6个周期后继续口服S-1单药方案和S-1单药治疗的效果和安全性。其5年随访结果显示，S-1/多西他赛对比单纯S-1治疗可以显著改善3年RFS率（67.7% vs. 57.4%，$P=0.0008$），3年OS率也显著提高（77.7% vs. 71.2%，$P=0.0076$）。虽然联合方案具有更高的毒副反应，但仍属于安全和可控范围。RESOLVE研究中，对于cT4a/N+或cT4bNx的局部进展期胃癌患者，D2根治术后8个周期的SOX辅助化疗方案非劣效于CapeOX方案，3年DFS率分别为60.3%和54.8%（HR=0.85，95%CI：0.67～1.07，$P=0.162$）。

对于可切除胃癌，根治术后放化疗在东西方研究获得不同的结论。美国INT0116研究证实，术后5-FU同步放化疗对比单纯手术可以改善总生存，但该研究以D0/D1手术为主。韩国ARTIST是第一项研究辅助放化疗在D2胃癌根治术后疗效的Ⅲ期随机对照试验（randomized controlled，RCT）。结果显示，总体人群未能获得生存优势，但放疗使局部复发率从13%降低到7%，亚组分析显示淋巴结阳性和Lauren分型为肠型的患者有生存获益趋势。然而针对D2根治术后淋巴结阳性胃癌患者的ARTIST-Ⅱ研究显示，SOX方案联合放疗未能进一步改善生存。

目前指南推荐，D2根治术后且未接受术前治疗、病理分期为Ⅱ期或Ⅲ期的进展期胃癌患者，应接受辅助化疗。对于Ⅱ期患者，推荐方案为卡培他滨联合奥沙利铂，或S-1单药口服至术后1年。对于Ⅲ期患者，推荐方案为卡培他滨或S-1联合奥沙利铂，或多西他赛联合S-1治疗6个周期后序贯S-1单药至术后1年。

二、结肠癌术后辅助化疗

（一）辅助化疗方案选择

目前指南推荐，对于Ⅲ期与高危Ⅱ期结肠癌，术后进行以氟尿嘧啶类为基础的辅助化疗。Ⅱ期高危结肠癌患者的定义为：T4，病理类型为低分化或未分化（除外dMMR肠癌），脉管/神经束侵犯，淋巴结清扫数目不足（<12枚）和术前肠梗阻或穿孔。

2009年ACCENT数据库一项荟萃分析显示，辅助化疗对比单纯手术，8年总生存率提高了7.2%。其中Ⅱ期患者辅助化疗组8年生存率提高了5.4%（72.2% vs. 66.8%，$P=0.026$），而Ⅲ期患者辅助化疗的疗效更为明显，8年生存率提高了10.3%（53.0% vs. 42.7%，$P<0.0001$）。

MOSAIC研究旨在探索FOLFOX4对比推注/输注氟尿嘧啶加亚叶酸（FU2/LV5）在Ⅱ/Ⅲ期

结肠癌中辅助化疗的疗效。结果表明，引入奥沙利铂后改善了DFS和OS。亚组分析提示，Ⅲ期结肠癌患者5年DFS率分别为66.4%和58.9%，改善了7.5%；高危Ⅱ期的5年DFS率分别为82.3%和74.6%，改善了7.7%。10年长期随访结果显示，以奥沙利铂为基础的辅助化疗OS率持续获益（10年OS率71.7% vs. 67.1%，HR＝0.85，P＝0.043）。NO16968/CAPEOXA研究旨在比较Ⅲ期结肠癌辅助化疗中奥沙利铂＋卡培他滨（CapeOX）和氟尿嘧啶＋亚叶酸（FU/LV）方案的有效性。最终结果显示，CapeOX方案总生存优于FU/LV组，7年DFS率分别为63%和56%（HR＝0.80，95%CI：0.69～0.93，P＝0.004），7年OS率分别为73%和67%（HR＝0.83，95%CI：0.70～0.99，P＝0.04）。从此，FOLFOX和CapeOX方案成为Ⅲ期结肠癌辅助化疗的标准选择。

根据目前研究结果，Ⅱ期结肠癌辅助化疗的获益非常有限，仅为3%～5%。大多数研究结果显示，Ⅱ期结肠癌未能从辅助化疗中获益。QUASAR研究纳入3 239例患者，对比单药5-FU辅助化疗与单纯手术的疗效，其中90%为Ⅱ期结肠癌。结果表明，5-FU/LV辅助化疗对比单纯手术在Ⅱ期结肠癌中降低了29%的2年复发风险。但是，该研究将近64%的患者送检淋巴结数少于12枚。值得注意的是，MOSAIC长期随访的亚组分析提示，FOLFOX4未能改善Ⅱ期患者生存，10年DFS率分别为79.5%和78.4%（HR＝1.00，P＝0.980）。FOLFOX4既没有对低危Ⅱ期结肠癌产生显著的不利影响（81.2% vs. 86.7%，P＝0.516），也没有对高危Ⅱ期结肠癌创造显著的生存获益（75.4% vs. 71.7%，P＝0.579）。

目前指南推荐，高危Ⅱ期结肠癌患者可考虑接受辅助化疗，方案包括5-FU/LV、卡培他滨、FOLFOX或CapeOX。此外，不进行辅助化疗、仅观察也是一个选择。

（二）辅助治疗时长

IDEA国际协作组研究是一项前瞻性的Ⅲ期汇总分析研究，包括6项RCT研究：SCOT、TOSCA、CALGB/SWOG 80702、IDEA France、ACHIEVE和HORG，旨在探索对于Ⅲ期和高危Ⅱ期的结肠癌患者，3个月辅助FOLFOX/CAPOX方案化疗的疗效是否不劣于6个月的辅助化疗。主要研究终点为无疾病生存（DFS），并预设了两个亚组分析，分别是化疗方案和T/N分期。

1. Ⅲ期结肠癌

IDEA国际协作组2018年首先在《新英格兰医学杂志》上发表了Ⅲ期结肠癌结果。研究纳入12 835例Ⅲ期患者，总人群中3个月对比6个月辅助治疗的非劣效性未达到，两组的DFS率分别为74.6%和75.5%（HR＝1.07，95%CI：1.00～1.15）。亚组分析中，CapeOX组观察到3个月方案的非劣效性（HR＝0.95，95%CI：0.85～1.06），3年DFS率为3个月75.9%，6个月74.8%。FOLFOX组6个月辅助治疗优于3个月（73.6% vs. 76.0%，P＝0.001）。低危患者（T1～T3和N1肿瘤）3个月方案不劣于6个月方案，高危患者（T4，N2或两者兼有）6个月方案优于3个月方案（64.4% vs. 62.7%，P＝0.01）。无论化疗方案如何，3个月治疗组不良事件发生率显著降低，尤其是≥2级的周围神经病变（CapeOX组和FOLFOX组，3个月分别为14.2%和16.6%，6个月分别为44.9%和47.7%）。

法国IDEA研究纳入Ⅲ期结肠癌患者进行FOLFOX方案辅助化疗，结果显示新型标志物可预测辅助化疗的疗效。术后外周血循环肿瘤DNA（circulating tumor deoxyribonucleic acid，ctDNA）阴性患者，3个月辅助化疗可行。但低免疫评分患者预后不佳，即使接受6个月辅助化疗，也未能改变预后，提示患者可能对化疗耐药，有待探索其他治疗模式。

因此，推荐低危（T1-3N1或ctDNA阴性）的Ⅲ期患者考虑3个月CapeOX方案化疗。对于高危（T4或N，或ctDNA阳性）的Ⅲ期患者，推荐6个月化疗疗程。

2. 高危Ⅱ期结肠癌

IDEA国际协作组2020年更新了高危Ⅱ期患者的数据，本次分析纳入了3 273例高危Ⅱ期结肠癌患者。与Ⅲ期结肠癌结果类似，整体上仍未能显示3个月治疗的非劣效性，3个月治疗组和6个月治疗组的5年DFS率分别为80.7%和83.9%（HR＝1.17，80%CI：1.05～1.31）。3个月治疗组不良事件显著减少（包括腹泻、周围神经病变、手足综合征和口腔黏膜炎）。CapeOX治疗3个月和6个月的5年DFS率达到非劣效终点，但差异较小（81.7% vs. 82.0%，HR＝1.02，80%CI：0.88～1.17）。FOLFOX方案3个月和6个月的5年DFS率分别为79.2%和86.5%，但3个月疗效较差，6个月毒性明显。

因此，推荐高危Ⅱ期结肠癌患者使用3个月CapeOX方案。

（三）老年患者接受辅助化疗是否获益

由于临床试验入组年龄的限制，对老年患者辅助化疗的安全性和疗效方面的研究数据相对缺乏。SEER数据库的回顾性分析已证明，对于65岁以上的老年患者，5-FU/LV辅助化疗可带来生存获益。而ACCENT数据库荟萃分析结果表明，加入奥沙利铂的新型辅助化疗方案未能给70岁以上的老年患者带来额外的生存获益。MOSAIC和NSABP-C07试验的亚组分析也支持上述结论。NO16968研究亚组分析，对3年DFS率而言，65岁以上老年患者从CapeOX的治疗获益近似于65岁以下患者（HR，0.81 vs. 0.80）。

因此，氟尿嘧啶类单药可能是老年结肠癌患者辅助化疗更好的选择，但年龄划分没有绝对标准，临床工作中，需要评估患者的体力状态、并发症、营养状况以及其他社会因素等，权衡利弊，综合考虑后制订化疗方案。

三、直肠癌术后辅助化疗

目前国内外指南仍建议Ⅱ/Ⅲ期直肠癌患者术前放化疗后，无论术后病理结果如何，均进行术后辅助化疗，以完成6个月的围手术期化疗。实际上直肠癌辅助化疗的多数支持证据都是参照结肠癌，包括FOLFOX或卡培他滨用于直肠癌的辅助化疗。

由于直肠癌涉及术前的新辅助放化疗，对于术后辅助化疗仍有较多争议。直肠癌对新辅助放化疗的反应可以反映预后，也可反映其疗效预测价值。部分研究结果提示，新辅助放化疗后达到pCR患者，术后5-FU辅助化疗未能提高DFS和OS。但是多项基于美国国家癌症数据库（National Cancer Data Base，NCDB）的研究发现，无论是术后淋巴结阳性还是阴性，抑或pCR的患者均可以从术后辅助化疗中进一步获益。其中一项研究纳入了2 699例pCR患者，术后行辅助化疗和未行辅助化疗患者的3年OS率分别为95%和88%。鉴于pCR的患者仍然有可能从辅助化疗中得到进一步的生存获益，目前国内外指南对于对新辅助治疗敏感并且术后降期或达到pCR的患者，仍然推荐完成术后辅助化疗，辅助化疗方案同新辅助化疗。

有前瞻性EORTC 22921研究比较单纯术前放疗、术前放疗加化疗（氟尿嘧啶，每日小剂量静脉注射）、术前放疗后给予辅助化疗以及术前放疗加化疗后给予辅助化疗4种策略对直肠癌患者生存的影响。结果显示，研究纳入1 011例可经手术切除的T3或T4 M0期直肠腺癌患者，4个治疗组的总生存率和无病生存率无显著差异。I-CNR-RT、PROCTOR-SCRIPT和CHRONICLE研究都没有显示出辅助化疗可以带来DFS或OS获益。但研究设计局限（如EORTC 22921辅助化疗仅4个疗程、5-FU强度降低）、辅助化疗完成比例低及入组缓慢提前终止导致检验效能不足。

ADORE研究纳入了321例新辅助治疗及TME术后的ypⅡ/Ⅲ期直肠癌患者，将其随机分为5-FU/LV和FOLFOX辅助化疗两组。结果显示FOLFOX组的3年DFS率更高（71.6% vs. 62.9%，$P=$0.047），3年OS率亦有提高（95% vs. 85.7%，$P=$0.036）。ADORE研究首次证明了对于接受FU-CRT新辅助治疗后的局部进展期直肠癌，FOLFOX辅助化疗可以带来DFS和OS的生存获益。

对于未接受新辅助治疗，直接行手术切除的患者，如病理分期为Ⅰ期，则无须进一步治疗，但术后病理为pT3～4N0和任何pT/N1～N2的直肠癌患者，如再次评估，可以耐受综合治疗，指南推荐接受术后辅助化疗+辅助放疗+辅助化疗的"三明治式"辅助治疗。术后辅助治疗建议及早开始，不迟于8周，而术后放疗可适当延迟，建议不超过12周。值得注意的是，对于局部复发低风险的直肠癌患者，如pT3N0的上段直肠癌，切缘阴性、无不良预后特征（脉管见癌栓、神经束见癌浸润等），可考虑单纯辅助化疗，因为此时辅助放疗的额外临床获益较少。

（邓艳红　蔡月）

第四节　姑息性化疗进展

一、晚期转移性胃癌的姑息性化疗

晚期胃癌整体预后不佳，姑息性治疗的目标是合理布局有效药物、控制症状、延长患者生存时间。药物治疗的选择取决于患者的营养状况、体能状态评分、伴随疾病、既往治疗情况以及方案的毒性特征和药物可及性。肿瘤分子生物特征（*HER-2*表达、PD-L1表达、微卫星状态、EB病毒扩增情况等）可能指导靶向药物和免疫检查点抑制剂选择，但目前无充分证据推荐根据分子分型、体外药敏试验、移植瘤模型等进行化疗疗效预测。

（一）一线治疗

1. *HER-2*阳性胃癌

有15%～20%的晚期胃癌和食管胃结合部腺癌有过度表达或*HER-2*的扩增。与胃癌（21.4%）相比，食管胃结合部腺癌*HER-2*阳性更常见（32.2%）。与Lauren分型弥漫性胃癌（6.1%）相比，肠型胃癌*HER-2*阳性更常见（31.8%）。目前指南将*HER-2*阳性定义为免疫组化（IHC）3+、FISH/DISH检测阳性或IHC 2+且FISH/DISH检测阳性。胃癌中*HER-2*表达具有高度异质性，必要时可对肿瘤组织多点取样或复检、复发转移病灶再活检等。目前研究证实血浆ctDNA中检测*HER-2*表达和IHC/ISH方法具有高度一致性（91.07%），可作为组织检测的有效补充和替代方法。

曲妥珠单抗是针对*HER-2*受体细胞膜外部分的单克隆抗体，通过与*HER-2*细胞膜外Ⅳ区结合，阻断下游PI3K/AKT和Ras/MEK肿瘤细胞信号传导从而发挥抗肿瘤作用。ToGA研究奠定了曲妥珠单抗在*HER-2*阳性胃癌一线治疗中的基础地位。与单纯化疗相比，曲妥珠单抗联合5-FU/卡培他滨+顺铂提高了有效率（47% vs. 35%）和增加了生存获益（中位OS期，13.8个月 vs. 11.1个月）。其中，*HER-2* IHC 2+/FISH阳性或IHC 3+患者的中位OS期改善更显著（16.0个月 vs.11.8个月，HR＝0.62，95%CI：0.51～0.83）。其后，多项研究（HERMES研究、HERBIS-1研究和CGOG1001研究等）评估了曲妥珠单抗与其他化疗方案（5-FU+奥沙利铂、替吉奥+顺铂等）的联合，同样显示了较好的疗效和安全性。中国的一项大型前瞻性、非干预性、真实世界研究EVIDENCE研究，纳入1 600例患者，结果证实了曲妥珠单抗对中国人群的疗效和中国人群对曲妥珠单抗的良好耐受性。其中，联合CapeOX组中位OS期达34.6个月。遗憾的是，其他以*HER-2*为靶点的药物，如帕妥珠单抗（抗*HER-2*单克隆抗体，JACOB研究）、拉帕替尼（小分子酪氨酸激酶抑制剂，LOGiC研究）等，均未能改善*HER-2*阳性患者一线治疗的疗效。

2. *HER-2*阴性胃癌

氟尿嘧啶类、铂类和紫杉类药物是晚期胃癌的主要化疗药物。联合方案可提供更高的反应率和更好的生存率，一线治疗首选方案以氟尿嘧啶类药物（5-FU、卡培他滨或替吉奥）为基础，联合铂类或紫杉类药物进行双药化疗。奥沙利铂被认为与顺铂一样有效，是大多数现代治疗方案中的铂类选择。如患者体力状况好、肿瘤负荷大、可耐受强烈方案化疗，也可考虑氟尿嘧啶类、奥沙利铂和多西他赛的三药化疗方案。现有抗血管生成药物贝伐珠单抗（抗VEGFR2单克隆抗体，AVAGAST研究）未能改善*HER-2*阴性胃癌一线治疗的疗效。部分*HER-2*阴性胃癌患者高表达Claudin 18.2，针对该靶点的药物研究正在进行中，有望成为晚期胃癌的第二重要靶点。

Ⅲ期SOX-GC研究比较替吉奥联合奥沙利铂（SOX）和替吉奥联合顺铂（SP）一线治疗弥漫性/混合型晚期胃癌和食管胃结合部腺癌的疗效。结果显示，SOX组的ORR高于SP组（32.6% vs. 26.9%），但未达到统计学差异。对于非肠型胃癌患者，SOX方案可提高患者的中位OS期（13个月 vs. 11.8个月）和无进展生存（PFS）期（5.7个月 vs. 4.9个月）。SOX组总体毒性更小（包括发热、贫血、恶心呕吐、食欲下降等），但是≤2级感觉神经毒性（41.6% vs. 12.2%）高于SP组。Ⅲ期V325研究评估三药方案DCF（多西他赛+顺铂+5-FU）对初治晚期胃癌患者的疗效。主要研究终点为至肿瘤进展时间（time to progression，TTP）。三药方案可提高患者的TTP（HR=0.68，$P<0.001$），但3~4级不良事件发生率显著增加：中性粒细胞减少症（82% vs. 57%）、口腔黏膜炎（27% vs. 21%）和腹泻（19% vs. 8%）。DCF方案较高的毒性限制了它的临床运用。中国Ⅲ期研究进行了DCF方案的剂量改良（多西他赛60mg/m^2，第1天；顺铂60mg/m^2，第1天；5-FU 600mg/m^2，第1~5天），显著改善方案耐受性。FNF-004研究等两项随机对照研究证实多西他赛+奥沙利铂+5-FU的疗效优于两药方案。

3. 老年或体弱患者的减量化疗

既往研究表明，年老或体弱患者减量的两药方案优于单药方案。GO2研究是目前为止最大规模、针对年老/体弱晚期食管胃结合部腺癌患者的Ⅲ期临床研究，旨在寻找奥沙利铂+卡培他滨用于老年患者的最佳耐受剂量。研究随机分配至3组：A组（奥沙利铂130mg/m^2，第1天静滴；卡培他滨625mg/m^2，每天2次，第1~21天口服，每21天重复）、B组（A组剂量的80%）和C组（A组剂量的60%）。B组对比A组和C组对比A组，均显示了PFS的非劣效性。当通过基线年龄、身体状态和PS进行分析时，发现C组的预后最好，毒性最低。

（二）二线治疗

1. HER-2阳性胃癌

对于HER-2阳性的晚期胃癌，如一线治疗未使用曲妥珠单抗，目前指南建议，二线治疗可考虑使用曲妥珠单抗联合化疗，但缺乏大型随机对照研究的数据支持。一项日本多中心单臂Ⅱ期研究结果显示曲妥珠单抗联合紫杉醇二线治疗的ORR为37.0%，中位OS期为16.8个月，患者耐受性良好。

对一线治疗已经使用过曲妥珠单抗的晚期胃癌患者，二线治疗是否继续使用曲妥珠单抗存在争议。Ⅱ期T-ACT研究探索了单周紫杉醇±曲妥珠单抗在一线抗HER-2治疗进展后晚期胃癌的疗效。紫杉醇单药组和联合曲妥珠单抗组的中位PFS期分别为3.19个月和3.68个月（HR=0.91，$P=0.33$），中位OS期分别为9.95个月和10.2个月（HR=0.23，$P=0.20$）。该研究提示，HER-2阳性胃癌在疾病进展后持续使用曲妥珠单抗并不能延长生存期。二线更换其他类型抗HER-2靶向药物同样未能改善患者生存，包括拉帕替尼（Ⅲ期TyTan研究）、HER-2抗体偶联药物TD-M1（GATSBY研究）和阿法替尼。T-ACT研究进一步分析了16例一线治疗进展患者的新鲜组织样本，结果发现69%的患者治疗后*HER-2*缺失。已知抗*HER-2*治疗继发耐药的可能机制包括治疗后*HER-2*缺失、PIK3K/AKT通路的激活等，因此重新活检评估*HER-2*状态、检测有无耐药突变可能成为能否继续使用抗*HER-2*治疗的关键。

2. *HER-2*阴性胃癌

目前对于一线含铂类和/或氟尿嘧啶类化疗后进展的转移性胃癌，二线化疗Ⅲ期研究均采用单药化疗，包括多西他赛、紫杉醇或伊立替康单药方案。COUGAR-02研究对比多西他赛与最佳支持治疗的疗效，结果显示多西他赛改善了中位OS期（5.2个月 vs. 3.6个月；HR＝0.67，95%CI：0.49～0.92；*P*＝0.01）。WJOG 4007研究则对比了单周紫杉醇和双周伊立替康对晚期胃癌二线治疗的疗效，紫杉醇组中位OS期为9.5个月，伊立替康组中位OS期为8.4个月，两组未观察到统计学上的显著差异。ABSOLUTE研究显示，每周应用白蛋白紫杉醇总生存时间非劣效于每周应用紫杉醇，且过敏反应发生率低，但中性粒细胞减少和食欲下降发生率较高。小样本Ⅱ期研究结果显示，对于体能状况良好、预期耐受性较好的患者，双药化疗可能带来更好的肿瘤控制效果。

REGARD研究和RAINBOW研究分别证实了雷莫芦单抗（抗VEGFR2单克隆抗体）单药治疗和联合紫杉醇可改善晚期胃癌的生存。2014年，雷莫芦单抗已被美国食品药品监督管理局（Food and Drug Administration，FDA）批准用于晚期胃癌的二线治疗，但该药目前未在中国上市。

（三）三线治疗

阿帕替尼是口服小分子VEGFR-2抑制剂，是CSCO指南三线治疗的Ⅰ级推荐用药。Ⅲ期研究显示，阿帕替尼可以显著延长化疗失败后晚期胃癌患者的中位OS期（6.5个月 vs. 4.7个月，*P*＝0.014 9）和PFS期（2.6个月 vs. 1.8个月，*P*＜0.001）。

Ⅱ期研究结果已证实DS-8201和维迪西妥单抗在*HER-2*阳性胃癌后线治疗中的疗效。DS-8201（trastuzumab deruxtecan，T-DXd）是一种抗*HER-2*抗体+拓扑异构酶抑制剂类细胞毒性药物的偶联药物。DESTINY-Gastric 01随机对照研究旨在比较DS-8201与单药化疗（紫杉醇或伊立替康）对二线及以上治疗中进展（包括曲妥珠单抗）的*HER-2*阳性胃癌人群的疗效和安全性。与化疗相比，DS-8201治疗组患者的中位OS期（12.5个月 vs. 8.4个月，HR＝0.59，*P*＝0.009 7）显著延长，ORR（42.9% vs. 12.5%）显著提高。维迪西妥单抗（RC48-ADC）则是由中国自主研发的抗*HER-2*抗体偶联微管蛋白抑制剂的抗体偶联药物（antibody-drug conjuate，ADC）药物。多中心单臂Ⅱ期研究共纳入127例既往接受过二线及以上系统化疗的*HER-2*过表达晚期胃癌患者，结果显示，ORR为23.6%，中位PFS期为4.1个月，中位OS期为7.5个月。

晚期胃癌患者营养风险高，易发生消化道大出血、梗阻或穿孔，以及胆管梗阻等并发症，可良好耐受三线化疗的比例相对较低。目前三线化疗多数为小样本研究，化疗获益不明确。临床实践中，应综合考虑患者的体力状况、肿瘤相关症状和既往治疗药物，平衡治疗风险和获益。

二、晚期转移性结直肠癌姑息性化疗

转移性结直肠癌（metastatic colorectal cancer，mCRC）经历了标准化疗时代到靶向治疗时代的过程，目前免疫治疗及免疫联合化疗和/或靶向治疗成为热点。准确评估患者的临床病理特征（包括年龄、体能状态、伴随疾病、预期化疗毒性的耐受程度等）及分子学特征（*RAS*、*BRAF*等基因突变情况、*HER-2*状态和微卫星状态等），结合患者治疗意愿和社会经济因素等考虑，是延长患者生存时间，提高晚期患者生活质量，实现精准个体治疗、全程管理的关键。

（一）一线治疗

1. 单药化疗

AVEX研究显示对于年龄＞70岁，无法耐受奥沙利铂或伊立替康治疗的老年mCRC患者，贝伐珠单抗联合卡培他滨对比卡培他滨单药治疗能够显著延长患者PFS期（9.1个月 vs. 5.1个月，$P < 0.000\ 1$），且毒副反应可耐受，其治疗相关3度及以上不良事件主要为手足综合征（16% vs. 7%）、腹泻（7% vs. 7%）及静脉血栓（8% vs. 4%）。

目前，对于体弱或老年患者、预期不能耐受强烈治疗患者，推荐氟尿嘧啶类单药±贝伐珠单抗治疗。

2. 两药化疗

氟尿嘧啶类药物（持续静脉滴注氟尿嘧啶或者口服卡培他滨）能够干扰DNA合成、拮抗嘧啶或其代谢产物，是转移性结直肠癌一线化疗的骨架。但氟尿嘧啶类单药方案疗效有限，有效率仅为10%～20%。目前，对于体能状况较好、适合强烈治疗的患者，建议选择以奥沙利铂为基础（FOLFOX或CapeOX）或以伊立替康为基础（FOLFIRI）的联合用药方案。V308研究显示FOLFOX和FOLFIRI方案可以互为一、二线方案。既往接受FOLFOX方案辅助化疗12个月内复发或存在2级及以上持续周围神经病变者，首选FOLFIRI方案。

CRYSTAL试验首次证明了西妥昔单抗（cetuximab，CET）作为mCRC一线治疗药物的价值。研究对比FOLFIRI联合或不联合西妥昔单抗，结果显示，对于*KRAS*野生型的患者，联合CET显著改善PFS期（9.9个月 vs. 8.7个月，$P=0.02$）。OPUS研究发现，对于*KRAS*野生型的患者，与单用FOLFOX相比，西妥昔单抗联合FOLFOX能使客观缓解率（57% vs. 34%，$P=0.002\ 7$）提高和PFS期（8.3个月 vs. 7.2个月，$P=0.006\ 4$）显著延长。COIN研究探索了CET联合FOLFOX或CapeOX一线治疗*KRAS*野生型的mCRC对比单纯化疗的疗效和安全性。结果显示，联合西妥昔单抗未能延长患者OS期或PFS期。亚组进一步分析发现西妥昔单抗联合FOLFOX方案可使患者获益，联合CapeOX方案则不能。联合西妥昔单抗需重视氟尿嘧啶类药物种类选择和具体使用方法，目前，国内西妥昔单抗联合卡培他滨维持治疗的研究正在进行中。

AVF2107g研究比较了IFL方案和IFL联合贝伐珠单抗一线治疗的疗效。结果显示，IFL联合贝伐珠单抗比IFL方案OS期（20.3个月 vs. 15.6个月，$P<0.001$）、PFS期（10.6个月 vs. 6.2个月，$P<0.001$）和RR（44.8% vs. 34.8%，$P=0.004$）均有显著提高。我国注册的ARTIST比较mIFL方案联合或不联合贝伐珠单抗，也得到类似结果。N016966研究则评价FOLFOX或CapeOX方案联合或不联合贝伐珠单抗用于晚期结直肠癌一线治疗的疗效。联合BEV组显著延长PFS期（9.4个月 vs. 8.0个月，$P=0.002\,3$），但未能提高ORR（38% vs. 38%，$P=0.99$）和OS期（21.3个月 vs. 19.9个月，$P=0.077$）。亚组分析显示BEV用药至进展的患者其中位PFS期延长了2.4个月，提示延长贝伐珠单抗治疗至患者疾病进展可能使患者得到更多的生存获益。一项纳入7项晚期结直肠癌一线治疗的Ⅲ期随机对照试验、共2 040例患者的系统评价和荟萃分析显示，贝伐珠单抗联合双药化疗（FOLFOX或FOLFIRI）显著改善了患者的PFS（$HR=0.79$，$P<0.001$），但未能延长总生存期（$HR=0.92$，$P=0.18$）。

FIRE-3和CALGB 80405研究，是针对*KRAS*野生型mCRC患者头对头比较化疗联合贝伐珠单抗或西妥昔单抗一线治疗效果的两项研究。FIRE-3研究均联合FOLFIRI方案，主要研究终点ORR和PFS无显著差别，但FOLFIRI+CET组可使中位OS期延长3.7个月（28.7个月 vs. 25.0个月，$HR=0.77$，$P=0.017$）。CALGB 80405研究未限定化疗方案，73%的患者接受FOLFOX方案，27%的患者接受FOLFIRI方案，结果显示，BEV组和CET组的OS期无显著差异，分别为29.0个月和29.9个月（$HR=0.925$，$P=0.34$）。亚组分析显示，左半结肠/直肠肿瘤患者一线接受CET治疗的ORR和OS要显著优于BEV，而对于右半结肠肿瘤患者一线接受BEV治疗相比CET有OS期延长的趋势。

因此，两药化疗联合的靶向药物，对于*RAS*野生型且原发灶位于左侧结直肠的患者，优先推荐联合西妥昔单抗，而原发灶位于右侧结直肠的患者优先推荐联合贝伐珠单抗。

3. 三药化疗

TRIBE研究首次证实一线FOLFOXIRI+贝伐珠单抗相比FOLFIRI+贝伐珠单抗能显著延长晚期结直肠癌患者的PFS期（12.1个月 vs. 9.7个月，$P=0.003$）和提高ORR（65% vs. 53%，$P=0.006$），奠定了在晚期结直肠癌姑息性治疗中FOLFOXIRI+贝伐珠单抗强烈治疗方案的基础。TRIBE-2研究中，对照组选择了FOLFOX方案，且与双药的序贯治疗进行比较，主要研究终点中位无二次进展生存（second progression free survival，PFS2；定义为从随机分组至二线治疗疾病进展或死亡的时间）期，发现FOLFOX方案和两药组分别为19.1个月和17.5个月（$P<0.001$）；此外，三药组对比两药组，一线治疗的ORR分别为62%和50%（$P=0.002$），R0切除率分别为17%和12%（$P=0.047$），PFS期分别为12.0个月和9.8个月（$P<0.001$）；两组二线及后续治疗的比例分别为86%和81%，其中三药组二线治疗的FOLFOXIRI重引入率达68%；第一次疾病进展后，两组二线治疗的PFS期分别为6.5个月和5.8个月（$P=0.048$），两组3～4级不良事件发生率无显著差异。该研究结果进一步奠定了贝伐珠单抗联合FOLFOXIRI在一

线姑息性治疗中的地位。

4. 特定分子亚型的治疗

*BRAF*突变存在于5%～12%的mCRC患者中，最常见的为*BRAF* V600E突变。*BRAF* V600E突变可激活MEK/ERK通路，增加细胞增殖，抑制细胞凋亡。*BRAF*突变好发于女性、≥70岁、原发右半结肠、黏液腺癌或低分化腺癌，肿瘤易发生腹腔转移和淋巴结转移，该类型疾病进展迅速，预后不良。TRIBE研究亚组分析中，*BRAF*突变患者（FOLFOXIRI+BEV组16例，FOLFIRI+BEV组12例），两组的中位PFS期和中位OS期分别为7.5个月 vs. 5.5个月和19.0个月 vs. 10.7个月。共识推荐，对于*BRAF* V600E突变、美图东部肿瘤协作组（ECOG）PS评分为0～1分的mCRC患者一线治疗使用FOLFOXIRI联合贝伐珠单抗。

（二）维持治疗

1. 维持治疗的意义

传统姑息性治疗建议持续化疗至肿瘤进展，但生存期延长带来的药物毒性累积问题日趋明显。在延长生存期的同时如何维持生活质量是优化结直肠癌姑息性治疗的关键。维持治疗是指标准高强度治疗后停用某些毒性明显的药物，而采用低强度、低毒性的药物持续治疗的模式。多个研究证明，在一线治疗获得客观缓解或处于疾病稳定状态后，采用维持治疗可延长患者的无进展生存期，减少不良反应，提高生活质量。

OPTIMOX-1研究率先证实了维持治疗的可行性。该研究对比mFOLFOX7方案化疗6周期后予5-FU/LV维持治疗与FOLFOX4持续化疗至治疗失败两组的疗效及安全性，结果显示两组疗效一致，但维持治疗组3级以上神经毒性明显减轻。CONcePT研究在完成预定的mFOLFOX6联合贝伐珠单抗（BEV）周期后，对比持续奥沙利铂给药和间歇性奥沙利铂给药，结果显示间歇给药组获得更长的至治疗失败时间（TTF，HR=0.58，95%CI：0.41～0.83），且毒性作用更小。

OPTIMOX-2研究在OPTIMOX-1的基础上进一步比较了5-FU/LV维持治疗及间歇治疗（观察）两组的疗效，结果显示，维持治疗的疾病控制时间、疾病进展时间和总生存期均优于间歇治疗。CAIRO3研究显示，对于CapeOX联合贝伐珠单抗诱导治疗6个周期后获疾病稳定（SD）以上疗效者，维持治疗（卡培他滨联合贝伐珠单抗）较间歇治疗组显著延长主要研究终点PFS2期（至第2次疾病进展，11.7个月 vs. 8.5个月，*P*<0.000 1），次要终点PFS1期也获明显改善（8.5个月 vs. 4.1个月）。

目前国内外指南均推荐mCRC患者一线治疗3～6个月后获得肿瘤部分缓解或稳定者、不能耐受持续联合化疗±靶向药物毒性反应者，采用维持治疗。

2. 维持治疗方案的选择

维持治疗是一线治疗的延续，药物选择多基于诱导治疗方案。用药原则是对一线高强度治疗后获得最佳疗效并处于疾病稳定状态的患者，停用相对高毒性、剂量蓄积性的药物，继续给予毒性低、使用方便（如口服给药）的药物治疗。

目前，维持治疗多推荐低毒性的化疗（氟尿嘧啶类，FP）联合靶向药物，其中贝伐珠单抗（BEV）联合卡培他滨维持治疗证据最为明确。STOP&GO研究是首个评估BEV联合卡培他滨维持治疗的研究。将患者随机分为2组，一组接受BEV+CapeOX持续治疗至疾病进展，一组接受BEV+CapeOX治疗6个周期后，继续BEV+卡培他滨维持治疗至疾病进展。持续治疗组和维持治疗组的中位无进展生存（mPFS）期分别为8.3个月和11.0个月（$P=0.02$），两组3级以上不良事件无显著差异。CAIRO3研究同样评估BEV联合卡培他滨维持治疗的效果，结果显示维持治疗组的PFS优于停药观察组，OS期有延长趋势（21.6个月 vs. 18.1个月），虽然手足综合征等不良事件率显著高于观察组，但是生活质量评分与观察组相比差异无统计学意义。AIO 0207研究进一步比较不同维持治疗策略的优劣。患者接受氟尿嘧啶类（FP）+奥沙利铂+贝伐珠单抗方案治疗24周后，随机接受BEV+FP维持治疗、BEV单药维持治疗或停药观察，主要观察终点是至治疗策略失败时间（TFS）。结果显示，3组的TFS分别为6.9个月、6.1个月和6.4个月。与BEV+FP的标准维持治疗模式相比，BEV单药为非劣效，可作为一种维持模式，但观察组未能得出非劣效的结论，只得出BEV+FP组的PFS优于BEV单药组（$HR=1.34$，95% CI：1.96～1.70）。如考虑延长至首次进展的时间，氟尿嘧啶类联合贝伐珠单抗是较好的维持治疗方案。

对于一线仅使用化疗而未联合靶向治疗者，可考虑单用化疗药物的维持治疗。OPTIMOX-1研究证实5-FU/LV维持治疗是安全有效的治疗策略。Ⅱ期XelQuali研究中，初始不可切除的mCRC患者接受4个周期CapeOX标准治疗，获得疾病稳定者继续卡培他滨单药维持治疗至疾病进展。结果发现，卡培他滨维持治疗组的中位PFS期和OS期较总人群延长，分别达8.1个月和23.1个月，且维持治疗组不良反应（神经毒性、腹泻、血液学毒性）明显降低。中山大学肿瘤医院的一项Ⅲ期随机对照试验（RCT）也评估了CapeOX或FOLFOX一线治疗后持续卡培他滨单药维持治疗的安全性及疗效。维持治疗组的中位PFS期明显长于观察组（10.43个月 vs. 7.82个月，$P<0.001$），维持治疗组因不可耐受毒性反应停止治疗的比例仅1.5%。

如患者不能耐受化疗毒性，也可单用靶向药物维持治疗。MACRO研究评估了CapeOX+贝伐珠单抗持续治疗与诱导治疗后BEV单药维持治疗的效果。结果显示，两组患者中位PFS期（9.7个月 vs. 10.4个月）和中位OS期（20.0个月 vs. 23.2个月）差异均无统计学意义，证明了BEV单药维持的有效性。西妥昔单抗（CET）用于维持治疗的研究证据相对较少。COIN-B研究显示，FOLFOX联合CET治疗12周后，与间歇治疗组（完全停用化疗及CET）相比，CET单药维持治疗组的无失败生存（failure-free survival，FFS）期和PFS期延长。MACRO-2研究则比较CET单药维持治疗和mFOLFOX6+CET联合方案持续治疗的效果，主要研究终点为PFS。研究达到非劣效终点，两组9个月PFS率分别为60%、72%（非劣效$P<0.1$），两组mPFS、mOS和ORR均无统计学差异，提示西妥昔单抗也可作为单用靶向药物维持治疗选择。

目前尚未有比较单用化疗药物和化疗联合靶向药物维持治疗的数据，应结合患者的一线治疗方案、化疗耐受程度、社会经济情况和患者意愿等进行综合评估。

（三）二线治疗

1. 二线治疗化疗药物的选择

mCRC二线治疗中化疗药物的选择，取决于既往一线治疗中选择的药物。GERCOR研究对比了两种化疗方案、不同序贯顺序的疗效：一组接受一线FOLFIRI，二线FOLFOX治疗；另一组先进行FOLFOX，后进行FOLFIRI治疗。结果显示，两组间OS期无显著差异，且无论是在一线先使用奥沙利铂或是伊立替康，患者中位OS期均超过20个月。早期研究显示，临床研究治疗全程中，接受全部3种化疗药物（5-FU、伊立替康和奥沙利铂）能最大限度延长mCRC患者的生存期。

多项mCRC一线治疗的Ⅲ期试验已证实，CapeOX方案与FOLFOX方案具有相近的疗效和安全性。一项随机Ⅲ期非劣效研究比较CapeOX与FOLFOX在伊立替康方案失败患者中的疗效，结果发现CapeOX的PFS不劣于FOLFOX（HR=0.97，95%CI：0.83～1.14），且CapeOX方案的3～4级不良事件的总体发生率更低。既往BICC-C试验和EORTC 40015试验显示，对于西方人群，卡培他滨联合伊立替康的胃肠道毒性较明显，可能导致疗效下降，因此国外各大指南不推荐该方案。AXEPT研究则探讨了剂量调整的XELIRI（mXELIRI）方案［伊立替康200mg/m²，第1天；卡培他滨每次800mg/（m²·次），每天2次，第1～14天；21天为1个周期］联合或不联合BEV，与标准的FOLFIRI方案相比，用于亚洲人群二线治疗的疗效和安全性。结果显示，mXELIRI组和FOLFIRI组的中位OS期分别为16.8个月和15.4个月（HR=0.85，95%CI：0.71～1.02，非劣效性检验$P<0.001$）。mXELIRI组3～4级中性粒细胞减少症的发生率更低（17% vs. 43%），而腹泻发生率稍高（7% vs. 3%）。值得注意的是，对于UGT1A1*6或*28的纯合变异型和双杂合变异型的患者，伊立替康的起始剂量需要下调至150mg/m²。以上研究结果证实，二线治疗中，基于口服氟尿嘧啶的联合化疗方案可行。

雷替曲塞是一种胸苷酸合成酶抑制剂。中国一项Ⅲ期研究，探索雷替曲塞联合奥沙利铂对比FOLFOX，在mCRC患者一线或二线治疗的疗效。与FOLFOX相比，雷替曲塞联合方案显示出更高的缓解率（29.1% vs. 17.0%，$P=0.041$），同时显著改善中位PFS期（8.7个月 vs. 7.2个月；HR=0.65，95%CI：0.43～0.99；$P=0.045$），总体不良事件发生率相当。系统性回顾显示，雷替曲塞暂无药物相关心脏毒性报道，对于已发生氟尿嘧啶相关心脏毒性或存在氟尿嘧啶相关心血管事件危险因素的患者，雷替曲塞可作为氟尿嘧啶或卡培他滨的替代药物。

2. 二线治疗靶向药物的选择

E3200研究确立了贝伐珠单抗在mCRC二线治疗中的价值。对于一线接受伊立替康和氟尿嘧啶治疗进展的患者，二线贝伐珠单抗联合FOLFOX方案对比单纯FOLFOX方案，无论是OS期（12.9个月 vs. 10.8个月，$P=0.0011$）、PFS期（7.3个月 vs. 4.7个月，$P<0.0001$）还是RR

（22.7% vs. 8.6%，*P*<0.000 1）都有显著提高。ML18147研究进一步证实，一线贝伐珠单抗治疗病情进展的患者，二线转换化疗方案后跨线使用贝伐珠单抗可进一步延长OS期（11.2个月 vs. 9.8个月，*P*=0.006 2）和PFS期（5.7个月 vs. 4.1个月，*P*<0.000 1）。

EPIC研究旨在评估西妥昔单抗联合伊立替康能否改善既往奥沙利铂和氟尿嘧啶治疗失败患者的预后。在EGFR过表达，奥沙利铂和氟尿嘧啶一线治疗失败的mCRC患者中，与伊立替康单药治疗相比，西妥昔单抗联合伊立替康显著改善了PFS期（4.0个月 vs. 2.6个月，*P*<0.001）、ORR（16.4% vs. 4.2%，*P*<0.001）及生活质量（quality of life，QOL）（*P*=0.47）。由于单纯化疗组47.3%的患者后续接受了西妥昔单抗治疗，OS期最终没有得到显著延长（中位OS期，10.7个月 vs. 10.0个月，HR=0.975，95%CI：0.854～1.114；*P*=0.71）。

目前，关于西妥昔单抗一线治疗进展后跨线使用西妥昔单抗治疗的研究正在进行中，尚未明确该治疗策略的可行性。外周血循环肿瘤DNA（ctDNA）检测中，ctDNA突变丰度增加、出现*RAS/BRAF*基因突变、*HER-2*扩增等可能提示mCRC患者对西妥昔单抗继发耐药。动态监测ctDNA变化，可能指导选择合适人群接受西妥昔单抗跨线或后线再引入治疗。

PRODIGE 18研究探讨了接受含贝伐珠单抗一线治疗进展的*KRAS*野生型mCRC患者中，二线跨线使用贝伐珠单抗联合化疗与西妥昔单抗联合化疗的疗效。主要研究终点为4个月PFS率，BEV组和CET组分别为80.3%和66.7%。BEV组和CET组的中位PFS期分别为7.1个月和5.6个月（HR=0.71，*P*=0.062 2），中位OS期分别为15.8个月和10.4个月（HR=0.69，*P*=0.075）。另一项Ⅲ期随机对照COMETS研究也观察到类似结果，二线CET组和BEV组中位OS期分别为12.3个月和18.6个月（HR=1.27，95%CI：0.82～1.92，*P*=0.288）。以上研究提示，对于一线接受化疗联合贝伐珠单抗治疗失败的*RAS*野生型mCRC患者，二线继续跨线使用贝伐珠单抗的疗效可能优于西妥昔单抗治疗。

3. 特定分子亚型的治疗

研究显示，BRAF抑制剂单药治疗*BRAF* V600E突变的mCRC效果欠佳，其机制可能是BRAF抑制导致EGFR的快速反馈激活，联合抗EGFR单抗和/或MEK抑制剂治疗可能提高疗效。Ⅱ期SWOG S1406研究旨在评估西妥昔单抗+伊立替康±维莫非尼方案应用于*BRAF* V600E突变/*RAS*野生型晚期结直肠癌二线及以后治疗的获益。结果显示，加入维莫非尼可以改善PFS期（4.4个月 vs. 2.2个月，HR=0.50，*P*=0.001）和疾病控制率（65% vs. 21%，*P*<0.001）。Ⅲ期BEACON研究纳入*BRAF* V600E突变型mCRC患者一线或二线化疗失败患者，随机分为3组：三联治疗（康奈非尼+比美替尼+西妥昔单抗）、双联治疗（康奈非尼+西妥昔单抗）、对照组（西妥昔单抗联合伊立替康或FOLFIRI）。结果显示，与对照组相比，三联治疗（9.0个月，HR=0.52，*P*<0.001）或双联治疗（8.4个月，HR=0.6，*P*<0.001）的中位OS期均显著改善；但双联治疗的3～4级不良事件发生率更低（58% vs. 50%）。目前指南推荐，*BRAF* V600E突变的mCRC患者二线治疗可使用西妥昔单抗+伊立替康+维莫非尼或康奈非尼+西妥昔单抗方案。

（四）三线治疗

根据既往药物暴露情况和患者预期治疗耐受性，晚期肠癌三线治疗推荐的药物包括瑞戈非尼、呋喹替尼、曲氟尿苷替匹嘧啶片（TAS-102）、西妥昔单抗±伊立替康等。

对于RAS/BRAF野生型，且既往未行西妥昔单抗治疗的患者，可使用西妥昔单抗±伊立替康方案。BOND研究首次证实西妥昔单抗可能逆转化疗药物耐药性。研究纳入了329例对伊立替康治疗失败、EGFR表达阳性的mCRC患者。2∶1随机分为西妥昔单抗联合伊立替康治疗组和西妥昔单抗单药治疗组，结果显示联合组在有效率（response rate，RR）（22.9% vs. 10.8%，$P=0.007$）和至疾病进展时间（time to progression，TTP）（4.1个月 vs. 1.5个月，$P<0.001$）方面均有显著提高。NCIC CTG CO.17研究显示对于既往标准治疗（奥沙利铂、伊立替康、氟尿嘧啶）失败或无法耐受的晚期结直肠癌患者，西妥昔单抗对比最佳支持治疗（best supportive care，BSC）可显著延长OS期（6.1个月 vs. 4.6个月，$P=0.005$）。

对于奥沙利铂和伊立替康标准治疗均失败的mCRC患者，可使用小分子抗血管靶向药物（瑞戈非尼、呋喹替尼）和TAS-102等。小分子抗血管靶向药物联合免疫检查点PD-1抑制剂、TAS-102联合贝伐珠单抗等治疗策略初显疗效，同时鼓励患者在自愿的前提下参加与其病情相符的临床试验。

1. 瑞戈非尼

瑞戈非尼是首个显示出生存获益的多靶点（可抑制VEGFR1-3、TIE-2、BRAF、KIT、RET、PDGFR和FGFR）小分子激酶抑制剂。CORRECT研究是一项在16个国家的114家中心进行的国际多中心、随机、双盲、安慰剂对照Ⅲ期研究，结果表明，在经所有标准治疗（包括靶向治疗）后进展的mCRC中，瑞戈非尼与最佳支持治疗相比可显著延长标准治疗失败mCRC患者的总生存（OS）期，分别为6.4个月和5.0个月（HR=0.77，95%CI：0.64～0.94）。CONCUR研究则探索瑞戈非尼在亚洲人群中的疗效和安全性。结果同样显示，瑞戈非尼较安慰剂显著延长了OS期和PFS期，死亡风险降低45%。其中约40%患者既往仅接受过一、二线化疗，其生存获益更明显，中位OS期延长了5.8个月。

在临床实践中，瑞戈非尼标准剂量给药耐受较差，ReDOS研究和REARRANGE研究分别对不同降低剂量给药策略进行了探索。ReDOS研究采用瑞戈非尼剂量递增给药的方案，第1周80mg/天，第2周120mg/天，第3周160mg/天。结果显示，剂量递增组接受治疗的耐受时间更长，毒性更低，OS期反而有延长趋势（9.8个月 vs. 6.0个月，HR=0.72，95%CI：0.47～1.10；$P=0.12$）。REARRANGE研究则分为3组：对照组（标准给药方案，瑞戈非尼160mg/天，治疗3周，休息1周）、减量组（第1个周期时，120mg/天，治疗3周，休息1周，后续治疗采用标准给药方案）和间歇给药组（第1个周期时，160mg/天，治疗1周，休息1周，后续治疗采用标准给药方案）。结果显示，减少剂量组和间歇给药组患者出现乏力/疲劳、蛋白尿等常见不良事件的概率较低，各组之间的OS率没有显著差异（对照组12个月OS率为32.4%，减少剂量组为32.3%，间歇给药组为27.8%）。3组之间6个月PFS率同样没有显著差异。以上研究结果均支持，第1周期减少瑞戈非尼起始剂量的策略安全、有效。

2. 呋喹替尼

呋喹替尼是中国自主研发、具有高选择性的口服小分子肿瘤血管生成抑制剂，主要作用靶点为VEGFR激酶家族VEGFR1-3。FRESCO研究结果显示，对比安慰剂组，在既往接受过靶向治疗亚组中，呋喹替尼延长了OS期（7.69个月 vs. 5.98个月，HR＝0.63，P＝0.023）和PFS期（3.65个月 vs. 1.84个月，HR＝0.24，P<0.001）。亚组分析提示，既往接受VEGF单抗治疗的患者仍可能从呋喹替尼治疗中获益，包括OS（HR＝0.68，95%CI：0.45~1.03）和PFS（HR＝0.24，95%CI：0.15~0.38）。

3. 曲氟尿苷替匹嘧啶片（TAS-102）

TAS-102是一种口服的核苷类抗肿瘤细胞毒性药物，由胸苷类核苷酸类似物曲氟尿苷和胸苷磷酸化酶抑制剂替匹嘧啶组成。RECOURSE研究证实，相较于安慰剂组，TAS-102组患者的中位OS期更长（7.1个月 vs. 5.3个月，HR＝0.68，95% CI：0.58~0.81，P<0.001），最常见不良事件是中性粒细胞减少症（发生率为38%）和白细胞减少（发生率为21%）。2020年一项Ⅱ期临床试验比较了TAS-101联合贝伐珠单抗对比TAS单药对难治性mCRC患者的安全性和有效性。联合组和TAS-102单药组的ORR分别为2.2%和0，中位PFS分别为4.6个月和2.6个月（HR＝0.45，95%CI：0.29~0.72，P＝0.001 5）。

4. 特殊人群的治疗

$HER-2$扩增/过表达常见于$KRAS/BRAF$野生型肠癌患者（5.2%），与部分抗EGFR单抗治疗的原发和继发性耐药相关，是一类相对少见且特殊的肠癌。HERACLES研究纳入27例$HER-2$阳性晚期肠癌患者，接受曲妥珠单抗联合拉帕替尼治疗，客观有效率达35%，中位疾病进展时间为5.5个月。T-DXd（DS-8201）是$HER-2$靶向曲妥珠单抗偶联拓扑异构酶抑制剂形成的ADC类药物。多中心Ⅱ期DESTINY-CRC01研究中，T-DXd单药治疗$HER-2$扩增型肠癌，ORR达45.3%，中位PFS期为6.9个月。目前研究表明双靶点抗$HER-2$治疗及ADC均在$HER-2$扩增型晚期肠癌治疗中具有良好的应用前景，但样本量有限，尚无中国人群治疗数据。

（邓艳红 蔡月）

参考文献

［1］ BANG Y J，VAN CUTSEM E，FEYEREISLOVA A，et al. Trastuzumab in combination with chemotherapy versus chemotherapy alone for treatment of HER2-positive advanced gastric or gastro-oesophageal junction cancer（ToGA）：a phase 3，open-label，randomised controlled trial［J］. Lancet，2010，376（9742）：687-697.

［2］ BANG Y J，KIM Y W，YANG H K，et al. Adjuvant capecitabine and oxaliplatin for gastric cancer after D2 gastrectomy（CLASSIC）：a phase 3 open-label，randomised controlled trial［J］. Lancet，2012，379（9813）：315-321.

［3］ HIRONAKA S，UEDA S，YASUI H，et al. Randomized，open-label，phase Ⅲ study comparing irinotecan with paclitaxel in patients with advanced gastric cancer without severe peritoneal metastasis after failure of prior combination chemotherapy using fluoropyrimidine plus platinum：WJOG 4007 trial［J］. J Clin Oncol，2013，

31（35）：4438-4444.

［4］CREMOLINI C, LOUPAKIS F, ANTONIOTTI C, et al. FOLFOXIRI plus bevacizumab versus FOLFIRI plus bevacizumab as first-line treatment of patients with metastatic colorectal cancer: updated overall survival and molecular subgroup analyses of the open-label, phase 3 TRIBE study ［J］. Lancet Oncol, 2015, 16（13）: 1306-1315.

［5］SIMKENS L H, VAN TINTEREN H, MAY A, et al. Maintenance treatment with capecitabine and bevacizumab in metastatic colorectal cancer（CAIRO3）: a phase 3 randomised controlled trial of the Dutch Colorectal Cancer Group ［J］. Lancet, 2015, 385（9980）: 1843-1852.

［6］LI J, QIN S, XU J, et al. Randomized, double-blind, placebo-controlled phase Ⅲ trial of apatinib in patients with chemotherapy-refractory advanced or metastatic adenocarcinoma of the stomach or gastroesophageal junction ［J］. J Clin Oncol, 2016, 34（13）: 1448-1454.

［7］WANG J, XU R, LI J, et al. Randomized multicenter phase Ⅲ study of a modified docetaxel and cisplatin plus fluorouracil regimen compared with cisplatin and fluorouracil as first-line therapy for advanced or locally recurrent gastric cancer ［J］. Gastric Cancer, 2016, 19（1）: 234-244.

［8］HALL P S, LORD S R, COLLINSON M, et al. A randomised phase Ⅱ trial and feasibility study of palliative chemotherapy in frail or elderly patients with advanced gastroesophageal cancer（321GO）［J］. Br J Cancer, 2017, 116（4）: 472-478.

［9］VENOOK A P, NIEDZWIECKI D, LENZ H-J, et al. Effect of First-line chemotherapy combined with cetuximab or bevacizumab on overall survival in patients with KRAS wild-type advanced or metastatic colorectal cancer: a randomized clinical trial ［J］. JAMA, 2017, 317（23）: 2392-2401.

［10］LI J, QIN S, XU R H, et al. Effect of fruquintinib vs placebo on overall survival in patients with previously treated metastatic colorectal cancer: the FRESCO randomized clinical trial ［J］. JAMA, 2018, 319（24）: 2486-2496.

［11］GROTHEY A, SOBRERO A F, SHIELDS A F, et al. Duration of adjuvant chemotherapy for stage Ⅲ colon cancer ［J］. N Engl J Med, 2018, 378（13）: 1177-1188.

［12］XU R H, MURO K, MORITA S, et al. Modified XELIRI（capecitabine plus irinotecan）versus FOLFIRI （leucovorin, fluorouracil, and irinotecan）, both either with or without bevacizumab, as second-line therapy for metastatic colorectal cancer（AXEPT）: a multicentre, open-label, randomised, non-inferiority, phase 3 trial ［J］. Lancet Oncol, 2018, 19（5）: 660-671.

［13］BARANISKIN A, BUCHBERGER B, POX C, et al. Efficacy of bevacizumab in first-line treatment of metastatic colorectal cancer: a systematic review and meta-analysis ［J］. Eur J Cancer, 2019, 106: 37-44.

［14］DENG Y, CHI P, LAN P, et al. Neoadjuvant modified FOLFOX6 with or without radiation versus fluorouracil plus radiation for locally advanced rectal cancer: final results of the Chinese FOWARC trial ［J］. J Clin Oncol, 2019, 37（34）: 3223-3233.

［15］YOSHIDA K, KODERA Y, KOCHI M, et al. Addition of docetaxel to oral fluoropyrimidine improves efficacy in patients with stage Ⅲ gastric cancer: interim analysis of JACCRO GC-07, a randomized controlled trial ［J］. J Clin Oncol, 2019, 37（15）: 1296-1304.

［16］AL-BATRAN S E, HOMANN N, PAULIGK C, et al. Peri operative chemotherapy with fluorouracil plus leucovorin, oxaliplatin, and docetaxel versus fluorouracil or capecitabine plus cisplatin and epirubicin for locally advanced, resectable gastric or gastro-oesophageal junction adenocarcinoma（FLOT4）: a randomised, phase 2/3 trial ［J］. Lancet, 2019, 393（10184）: 1948-1957.

［17］SHITARA K, BANG Y J, IWASA S, et al. Trastuzumab deruxtecan in previously treated HER2-positive gastric cancer ［J］. N Engl J Med, 2020, 382（25）: 2419-2430.

［18］XIE Y, SHI L, HE X, et al. Gastrointestinal cancers in China, the USA, and Europe ［J］. Gastroenterol Rep （Oxf）, 2021, 9（2）: 91-104.

［19］IVESON T J, SOBRERO A F, YOSHINO T, et al. Duration of adjuvant doublet chemotherapy（3 or 6 months）in patients with high-risk stage Ⅱ colorectal cancer ［J］. J Clin Oncol, 2021, 39（6）: 631-641.

［20］BAHADOER R R, DIJKSTRA E A, VAN ETTEN B, et al. Short-course radiotherapy followed by chemotherapy before total mesorectal excision（TME）versus preoperative chemoradiotherapy, TME, and optional adjuvant chemotherapy in locally advanced rectal cancer（RAPIDO）: a randomised, open-label, phase 3 trial ［J］. Lancet Oncol, 2021, 22（1）: 29-42.

第五章

腹腔化疗在胃肠癌腹膜转移防治中的应用与新进展

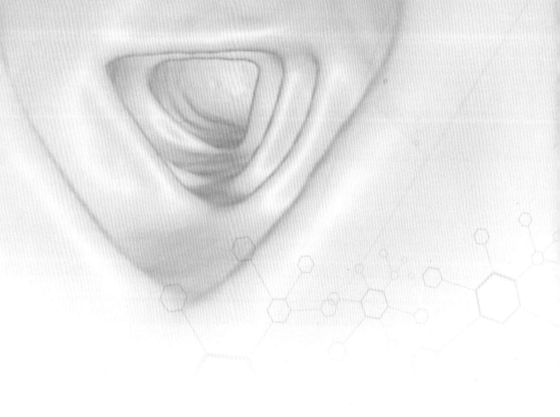

胃肠癌腹膜转移过去被认为是肿瘤终末期，只能进行晚期肿瘤的姑息性化疗，预后差。近年来，随着对腹膜转移肿瘤机制认识的深入、新的药物的研发应用及新的治疗手段的应用，胃肠癌腹膜转移患者的预后获得了较大的改善。腹腔内化疗最早应用于控制腹膜转移所导致的恶性腹腔积液，随着新的腹腔用药途径的开发及治疗理念的改变，腹腔内化疗越来越受到人们重视，本章针对这方面做一些概述。

第一节　腹腔热灌注化疗在胃癌治疗中的应用与新进展

腹膜转移是晚期胃癌患者死亡的首要原因之一。腹膜转移是指胃癌原发灶癌细胞经血行、淋巴或腹膜直接种植生长所致的癌症转移形式。将近20%的胃癌患者在术前或术中诊断有腹膜转移，超过50%的T3、T4期患者在根治性切除术后会发生腹膜转移，腹膜转移程度越高，生存期越短。

一直以来胃癌腹膜转移患者的生存情况不尽人意，中位生存期2.2～8.8个月，腹膜转移并发症如肠梗阻、恶性腹水、营养不良和恶病质等会进一步恶化患者的生活质量并缩短其寿命。在有腹膜转移的患者中，全身化疗的效果令人失望。1989年，Preusser等人证明进展期胃癌患者可以采用积极的全身化疗方案治疗，有效率为50%，但胃癌腹膜转移患者却没有类似的有效率。同样，1991年，Ajani等人采用依托泊苷、5-氟尿嘧啶和顺铂进行胃癌围手术期化疗，发现腹膜转移是治疗失败的最常见原因。因此，单纯全身化疗并不是胃癌腹膜转移患者的推荐治疗方案。最近，多种治疗策略的使用，包括肿瘤细胞减灭术（cytoreductive surgery，CRS）联合腹腔热灌注化疗（hyperthermic introperitoneal chemotherapy，HIPEC），在部分胃癌腹膜转移患者中产生了较好的效果。下面概述了胃癌中HIPEC的应用进展。

一、CRS联合HIPEC在胃癌腹膜种植治疗中的作用

对于胃癌腹膜种植的高危患者，新辅助化疗和术后辅助化疗对预防腹膜转移发生的作用非常有限。更为重要的是，因为由间皮细胞和间皮下毛细血管之间的间质组织组成的血腹膜屏障存在，全身性治疗对腹膜转移的疗效有限。

鉴于胃癌腹膜种植是胃癌术后最常见的复发原因，Spratt于1980年首次提出CRS和腹膜切除联合围手术期腹腔内化疗的多模式治疗方式。20世纪90年代，Sugarbaker进一步改进了CRS和HIPEC技术。这两种技术的理论基础都可以用Gompertzian细胞动力学来解释。该动力学假设在初始阶段，肿瘤细胞数量是呈指数增长的。随着肿瘤的扩大，它的血液供应减少，从而减缓了肿瘤的生长。肿瘤的减容使细胞重新进入细胞周期的增殖阶段，可能对抗肿瘤药物更加

敏感。腹膜内化疗通过简单扩散穿透腹膜结节，仅穿透2～3mm的组织这一概念进一步强调了CRS减瘤的重要性。研究表明39～43℃的腹腔热灌注化疗可以增强肿瘤细胞对细胞毒性药物的化疗敏感性，增加某些腹腔内化疗药物（丝裂霉素C、奥沙利铂、顺铂）的有效性，由于血腹膜屏障的存在，腹腔内药物浓度可以比血浆高出20倍，从而降低药物的全身毒副反应。

目前，在胃癌HIPEC中的最佳药物方案或给药策略尚无共识。丝裂霉素C、顺铂和紫杉醇是最常用的药物，因为它们具有理想药物的特征，包括已证实的全身活性、与热疗协同活性和浓度相关毒性。丝裂霉素C是一种烷基化肿瘤抗生素，是第一个被用于HIPEC的单药治疗药物，通常给药剂量为15mg/m^2，持续90min。由于紫杉醇的分子量比较大，腹腔用药后腹腔内药物浓度较血浓度高1 000倍，目前在胃癌腹腔化疗中应用最多的是紫杉醇。尽管腹腔化疗药物的剂量计算尚无统一意见，但腹腔化疗药物的剂量可分为按体表面积计算或按浓度计算。因为全身静脉化疗是按照体表面积计算药物剂量的，故腹腔化疗也可以照此计算所用的药物剂量，而且有效腹膜接触面积也与体表面积有一定相关性。但是，按照体表面积计算的药物剂量是固定的，随着使用灌注液体量的不同，腹腔药物的浓度也不同，腹腔药物浓度越高，穿透组织深度也越深，但血浆浓度也会越高，毒副反应也越严重。基于以上原因，可按照体表面积计算腹腔灌注液量及药物剂量。当然，在腹腔用药的剂量计算中必须考虑全身用药情况。

二、HIPEC在新辅助化疗中的应用

2017年，Badgwell等人发表了在腹水细胞学阳性或局限腹膜种植胃癌患者中使用HIPEC作为新辅助治疗的研究。在这项单臂Ⅱ期试验中，19例患者接受腹腔镜探查后联合使用丝裂霉素C30mg和顺铂200mg进行HIPEC。48%的患者接受了2～5次腹腔镜HIPEC治疗，最后一次HIPEC后，7例患者腹水细胞学检查为阴性且未发现腹膜种植病灶，其中5例患者接受了胃切除术。这5例患者术后的中位总生存期为29个月，而全组患者的确诊后中位总生存期为30.2个月。尽管该研究受到了小样本的限制，但结果证明了将新辅助HIPEC纳入胃癌治疗策略中的可行性，也确立了腹腔镜在评估腹膜种植程度中的重要地位。在2019年的一项回顾性研究中，Badgwell等人进一步证明了腹腔镜下HIPEC的安全性，该研究对44例腹膜转移或腹水细胞学阳性的胃癌患者进行了腹腔镜下HIPEC治疗。在该研究中，没有患者中转开腹手术，中位住院时间为2天。更重要的是，25%的患者腹水细胞学转阴并接受了胃切除术。

2014年，Canbay等人报道了194例腹水细胞学阳性胃癌患者在行术前新辅助腹腔内联合全身化疗后，78%的腹水细胞学阴性的患者接受了CRS和HIPEC。与Yonemura等人2012年的研究相似，完全缓解率为24%，完全细胞减灭术率为68%。对于那些接受了决定性手术的患者，中位生存期是15.8个月，而由于细胞学持续阳性或腹膜转移而没有接受手术的患者的中位生存期是7.5个月（$P<0.001$）。完全细胞减灭术组中位生存期显著高于未达完全细胞减灭组（20.5个

月 vs. 10.9个月），术后出现并发症的概率为24%，术后死亡率为4%。多变量分析确定了病理缓解、肿瘤负荷低（PCI≤6）和肿瘤减灭的彻底性（CC-0/CC-1；所有$P=0.001$）是预后较好的独立预测因子。值得注意的是，本研究也显示78例腹水患者的症状得到了改善，从而进一步确立了新辅助腹腔内联合全身化疗作为一种姑息技术的作用。

基于这些数据，对于腹膜转移指数化（PCI≤6）或有症状性腹水的胃癌患者，应考虑使用新辅助腹腔内联合全身化疗。进一步建立这种CRS和HIPEC的治疗模式还需要临床研究，但迄今为止还没有相关临床研究结果。

三、HIPEC在预防性/辅助化疗中的应用

鉴于胃癌患者腹水细胞学阳性和腹膜转移的预后不良，预防高危患者根治性手术后腹膜转移势在必行。对于腹膜种植高危患者，最新的治疗方法之一是在胃癌根治术后早期进行腹腔辅助化疗。日本和中国的Ⅱ期临床试验和一项荟萃分析报道了局部晚期胃癌患者行胃癌根治术后使用HIPEC作为辅助治疗的获益。

1988年，Koga等首先报道了在根治性胃切除术后进行HIPEC可给予胃癌患者长期生存获益（HIPEC组3年生存率为74%，无HIPEC组为53%，$P<0.04$）。2001年，Yonemura等人将139例术中发现浆膜受侵的患者随机分为3组：手术联合HIPEC治疗（丝裂霉素C和顺铂）、手术和常规腹腔化疗及单独手术。HIPEC组的总体5年生存率为61%，而另外两组分别为43%和42%。同样在2001年，Kim等人进行了一项前瞻性对照研究，纳入手术联合HIPEC（丝裂霉素C）患者52例和单独手术患者51例。排除腹膜转移患者后，手术联合HIPEC组的5年生存率（59%）明显高于单纯手术组（44%）（$P=0.04$）。

最近，一些系统回顾和荟萃分析也试图探讨胃癌术后辅助HIPEC给患者带来的获益。Yan等人在2007年的一项荟萃分析中纳入了13项研究，这些研究将局部进展期胃癌患者随机分为手术联合腹腔化疗组和单纯手术组。其中HIPEC组（$HR=0.60$，95% CI：$0.43\sim0.83$，$P=0.002$）或HIPEC联合腹腔内化疗组（$HR=0.45$，95% CI：$0.29\sim0.68$，$P=0.0002$）均有生存获益，常温术中腹腔内化疗组也有一定获益，但单独腹腔内化疗或术后腹腔内化疗没有显著改善患者生存。同样，Coccolini等人在2014年的系统回顾中评价了腹腔内化疗对进展期胃癌患者的效果。结果表明，在所有纳入研究的患者及其中有区域淋巴结转移或浆膜浸润的患者中，腹腔化疗可改善1年、2年和3年的OS率。Desiderio等人在2018年的一项荟萃分析中纳入11项随机对照研究和21项回顾性研究，共涉及2 520例患者，比较了手术联合HIPEC和单纯手术治疗进展期胃癌的效果。分析表明，与单纯手术相比，手术联合HIPEC组的3年和5年生存率有显著的获益（3年，$RR=0.71$，95%CI：$0.53\sim0.96$，$P=0.03$；5年，$RR=0.82$，95%CI：$0.70\sim0.96$，$P=0.01$）。尽管这些研究纳入了部分腹膜受侵者，且HIPEC所使用的药物不同，但结果表明

辅助或预防性HIPEC治疗可改善长期预后。最终，这个结果不能用于决定晚期胃癌腹腔化疗的最佳方案。此外，还有药物、剂量和治疗时间的最佳选择等问题尚无统一意见。

四、HIPEC对腹水细胞学阳性患者的意义

到目前为止，还没有研究评估HIPEC对细胞学阳性腹膜癌的影响。目前法国开展了一项前瞻性多中心随机对照研究：纳入浆膜受侵和/或淋巴结阳性和/或腹水细胞学阳性、行胃切除联合D2淋巴结清扫术后患者，主要比较术后是否联合奥沙利铂行HIPEC治疗的5年OS率，次要终点包括DFS、发病率、复发部位和生活质量（GASTRICHIP，NCT01882933）。

五、HIPEC对肉眼可见腹膜转移患者的意义

大多数关于胃癌患者行CRS和HIPEC的研究都纳入了存在肉眼腹腔转移的患者，然而到目前为止，只有少量的随机临床试验支持这种治疗策略。在1983年至1993年进行的初步试验中，仅有4期患者。2007年的一项荟萃分析总结了这些早期试验的结果，发现与单纯手术治疗相比，同时采取手术和HIPEC治疗显著改善了患者生存（HR=0.60，95% CI：0.43～083，P=0.002）。

2004年，Glehen等的一项前瞻性试验纳入49例接受40～60mg丝裂霉素C进行HIPEC治疗胃癌腹膜转移患者，1年、2年和5年生存率分别为48%、20%和16%。术前恶性腹水和CCR-2（残留结节直径＞5mm）是预后不佳的重要独立危险因素。李雁等人在2011年的一项前瞻性随机对照研究中比较了单独CRS与CRS联合HIPEC治疗胃癌腹膜转移患者的疗效，纳入患者的PCI和CCR评分差异无统计学意义。结果表明，与单独CRS相比，CRS联合HIPEC组患者的中位生存期得到显著提高（6.5个月 vs. 11.0个月，P=0.046）。随后，在法国进行的前瞻性CYTO-CHIP研究也证实了HIPEC使西方胃癌腹膜转移人群获益，接受CRS和HIPEC治疗的患者5年总生存率为19.9%（n=180），而仅接受CRS治疗的患者5年总生存率为6.4%（n=97）。

六、HIPEC在晚期胃癌姑息性治疗中的应用

恶性腹水是胃癌腹膜转移最常见的并发症之一，可导致腹痛、呼吸困难、腹胀等多种症状。肿瘤产生的蛋白及其导致的淋巴引流功能受损是引起恶性腹水的主要病因。尽管腹腔穿刺术有助于缓解症状，但其效果持续时间短，约72h，因此对患者生活质量的改善有限。Fujimoto和Yonemura等人首次报道了HIPEC治疗被应用于临床的结果，约78%的患者接受HIPEC治疗后腹水得到了缓解。最近，腹腔镜下HIPEC在治疗恶性腹水方面也获得了良好的效果，同时缩短

了手术时间和住院时间。在一项纳入76例接受姑息性腹腔镜HIPEC的患者的系统回顾中，95%的患者腹水控制良好且无严重并发症。

七、展望

目前，CRS和HIPEC已纳入《胃癌腹膜转移防治中国专家共识》，但还有许多疑问有待解答，包括最佳的腹腔内化疗药物和剂量，最佳的腹腔内化疗时间和顺序，进一步降低腹膜转移发生率的策略，以及从这些干预措施中获益最大的患者群体。欧洲和中国正在进行各种临床研究，使用不同剂量和停留时间的奥沙利铂、奥沙利铂联合紫杉醇、丝裂霉素C联合顺铂治疗胃癌腹膜转移或预防性HIPEC治疗局部进展期胃癌。新的腹腔内技术逐渐被开发出来，以帮助弥补HIPEC和EPIC的一些缺点，并扩大符合这些手术条件的患者人数。加压腹腔气雾剂化疗（pressurized intraperitoneal aerosol chemotherapy，PIPAC）是一种使用PIPAC治疗仪器将化疗药物通过加压气体形成气雾剂喷洒在腹膜表面的腹腔内给药的新技术。在PIPAC期间，通过腹腔镜进入以形成12mmHg的气腹，并给予雾化化疗以形成碳酸腹膜，并维持30min。腹内压力的增加被认为有助于组织摄取药物和提高肿瘤内药物浓度。正在进行的德国试验（PIPAC GA-01；NCT01854255）研究了PIPAC（顺铂+阿霉素）治疗复发性胃癌的临床疗效。PIPAC目前用于缓解症状，在扩大其适应证之前，还需要更多的证据。

腹腔热灌注化疗另一困难是保证足够高的腹腔内药物浓度，以便在腹膜腔和肿瘤组织之间提供一个大的浓度梯度。目前一些药物传递系统如纳米颗粒、微球和水凝胶等正处于开发研究中，以期获得最大化腹膜药物浓度和最小化全身毒性。各种免疫疗法也被用于腹腔内治疗，包括免疫检查点抑制剂、嵌合抗原受体T细胞（CAR-T细胞）和贝伐珠单抗。卡妥美单抗是一种大鼠-小鼠杂交单克隆抗体的新药物，目前正在进行Ⅱ/Ⅲ期临床研究评估其治疗胃癌恶性腹水患者的作用，最近的两项研究显示了良好的结果。一项研究表明，该药物的安全性是可以接受的。在第二项Ⅱ/Ⅲ期研究中，恶性腹水患者被随机分为穿刺加腹腔注射卡妥美单抗组和单独穿刺组。与对照组相比，卡妥美单抗组无穿刺生存时间显著延长（中位数，46天 vs. 11天，HR=0.254，$P < 0.000\ 1$）。此外，卡妥美单抗组患者的腹水症状和体征少于对照组。

总之，HIPEC是防治胃癌患者腹膜转移的研究热点。目前仍缺乏大规模的多中心的前瞻性研究进一步评估HIPEC在胃癌患者治疗中的价值。标准化的腹腔内用药、剂量、方式及时机等是以后研究的重点，如何筛选治疗获益的患者也是临床医师必须思考的问题。

（王华摄）

第二节　腹腔热灌注化疗在结直肠癌治疗中的应用与新进展

结直肠癌远处转移是治疗失败的主要原因，其最容易发生转移的部位是肝、肺、腹膜等。有7%～15%的患者在初始手术时便已发现存在腹腔转移，另有4%～19%的患者在根治术后出现腹膜转移。而在复发转移的结直肠癌患者中腹膜转移发生率更高达25%～30%，其中3%的患者唯一的转移部位是腹膜。由于腹膜转移的诊断、治疗效果不理想，相比于没有腹膜转移的患者，存在腹膜转移者往往预后更差，无病生存期和总生存期都更短。因为这种不同转移部位的异质性，第八版AJCC分期已将腹膜转移作为单独的M1c期，以区别于肝、肺等远处转移。

由于腹腔解剖生理的特殊性，传统的全身静脉化疗不能直接作用于腹腔内脱落和种植的癌细胞，明显限制了结直肠癌腹膜转移的治疗效果，并影响了患者的预后和生存质量。1977年哥伦比亚密苏里州大学设计了世界上第一个腹腔内灌注系统，主要由循环的液体、添加的化疗药物及加温装置组成，2年后该大学将此疗法应用于临床中腹膜假黏液瘤患者的治疗。随着国内外学者对技术方法不断改进，腹腔热灌注治疗已从最初简单的灌注液加热后直接灌入腹腔逐渐演变为目前的高精度控温的持续循环腹腔热灌注治疗。作为一个腹腔局部机械性冲洗伴有温热效应及化学药物处理的综合性治疗手段，腹腔热灌注化疗（hyperthermic intraperitoneal chemotherapy，HIPEC）已成为治疗腹膜表面疾病的主要手段之一，在临床上获得广泛应用。

腹腔的腹膜间皮细胞和皮下毛细血管间存在由基质组织构成的腹膜血浆屏障，导致只有少量药物可以穿透屏障进入腹腔。腹腔内化疗药物仅在不超过3mm的深度才能发挥有效作用。然而，热疗联合化疗可使药物的渗透深度从1～2mm增加至5mm。HIPEC作为腹腔热疗联合化疗的产物，具有以下优势：①药代动力学优势。腹膜血浆屏障阻止腹膜吸收大分子量药物，导致腹腔中药物浓度比全身给药浓度高出2.5～8.0倍，从而增加了药物对腹膜表面肿瘤的直接细胞毒性作用，同时减少了全身性的不良反应。此外，腹腔化疗药物最终通过门静脉被肝脏吸收，对肝脏微转移同样有治疗作用。②热疗优势。热疗对癌细胞有多种不良反应。首先，热疗引起肿瘤微血管栓塞，导致肿瘤组织缺血性坏死；其次，热疗可激活溶酶体，破坏细胞质和细胞核，直接杀死处于细胞周期S期和M期的癌细胞；最后，热疗会破坏癌细胞膜蛋白，干扰DNA、RNA和蛋白质的合成。③热化疗协同优势。当温度达到42℃左右时，热疗与化疗的协同效应显著增强，从而增强奥沙利铂（L-OHP）、顺铂（DDP）、丝裂霉素C（MMC）等多种化疗药物的细胞毒性作用。热疗联合DDP在43℃下增强了DDP对结肠癌细胞的毒性，联合治疗使肿瘤细胞内DDP浓度增加20%。并且，热疗后肿瘤细胞的化疗药物外排减少，累积浓度增加。另外，热疗还增加了肿瘤细胞的化疗敏感性。李雁等研究表明，热疗联合化疗可降低肿瘤的侵袭性。④腹腔灌洗的机械冲洗作用。原发肿瘤细胞脱落与手术操作所致的癌细胞扩散所形成的腹腔游离癌细胞被认为是腹膜种植的来源。HIPEC的大容量腹腔持续灌洗作用可有效清除腹腔中的游离癌细胞、亚临床转移灶以及微小癌结节，从而进一步发挥协同作用优势。

目前，国内外对结直肠癌HIPEC的化疗药物选择和治疗方案尚无统一的规范。但HIPEC使用的药物应符合一定的标准，针对结直肠癌预防及治疗性腹腔化疗的药物选择需满足如下特点：其一，为结直肠癌全身化疗的有效药物；其二，符合腹腔化疗的药物特点。理想的腹腔化疗药物应具有如下特点：能通过自身或其代谢产物有效杀死肿瘤细胞、较高的腹腔浓度、较低的腹腔通透性、较小的腹膜刺激性、较强的肿瘤组织穿透能力。其他需要考虑的因素有是使用单药还是联合化疗药物，以及化疗药物的敏感性。刘渤娜等研究发现，5-FU、DDP和MMC在高温条件下联合使用比在常温条件下联合使用或作为单一药物使用有更强的抗肿瘤作用。高剂量DDP或MMC引起的肿瘤生长抑制与低剂量的药物相比是有限的，然而热疗或联合使用抗肿瘤药物可增强抗肿瘤作用。因此，在高温条件下减少剂量并联合使用抗肿瘤药物的方法是合理和有必要的。腹腔（IP）/静脉（IV）的曲线下面积（AUC）比是一个重要指标，它量化了治疗过程中预期的剂量强度，比值越高，药物在腹腔的生物利用度越高。结直肠常用的腹腔化疗药物如5-FU的IP/IV的AUC比高达250，MMC为23.5，奥沙利铂为16，顺铂为21，洛铂为7.2，这也就意味着腹腔的药物浓度可高达血浆的数十至数百倍。目前可用于结直肠癌腹腔化疗的药物根据化疗药物作用的分子靶点分为：①作用于DNA化学结构的药物，包括铂类化合物（如顺铂、卡铂、奥沙利铂、洛铂）和MMC，这些药物都是细胞周期非特异性的。②影响核酸合成的药物，包括胸腺核苷合成酶抑制剂（氟尿嘧啶、雷替曲塞），这些药物都是细胞周期特异性的。③拓扑异构酶抑制剂伊立替康，具有细胞周期S期特异性。最佳腹腔化疗模式的关键是选择一种或几种最适于在腹腔内使用的化疗药物。细胞周期非特异性药物在机体能耐受的毒性限度内，其杀伤能力随剂量增加而增加。而细胞周期特异性药物影响疗效的主要因素是时限，故在联合化疗方案中常常由两类药物共同应用才能取得良好的临床疗效。所以，在腹膜转移治疗性药物的选择上，应选择作用于DNA化学结构的药物（如铂类药物）与作用于核酸合成的药物（如氟尿嘧啶或雷替曲塞）的联合化疗方案。而预防性药物同样可以选择上述联合化疗方案，对于腹膜转移风险较低的患者也可以选择单一药物方案。腹腔化疗药物剂量须综合考虑患者体表面积、全身用药及身体耐受等情况。

术中解剖层次分离、组织切割，引起炎症和纤维蛋白渗出，是造成术后腹腔粘连的主要原因。术中HIPEC最大的优势就在于此时腹腔残余肿瘤负荷最小，腹腔粘连比较少，化疗灌注可在腹腔内分布均匀，同时还可以减少手术操作所致癌细胞脱落，但HIPEC需要60～90min的时间才能使药物更好地渗透到癌结节中，这无疑延长了手术时间，导致并发症的发生率升高。而术后早期HIPEC可以很好地解决这一问题。首先，闭合的腹腔可减少热量损失，腹腔压力也明显高于开腹HIPEC，明显增加腹膜中药物穿透距离。其次，术后早期腹腔粘连尚不严重，对灌注液在腹腔的分布影响不大，可以较好地清除术后腹腔残留癌细胞。研究表明，术后早期HIPEC并未增加手术并发症。有关研究证实，热休克蛋白是肿瘤细胞对热化疗反应的重要因子，但首次HIPEC治疗诱导的热休克蛋白会降低随后HIPEC治疗的疗效，在首次治疗后至少24h进行第二轮HIPEC是最理想的，可减少肿瘤细胞对热疗或化疗的潜在抵抗。

荷兰Verwaal等在2008年发表了关于肿瘤细胞减灭术（CRS）联合HIPEC治疗CRC腹膜种植的一项Ⅲ期RCT研究。经过8年随访，他们发现CRS/HIPEC组PFS期为12.6个月，而对照组仅为7.7个月（$P=0.020$）；CRS/HIPEC组的中位疾病相关生存（disease-specific survival，DSS）期为22.2个月，对照组为12.6个月（$P=0.028$）；CRS后获得R1切除患者的5年OS率达到45%，而标准化疗对照组的5年OS率仅10%。后来多个回顾研究报道，CRS/HIPEC治疗CRC腹膜转移的中位OS期为30~47个月，5年OS率为26%~58%。国内单中心报道经CRS/HIPEC治疗结直肠癌腹膜转移患者的中位生存时间为31.6个月，1年OS率和3年OS率分别为82.0%和40.9%。

为了研究在完全性CRS后HIPEC是否进一步增加疗效，法国的一项RCT临床试验（PRODIGE7），比较了CRS+HIPEC+全身化疗与CRS+全身化疗的疗效，2021年在《柳叶刀》上发表了试验结果，结果显示，中位随访63.8个月后，HIPEC组的中位OS期为41.7个月，非HIPEC组为41.2个月（$P=0.995$）；HIPEC组中位PFS期为13.1个月，非HIPEC组为11.1个月（$P=0.486$）；30天时，每组各发生2例（2%）给药相关死亡。30天时两组3级或更严重不良事件的发生率相似[肿瘤细胞减灭术联合HIPEC组133例患者中发生56例（42%）vs. 肿瘤细胞减灭术组132例患者中发生42例（32%），$P=0.083$]；然而，在60天时，3级或更严重的不良事件在细胞减灭术联合HIPEC组中更常见[131例中发生34例（26%）vs. 130例中发生20例（15%），$P=0.035$]，这一结果显示在CRS中加入HIPEC后患者没有获得总体生存获益，并且这种联合治疗的术后晚期并发症更多；亚组分析显示，HIPEC可能对PCI为11~15分的患者有益。但两组患者都进行了CRS，他们的中位OS期都超过了40个月，5年生存率接近40%，这令人惊讶的结果提示患者的生存受益可能主要来自CRS。

结直肠癌发生腹膜转移的高危因素包括右半结肠癌、T4或N2、穿孔、切缘阳性和黏液腺癌或印戒细胞癌等。目前已有多个中心开展了前瞻性研究，对有高危腹膜复发的CRC患者行术中预防性HIPEC，以探索HIPEC预防CRC腹膜转移的安全性和有效性。Samartino等进行了一项前瞻性病例对照研究，实验组为结肠癌根治术联合预防性HIPEC，结果发现，4%的实验组患者发生腹膜转移，而对照组为22%，且实验组未观察到并发症发生率升高。另外，在荷兰的COLOPEC的RCT研究（NCT02231086）中，T4（无论cT4或pT4，N0~N2，M0）或肿瘤穿孔的结肠癌患者接受根治性切除术后，按1∶1比例随机分为辅助HIPEC序贯常规全身辅助化疗和单纯全身辅助化疗两组，辅助HIPEC的药物采用奥沙利铂。对两组中术后18个月时CT影像评估提示无明显复发征象的患者，均进行诊断性腹腔镜检查，检查结果显示，对照组和试验组腹膜转移发生率分别为21.6%和18%。在意向性治疗人群分析中，两组18个月的腹膜转移无病生存（peritoneal metastasis free-survival，PMFS）率无显著性差异，分别为77%（对照组）和81%

（试验组），HR＝0.836（95%CI：0.489～1.428）。同样，18个月的DFS率和OS率差异也无统计学意义。研究结果提示对于分期T4或者肿瘤穿孔的结肠癌患者，含奥沙利铂的辅助HIPEC治疗方案未能改善其18个月的无腹膜转移生存率。Prophylo CHIP随机Ⅲ期研究是一项针对包括已切除的微小腹膜转移、卵巢转移和肠穿孔这些发生腹膜转移的高风险结直肠癌患者，评估其接受二次腹腔探查+HIPEC的潜在受益。130例患者在初始手术后接受6个月的辅助化疗，之后通过CT扫描或肿瘤标志物判断有无肿瘤残留，没有肿瘤残留征象的患者随机进入随访或进行二次腹腔探查+HIPEC。在接受二次腹腔探查的患者中，尽管之前的影像学评估为阴性，但实际上52%的患者存在腹膜转移，PCI的范围为0～26。最终结果显示，在随访组和二次腹腔探查+HIPEC组中，腹膜转移复发率相当（33% vs. 32%），3年的无病生存率（44% vs. 51%，P＝0.75）和总生存率（79% vs. 80%，P＝0.63）也非常相似。Prophylo CHIP研究证实了腹膜转移的高风险因素。但是与随访组相比，积极的二次腹腔探查+HIPEC策略对腹膜转移的高风险结直肠癌患者似乎并没有提高其生存率。

既往认为，伴有腹膜转移的mCRC，如果能够获得满意的肿瘤细胞减灭，那么序贯的HIPEC可以使患者进一步获益，这也是目前多项指南推荐的治疗方案。但PRODIGE7、COLOPEC和Prophylo CHIP等研究结果让我们不得不重新反思HIPEC的临床价值。对于结直肠来源的腹膜转移癌，PCI评分、CRS减灭程度和全身化疗方案的有效性才是影响预后的根本因素。HIPEC是一种有意义的治疗手段，但是其适应证、使用时机和具体药物剂量仍需更加深入的研究。

（王华摄　彭俊生）

第三节　腹腔输液港化疗的应用与新进展

腹腔化疗的概念是美国癌症协会在1970年提出来的，1988年在美国召开的第二届腔内化疗的国际会议上，腹腔化疗作为一种积极治疗的方法已被公认。目前腹腔化疗方式主要有3种：腹腔穿刺置管、腹腔输液港和腹腔热灌注化疗。最早腹腔化疗使用的是腹腔穿刺置管，该方法有导管留置体外导致护理不方便且容易感染，反复穿刺置管也会增加患者的痛苦。腹腔热灌注化疗是将化疗药物加热至43℃左右进行腹腔循环灌注化疗，但腹腔热灌注不能长期置管反复使用。1980年Speyer等报道了使用腹膜透析装置进行腹腔化疗给药，现已开发了专门的腹腔输液港进行给药。相比于腹腔热灌注、腹壁穿刺置管，腹腔输液港具有以下优点：能对局部进行强有力的化疗给药，该通道具有较高的便利性、实用性，特别适用于需要反复腹腔化疗的患者，大大提高了患者的生活质量，减少了护理的工作量，无裸露部分适合卫生条件差或习惯不好的患者；治疗间歇期每个月对输液港用生理盐水进行冲洗，使得恶性肿瘤患者生活质量得到改善，提高了患者舒适度的同时降低了维护费用；无须敷料包裹，外观更美观，受到更多患者的欢迎。

腹腔输液港化疗其实也是一种常温腹腔内化疗，只是应用了腹腔输液港这个给药装置。腹腔内化疗最早应用于卵巢癌切除术后，后来又逐渐应用于胃肠癌的腹膜转移的姑息性治疗。胃肠癌转化治疗的概念，最早由NCCN肠癌专家组成员Bismuth等在结直肠癌治疗中提出。Yoshida等在提出晚期胃癌分型时也描述了转化治疗，即对于初始评估在技术上或肿瘤学上不可切除或临界可切除的肿瘤，通过化疗后进行了手术。在获得较好的化疗效果后进行手术治疗，是腹腔化疗持续进行的重要目标，并希望借此改善预后。在PHOENIX-GC研究的100例进行腹腔化疗的胃癌腹膜转移患者中，有多达64例患者获得手术机会并进行了胃切除术，而接受手术的患者其中位生存期高达30.5个月。总体人群中试验组的优势未达统计学差异，但试验组有获益趋势，亚组分析发现中量腹水患者获益较为明显。朱正纲也进行了应用腹腔输液港胃癌腹膜转移新辅助腹腔内联合全身化疗的临床研究，显著提高了转化手术率，延长了患者的生存时间并改善了患者的生活质量。但目前的转化治疗都存在需多中心、大样本量的随机对照研究等临床问题。至于使用腹腔输液港行腹腔内化疗的适应证，笔者认为，除了存在出血、梗阻、局部感染等并发症的患者外，腹腔内化疗应适用于不同程度的腹膜转移及其各个阶段，但仍需要更多的研究加以验证。

理论上所有拟放置腹腔输液港的患者均应该先进行腹腔探查及腹膜癌指数（peritoneal carcinomatosis index，PCI）评分，拟行转化治疗的患者更是必须进行腹腔探查。腹腔探查有开腹探查及腹腔镜探查两种。对于腹腔内的可疑病灶，均行快速冰冻病理检查，在探查结束后，同时记录肿瘤的位置、大小、是否融合以及腹膜癌评分。开放手术操作与腹腔镜操作类同。腹腔输液港选取口径较大的腹腔专用港，包含1枚基座、连接套环及导管。腹腔输液港可在腹腔镜手术、开放手术或B超介导下放置，放置部位有上腹和下腹两种选择。B超介导下放置无法准确进行PCI评分，但相对创伤较小，视腹腔粘连严重者为禁忌，更适用于大量腹水患者。日本学者通常将其置于下腹，选取腹直肌外侧缘行纵切口，将腹腔输液港放置在切口外侧（避免放置于切口正下方影响正常使用或切口并发症影响腹腔输液港的留置）。国内大部分专家考虑到一些患者腹部脂肪较厚，临床通常选取髂前上棘附近放置，以保证下方有足够支撑，方便进针。切口选取在拟放置区域内侧的纵切口，原则上应方便对输液管进入隧道处进行包埋。早期将置管输液港的管端留置在盆腔或膈下，后考虑到在盆腔更有利于日后收集灌洗液体以评估疗效，现将管端常规留置于盆腔。置管成功后使用前，分别予生理盐水测试基座及输液管的通畅性。在标记区域下方切开皮肤及皮下脂肪，分离脂肪层，使输液港距离表皮0.5～1.0cm，充分止血。在切口下方、输液管拟进入隧道处，用细弯钳或穿刺杆（建议使用穿刺杆）向盆腔方向穿刺形成隧道，在腹腔镜辅助下钳住化疗管的基座端，将其提出腹腔外。将基座与化疗管通过连接套环相连，并用不可吸收丝线固定基座。同样用不可吸收丝线将输液管进入腹腔处间隔进行数针荷包缝扎，依次关闭皮下脂肪、皮肤，再次试验基座及输液管的通畅性。手术结束后常规行腹部X线了解基座及导管的位置。

笔者现常规将输液港置于右肋弓上，管端位于肝表面。主要考虑到以下几个方面：①将输液港置于右下肋更为方便，可以避免输液港在下腹时衣裤腰带可能对输液港造成的压迫或使用不便，也可以避免坐位弯腰时可能造成的港体翻转。下肋皮下脂肪比较少，放置输液港比较方便，也不用担心穿刺针长度不够。肋骨的骨性结构可以提供可靠的支撑，将输液港固定在肋外斜肌表面后亦不容易出现港体移位翻转。②对于腹水患者，因重力关系，上腹的置管比下腹置管更少出现腹水沿导管外渗的情况，也可能减少穿刺点种植的概率。③右上腹腔内主要为肝右叶，导管置于该处可能会更少出现粘连或粘连导致的肠梗阻或纤维鞘形成所导致的导管堵塞，同时由于重力的作用，化疗药可以自上而下到达盆腔，增加腹膜与化疗药物的接触面积。④导管置于上腹可能无法收集腹腔液体进行疗效评估，但导管置于盆腔也会因为粘连、纤维鞘形成导致收集液体困难，需要准确评估时可以考虑另外行B超介导穿刺准确取样。⑤患者的活动容易造成下腹位的输液港和穿刺针分离，而右下肋的输液港发生针座分离的风险很低。

腹腔输液港使用的第一步是置针以建立通路，先指导患者取平卧位，在局部消毒后，以非主利手的拇指、食指和中指分别向下按及基座四边，用力下压，使基座有足够稳定的支撑，以保证进针方向准确。主利手持无损伤针自三指中心处（输液港中心区域）垂直刺入穿刺隔膜，至遇到坚硬屏障，即基座的金属底盘，穿刺后先用生理盐水20mL推注检查管道的通畅情况，推注过程中如果无阻力就可以确认针头在输液港内及导管通畅。保持进针深度进行固定，为防止腹壁回弹导致穿刺针脱出，可在留置针上方垫厚纱布，并以弹力绷带固定。为保证安全性，每次化疗输注前应予生理盐水滴注（50mL或100mL），待确认液体顺利进入腹腔后配置化疗药物。药物灌注速度要慢，同时观察患者的生命体征。全部治疗结束后，将生理盐水20mL推入封管，在局部消毒后，以拇指、食指分别向下按及基座四边后垂直拔除针头，避免基座出现回弹导致港体异位或翻转，然后消毒并贴敷料。腹腔注药后指导患者变化体位，平卧头低位→平卧头高位→左侧卧位→右侧卧位→俯卧位，每种体位保持15min，以确保药物均匀分布到肿瘤表面。输液港在下腹的患者在使用腹腔输液港时须尽可能减少下地活动，避免针座分离。

治疗间隙期导管的维护也是保证下一次腹腔化疗顺利进行的重要环节，腹腔输液港应每月使用生理盐水20mL冲管一次。与静脉导管内血栓形成导致冲管困难的处理不同，腹腔输液港冲管如遇阻力可用生理盐水稍加压力冲管，将导管内的沉积物冲至腹腔，这一操作并无大碍，但必须避免暴力冲管。指导患者避免外力撞击或重力压迫输液港基座，避免港体损伤，保持港体周围皮肤的清洁及完整性。着宽松衣物，防止反复摩擦港体周围皮肤致皮肤损伤。

置管患者的心理通常比较紧张，患者心理护理也是腹腔输液港患者维护的重要环节。置管前须与患者详细沟通置管的目的、作用及风险，讲解化疗期间的相关注意事项以及药物出现不良反应后的处理措施，消除患者的紧张与焦虑。鼓励患者将输液港的问题记录在输液港记录本上，医护人员根据患者提出的问题及时寻找解决方案，并通过电话随访进行有针对性的健康宣教。鼓励患者在保护腹腔输液港的前提下进行适当的运动，避免社交恐惧症。需要强调的是，腹腔输液港的使用要做到"三知晓"，即医生知晓、护士知晓、患者知晓，必须避免出现将腹腔输液港当成静脉输液港使用的情况。

目前关于腹腔输液港的拆除时机尚无统一意见，与术后辅助化疗的静脉输液港患者不同的是，需要放置腹腔输液港进行化疗的患者分期更晚，所以笔者认为腹腔输液港拔除指征有以下3点：①出现腹腔输液港并发症。②患者无法耐受腹腔输液港。③停止化疗1年定期复查未见复发征象。拔除腹腔输液港后应观察切口皮肤有无红肿热痛、皮肤渗液情况以及全身状况，如出现切口感染应及时就医。

研究报道，腹腔输液港的并发症发生率达14.8%。在所有并发症中，主要并发症为堵塞（37.6%）、感染（31.4%）、反流（6.7%）、疼痛（3.3%）及肠瘘（1.4%）。堵塞是导致腹腔化疗中止的最常见原因，堵塞的原因有多种，包括导管内腹水结晶形成的直接堵塞、导管的扭转以及纤维鞘的包裹等。也有研究发现发生堵塞的病例最后均证实为纤维鞘整体包裹化疗管，导致化疗药物无法充分进入腹腔，化疗管腔内无堵塞物。但目前并无较好的方法进行预防，曾有研究尝试在管周放置防粘连材料，但效果并不理想。目前所使用的化疗管为腹腔化疗专用管，管腔较大，侧孔较多，管腔内不易发生堵塞。根据笔者的经验，将导管置于上腹出现堵塞的概率比导管置于盆腔低。导管过长也容易导致导管在腹腔内扭转或打折，所以腹腔内留置的导管不宜过长，笔者认为留置10cm左右比较合适。

输液港周围感染主要表现为皮肤局部的红肿、发热以及切口愈合不良，感染可能跟以下原因有关：①腹腔输液港操作为有创的侵入性操作，增加了细菌感染的可能。胃肠道手术操作后放置腹腔输液港也增加输液港感染的风险。②体内其他感染源在管尖种植导致感染，比如术后吻合口瘘、肠梗阻导致菌群移位等。③肿瘤患者自身免疫力低下，长期反复使用化疗药物等免疫抑制药物，增加输液港感染的概率。④导管锁连接部位发生渗漏引起局部感染。⑤微粒污染，这是输液中普遍存在的并发症。⑥反复置针感染。一般认为，病菌来源于消化道。然而，有研究报道将感染灶进行培养后发现，除了来源于消化道的菌群外，还有部分来源于呼吸道，据此推测，在置针治疗过程中未严格执行无菌原则可能是导致感染的原因之一。为了减少输液港感染，应该积极采取如下措施：①严格无菌观念，在输液港的放置、使用及维护过程中都要坚持无菌技术操作。②及时观察敷料固定情况，必要时缩短更换敷料时间，加强对患者的皮肤护理。③手术操作中在连接基座和导管时勿用金属器械钳夹导管，正确连接基座和导管。④指导家属及患者出院后自我观察，如果局部出现红肿热痛等不适症状，必须及时返院处理，确诊感染后可行局部伤口护理、切开引流及使用抗生素治疗。⑤若治疗方案包括胃肠道切除和/或吻合，要注意输液港留置术在手术步骤中的安排情况，在输液港固定完毕后应对切口进行充分的冲洗。

反流通常表现为液体通过输液港进入腹腔后，局部组织肿胀甚至通过针孔渗液。反流的主要原因为导管进入处较为松弛，无法阻止液体的反流。在手术操作中使用弯钳穿刺腹腔可能导致开口过大松弛，所以常规应对穿刺口进行加固缝扎，将导管进行隧道包埋2～3cm可以有效预防反流。出现反流时需要及时将穿刺点进行加固缝合并将积液处敞开引流，避免出现更为严重的后果。

置针困难在实际操作中也可能会遇到。由于部分患者的腹部脂肪偏厚，将输液港基座固定于腹直肌腱膜或腹外斜肌腱膜可能导致置针时遇到困难，无法找到确切的进针点，可能需要通过B超确定输液港的位置并更换更长的无创针。对腹部脂肪过厚的患者，将基座埋置于髂前上棘稍内侧或肋弓上可能更为合适。

针座分离也是腹腔输液港治疗过程中需要特别注意的问题。置针时，应将输液港的周边用力下压，以保证置针方向的垂直，因为倾斜角度较大的进针可能会导致针头的斜面部分外露，造成化疗液体直接流至输液港外。此外，置针满意后不应立即松手，因为这可能会导致在腹部回弹的情况下，针头部分或全部脱出。为避免这种情况，在每次置针成功后应当予厚纱布下压，并通过弹力绷带等固定，以保证置针的稳定性。腹腔输液过程中下地活动也可能导致针座分离，所以治疗期间尽可能减少下地活动。如针座分离后出现化疗液渗至皮下也需及时敞开引流，避免皮下组织出现化学药物性坏死。

疼痛不适是腹腔输液港的另一并发症。将输液港放置在肋弓旁会导致疼痛是常见问题，邻近骨性结构放置会导致一定的疼痛不适，有时较为严重。有报道显示疼痛的发生率高达48%，严重疼痛发生率为11%。为了预防疼痛，在放置输液港时应注意角度，使其尖锐部远离骨性结构。上腹输液港的基座可以置于肋弓上两肋之间的间隙。此外，髂腰部多为患者系腰带的位置，建议术前标记，尽量避开腰带的位置，类似于直肠癌手术标记造口位置，以减少治疗对生存质量的影响。

总之，腹腔化疗作为一种高选择性的局部治疗，与传统的全身静脉化疗相比效果更加显著，也为解决胃肠道癌术后腹腔种植和转移提供了很好的方向。随着对胃肠道腹膜种植和转移研究的深入，腹腔输液港的应用可能会愈加广泛。腹腔输液港提供了一个良好的腹腔给药途径，但如何通过药物修饰和改进给药系统来增加腹腔肿瘤的药物浸润，优化用药方案以及加强靶向药物的应用来进一步延长这些患者的生存期，仍需进一步进行大量的前瞻性随机研究。

（王华摄）

参考文献

[1] 中国抗癌协会胃癌专业委员会. 胃癌腹膜转移防治中国专家共识［J］. 中华普通外科学文献（电子版），2017，11（5）：289-297.

[2] 中国医师协会结直肠肿瘤专业委员会腹膜肿瘤专业委员会. 结直肠癌腹膜转移预防和治疗腹腔用药中国专家共识（V2019）［J］. 中华结直肠疾病电子杂志，2019，8（4）：329-335.

[3] 赖淑蓉，金芳，赖小令，等. 腹腔化疗港在胃癌腹膜转移患者中的应用和护理［J］. 消化肿瘤杂志（电子

版），2020，12（3）：224-227.

［4］ 杨中印，陆晟，燕敏，等. 胃癌腹膜转移病人腹腔化疗港并发症发生及危险因素分析［J］. 外科理论与实践，2021，26（1）：41-47.

［5］ 朱正纲. 预防与治疗胃癌腹膜转移的若干关键问题［J］. 外科理论与实践，2021，26（1）：1-6.

［6］ HELM C W. Ports and complications for intraperitoneal chemotherapy delivery［J］. BJOG，2012，119（2）：150-159.

［7］ YONEMURA Y，ISHIBASHI H，HIRANO M，et al. Effects of neoadjuvant laparoscopic hyperthermic intraperitoneal chemotherapy and neoadjuvant intraperitoneal/systemic chemotherapy on peritoneal metastases from gastric cancer［J］. Ann of Surg Oncol，2017，24（2）：478-485.

［8］ BEEHARRY M K，ZHU Z L，LIU W T，et al. Prophylactic HIPEC with radical D2 gastrectomy improves survival and peritoneal recurrence rates for locally advanced gastric cancer：personal experience from a randomized case control study［J］. BMC Cancer，2019，19（1）：932.

［9］ QUENET F，ELIAS D，ROCA L，et al. Cytoreductive surgery plus hyperthermic intraperitoneal chemotherapy versus cytoreductive surgery alone for colorectal peritoneal metastases（PRODIGE 7）：a multicentre，randomised，open-label，phase 3 trial［J］. Lancet Oncol，2021，22（2）：256-266.

第六章

胃肠癌靶向与免疫治疗的应用与新进展

第一节　胃肠癌靶向治疗的应用与新进展

近年来，随着对肿瘤发生发展的相关分子机制的研究日渐深入，靶向治疗成为目前肿瘤治疗学上的焦点之一。顾名思义，靶向治疗是针对参与肿瘤发生发展过程中细胞信号通路及其他生物学途径，以其中的一个或多个相关基因、通路为治疗靶点的一种治疗模式。广义的靶向治疗其靶点涉及肿瘤细胞分化、周期、凋亡、迁移、侵袭性行为、免疫应答等多过程。

一、胃癌

（一）概况

由于胃癌临床表现的非特异性，早期筛查检出率较低，60%～70%的胃癌患者初诊时即为晚期，全身系统治疗成为这类患者的主要治疗手段。传统化疗在晚期胃癌患者中的应用广泛，但其疗效难以尽如人意，而且其发展已到达瓶颈期，针对晚期转移性胃癌的二、三线治疗可选择药物也较为有限。通过基因组学等研究方法，胃癌可被划分为不同的分子表型，这为靶向治疗的应用提供了理论基础。靶向治疗以其选择性强、治疗效果显著、毒副反应相对较少等特点，已成为晚期胃癌治疗的又一重要选择。根据不同的作用靶点，目前临床上较为常用的胃癌靶向治疗药物有曲妥珠单抗、雷莫芦单抗以及阿帕替尼等。

（二）胃癌常用靶向治疗药物

1. 曲妥珠单抗

曲妥珠单抗（trastuzumab，商品名赫赛汀®，Herceptin®）是一种选择性作用于人表皮生长因子受体2（*HER-2*）的人源化单克隆抗体。其作用机制为通过与肿瘤细胞表面过表达的*HER-2*结合，抑制肿瘤细胞的增殖，同时可诱导抗体依赖的细胞介导的细胞毒反应（ADCC）的发生。

确立曲妥珠单抗作为*HER-2*过表达的晚期胃癌患者一线标准治疗地位的ToGA研究，纳入了584例*HER-2*阳性（诊断标准为免疫组化3+和/或FISH+）晚期胃癌患者，按1∶1的比例随机分配到氟尿嘧啶/卡培他滨+顺铂联合曲妥珠单抗（F+C+赫赛汀）或单纯化疗（F+C），主要研究终点中位总生存（mOS）期分别为13.8个月 vs. 11.1个月，HR＝0.74（*P*＝0.004 6），次要研究终点中位无进展生存（mPFS）期分别为6.7个月 vs. 5.5个月，HR＝0.71（*P*＝0.000 2），客观缓解率（ORR）化疗联合曲妥珠单抗组优于单纯化疗组（47.3% vs. 34.5%，*P*＝0.001 7），且两组的治疗安全性（包括心脏不良事件）方面没有差异。基于上述研究结果，曲妥珠单抗联合化疗治疗 *HER-2* 过表达的晚期胃癌患者已被写进CSCO等指南，作为一级推荐的首选治疗方案。

推荐用量：初始负荷剂量8mg/kg静脉输注，输注时间约90min；随后6mg/kg，若首次治疗耐受良好则输注时间可改为30min，每3周重复一次，维持治疗至疾病进展。

2. 雷莫芦单抗

雷莫芦单抗（ramucirumab）是一种全人源化单克隆抗体，为血管内皮细胞生长因子受体-2（VEGFR-2）的拮抗剂。为评价雷莫芦单抗联合紫杉醇对比安慰剂联合紫杉醇二线治疗进展期胃癌的疗效，RAINBOW研究在全球多中心进行了随机双盲对照Ⅲ期临床试验，共纳入665例受试者。其中，330例患者接受Ramucirumab联合紫杉醇治疗，335例患者接受安慰剂联合紫杉醇治疗。Ramucirumab联合紫杉醇组患者的中位生存期显著高于安慰剂联合紫杉醇组［mOS期，9.6个月（95%CI：8.5～10.8）vs. 7.4个月（95%CI：6.3～8.4），HR＝0.807（95%CI：0.678～0.962），P＝0.017］。Ramucirumab联合紫杉醇组出现了更多的不小于3级的不良反应事件，但不良反应易于管理。

推荐用量：8mg/kg静脉滴注，第1、15天，每4周重复一次。

3. 阿帕替尼

阿帕替尼（apatinib）是新一代小分子VEGFR-2酪氨酸激酶抑制剂，也是全球唯一口服的胃癌靶向治疗药物。针对二线化疗失败的晚期胃癌患者的Ⅲ期临床研究结果提示，阿帕替尼组相比于安慰剂组，mOS期明显延长（195天 vs. 140天，HR＝0.71，95%CI：0.54～0.94，P＜0.016），阿帕替尼组的mPFS期也明显延长（78天 vs. 53天，HR＝0.44，95%CI：0.33～0.61，P＜0.000 1）。阿帕替尼组和安慰剂组的ORR分别为2.84%和0。安全性方面，阿帕替尼组一般耐受性良好，大部分不良反应都可以通过剂量中断或减量来处理。超过2%的患者发生的3/4级不良反应为高血压、手足综合征、蛋白尿、乏力、厌食、转氨酶升高。基于上述研究结果，阿帕替尼被批准用于既往至少接受过2种系统化疗后进展或复发的晚期胃腺癌或食管胃结合部腺癌患者。

推荐用量：850mg，口服，每天1次，餐后半小时以温开水送服（每日服药时间应尽可能相同），漏服后不能补充剂量，连续服用至疾病进展或出现不可耐受的不良反应。当患者出现3/4级血液学或非血液学不良反应时，第1次调整剂量为750mg，每天1次；第2次调整剂量为500mg，每天1次。如需第3次调整剂量，则要永久停药。

（三）小结

2010年的ToGA临床研究让 *HER-2* 阳性的胃癌患者正式进入靶向治疗时代，然而此后10年内，有明确临床疗效的靶向治疗药物屈指可数。大部分靶点的靶向治疗Ⅲ期临床研究结果为阴性，如PI3K/Akt/mTOR通路抑制剂依维莫司（everolimus）、DNA修复酶（poly ADP-ribose polymerase，PARP）和干细胞抑制剂BBI608等。目前，除了对新的优势通路和靶点的鉴别与探索，现有靶向药物与其他治疗（如化疗、放疗等）的配伍应用及寻找治疗的优势人群将成为未来进一步深入研究的方向。

二、结直肠癌

（一）概况

结直肠癌作为较为常见的一种胃肠癌，靶向治疗在该领域的应用较为广泛，且疗效更为明显。靶向药物的问世与应用显著延长晚期结直肠癌患者的生存时间，并改善该类患者的生活质量，同时也成为其他肿瘤靶向治疗应用的经典案例。结合临床实际，目前结直肠癌的靶向治疗主要包括抗表皮生长因子受体（EGFR）相关通路及抗血管内皮生长因子（VEGF）相关通路的治疗。

（二）结直肠癌常用靶向治疗药物

1. 西妥昔单抗

西妥昔单抗（cetuximab，商品名爱必妥®，Erbitux®）是针对EGFR的IgG1单克隆抗体，两者特异性结合后，通过对与EGFR结合的酪氨酸激酶（TK）的抑制作用，阻断细胞内信号转导途径，从而抑制癌细胞的增殖，诱导癌细胞的凋亡，减少基质金属蛋白酶和血管内皮生长因子的产生。

CRYSTAL研究是Ⅲ期随机对照试验，对比FOLFIRI（5-FU/LV+伊立替康）加或不加西妥昔单抗治疗转移性结直肠癌（mCRC）的临床效果差别。试验结果显示，*KRAS*基因野生型的患者加用西妥昔单抗，无论是RR（57.3% vs. 39.7%；$P<0.0001$）、PFS期（9.9个月 vs. 8.4个月，$P=0.0012$）还是OS期（23.5个月 vs. 20.0个月，$P=0.0093$）都有显著改善。而对于*RAS*基因突变的患者，将西妥昔单抗添加到FOLFIRI方案并不能给其带来临床获益。基于本研究的结果，西妥昔单抗一线应用于晚期结直肠癌的地位得到确立。

为探讨西妥昔单抗对中国患者一线治疗的疗效，秦叔逵和李进共同牵头开展了首个针对中国患者的前瞻性、开放标签、随机对照的全国多中心Ⅲ期大型临床研究——TAILOR研究。该研究比较了*RAS*野生型mCRC患者一线治疗西妥昔单抗联合FOLFOX-4（5-FU/LV+奥沙利铂）与FOLFOX-4不联合西妥昔单抗的有效性和安全性，主要研究终点是无进展生存期，次要终点包含了总生存时间、总体反应率以及安全性和耐受性。研究纳入的393例*RAS*野生型mCRC患者使用西妥昔单抗联合FOLFOX4与单独使用FOLFOX-4相比，显著改善了主要终点（mPFS期为

9.2个月 vs. 7.4个月），此外，次要终点也有明显改善，FOLFOX-4联合西妥昔单抗与单独使用FOLFOX-4相比，mOS期为20.7个月 vs. 17.8个月，ORR为61.1% vs. 39.5%，并且患者没有出现非预期的不良反应，安全性和耐受性均良好。CSCO指南已将西妥昔单抗作为*RAS*野生型晚期结直肠癌患者推荐应用的靶向治疗药物之一。

推荐用量：400mg/m^{2}静脉输注，第1次静脉输注超过2h，然后250mg/m^{2}静脉输注，注射超过60min，每周重复一次；或500mg/m^{2}静脉输注，第1天，注射超过2h，每2周重复一次。本药可能会使患者出现过敏反应，应用前先予静脉注射20mg，并观察10min以上，结果呈阳性的患者慎用。提前给予H1受体阻断剂，对预防输液反应有一定作用。

2. 贝伐珠单抗

贝伐珠单抗（bevacizumab，商品名安维汀®，Avastin®）是一种与血管内皮细胞生长因子-A（VEGF-A）特异结合从而抑制其与VEGFR-2结合，实现抑制肿瘤血管生成、生长以及转移的重组人源化免疫球蛋白G1（IgG1）单克隆抗体。

2004年的AVF2107试验，确立了贝伐珠单抗在晚期肠癌治疗领域的地位。该研究为针对贝伐珠单抗在mCRC中应用的Ⅲ期临床研究，将未经治疗的mCRC患者随机分组至接受IFL（5-FU/LV+伊立替康）+贝伐珠单抗（5mg/kg，每2周1次）治疗组和接受IFL+安慰剂治疗组，主要研究终点为总生存期。研究结果显示，患者mPFS期与mOS期在贝伐珠单抗组均较安慰剂组长［分别延长10.6个月（HR=0.54，$P<0.001$）和4.7个月（HR=0.66，$P<0.001$）］。

为探讨贝伐珠单抗用于mCRC治疗的跨线应用，TML（ML18147）研究纳入经贝伐珠单抗联合标准一线化疗（以奥沙利铂为基础或以伊立替康为基础）治疗后出现疾病进展（PD）的患者，随机分配至标准二线治疗（以奥沙利铂为基础或以伊立替康为基础）和贝伐珠单抗（2.5mg/kg，每周1次）+标准二线化疗（以奥沙利铂为基础或以伊立替康为基础）两组。研究主要终点为自随机分组计算的OS，次要终点为PFS、ORR及安全性。研究结果显示，在意向性治疗人群中，贝伐珠单抗治疗患者的mPFS期和mOS期长于单纯化疗组［分别延长1.6个月（HR=0.68，$P<0.0001$）和1.4个月（HR=0.81，$P<0.0062$）］。

现有的证据表明，临床实践中贝伐珠单抗应用前无须进行基因检测。然而，基于FIRE-3和CALGB80405研究以及部分随机对照研究的回顾性亚组分析数据显示，原发灶位置对贝伐珠单抗和前述的西妥昔单抗疗效有一定影响。在左半结肠癌和直肠癌治疗中，西妥昔单抗在客观有效率和总生存上均优于贝伐珠单抗；而在右半结肠癌治疗中，西妥昔单抗虽然在客观有效率上可能存在一定优势，但在总生存上不如贝伐珠单抗。

推荐用量：5mg/kg静脉输注，第1天，每2周重复；或7.5mg/kg静脉输注，第1天，每3周重复。用药前及用药期间需注意血压情况，以防发生可逆性后部白质脑综合征及加重高血压。

3. 瑞戈非尼

瑞戈非尼（regorafenib，商品名拜万戈®，Stivarga®）是一种口服的多靶点酪氨酸激酶抑制剂类靶向药物，可阻断肿瘤生长和进展过程中的多种激酶，包括涉及血管形成、肿瘤形成和肿瘤微环境的激酶，如VEGFR、TIE-2、RAF1、BRAF、BRAF-V600E、KIT、RET、PDGFR、FGFR等。

CORRECT研究是针对mCRC患者标准治疗失败后给予瑞戈非尼或安慰剂的对比研究。主要研究终点为OS，次要研究终点为PFS、ORR、疾病控制率（DCR）和安全性。研究共纳入760例患者，随机分组接受瑞戈非尼（每天口服160mg，服3周停1周）+最佳支持治疗（BSC）或安慰剂+BSC治疗。结果显示，瑞戈非尼组患者的mOS期更佳（6.4个月 vs. 5.0个月），HR=0.77（$P=0.0052$）；mPFS期方面瑞戈非尼组患者为1.9个月，安慰剂组为1.7个月。不良反应方面，瑞戈非尼组最常见的为疲乏（$n=235$，47%）、手足皮肤反应（$n=235$，47%）、腹泻（$n=170$，34%）等。瑞戈非尼组54%患者发生3级或4级治疗相关不良反应，安慰剂组为14%，主要表现为：3级手足皮肤反应（17%）、3级疲乏（9%）、4级疲乏（<1%）、4级腹泻（<1%）。

以中国为主的亚洲临床研究（CONCUR）证明了瑞戈非尼对亚洲人群的生存期延长较西方人群更有优势，因此该药已于2017年3月被国家食品药品监督管理总局（China Food and Drug Administration，CFDA）批准作为现有标准治疗失败后的mCRC患者的三线用药。

推荐用量：第1周期采用剂量滴定方法，即第1周80mg/d，第2周120mg/d，第3周160mg/d，服3周停1周。后续周期按照第1周期时患者不良反应的发生情况选择合适的用药剂量，若患者能耐受160mg/d，可选择该口服剂量进行治疗。

4. 呋喹替尼

呋喹替尼（fruquintinib，商品名爱优特®，Elunate®）由我国自主研发，为靶向VEGFR激酶家族VEGFR-1、2及3的口服高选择性肿瘤血管生成抑制剂。该药单药治疗mCRC的随机对照Ⅱ期临床研究FRESCO结果提示，对于既往至少接受过二线治疗并失败的患者，使用呋喹替尼可显著延长OS期，mOS期较安慰剂组延长2.7个月，降低死亡风险35%。次要疗效指标（PFS、ORR、DCR及缓解/稳定持续时间）均显著优于安慰剂组。基于该研究的结果，呋喹替尼于2018年9月获得中国CFDA批准作为用于晚期结直肠癌的另一个小分子抗血管生成靶向药物，适用于既往接受过以氟尿嘧啶、奥沙利铂和伊立替康为基础的化疗，以及既往接受过或不适合接受抗VEGF治疗、抗EGFR治疗（*RAS*野生型）的mCRC患者。

推荐用量：5mg，口服，每天1次，第1～21天，每28天重复。

（三）小结

结直肠癌靶向治疗从最初的以西妥昔单抗等EGFR单抗为主，随着精准治疗的发展，出现了针对VEGF、BRAF等其他靶点的靶向治疗，逐渐实现多样化的精准治疗。*BRAF*基因突变频率在CRC患者中约为10%，而其中约80%的突变为V600E。这类患者不能从EGFR

单抗单药治疗中获益，且预后较差。2020年ASCO-GI会议公布了这一类患者接受三药（encorafenib+binimetinib+西妥昔单抗）方案的研究结果，与对照组（FOLFIRI/伊立替康+西妥昔单抗）相比，三药和双药（encorafenib+西妥昔单抗）均可延长患者生存期（mOS期，9.3个月、9.3个月和5.9个月）。*NTRK*融合在胃肠恶性肿瘤中较为罕见，拉罗替尼作为世界首个批准用于携带*NTRK*基因融合的泛实体瘤靶向药物，其研究结果也初见疗效。随着研究的深入，越来越多的治疗靶点将在不久的将来被发现，并成为改善晚期结直肠癌治疗效果的重要组成部分。

（肖健　余泓恩）

第二节　胃肠癌免疫治疗的应用与新进展

免疫系统的功能是肿瘤发生发展的重要影响因素之一，肿瘤的免疫逃逸机制被认为是肿瘤能够在人体内发生的原因之一。肿瘤在其发展过程中，微环境中的免疫细胞可促进肿瘤细胞恶性行为的维持。因此，针对肿瘤患者免疫系统进行调节以实现抗肿瘤治疗成为可能，免疫治疗在此基础上应运而生。广义的免疫治疗包括免疫检查点抑制剂（immune checkpoint inhibitor，ICI）、治疗性抗体、肿瘤疫苗、细胞治疗、小分子抑制剂以及免疫系统调节剂。因目前临床实践中免疫检查点抑制剂应用较广，本节将以其相关临床研究进行系统论述。

一、胃癌

（一）概况

晚期胃癌患者的靶向治疗目前研究进展缓慢，可选择的药物种类屈指可数。基于胃癌不同的分子分型，EB病毒阳性胃癌具有明显的免疫相关因素的异常，研究发现其对免疫治疗具有较好的应答率。另外，微卫星不稳定性（MSI）在胃癌中占15%～30%，而目前免疫检查点抑制剂获批的适应证中包括微卫星高度不稳定性（MSI-H）或错配修复缺陷（dMMR）的实体瘤。因此，免疫治疗对晚期胃癌具有一定的疗效，相关临床研究同样证实了这一论断。

（二）胃癌免疫治疗的应用及新进展

1. 晚期治疗从三线到一线的尝试

早期关于免疫治疗在胃癌中应用的临床研究，最有名的当属三线治疗的ATTRACTION-02研究。该研究是亚洲多中心、双盲、随机对照的Ⅲ期临床研究，纳入的受试者均为不可切除的晚期或复发的胃癌或食管胃结合部癌，且既往曾接受不少于2种方案治疗后出现耐药或不耐受的患者。结果显示，免疫治疗组（nivolumab）较安慰剂组给患者预后带来更大的获益（mOS期，5.26个月 vs. 4.14个月，HR＝0.63，95% CI：0.51～0.78，P＜0.000 1），且无论PD-L1表达状态如何均有生存获益。安全性方面，发生3～4级治疗相关不良反应者占受试者的10%；因治疗相关不良反应导致死亡的患者约占受试者的2%。KEYNOTE-059研究队列1是另一个同样验证免疫治疗应用于胃癌三线治疗的临床研究，纳入的受试者标准与ATTRACTION-02研究相似，稍有不同的是该研究为单臂研究，入组后的患者均接受免疫治疗（pembrolizumab）。接受免疫治疗后的患者其总体mOS期为5.6个月，mPFS期为2.0个月。本研究同样关注PD-L1表达情况对免疫治疗效果的影响。在PD-L1（＋）患者中，ORR为15.5%（95% CI：10.1～22.4），其中CR为2.0%（95% CI：0.4%～5.8%），PR为13.5%（95% CI：8.5～20.1）；在PD-L1（－）患者中，ORR值为5.5%（95% CI：2.0～11.6），包括1.8%的CR（95% CI：0.2～6.5）和3.7%的PR（95% CI：1.0～9.1）。3～5级治疗相关的不良事件发生在16.6%患者中，其中2例患者停药（肝功异常、胆管狭窄），2例患者致命（急性肾损伤、胸腔积液）。因此，免疫治疗成为胃癌三线治疗的重要选择之一。

免疫治疗在胃癌三线治疗中取得良好的效果，为扩大其适应证，二线治疗的临床研究也可同时进行。KEYNOTE-061研究比较了Pembrolizumab单抗和紫杉醇化疗在晚期胃癌或食管胃结合部腺癌二线治疗中的效果。该全球多中心Ⅲ期临床试验纳入一线接受以铂类加氟尿嘧啶为基础的化疗进展后的晚期胃癌或食管胃结合部腺癌患者。主要终点为OS和PD-L1联合阳性评分（CPS）≥1的人群的PFS。研究结果提示，对于CPS≥1的人群，与紫杉醇相比，Pembrolizumab未能显著改善PFS期（1.5个月 vs. 4.1个月）、OS期（9.1个月 vs. 8.3个月）及ORR（16% vs. 14%），但安全性更好。进一步分层分析发现，CPS≥10的患者mOS期分别为10.4个月和8.0个月，HR＝0.69（95% CI：0.46～1.05，P＝0.04）。而以肿瘤突变负荷（tTMB）作为分层因素，高tTMB（≥175突变数/外显子组）患者较低tTMB患者的免疫治疗效果优势更为突出，mOS期分别为16.4个月 vs. 8.1个月（HR＝0.46）和5.7个月 vs. 8.8个月（HR＝1.12）。

KEYNOTE-059队列2研究分析了Pembrolizumab联合标准化疗方案顺铂+氟尿嘧啶类药物在胃癌一线治疗中的安全性并进行疗效评价。从结果看，免疫治疗联合化疗应用于一线治疗的ORR为60%，mPFS期为6.6个月，mOS期为13.8个月。其中不同PD-L1表达状态的疗效差异方面，阳性表达的患者ORR高于阴性表达者（69% vs. 38%）。ATTRACTION-04研究探讨了Nivolumab联合不同化疗方案，即S-1+奥沙利铂（SOX）或奥沙利铂+卡培他滨（CapeOX）在晚期胃癌一线治疗中的安全性，以及Nivolumab联合化疗对比安慰剂联合化疗的疗效。不同化疗方案与免疫治疗的联合对一线治疗效果本身的影响差异不大（ORR：66.7% vs. 70.6%），而免疫治疗联合化疗可显著提高mPFS期（10.5个月 vs. 8.3个月，HR＝0.68，P＝0.000 7）及ORR

（57.5% vs. 47.8%，*P*=0.008 8），mOS期差异无统计学意义（17.5个月 vs. 17.2个月，HR=0.9，*P*=0.257）。尽管OS期无显著改善，但该应用方案可作为晚期或复发性胃癌或食管胃结合部腺癌患者的新一线治疗选择。KEYNOTE-062研究进一步分析了免疫治疗或化疗以及两者的联用，研究结果显示免疫治疗+化疗对比单纯化疗患者OS、PFS均未达到预设终点，免疫治疗对比化疗则达到了预设的非劣效终点；CPS>10的患者其OS获益更好。CheckMate-649研究中免疫治疗药物为Nivolumab，联合化疗一线治疗在CPS≥5的主要分析人群以及所有随机人群中，均观察到生存获益。KEYNOTE-659研究探讨SOX联合Pembrolizumab一线治疗晚期胃癌或食管胃结合部腺癌，OS期尚未达到，目前已超过13个月；mPFS期为9.4个月，6个月的PFS率和OS率分别是67%和87%。

2. 新辅助治疗初现曙光

在临床实践中，新辅助治疗是局部晚期可切除胃癌的常见选择方案。基于以PD-1抑制剂为代表的免疫治疗联合化疗在晚期胃癌一线治疗效果的优势，进一步扩大其适应证成为目前胃癌治疗的新趋势。免疫治疗在新辅助治疗中的应用从理论上已成为可能。2021年ASCO-GI上公布的壁报展示，我国学者采用信迪利单抗联合CapeOX方案开展了一项前瞻、单臂、Ⅱ期临床研究，纳入临床分期为cT3-4NxM0（AJCC第8版）、组织病理学证实的可切除胃或食管胃结合部腺癌患者。患者接受术前3个周期的信迪利单抗联合CapeOX方案新辅助治疗，每3周为1个周期，新辅助治疗结束后1～4周内行胃切除手术。患者分别于基线和术前1周内采用CT（RECIST v1.1标准）和PET/CT（PERCIST v1.0标准）评估肿瘤反应，术后继续接受CapeOX方案辅助化疗3个周期。主要研究终点为病理完全缓解率（pCR），次要研究终点包括主要病理缓解率（MPR）、ORR、无病生存（DFS）期、1年和2年OS率及安全性。结果显示，截至2020年8月4日，共36例患者入组，其中26例按期完成胃切除术并纳入分析。25例患者按照预设方案进行新辅助治疗，仅1例因发生3级不良事件（AST升高）接受2个周期的治疗。疗效评价上，所有受试者均接受R0切除，其中6例（23.1%）达到pCR，14例（53.8%）达到MPR。利用CT进行疗效评价，没有患者出现疾病的进展，5例具有靶病灶的患者中有3例实现了部分缓解。PET/CT评估18例患者，11例（61.1%）达到了部分代谢缓解。安全性方面，治疗相关不良事件发生率约96.2%，主要为1～2级血液学毒性，仅23.1%的患者出现3级不良事件。该研究的结果给免疫治疗在新辅助治疗中的应用提供了一定的支持，长期生存随访信息仍在更新中。

（三）展望

胃癌的分子分型决定了胃癌治疗靶点的多样性。免疫治疗联合经典的靶向治疗成为未来发展的趋势。基于免疫治疗和抗*HER-2*治疗具有协同作用的机制，免疫治疗联合抗*HER-2*治疗也是治疗*HER-2*阳性胃癌可行的治疗方案。2020年ASCO年会上公布了PANTHERA研究结果，该研究探索了Pembrolizumab+曲妥珠单抗+化疗一线治疗*HER-2*阳性晚期胃癌患者的安全性和疗效。结果显示，ORR达76.7%，其中7例为完全缓解，26例为部分缓解，95.3%患者病灶缩小，PD-L1的表达与肿瘤缩小无相关性。mOS期为19.3个月（95% CI：16.5个月～NA），mPFS期为8.6个月（95% CI：7.2个月～16.4个月），mDOR为10.8个月（95% CI：7.17个月～NA）。该研究与2019年ESMO年会上纪念斯隆-凯特琳癌症中心（MSKCC）公布的探索曲妥珠单抗+Pembrolizumab+卡培他滨+奥沙利铂方案一线治疗的Ⅱ期研究结果类似，后者治疗HER-2阳性胃癌患者的ORR达89%，DCR为100%，mPFS期为13个月（95% CI：8.59个月～NA），mOS期为27.17个月（95% CI：18.85个月～NA）。

仑伐替尼是新一代抗肿瘤血管生成的靶向治疗药物，属于多激酶抑制剂，能够抑制VEGF受体酪氨酸激酶和其他酪氨酸激酶。基础研究发现，仑伐替尼与免疫治疗有协同作用。EPOC1706研究是一项开放标签、单臂的Ⅱ期试验，旨在评估K药+仑伐替尼在晚期胃癌和食管胃结合部腺癌患者中的疗效和安全性。该研究共纳入29例复发或转移性的胃癌患者，患者每天口服20mg仑伐替尼+每3周静脉注射200mg帕博利珠单抗，直至疾病进展或出现不可耐受的毒性，主要终点为ORR。结果显示，ORR高达69%，DCR高达100%，mPFS期为7.1个月。进一步探索性分析显示，对于PD-L1评分CPS≥10、CPS≥1和CPS<1的患者，ORR分别为100%、84%和40%。根据TMB进行评估，高TMB（>10）的患者比低TMB患者的ORR更高，分别为82%和60%。安全性方面，联合治疗3级以上治疗相关不良事件的发生率为48%，大多数不良事件可逆。上述结果说明该联合治疗展现了优异的抗肿瘤活性和良好的安全性，后续需要Ⅲ期研究进行进一步的验证。

二、结直肠癌

（一）概况

MSI相关蛋白的检测在结直肠癌的预后判断与治疗选择方面具有重要意义。在结直肠癌的检测中，错配修复（MMR）蛋白的检测常采用免疫组化法检测4个常见MMR蛋白（MLH1、MSH2、MSH6和PMS2）的表达，任何一个蛋白表达缺失即为错配修复缺陷（dMMR），所有4个蛋白表达均阳性则为无错配修复缺陷（pMMR）。MSI建议采用美国国家癌症研究院（NCI）推荐的5个微卫星检测位点（BAT25、BAT26、D5S346、D2S123和D17S250），所有5个位点均稳定为微卫星稳定（MSS），1个位点不稳定为微卫星低度不稳定（MSI-L），2个及以上位点不稳定为微卫星高度不稳定（MSI-H）。由于MSI多由MMR基因突变及功能缺失导致，也可以通过检测MMR蛋白缺失来反映MSI状态。一般而言，dMMR相当于MSI-H，pMMR相当于MSI-L或MSS。在结直肠癌中MSI的比例随肿瘤分期的不同而不同，Ⅱ期患者MSI-H/dMMR发生率为20%，这一类患者的预后良好，而Ⅳ期患者发生率为4%～5%，这就意味着临床上约95%的患者为MSS。

免疫治疗在结直肠癌中的应用主要集中于MSI-H/dMMR型结直肠癌，在早期的临床研究中，这一类结直肠癌被发现免疫治疗对其具有明显的疗效。而相对应的MSS型结直肠癌免疫治疗的效果较差，基础研究认为这一结果与肿瘤微环境中浸润淋巴细胞水平低，免疫反应弱相关。对于前者，进一步提高免疫治疗效果是当前的努力方向；而对于后者，如何把这类"冷肿瘤"转变为免疫治疗敏感的"热肿瘤"则成为研究的热点。

（二）结直肠癌免疫治疗的应用及新进展

1. 微卫星高度不稳定性结直肠癌的晚期治疗

KEYNOTE-016研究开启了免疫治疗在dMMR泛瘤种中的应用，同时也打开了结直肠癌免疫治疗之门。该研究将既往标准治疗失败的晚期患者根据MMR状态分为3个队列（MSI-H/dMMR肠癌队列、MSI-H/dMMR非肠癌队列和pMMR肠癌队列）。各队列均给予10mg/kg剂量的Pembrolizumab，每2周为一个周期。主要研究终点为ORR。结果显示3组ORR分别为40%、71%和0，由此可见，对于结直肠癌患者而言，dMMR型可从免疫治疗中获益，pMMR型则无法获益。

同样验证免疫治疗在dMMR患者中治疗效果的Checkmate 142研究对比了Nivolumab单药或Nivolumab±伊匹木单抗联合治疗复发性dMMR和/或MSI-H型结直肠癌Ⅱ期。报道的数据显示，无论是Nivolumab单药还是免疫联合，用于经治患者均实现了很好的ORR和DCR，单药治疗时中位随访21个月的ORR为34%，DCR为62%，12个月的PFS率为44%，OS率为72%；免疫联合治疗时中位随访25.4个月的ORR为58%，DCR高达81%，12个月的PFS率为71%，OS率为85%。以上结果均说明了免疫联合治疗对改善MSI-H/dMMR型结直肠癌患者预后更有优势。该研究的另一个队列探讨双免疫联合方案作为一线治疗的数据，2020年ASCO大会公布了相关数据，ORR为69%，CR率为13%，中位缓解持续时间尚未达到，84%患者的肿瘤负荷较基线时降低。这些结果充分提示，双免疫治疗给更多患者带来获益，同时呈现深度缓解。

在尝试应用免疫治疗取代传统化疗作为dMMR晚期结直肠癌患者一线治疗的研究上，KEYNOTE-177结果提示Pembrolizumab较标准化疗显著延长PFS期（mPFS期，16.5个月 vs. 8.2个月），ORR方面免疫治疗组高达67%，化疗组则为51%。安全性方面，免疫治疗发生3级以上不良事件较少。亚组分析提示年龄<70岁，PS评分0分，*KRAS/NRAS*野生型以及右半结肠癌患者获益更多。

2. 错配修复型结直肠癌的晚期治疗

部分研究证实，免疫治疗对MSS型结直肠癌的疗效有限。把这一类免疫治疗"冷肿瘤"转化为"热肿瘤"将可改善这类患者的远期预后。2019年REGONIVO的Ⅰb期研究探讨了在结直肠癌队列中Nivolumab+瑞戈非尼的抗肿瘤活性。25例患者的ORR为36%（MSS患者的ORR为

33%），mPFS期为7.9个月，mOS期尚未达到，12个月的OS率达68%。该研究说明通过靶向治疗可使免疫相关"冷肿瘤"转化为"热肿瘤"。

2020年ASCO上报道了Pembrolizumab+Binimetinib（MEK抑制剂）+贝伐珠单抗治疗既往多线治疗失败的mCRC患者的Ⅱ期研究结果，结果表明在免疫难治的患者中约82%病情稳定，临床获益率达94%，mPFS期为6.4个月。

3. 围手术期治疗

免疫治疗在晚期MSI-H/dMMR结直肠癌一线治疗中的成功，使探索新辅助治疗或辅助治疗应用成为可能。2018年来自荷兰的NICHE研究探索了Nivolumab+伊匹木单抗免疫治疗应用于结直肠癌新辅助治疗的安全性及有效性，入组患者dMMR和pMMR比例为1∶1，所有患者对术前免疫治疗的耐受性良好，均顺利接受手术，dMMR肿瘤100%有明显缓解，而pMMR肿瘤几乎没有缓解。另外，关于免疫治疗在辅助治疗中应用的ATOMIC研究正在进行中，结果值得期待。

（三）展望

目前在结直肠癌的研究中，免疫治疗应用于MSI-H/dMMR的结直肠癌患者后线治疗的效果得到肯定，更前线治疗的研究也在进行中，并已初见曙光。随着免疫治疗向一线、辅助、新辅助治疗的前移应用，增大这类患者的获益比例将成为可能。

针对MSS人群的免疫治疗研究结果不理想，单纯免疫治疗不能使这类患者获益，需要通过不同药物联用使免疫治疗"冷肿瘤"转化为"热肿瘤"。目前的研究也初步确定这一方向，尤其是免疫治疗联合抗血管生成靶向治疗取得了一定进展。后续研究方向将以联合用药为基础开展，同时也提示人群特征对制订治疗方案影响深远。

（肖健　余泓恩）

参考文献

［1］ HURWITZ H, FEHRENBACHER L, NOVOTNY W, et al. Bevacizumab plus irinotecan, fluorouracil, and leucovorin for metastatic colorectal cancer［J］. N Engl J Med, 2004, 350（23）: 2335-2342.

［2］ BANG Y J, VAN CUTSEM E, FEYEREISLOVA A, et al. Trastuzumab in combination with chemotherapy versus chemotherapy alone for treatment of HER2-positive advanced gastric or gastro-oesophageal junction cancer（ToGA）: a phase 3, open-label, randomised controlled trial［J］. Lancet, 2010, 376（9742）: 687-697.

［3］ BENNOUNA J, SASTRE J, ARNOLD D, et al. Continuation of bevacizumab after first progression in metastatic colorectal cancer（ML18147）: a randomised phase 3 trial［J］. Lancet Oncol, 2013, 14（1）: 29-37.

［4］ HEINEMANN V, VON WEIKERSTHAL L F, DECKER T, et al. FOLFIRI plus cetuximab versus FOLFIRI plus bevacizumab as first-line treatment for patients with metastatic colorectal cancer（FIRE-3）: a randomised, open-label, phase 3 trial［J］. Lancet Oncol, 2014, 15（10）: 1065-1075.

［5］ WILKE H, MURO K, VAN CUTSEM E, et al. Ramucirumab plus paclitaxel versus placebo plus paclitaxel in patients with previously treated advanced gastric or gastro-oesophageal junction adenocarcinoma（RAINBOW）:

a double-blind, randomised phase 3 trial [J]. Lancet Oncol, 2014, 15 (11): 1224-1235.

[6] LI J, QIN S, XU R, et al. Regorafenib plus best supportive care versus placebo plus best supportive care in Asian patients with previously treated metastatic colorectal cancer (CONCUR): a randomised, double-blind, placebo-controlled, phase 3 trial [J]. Lancet Oncol, 2015, 16 (6): 619-629.

[7] LI J, QIN S, XU J, et al. Randomized, double-blind, placebo-controlled phase Ⅲ trial of apatinib in patients with chemotherapy-refractory advanced or metastatic adenocarcinoma of the stomach or gastroesophageal junction [J]. J Clin Oncol, 2016, 34 (13): 1448-1454.

[8] ARNOLD D, LUEZA B, DOUILLARD J Y, et al. Prognostic and predictive value of primary tumour side in patients with RAS wild-type metastatic colorectal cancer treated with chemotherapy and EGFR directed antibodies in six randomized trials [J]. Ann Oncol, 2017, 28 (8): 1713-1729.

[9] KANG Y K, BOKU N, SATOH T, et al. Nivolumab in patients with advanced gastric or gastro-oesophageal junction cancer refractory to, or intolerant of, at least two previous chemotherapy regimens (ONO-4538-12, ATTRACTION-2): a randomised, double-blind, placebo-controlled, phase 3 trial [J]. Lancet, 2017, 390 (10111): 2461-2471.

[10] LI J, QIN S, XU R H, et al. Effect of fruquintinib vs placebo on overall survival in patients with previously treated metastatic colorectal cancer: the FRESCO randomized clinical trial [J]. JAMA, 2018, 319 (24): 2486-2496.

[11] QIN S, LI J, WANG L, et al. Efficacy and tolerability of first-line cetuximab plus leucovorin, fluorouracil, and oxaliplatin (FOLFOX-4) versus FOLFOX-4 in patients with RAS wild-type metastatic colorectal cancer: the open-label, randomized, phase Ⅲ TAILOR trial [J]. J Clin Oncol, 2018, 36 (30): 3031-3039.

[12] SHITARA K, OZGUROGLU M, BANG Y J, et al. Pembrolizumab versus paclitaxel for previously treated, advanced gastric or gastro-oesophageal junction cancer (KEYNOTE-061): a randomised, open-label, controlled, phase 3 trial [J]. Lancet, 2018, 392 (10142): 123-133.

[13] FUCHS C S, DOI T, JANG R W, et al. Safety and efficacy of pembrolizumab monotherapy in patients with previously treated advanced gastric and gastroesophageal junction cancer: phase 2 clinical KEYNOTE-059 trial [J]. JAMA Oncol, 2018, 4 (5): e180013.

[14] KOPETZ S, GROTHEY A, YAEGER R, et al. Encorafenib, binimetinib, and cetuximab in BRAF V600E-mutated colorectal cancer [J]. N Engl J Med, 2019, 381 (17): 1632-1643.

[15] BOKU N, RYU M H, KATO K, et al. Safety and efficacy of nivolumab in combination with S-1/capecitabine plus oxaliplatin in patients with previously untreated, unresectable, advanced, or recurrent gastric/gastroesophageal junction cancer: interim results of a randomized, phase Ⅱ trial (ATTRACTION-4) [J]. Ann Oncol, 2019, 30 (2): 250-258.

[16] SHITARA K, VAN CUTSEM E, BANG Y J, et al. Efficacy and safety of pembrolizumab or pembrolizumab plus chemotherapy vs chemotherapy alone for patients with first-line, advanced gastric cancer: the KEYNOTE-062 phase 3 randomized clinical trial [J]. JAMA Oncol, 2020, 6 (10): 1571-1580.

[17] KAWAZOE A, FUKUOKA S, NAKAMURA Y, et al. Lenvatinib plus pembrolizumab in patients with advanced gastric cancer in the first-line or second-line setting (EPOC1706): an open-label, single-arm, phase 2 trial [J]. Lancet Oncol, 2020, 21 (8): 1057-1065.

[18] ANDRE T, SHIU K K, KIM T W, et al. Pembrolizumab in microsatellite-instability-high advanced colorectal cancer [J]. N Engl J Med, 2020, 383 (23): 2207-2218.

[19] FUKUOKA S, HARA H, TAKAHASHI N, et al. Regorafenib plus nivolumab in patients with advanced gastric or colorectal cancer: an open-label, dose-escalation, and dose-expansion phase Ⅰ b trial (REGONIVO, EPOC1603) [J]. J Clin Oncol, 2020, 38 (18): 2053-2061.

第七章

放疗在胃肠癌治疗中的应用与关键技术

第一节　放疗在胃癌治疗中的应用

为了提高胃癌的整体疗效，除提高早期诊断率及早期治疗率之外，进展期胃癌患者治疗策略的优化对于提高疗效及远期生活质量至关重要。目前已达成的共识是，单纯手术切除无法使进展期胃癌患者取得生物学层面上的根治，因而需联合术后辅助治疗来进一步改善预后。基于此共识，化疗、放疗、靶向治疗及免疫治疗等单用或联用的综合治疗手段日益受到重视，并且成了胃癌多学科综合治疗中不可或缺的部分。近年来，随着放疗技术的进步，放疗相关的不良反应得以有效控制，放疗在胃癌中的应用价值受到了越来越多的关注。根据放疗在胃癌综合治疗中的时机可分为辅助放疗、新辅助放疗、术中放疗及姑息性放疗。由于胃癌的生物学特点及以手术为主要治疗手段的特点，目前术中放疗应用较少。本节就胃癌的术后辅助放疗、术前新辅助放疗及姑息性放疗分别进行阐述。

一、胃癌术后辅助放疗

总体来说，胃的常规蠕动引起的形变是放疗准确实施的主要限制因素，而胃癌术后由于高危区位置局限、胃被局部或全部切除后术区组织的蠕动形变范围变小，使得放疗计划的精度提高易于实施。故而，目前显示放疗具有生存获益的大型Ⅲ期临床试验多是从术后辅助放疗开始的。

美国的INT-0116研究是首个针对胃癌术后辅助放化疗的大型随机对照研究，2001年发表的INT-0116研究共纳入556例ⅠB～Ⅳ期（M0）胃癌术后患者，其中单纯手术组275例，术后同步放化疗序贯化疗组281例。结果显示，术后同步放化疗序贯化疗组和单纯手术组患者的3年无复发生存（RFS）率和3年总生存（OS）率有显著差异（48% vs. 31%，$P<0.001$；52% vs. 41%，$P=0.005$）。随后2012年INT-0116研究超过10年的随访结果显示，OS的危险比（HR）为1.32（$P=0.004\,6$），RFS的HR为1.51（$P<0.001$），最终证实胃癌根治术后患者接受同步放化疗可获得长期临床获益。自INT-0116研究结果正式发表后，同步放化疗序贯辅助化疗逐渐成为北美胃癌根治术后患者的标准治疗。该报道证实了放疗作为胃癌辅助治疗手段的价值及给患者远期生存带来的获益。然而，INT-0116研究令人鼓舞的结果虽然在欧美被迅速接受，但在亚洲并未获得广泛认可。在胃癌D2根治术应用更普遍的亚洲，研究者认为INT-0116研究的总体疗效并不理想，超过90%的患者未行D2根治术，54%的患者未达到D1清扫，放疗的加入可能仅弥补了手术的不足。另外，该研究同步放化疗组治疗毒性高，超过1/3患者无法按计划完成治疗，因而尽管INT-0116研究结果首次确认了胃癌术后同步放化疗的疗效，但是北美以外地区，尤其

在亚太地区，对该治疗模式仍有争议。

亚太地区，韩国ARTIST研究是另一项重要的评估胃癌术后同步放化疗疗效的大型Ⅲ期临床研究。该研究旨在比较D2手术后辅助化疗与联合放化疗对患者3年无病生存（DFS）率和总生存（OS）率的影响，入组的458例患者手术均为D2根治术，病理分期为T2b-T4或N+M0；患者入组后随机分为化疗组和联合放化疗组，前者228例患者术后予XP方案（卡培他滨加顺铂）化疗6个周期，后者230例患者先予XP方案化疗2个周期，再予以放化疗（卡培他滨和45Gy/5周），最后予以XP方案化疗2周期的序贯治疗，两组的初始基线相同。结果显示：两组患者3年DFS率分别为74.2%和78.2%，有差异趋势但未达到统计学意义（$P=0.086\,2$）；但是在396例淋巴结阳性的患者中，联合放化疗组的3年DFS率为77.5%，高于化疗组的72.3%（$P=0.036\,5$）。该研究的最终结果显示，加入放疗后，总体并未提高患者的5年生存率（XP组对比XPRT组：73% vs. 75%），但亚组分析显示，淋巴结阳性和肠型患者或可从放疗中获益。

由于此前缺乏S-1单药、SOX方案、SOX方案化疗联合放疗对比的直接证据，韩国的学者于2013年启动了ARTIST-2研究。该研究采用优效性设计，拟纳入900例D2根治术后、病理分期为Ⅱ～Ⅲ期、淋巴结阳性的胃癌患者，按照1∶1∶1随机分配至接受辅助S-1单药组（40～60mg，每天2次，用药4周，停药2周，治疗1年）、SOX化疗组（S-1用药2周，停药1周，联合奥沙利铂130mg/m^2，治疗6个月）和SOXRT组（SOX方案化疗联合放疗DT 45Gy/25次）。主要研究终点为3年DFS率，次要研究终点包括OS、安全性等，分层因素包括分期、手术方式、Lauren分型。截至2018年1月17日，共有538例患者被纳入中期分析，患者的中位年龄为58岁，其中男性占65%，Ⅱ期和Ⅲ期患者分别占31%和69%，各治疗组基线特征基本均衡。不良事件发生率与预期一致，总体耐受性良好。S-1单药组的DFS劣于SOX组和SOXRT组，具体结果为：S-1组对比SOX组，HR=0.692（$P=0.042$）；S-1组对比SOXRT组，HR=0.724（$P=0.074$）。S-1单药组、SOX组和SOXRT组的3年DFS率分别为65%、78%和73%，SOX组和SOXRT组的3年DFS率无显著差异（HR=0.971，$P=0.879$）。ARTIST-2期中分析结论认为，对于D2根治术后Ⅱ～Ⅲ期且淋巴结阳性的患者，SOX组与SOXRT组较S1单药组可显著延长DFS期，3组的治疗方案均具有良好的耐受性。然而，加入放疗并未带来进一步获益。整合INT-0116和ARTIST研究的亚组分析可发现，弥漫性胃癌患者进行术后放化疗的获益要小于肠型患者。

荷兰2011年启动了CRITICS国际多中心研究，试图将MAGIC研究的术前化疗模式和INT-0116研究的术后同步放化疗的模式结合起来，共纳入788例可切除胃癌患者，术前完成新辅助化疗（吡柔比星、顺铂或奥沙利铂、卡培他滨），3个周期后行胃癌根治术和淋巴结清扫（D1+），术后随机分为化疗组和同步放化疗组。长期随访后两组间5年OS率及5年无进展生存（PFS）率均未见显著差异。但业内同道在分析解读该研究时，认为放疗的作用在该研究中并未得到充分发挥，放疗靶区的设置存在争议之处（既往的靶区建议基于D0/D1淋巴结清扫术式后的复发模式，包括瘤床/胃床、吻合口和胃周淋巴结，这在D2淋巴结清扫模式下，需要重新审视和修正），且仅不足一半的入组患者完成了整体治疗，这些因素均有可能削弱术后放化疗的真实生存获益。

基于以上研究结论及我国学者的研究成果，2020年CSCO中对于胃癌放疗方面的更新如下：对于Ⅱ期D2根治术后患者，删除术后辅助放化疗［DT45～50.4Gy（同期氟尿嘧啶）］；对于Ⅲ期D2根治术后患者，保留术后辅助放化疗，但在注释中强调"限于局部区域高危因素者：安全切缘不安全，脉管癌栓，神经束周围侵犯，N3或转移性淋巴结比例＞25%"。

总体而言，对于已行D2手术的进展期胃癌患者，术后加入放疗未能获得生存优势；对于由于各种原因导致手术未能达到D2标准的进展期胃癌术后患者，术后同步放化疗仍可作为推荐治疗手段；接受标准D2手术者，如存在N3等高危复发因素，可能会从辅助放化疗中获益。

二、胃癌术前新辅助放疗

目前，放化疗在胃癌中有前移的趋势，故术前放化疗成为当下的研究热点。虽然胃蠕动带来的位移形变是术前放疗精准实施的限制因素，但进展期胃癌采用术前新辅助治疗的理论优势同样显而易见：在术前，患者的耐受性比术后更好，完成率较术后辅助治疗更高；术前治疗的效果立竿见影，可以在术后立即判断放疗的敏感性，对术后辅助治疗有一定指导作用，并有助于提前预判患者的预后；术前肿瘤患者的血供较好，对放疗的敏感性较高；术前放疗可抑制肿瘤细胞活性，减少术中发生种植播散的可能；术前患者接受放疗的目标部位清晰明确，靶区勾画也较容易；术前同步放化疗同时包含了局部和全身治疗，理论上可提供更好的疗效。但正如前述，胃蠕动的位移形变是术前放疗精准实施的限制因素，而食管胃结合部腺癌由于位置固定，无上述问题，因而成为术前放疗首先取得突破的地方。

MAGIC研究确定了可手术食管胃结合部腺癌患者围手术期化疗［表柔比星、顺铂和氟尿嘧啶（ECF方案）］后手术对比单纯手术的生存获益，围手术期化疗组在术前和术后各进行3个周期。结果显示，围手术期化疗组5年OS率为36%，单独手术组为23%（P=0.009）。POET研究是第一个比较局部晚期食管胃结合部腺癌术前辅助化疗和新辅助放化疗的Ⅲ期研究，该研究选取119例患者，随机分为辅助化疗组及新辅助放化疗组，研究主要终点为3年OS率，次要终点为无进展生存（PFS）期。其结果显示，新辅助放化疗较辅助化疗在OS方面未能证明有显著获益，但有改善的趋势。POET研究于2017年公布了更新后的长期随访，结果显示术前放化疗组的手术后局部无进展生存显著优于术前化疗组（P=0.01），并且术前放化疗组的3年和5年OS率亦显示出获益趋势（P=0.055）。

2011年，澳大利亚TROG研究组联合多个国际研究组织启动了TOPGEAR国际多中心研究评估术前同步放化疗模式。该研究同样将MAGIC研究中围手术期化疗的模式设定为对照组。研究纳入可切除胃癌患者，先随机将患者分为术前化疗组接受3个周期的ECF方案化疗或术前同步放化疗（放疗剂量45Gy，同步5-FU化疗）及2周期ECF方案化疗，然后行胃癌D1根治术并继续完成3个周期ECF方案化疗。TOPGEAR研究包括II期和III期研究两部分，预期分别有120例和632例患者入组，旨在评估该方案与MAGIC试验围手术期化疗方案的区别，探索是否可以提高pCR率进而改善总体生存。TOPGEAR研究的初步结果显示，术前放化疗可以被更多患者耐受，但并未增加明显的治疗毒性和手术并发症的发生率，这无疑给胃癌术前放化疗的应用增加更多期待。

此外，复旦大学附属肿瘤医院开展了胃癌术前放化疗对比术前化疗的III期研究（PREACT研究，NCT03013010），中山大学肿瘤防治中心开展的局部晚期胃癌术前放化疗对比术前化疗的研究也在如火如荼地进行，期待这两项III期临床研究的结果能够进一步优化治疗策略，最终指导临床实践。

CSCO指南提出，胃癌新辅助治疗还需要更多高级别证据，不同肿瘤部位应分层治疗。具体来说，对于局部进展期胃/食管胃结合部腺癌，术前化疗的价值得到肯定（AIO-FLOT临床试验）；对于食管胃结合部腺癌，术前放化疗可能更具优势，然而仍缺乏胃腺癌术前放化疗优于术前化疗的高级别证据；新辅助放化疗近期疗效明确，pCR率、降期、局部控制均有获益，但能否转化为长期生存获益并不明确。

三、胃癌的姑息性放疗

对于局部肿瘤不可切除且一般情况较差的患者，首选单纯化疗±放疗。这部分患者治疗的主要目的是缓解临床症状，提高生存质量。与最佳支持治疗相比，化疗可延长晚期或转移性胃癌患者生存期；放疗可显著缓解晚期胃癌患者的一些临床症状，如出血、疼痛、吞咽困难等，起到提高生活质量的作用。肿瘤分期晚、高龄、心肺功能差或合并多发基础疾病而不考虑手术治疗者，可考虑姑息性放疗。近期，随着肿瘤免疫治疗的研究进展，通过给予不可切除的肿瘤组织（包括胃癌）以放疗，以促进死亡的肿瘤细胞释放肿瘤新抗原，进而提高免疫治疗效果的治疗策略开始得到尝试，但疗效有待证实。

四、胃癌放疗靶区及剂量

应用放疗新技术三维适形放疗（3D-CRT）和调强放疗（IMRT）可优化靶区内的剂量分布，同时降低靶区周围重要组织器官的受照射剂量。INT-0116研究的照射部位包括残胃、瘤床、吻合口和淋巴结引流区。ARTIST研究采用的放疗靶区包括瘤床、吻合部位、十二指肠残端和区域淋巴结，残胃不包括在照射区内（T4病变除外）。

CSCO指南建议的放射野设计为：对于有手术可能性的患者，除了必须包括的治疗前影像学所确定的可视肿瘤，可适当外扩包括高危的淋巴引流区。不考虑手术者，建议仅包括可视肿瘤，不行淋巴结区的预防照射。胃癌放疗推荐照射剂量为45～50.4Gy/25～28次，特殊情况下（根治性放疗或局部区域复发等），在危及器官得到保护的前提下，可以考虑局部加量至54Gy以上。姑息性放疗剂量为30～40Gy。具体放疗范围和剂量，可根据患者一般情况、照射野大小、预计生存期和对正常组织、器官等可能造成的放射损伤等多方面综合考虑。

五、小结

总体而言，可选择能够获益于放化疗的患者，如N2、N3的胃癌患者，进行放疗。胃癌D2根治术后同步放化疗效果的循证依据仍待证实，术后同步放化疗可作为手术未达D2切除的进展期胃癌患者的有效补充，也可能为部分D2切除术患者带来获益。而可切除的局部晚期胃癌患者术前放化疗安全性且近期疗效已得到肯定，期待患者生存获益进一步得到Ⅲ期临床研究的数据证实。

腹部胃肠道组织由于自身的生物学特点，对放射线的耐受性较差，因此放疗总体剂量无法提到太高，且胃肠道蠕动和充盈状态也会影响到放疗的精准度。如何弥补这些缺陷可借鉴肿瘤的多学科综合治疗策略，一方面放疗同道要与外科、内科同道合作开展辅助及新辅助治疗的研究，以筛选出更适合接受放疗的获益人群，以综合治疗手段来提高疗效及改善预后；另一方面，免疫治疗作为近年来肿瘤领域的新突破，放疗可以上调PD-L1表达，达到免疫活化的作用，放疗与免疫治疗联合应用的研究或成为今后重要的探索方向。

（万香波　郑坚　刘帅）

第二节　放疗在直肠癌治疗中的应用

相较于放疗在胃癌治疗中较薄弱的研究基础，放疗在直肠癌治疗中的研究相对充分。直肠癌治疗的探索过程完整体现了现代肿瘤综合治疗理念的建立和演变，更体现了多学科合作的治疗理念。局部进展期直肠癌的治疗已进入肿瘤学疗效和器官功能并重的时代，对于直肠癌的治疗策略不再是单一的固定模式。

一、术前新辅助放疗与术后辅助放疗

直肠癌的放疗时机经历了术前放疗到术后放疗再到术前放疗的演变。与术后放疗相比，术前放疗具有更多优势。首先，缩小肿瘤体积可增加整块切除的可能性，并缩小了手术范围，增加行

保肛手术的可能性；其次，TME手术可导致腹膜的破坏，小肠因失去腹膜的包裹而坠入盆腔，因而术后放疗时放射性肠损伤的发生概率较术前放疗显著增加，部分患者因放射性肠损伤症状严重导致放疗中断或取消；最后，术前放疗增加了与健康结肠进行吻合术的可能性（即吻合口不受放疗的影响，因为受照射的组织被切除了）。目前局部进展期直肠癌的标准治疗为术前放疗（联合或不联合化疗）、手术和术后辅助化疗，这种策略至今已经有20年的使用时间。这种以放疗为核心的新辅助治疗策略可在TME手术模式的基础上进一步降低6%～9%的局部复发率。

最终确立直肠癌术前放疗地位的是2004年德国CAO/ARO/AIO-94Ⅲ期随机对照临床试验，它对比了术前放化疗和术后放化疗。研究结果显示，局部复发率是6% vs. 15%（$P=0.006$），急性毒性为27% vs. 40%（$P=0.001$），慢性毒性是14% vs. 24%（$P=0.012$），保留直肠括约肌的手术比例是39% vs. 20%（$P=0.004$），5年OS率无区别，为74% vs. 76%，提示术前辅助放化疗有着明显的优势。2012年德国CAO/ARO/AIO-94Ⅲ期随机临床对照试验公布了11年的随访统计结论，局部晚期直肠癌术前和术后放化疗对比，和前期公布的结论一致，局部复发率为7.1% vs. 10.1%（$P=0.048$），总生存率、远处转移率、无病生存率均无差异。结合2009年NSABP R-03的结论，对于局部晚期直肠癌依然推荐术前放化疗。

2006年报道了EORTC 22921的大型Ⅲ期随机对照试验，该研究共有4组局部晚期直肠癌患者入组：术前放化疗+术后化疗、术前放化疗、术前放疗+术后化疗和单纯术前放疗。研究发现4组患者的5年的局部复发率分别为8.0%、8.8%、9.6%和17.1%，化疗组局部复发率明显降低（$P=0.002$），5年OS率差异则无统计学意义。随后在2014年，研究者公布了EORTC 22921试验10年的随访结果，证实加入化疗改善了局部晚期直肠癌手术加术前放疗的局部控制率，但依然未能改善DFS和OS。

2020年更新的ASTRO指南对于符合放疗适应证的患者，推荐术前放疗而不是术后放疗。对Ⅱ/Ⅲ期直肠癌患者进行术前新辅助放疗；对低复发风险Ⅱ期直肠癌患者，经多学科讨论后，可以不做新辅助放疗［低复发风险定义为：T3a/bN0肿瘤位于距离肛门＞10cm外，且MRI确定的环周切缘≥2mm，同时MRI下的无管壁外脉管浸润（EMVI）；T3a/b＝1～5mm肿瘤侵出肌层］。NCCN指南认为，对于未行术前放疗的患者，手术后进行标本病理复查，当Ⅰ期直肠癌分期升至Ⅱ期或Ⅲ期时，推荐术后放化疗。术后放疗建议及早开始，不迟于术后8周，而术后辅助放疗开始时如有会阴部伤口愈合不良、肠道功能恢复差等术后情况，可适当延迟，建议不超过12周。

二、常规长程放疗与5×5Gy短程放疗

在探索长程辅助放疗应用的同时，由于医保费用的原因，欧洲探索了更加经济的5×5Gy短程新辅助放疗，即连续5天给予每天5Gy/次的放疗，随后一周内行TME手术。瑞典直肠癌试验

协作组对可切除直肠癌术前短程放疗的评估结果显示，与单纯手术相比，这种方法具有生存优势，局部复发率降低。

2006年，波兰报道了5×5Gy术前短程放疗和常规长程术前辅助放化疗随机对照研究的长期疗效，将312例局部晚期直肠癌患者随机分组，中位随访时间48个月。研究结果发现：常规长程术前辅助放化疗组急性放疗反应较强（18.2% vs. 3.2%，$P<0.001$），两组的4年OS率、DFS率、局部复发率及严重远期副作用发生率均无区别，分别是67.2% vs. 66.2%（$P=0.960$），58.4% vs. 55.6%（$P=0.820$），9.0% vs. 14.2%（$P=0.170$），10.1% vs. 7.1%（$P=0.360$）。波兰研究最终证实，常规长程术前辅助放化疗对比术前短程放疗并未增加生存率、局部控制率和远期副作用发生率。

2009年，Lancet报道了MRC（Medical Research Council）CR07 and NCIC-CTG（National Cancer Institute of Canada-Clinical Trials Group）C016大型多中心随机对照临床试验结果，该研究将1998年3月至2005年8月共1 350例局部晚期直肠癌患者随机分为5×5Gy术前短程放疗加手术组和术后放化疗组（患者术后病理必须为CRM阳性，放疗剂量45Gy/25次，同步给予5-FU）。3年的局部复发率为4.4% vs. 10.6%（$P<0.000\ 1$），DFS率为77.5% vs. 71.5%（$P=0.013$）。研究结论与其他随机对照临床试验结果一致，证实了术前新辅助短程放疗同样可降低局部复发率，是局部晚期可切除直肠癌的有效辅助治疗方法。

2012年，JCO报道了澳洲TROG 01.04局部晚期直肠癌的多中心随机对照临床试验，该双臂临床试验一组术前短程5×5Gy放疗，一周内手术，术后6个疗程辅助化疗；另一组常规长程术前放疗50.4Gy，1.8Gy/次，CIV 5-FU每天225mg/m²，4～6周后手术，术后4个疗程辅助化疗。累计共326例患者被随机分为两组，中位随访时间5.9年，3年的局部复发率分别是7.5% vs. 4.4%（$P=0.24$），5年远处复发率分别是27% vs. 30%（$P=0.92$），5年总生存率分别是74% vs. 70%（$P=0.62$），均无统计学意义。除此之外，两组之间远期副作用发生率比较，差异也无统计学意义。

可见，短程放疗和常规长程放疗后的总生存率相近。因此，可作为T3N0或T1～3N1～2的局部晚期直肠癌患者的治疗选择。在考虑使用短程放疗时，必须多学科讨论并充分评估肿瘤降期的需要和可能存在的远期毒性。

三、全程新辅助治疗

按照目前的全程新辅助治疗（total neoadjuvant therapy，TNT）模式，有15%～38%的患者在新辅助治疗后肿瘤会全消，即病理学完全缓解（pathologic complete remission，pCR），而pCR意味着极高的生存率和极低的复发率。因此，真正的pCR患者有望采用观察等待或局部切除的策略以提高保肛率，但不影响远期疗效。近年来提出的TNT模式可能是一个新颖且有效的提高pCR率的途径。全程新辅助治疗是将更多或者全部的化疗移至手术之前，而将全直肠系膜切除术（TME）作为治疗模式最后备选环节的直肠癌治疗模式。

目前，局部晚期直肠癌的治疗进入肿瘤学效果和功能并重的时代，传统"三明治"式治疗（CRT-TME-术后化疗）模式的利弊凸显。该模式可以显著降低局部复发率，但没能改善远期生存，其中一个重要原因就是在CRT和TME之后，术后辅助化疗完成度很低。TNT模式的临床优势为：显著增加全身治疗完成度、显著提高肿瘤退缩、显著降低肿瘤相关治疗转移复发事件。

理想的新辅助治疗策略不仅应能够降低局部复发率，而且可提高远期生存率。近期的RAPIDO、PRODIGE 23两项国际多中心Ⅲ期临床研究均显示TNT模式不仅显著地改善了肿瘤局部退缩及pCR率，同时提高了远期的生存率。

RAPIDO研究旨在研究短程放疗（short-course preoperative radiotherapy，SCRT）后延迟手术联合巩固化疗能否在不影响局部控制率的情况下降低全身复发的风险，PRODIGE 23研究旨在研究应用mFOLFIRINOX方案诱导化疗序贯新辅助放化疗（CRT）在可切除局部进展期直肠癌治疗中的作用。二者都取得了阳性结果，显示局部进展期患者，特别是有高危因素的患者，TNT模式能够提高患者的生存率。因此，对存在高危因素〔T4b、MRF（＋）、侧方淋巴结转移、EMVI〕的局部进展期直肠癌，TNT模式应该成为新的标准治疗方案。源于中山大学附属第六医院的研究发现，不同的TNT策略对远期生存的改善似乎差别不大，但是对局部退缩（降期降级）的影响差异较大。针对不同的TNT策略，OPRA研究显示初始无法保肛或者勉强保肛的低位直肠癌患者通过诱导式或巩固式TNT策略可有50%获得括约肌的保全，其中巩固型TNT获得器官保全的可能性显著高于诱导型TNT策略。值得注意的是，TNT策略对于中低危的患者存在过度治疗的风险，除了为了追求保肛保功能的低位患者，不应所有的局部进展期直肠癌都采用TNT策略。

四、新辅助放疗后与手术的间隔时间

术前放化疗与手术的配合非常重要。虽然从新辅助放疗完成到手术的较长时间间隔已被证明与pCR率的增加有关，但较长的时间间隔也与明显的放疗区域纤维化、手术难度增加及术后并发症发生率较高相关。如何权衡间隔时间与副反应，是目前有待探讨的地方。

GRECCAR-6Ⅲ期多中心、平行对照试验，旨在评价放化疗后与手术的不同间隔时间对术后pCR的影响。入选Ⅱ/Ⅲ期直肠癌患者，在手术前接受放化疗，再被随机分入7周组或者11周组。两组间pCR率无差异（15.0% vs. 17.4%，$P=0.60$），但11周组医疗并发症发病率较高（32.8% vs. 19.2%，$P=0.01$），且系膜切除术的手术质量相对较差，全系膜切除率更低（78.7% vs. 90%，$P=0.0156$）。两组间吻合口瘘发生率和平均住院时间相近。基于以上结果，此研究建议就辅助放疗后7～8周行TME手术治疗。

美国NCCN指南推荐的间隔期从最初的4～6周延长到5～8周，再到现在的5～12周；而在逐渐延长的间歇期内，可给予更多的全身化疗。由于间隔时间延长和间歇期化疗的双重作用，肿瘤进一步退缩，pCR率逐渐增加，理论上可获得更大的保肛机会。临床实践中也观察到延长放疗至手术的间隔时间可获得更高的pCR率，而新辅助治疗后获得pCR的患者有明确的生存获益。因此，目前放疗至手术的间隔时间推荐6～8周，最迟不建议超过12周。

五、非手术治疗观察等待策略

（一）观察等待策略

对新辅助治疗后出现cCR的直肠癌患者暂不实施根治性手术，通过密切的随访观察，以期得到持续cCR，从而避免不必要手术的治疗策略，就是所谓的观察等待（watch and wait，W&W）策略。

随着术前治疗和影像方式的改善，一些学者提出，临床上化疗完全有效的患者可能能够避免手术带来的并发症。2004年，观察等待策略的倡导者Habr-Gama等人回顾比较了71例放疗后临床完全缓解（cCR）后未接受手术的患者（27%的患者）和22例（8%）TME术后临床评估反应未完全缓解但pCR的患者的结果。非手术组5年OS率为100%，DFS率为92%，而切除组OS率为88%，DFS率为83%。

W&W患者大多数局部复发发生在完全缓解持续1年后的1～2年内，远处复发似乎不常见。需要提醒的是纳入观察等待的患者必须有良好的依从性。既往的观察等待是一个治疗过程中的副产品，并未在治疗之初就设定目标。随着新辅助治疗手段的增加，尤其是TNT模式的提出，主管医师应该在治疗之初就设定目标，对有观察等待需求的患者，应该选择高pCR（cCR）率的TNT治疗策略。

2019年，*JAMA Oncology*上刊登的一篇文章对此问题（局部复发、盆腔控制和生存率）进行了探索，研究人员对113例新辅助治疗后cCR的直肠癌患者采取W&W策略，最终82%的患者直肠保留、91%的患者盆腔肿瘤控制良好。然而，与136例接受了全直肠系膜切除术后达到pCR的患者相比，5年生存率较差。对于新辅助治疗后出现cCR的直肠癌患者，采用W&W策略可实现非常好的直肠保留和盆腔肿瘤控制；不过，在W&W组中，出现局部复发与未出现局部复发的患者相比，5年生存率更低，远处转移率更高。

因此，需谨慎开展W&W策略，尽量筛选局部复发、远处转移风险较低、可耐受较高强度放化疗、保肛意愿强、可接受W&W相关风险的患者。建议新辅助治疗结束后8～12周作为cCR的评价时间，对于保肛意愿强烈、接受强化新辅助治疗方案者，可酌情延长至16～24周。接受

W&W的患者应依从性好，具备后续2～3年密切随访的条件。

（二）临床完全缓解的判断

合理的cCR诊断标准、严格的病例纳入及密切随访是直肠癌患者接受W&W的安全保障。国际上关于cCR的判定标准还未形成统一标准。ESMO指南标准是：直肠指检未及肿块或溃疡；内镜检查下除扁平瘢痕、毛细血管扩张或黏膜苍白外无其他改变；超声引导下的多点活检阴性；MRI或直肠超声未见原发部位及淋巴引流区域肿瘤残余；多个直肠癌相关的肿瘤标志物，如血清CEA、CA19-9等均为正常水平。

六、放疗靶区与剂量

术前放疗放射野应包括肿瘤或者瘤床及2～5cm的安全边界、骶前淋巴结、髂内淋巴结。T4肿瘤侵犯前方结构时可考虑照射髂外淋巴结。应用三维精确放疗技术，如三维适形放疗（three-dimensional conformal radiation therapy，3D-CRT）或调强放疗（intensity-modulated radiation therapy，IMRT）。应用多野照射技术（一般3～4个照射野）。鼓励采取改变体位和其他方法（如憋尿）尽量减小照射野内的小肠体积。放疗剂量：盆腔剂量45～50.4Gy/25～28次，单次剂量1.8～2.0Gy。对于可切除肿瘤或术后，照射45Gy之后，为减少肠道的受照体积和剂量，应考虑局部肿瘤或瘤床追加剂量。术前放疗追加剂量为5.4Gy/3次，术后放疗为5.4～9Gy/3～5次。短程放疗（25Gy分5次照射）后1周内给予手术治疗的方式可以作为腔内超声或直肠MRI分期为T3的直肠癌患者的治疗选择。全盆腔照射范围包括大体肿瘤、直肠系膜、盆腔骶前区和区域淋巴引流区（根据肿瘤所处的位置、分期、淋巴结转移情况等给予直肠周、骶前、髂内、髂外、髂总远端淋巴引流区全部或部分照射）。此外，虽然目前相关报道较少，但新辅助放化疗加肿大淋巴结局部推量联合TME手术，也是未来的可尝试方向。

盆腔内的小肠、结肠、膀胱、双侧股骨头、男女外生殖器和女性会阴为直肠癌术前/术后放疗区域内被危及的器官，建议勾画并给予照射剂量与体积的限定。小肠受量应限制在45Gy以内，具体限制可参考QUANTEC推荐的剂量限制参数（基于小肠肠袢的体积V15＜120cc，基于整个腹膜腔的体积V45＜195cc）。

七、放疗与免疫治疗

2015年，美国霍普金斯医院的LE等首次发现了具有错配修复缺陷（dMMR）或微卫星高度不稳定性（MSI-H）分子表型转移性结直肠癌（mCRC）患者能从免疫检查点抑制剂程序性死亡配体1（PD-L1）单抗帕博利珠单抗（pembrolizumab）的免疫治疗中显著获益，开启了CRC

免疫治疗的MSI时代。

FOxTROT研究显示，不同MMR状态对新辅助化疗敏感性迥异，dMMR结肠癌对新辅助化疗（FOLFOX）不敏感，73.6%的dMMR患者在6周的FOLFOX方案治疗后没有任何肿瘤退缩，而pMMR组仅有26.6%没有退缩。而且这种疗效的差异也转化为远期生存的差异。KEYNOTE-177研究同样显示dMMR型转移性结直肠癌患者PD-1抗体治疗一线治疗效果显著优于化疗联合靶向。因此，在治疗之前明确患者的MMR/MSI状态非常重要。对于dMMR型的局部进展期直肠癌，治疗目标应设定为减毒、增效，以期实现最大限度的肿瘤退缩。

免疫治疗的有效人群，目前依然局限在MSI-H/dMMR这一比例很小的特殊群体，而占比90%以上的MSS/pMMR群体，尚无法获益。如何将免疫治疗引入MSS结直肠癌的治疗中，将这类"冷肿瘤"变为"热肿瘤"，令人期待。放疗联合免疫治疗是逆转MSS对免疫治疗抵抗的另一个策略。放疗可通过远隔效应增加免疫治疗的反应，肿瘤细胞在接受放疗之后细胞凋亡释放的肿瘤新抗原可激活抗原提呈细胞，进行激活免疫应答反应。放疗与免疫治疗的联合也是目前认为较有前景的组合之一。

日本的Voltage研究是在局部进展期直肠癌新辅助放化疗后序贯Nivolumab免疫治疗，其中MSS患者pCR率达到30%，另外3例患者TRG 1级，共14例（38%）患者达到了重大病理缓解。Voltage是首个在ASCO会议中报道探索放化疗联合免疫治疗在MSS肠癌新辅助治疗中价值的研究。近年来，放疗联合免疫治疗的研究不断增加。动物研究中观察到放疗激活系统性免疫应答，其机制主要包括：①放疗诱发肿瘤细胞免疫源性死亡，释放肿瘤新抗原和免疫激活信号（如损伤相关分子模式），促进特异性T细胞抗肿瘤应答。②放疗重建肿瘤免疫微环境，克服肿瘤细胞的免疫逃逸，使肿瘤细胞更容易被免疫细胞杀伤。越来越多的临床研究也证实了放疗与免疫治疗具有协同作用，以互相增敏。

因此，放疗联合免疫可能有助于克服MSS肠癌患者的免疫抵抗，提高免疫治疗的疗效。免疫治疗在直肠癌新辅助治疗领域与放疗结合的探索和尝试，总体看是安全可行的。如何挑选出可从放疗及免疫治疗中获益的MSS肠癌患者，仍有待进一步研究。

八、直肠癌放疗副作用

直肠癌放射反应是一系列的过程，开始时出现黏膜炎症水肿，随后炎症向黏膜下层发展，这些改变激发了再生过程的启动，再生过程的结果是修复了黏膜，或者导致了更严重的炎症反应，造成黏膜溃疡，最终形成瘢痕组织。

放射性肠损伤是直肠癌放疗中最常见的副反应，指盆腔放疗所引起的肠道并发症，可累及小肠、结肠和直肠。常见的肠道急性放射性损伤反应包括：大便急迫感，肛门疼痛、失血，腹泻，腹痛，便频，排便疼痛，排黏液便，大小便失禁，性功能障碍等。常出现于放疗后两周，持续至放疗后3～6个月。急性放射性肠损伤主要表现为黏膜炎性反应，多为自限性病程，其治疗以对症治疗和营养治疗为主。慢性肠损伤多见于接受了高剂量放疗的宫颈癌、前列腺癌等患者。慢性肠损伤包括腹泻，肠管狭窄、出血和穿孔。放射性肠损伤的主要预防措施为减少照射剂量和缩小照射野。慢性放射性损伤由于肠管慢性缺血和纤维化具有不可逆性，所以外科手术切除病变肠管是最理想的治疗措施。

由于放化疗引起的急性和慢性消化道黏膜损伤对患者生活质量造成明显影响，临床工作中在为患者带来良好的疗效同时，也应尝试采用各种措施进行治疗，以减少患者的痛苦，改善患者生活质量。因而，在临床工作中，为明确放射性肠损伤的发生机制，须设计完善的前瞻性研究，解决包括准确的直肠壁、肛管和肛门括约肌和放疗剂量的量效关系；建立精确的失禁程度和生活质量记录体系；建立准确的正常组织放疗剂量阈值等，提高患者的生活质量。已经明确肠组织的累计受照射剂量及个体对放射线的敏感性是放射性肠损伤发生的直接相关因素，但具体的机制及可能的干预防护措施，目前尚处于探索中。

九、小结

局部进展期直肠癌的治疗已经进入一个全新的阶段，在精准治疗已经成为主流的今天，一种策略用于所有患者的思路明显不合时宜，"一刀切"的旧治疗模式应该被摒弃。我们不仅要让患者能长期存活，让其治疗毒性最低，而且要让其器官功能能得到最大限度的保全。为此，这种在治疗之初确定复合性治疗目标，然后根据风险分层和分子分型进行个体化治疗的全新模式势在必行。

（万香波　刘帅）

参考文献：

［1］殷蔚伯，余子豪，徐国镇，等．肿瘤放射治疗学［M］．4版．北京：中国协和医科大学出版社，2008．

［2］CEDERMARK B，DAHLBERG M，GLIMELIUS B，et al. Improved survival with preoperative radiotherapy in resectable rectal cancer［J］. N Engl J Med，1997，336（14）：980-987.

［3］MACDONALD J S，SMALLEY S R，BENEDETTI J，et al. Chemoradiotherapy after surgery compared with surgery alone for adenocarcinoma of the stomach or gastroesophageal junction［J］. N Engl J Med，2001，345（10）：725-730.

［4］MADOFF R D. Chemoradiotherapy for rectal cancer-when，why，and how?［J］. N Engl J Med，2004，351（17）：1790-1792.

［5］BOSSET J F，COLLETTE L，CALAIS G，et al. Chemotherapy with preoperative radiotherapy in rectal cancer［J］. N Engl J Med，2006，355（11）：1114-1123.

［6］ANDREYEV J. Gastrointestinal symptoms after pelvic radiotherapy：a new understanding to improve management of symptomatic patients［J］. Lancet Oncol，2007，8（11）：1007-1017.

［7］SEBAG-MONTEFIORE D，STEPHENS R J，STEELE R，et al. Preoperative radiotherapy versus selective postoperative chemoradiotherapy in patients with rectal cancer（MRC CR07 and NCIC-CTG C016）：a multicentre，randomised trial［J］. Lancet，2009，373（9666）：811-820.

［8］MAAS M，NELEMANS P J，VALENTINI V，et al. Long-term outcome in patients with a pathological complete response after chemoradiation for rectal cancer: a pooled analysis of individual patient data [J]. Lancet Oncol, 2010, 11（9）: 835-844.

[9] SAUER R, LIERSCH T, MERKEL S, et al. Preoperative versus postoperative chemoradiotherapy for locally advanced rectal cancer: results of the German CAO/ARO/AIO-94 randomized phase Ⅲ trial after a median follow-up of 11 years [J]. J Clin Oncol, 2012, 30（16）: 1926-1933.

[10] SMALLEY S R, BENEDETTI J K, HALLER D G, et al. Updated analysis of SWOG-directed intergroup study 0116: a phase Ⅲ trial of adjuvant radiochemotherapy versus observation after curative gastric cancer resection [J]. J Clin Oncol, 2012, 30（19）: 2327-2333.

[11] NGAN S Y, BURMEISTER B, FISHER R J, et al. Randomized trial of short-course radiotherapy versus long-course chemoradiation comparing rates of local recurrence in patients with T3 rectal cancer: Trans-Tasman Radiation Oncology Group trial 01. 04 [J]. J Clin Oncol, 2012, 30（31）: 3827-3833.

[12] BOSSET J, CALAIS G, MINEUR L, et al. Fluorouracil-based adjuvant chemotherapy after preoperative chemoradiotherapy in rectal cancer: long-term results of the EORTC 22921 randomised study [J]. Lancet Oncol, 2014, 15（2）: 184-190.

[13] ASAOKA Y, IJICHI H, KOIKE K. PD-1 blockade in tumors with mismatch-repair deficiency [J]. N Engl J Med, 2015, 373（20）: 1979.

[14] STAHL M, WALZ M K, RIERA-KNORRENSCHILD J, et al. Preoperative chemotherapy versus chemoradiotherapy in locally advanced adenocarcinomas of the oesophagogastric junction（POET）: long-term results of a controlled randomised trial [J]. Eur J Cancer, 2017, 81: 183-190.

[15] CATS A, JANSEN E P M, VAN GRIEKEN N C T, et al. Chemotherapy versus chemoradiotherapy after surgery and preoperative chemotherapy for resectable gastric cancer（CRITICS）: an international, open-label, randomised phase 3 trial [J]. Lancet Oncol, 2018, 19（5）: 616-628.

[16] CHALABI M, FANCHI L F, DIJKSTRA K K, et al. Neoadjuvant immunotherapy leads to pathological responses in MMR-proficient and MMR-deficient early-stage colon cancers [J]. Nat Med, 2020, 26（4）: 566-576.

[17] BAHADOER R R, DIJKSTRA E A, VAN ETTEN B, et al. Short-course radiotherapy followed by chemotherapy before total mesorectal excision（TME）versus preoperative chemoradiotherapy, TME, and optional adjuvant chemotherapy in locally advanced rectal cancer（RAPIDO）: a randomised, open-label, phase 3 trial [J]. Lancet Oncol, 2021, 22（1）: 29-42.

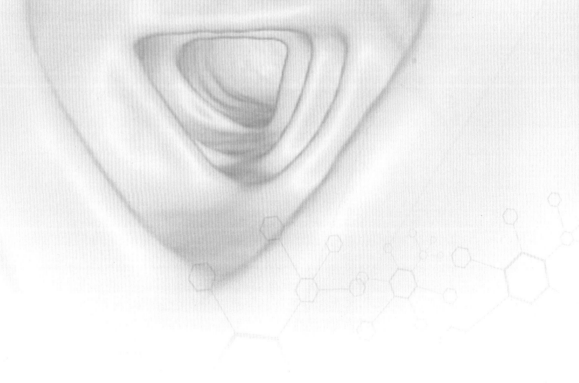

第八章

胃肠癌介入治疗与消融治疗的应用与新进展

第一节　介入治疗在胃肠癌治疗中的应用与关键技术进展

一、消化道梗阻

（一）食管梗阻

食管癌是常见的消化系统恶性肿瘤，侵袭性高，预后差。中晚期食管癌的最常见症状是进行性吞咽困难，而食管支架置入术（图8-1-1）具有立即缓解吞咽困难症状的独特优势，是改善患者营养状态，提高其生活质量的安全有效的方法，被欧洲胃肠道内镜学会（European Society of Gastrointestinal Endoscopy，ESGE）推荐为恶性食管梗阻姑息性治疗的最佳选择。

（1）适应证：①无法手术切除的食管恶性梗阻。②食管气管瘘。③食管穿孔。④纵隔恶性肿瘤导致食管外压性梗阻。⑤食管癌术后恶性吻合口瘘。

（2）禁忌证：①无法纠正的凝血功能障碍。②心肺功能障碍导致无法耐受手术。③败血症。④严重气道受压的风险，为相对禁忌，可同时置入气管支架。⑤颈段食管癌，为相对禁忌，因支架置入后有较高的移位率及难以忍受的异物感。

（3）并发症：胸痛、支架移位、胃食管反流、复发吞咽困难、出血、食管穿孔、食管气管瘘、肺炎、发热等。

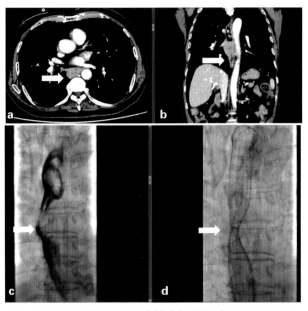

图8-1-1　食管支架置入术

男性，77岁，食管癌，吞咽困难1月余。a.横断位肿瘤位置，食管腔闭塞；b.冠状位肿瘤位置，狭窄段较长；c.术中食管造影，明确狭窄段部位及范围；d.食管支架置入术后状态。

（二）胃及十二指肠梗阻（胃出口梗阻）

胃及十二指肠梗阻包括胃窦部、幽门、十二指肠以及胃空肠/胃十二指肠吻合术后的吻合口和近端空肠部位的梗阻，在临床上较为常见。其恶性梗阻多由原发性或复发性胃十二指肠恶性肿瘤、邻近脏器恶性肿瘤浸润、盆腹腔恶性肿瘤淋巴结转移浸润和压迫等原因造成。胃及十二指肠梗阻的传统治疗方法为外科手术，一般行胃空肠吻合术，可有效缓解梗阻症状和改善营养状况。但由于其侵袭性和患者的总体状况差，常伴有较严重的并发症。与外科手术相比，胃和十二指肠支架置入术（图8-1-2）是一种有效的治疗方案，具有快速改善梗阻症状、病死率低、住院时间缩短、总体治疗费用低等优点。

（1）适应证：①病理诊断明确的恶性肿瘤导致胃或十二指肠梗阻，已经失去根治性切除机会或不能耐受手术。②胃、十二指肠恶性肿瘤术后吻合口复发，浸润胃、十二指肠，导致出口梗阻。③难治性恶心呕吐。

（2）禁忌证：①明确有腹腔广泛转移、多发性狭窄或狭窄部位过长，估计植入多个支架无法缓解症状。②消化道穿孔。③活动性出血。④严重的食管或鼻腔疾病。⑤多器官功能障碍，如心脏、肝、肺等。

（3）并发症：支架移位、支架堵塞、支架断裂、十二指肠穿孔、食物嵌顿、主动脉肠瘘、活动性出血、吸入性肺炎等。

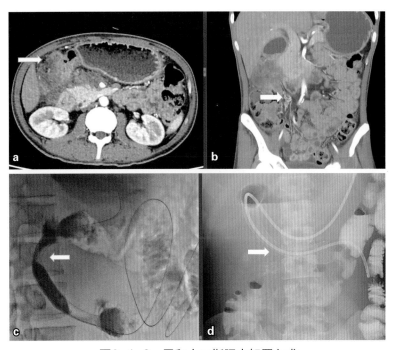

图8-1-2　胃和十二指肠支架置入术

男性，43岁，右半结肠癌侵犯十二指肠，反复恶心呕吐1周余。a. 横断位右半结肠癌位置，肿瘤侵犯十二指肠；b. 冠状位肿瘤部位，十二指肠狭窄段范围；c. 十二指肠支架置入术中，局部管腔狭窄，球囊扩张；d. 十二指肠支架置入术后第2天，支架扩张良好。

（三）小肠梗阻

恶性小肠梗阻是胃肠道晚期癌症的常见并发症，多由恶性肿瘤腹腔种植、小肠肠管粘连、局部肠管扩张、积气积液所致。如没有给予及时有效的治疗，易发生肠穿孔、脓毒症、感染性休克和多器官功能衰竭等可能危及生命的严重并发症。由于局部肠管扩张、粪便淤滞、严重脱水、电解质不平衡，肠道黏膜水肿，急性小肠造口围手术期风险较高，预后欠佳。恶性小肠梗阻的患者通常处于癌症晚期，大多数患者无法耐受外科手术创伤。此外，由于梗阻位置较低和肠管重度狭窄，传统的鼻胃管和胃镜辅助下置入肠梗阻导管难以通过梗阻部位并充分引流。数字减影血管造影（digital subtraction angiography，DSA）引导下经鼻肠梗阻导管置入术（图8-1-3）可通过有效引流小肠内容物，缓解小肠梗阻症状，从而提高患者的生活质量。

（1）适应证：①明确诊断的小肠梗阻（腹部CT或X线片）。②难治性恶心呕吐。

（2）禁忌证：①意识不清。②严重鼻咽或食管疾病。③心、肝、肺等多器官功能障碍。④胃肠道穿孔。⑤活动性出血。

（3）并发症：咽喉部不适（主要），胃肠道穿孔、出血，喉头水肿，吸入性肺炎，导管相关感染、断裂。

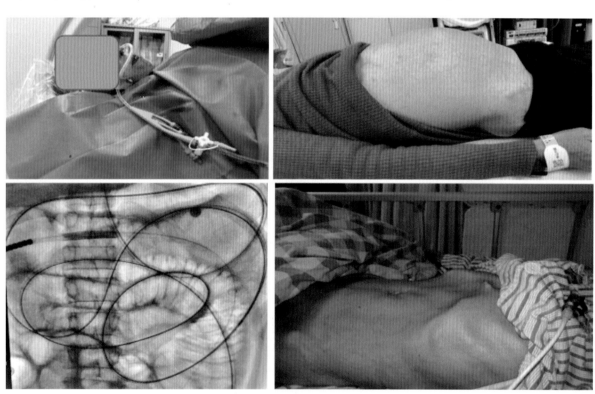

图8-1-3 经鼻肠梗阻导管置入术

男性，55岁，结肠癌并小肠梗阻，腹痛腹胀伴恶心呕吐1月余。经鼻肠梗阻导管置入术后3天，患者腹胀较前基本缓解，可进食流质食物。

（四）结直肠梗阻

结直肠癌的发病率和死亡率在所有恶性肿瘤中排名第三，并呈逐年上升的趋势，8%～29%结直肠癌伴发肠梗阻，肠梗阻成为应紧急治疗的首发症状。如不及时治疗，恶性肠梗阻可能导致危及生命的严重并发症，包括腹腔感染、肠穿孔、败血症和多器官功能衰竭。结直肠癌导致恶性肠梗阻的患者，肠管扩张的同时伴有粪便淤滞、重度脱水、电解质失衡、肠黏膜水肿。且由于患者一般情况较差，高龄伴严重基础疾病，行急诊外科手术通常会导致较高的死亡率，明显高于择期手术患者。

在恶性肠梗阻保守治疗方面，由于肠管梗阻部位低和肠管严重狭窄，使用传统的鼻胃管难以实现充分胃肠减压。经肛肠道支架植入术（图8-1-4）可顺利通过结直肠梗阻的部位，有效地缓解梗阻症状，成为结直肠癌继发肠梗阻患者外科手术前重要的过渡治疗手段。对于原发肿瘤无法切除且伴远处多发转移、结直肠癌术后吻合口复发无外科手术适应证的患者，经肛肠道支架置入也是一种有效的姑息性治疗手段，可提高患者的生活质量，为后期的放疗、化疗、免疫治疗及靶向治疗创造时机。

肠道支架置入已被认为是结直肠癌伴肠梗阻的一种安全、可靠的治疗方法，其早期并发症主要为胃肠道穿孔、腹部疼痛、消化道出血等，晚期并发症则以支架移位和支架阻塞为主。

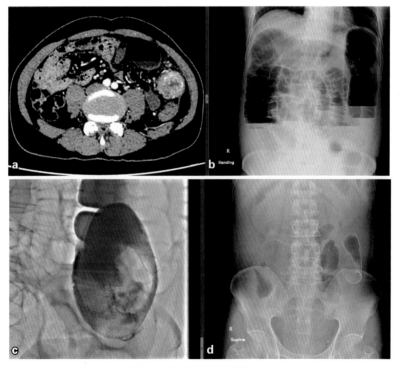

图8-1-4 肠道支架置入术

男性，54岁，降结肠癌并肠梗阻，腹痛腹胀1周余。a. 梗阻前1周，腹部增强CT横断位提示降结肠肿瘤部位；b. 术前1天，腹部X线片可见明显阶梯状液-气平面，腹胀明显；c. 肠道支架置入术后，支架位置及扩张形态；d. 支架置入术后第1天，腹部X线片提示阶梯状液-气平面消失，支架位置及扩张良好。

二、消化道出血

（一）上消化道出血

急性上消化道出血是最常见的急危重症之一，成年人每年发病率为（100~180）/10万，病死率为2%~15%，在65岁以上的男性中最为普遍。上消化道起源于食管远端包括胃、十二指肠、肝脏、胆道或胰腺。上消化道出血的典型临床表现为呕血、黑便或便血，而对以头晕、乏力、晕厥等非典型症状就诊的患者，特别是生命体征不稳定、面色苍白及急性血红蛋白进行性降低的患者，应警惕上消化道出血的可能性。呕鲜血与咖啡色液，均提示病情危重。

上消化道出血分为原发性上消化道出血和经乳头的继发性上消化道出血，其中原发性上消化道出血更为常见，消化性溃疡为其主要病因。如果没有得到及时有效的治疗，上消化道出血可能导致出现潜在的危及生命的紧急情况，如失血性休克、心脏衰竭和多器官衰竭等。上消化道出血导致的总死亡率为3%~14%，虽然内科保守治疗和内镜下止血治疗是推荐的首选治疗方法，但有17%~32%的患者内镜下止血治疗无效。

内镜禁忌或检查阴性者仍有活动性出血，或药物及内镜治疗出血失败，或腹部血管造影CT提示出血，可急诊介入检查治疗。对于急性非静脉曲张性上消化道出血患者，可进行选择性血管造影以判断出血部位。治疗方式包括在出血血管内注射血管收缩药物或直接行经导管动脉栓塞术。对于药物、内镜及介入治疗难以控制的持续性出血，可启动多学科诊治，必要时予外科手术干预。

（二）下消化道出血

下消化道出血的定义为Trietz韧带以远的肠道出血，包括小肠出血和结直肠出血。下消化道出血在临床上较为常见，占全部消化道出血的20%~30%，下消化道出血的总死亡率为4.2%~13.0%。小肠出血的常见病因包括炎症性肠病、肿瘤、Meckel憩室、血管畸形、非甾体抗炎药相关性溃疡、应激性溃疡等。结直肠出血的常见病因包括结肠肿瘤、缺血性结肠炎、结肠憩室、急性感染性肠炎、溃疡性病变、结肠病变外科或者内镜治疗术后出血等。

DSA为有创性检查，对小肠出血有定性及定位作用，对比剂外溢是出血部位的直接征象，肿瘤染色、畸形血管团、血管增粗或迂曲是小肠出血的间接征象，对消化道出血的定位诊断率为44%~68%，在非出血期或出血减慢时，可显示血管发育不良、血管瘤、动静脉畸形、血供丰富的肿瘤等疾病（图8-1-5）。DSA对于显性及隐性小肠出血均有一定的诊断价值，同时可对出血病灶灌注止血药和栓塞等进行治疗。但DSA的缺点在于其为有创性的操作，存在发生并发症的可能（包括肾衰竭及肠缺血、坏死、穿孔等），对于造影剂过敏、严重凝血功能障碍、严重高血压及心功能不全者应慎用，同时其有辐射暴露风险。血管栓塞治疗适用于下消化道活动性出血，尤其是常规内科止血治疗无效者。

目前常用微小金属弹簧线圈、聚乙烯醇颗粒或吸收性明胶海绵颗粒进行超选择性栓塞治疗，从而提高治疗成功率并减少肠坏死等不良事件的发生。

并发症：栓塞后综合征，如腹部不适、腹胀疼痛、腰痛、里急后重、恶心、呕吐或发热；肠缺血、坏死、穿孔；异位栓塞、截瘫等。

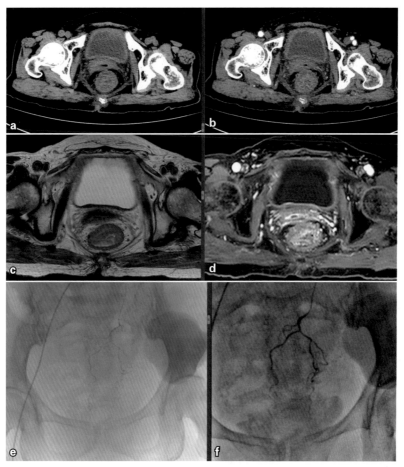

图8-1-5 选择性肠系膜造影

女性，68岁，直肠癌反复便血1月余。a、b. 盆腔增强CT提示直肠肿瘤部位及强化情况；c、d. 盆腔增强MRI提示直肠肿瘤部位及强化情况；e. 肠系膜下动脉超选择性造影，提示直肠肿瘤染色明显，直肠上动脉供应肿瘤血供；f. 颗粒栓塞术后，对比剂潴留，肿瘤血供栓塞完整。

三、介入消融治疗在结直肠癌肺转移治疗中的应用

结直肠癌是位于我国发病率前5位的恶性肿瘤，肺已成为仅次于肝脏的第二常见转移部位。研究表明，对肺部转移性病灶进行有效的局部控制有利于延长患者的总生存期。目前临床可采用的治疗肺转移瘤的手段主要包括外科手术切除、立体定向放疗、局部消融治疗、系

统靶向治疗及免疫治疗等。近年来，局部热消融治疗作为一种安全、有效、微创的治疗方式，已逐渐应用到肺恶性肿瘤的治疗中。射频消融（radiofrequency ablation，RFA）和微波消融（microwave ablation，MWA）是目前热消融应用中最广泛的两种消融方式，相比于RFA，MWA（图8-1-6）具有热传导性好、消融范围大、受血流及碳化影响小、术中疼痛较轻等优势，有望提高肺肿瘤消融的疗效。

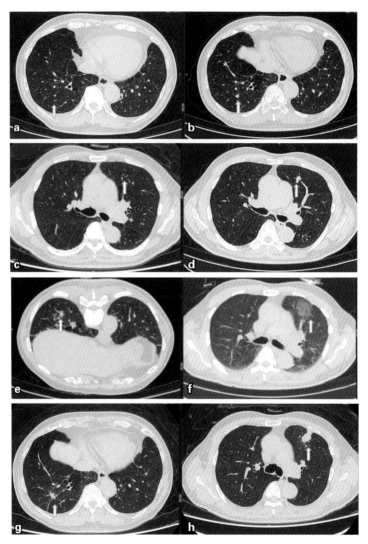

图8-1-6　微波消融治疗

男性，67岁，乙状结肠癌术后。a～d. 随访1.5年，右下肺及左上肺结节较前明显增大，考虑肺转移瘤；e、f. 双肺结节消融术后，CT表现无气胸及出血等并发症；g、h. 消融术后半年复查，肿瘤无残留及复发。

　　结直肠癌肺转移的消融治疗主要包括射频、微波、冷冻消融等方法，激光消融与高强度聚焦超声消融很少用于肺部肿瘤。

　　（1）适应证：根治性消融是指通过消融治疗使局部肿瘤组织完全坏死，有可能达到治愈效果。对于结直肠癌肺转移病灶，单侧肺病灶数量≤3个（双侧肺病灶数量≤5个），多发转移灶的最大直径≤3cm，单侧单发转移灶的最大直径≤5cm，且无其他部位转移可考虑局部消融治疗。对于双侧肺转移病灶，不建议双侧同时进行消融治疗。

（2）治疗原则：①对于直径≤3cm的肺转移病灶，3种主要消融方式（射频、微波及冷冻消融）治疗效果相似。射频消融电极的适形性好，可以通过调节消融电极来保护邻近脏器，但是受血流和气流的影响较大。②对于直径＞3cm的肺转移病灶，微波消融因其消融时间短、消融范围大，更适用于这类病例。且微波消融受血流灌注的影响小，更适合治疗邻近大血管的肿瘤。③冷冻消融形成的"冰球"边界清晰，可用于邻近重要脏器的肺转移。冷冻消融较少引起局部疼痛，对于肿瘤距离胸膜≤1cm或有骨转移引起骨质破坏的病灶，冷冻消融明显优于微波消融和射频消融。但冷冻消融在治疗过程中会消耗患者血小板，凝血功能差的患者应避免使用。

（3）禁忌证：①病灶周围感染性及放射性炎症控制不佳者，穿刺部位皮肤感染、破溃。②严重的肺纤维化，尤其是药物性肺纤维化。③有严重出血倾向、血小板少于50×10^9/L和凝血功能严重紊乱者，抗凝治疗和/或抗血小板药物应在经皮消融前至少停用5～7天。④消融病灶同侧有恶性胸腔积液。⑤肝、肾、心、肺、脑功能严重不全，严重贫血、脱水及营养代谢严重紊乱且无法在短期内纠正或改善，严重全身感染、体温＞38.5℃。⑥ECOG评分＞3分。⑦置入心脏起搏器的患者不建议使用射频消融。

（4）并发症：气胸（主要）、咯血、肺部感染、胸腔积液、液气胸、血气胸等。

（张波　赖海洋）

第二节　消融治疗在胃肠癌治疗中的应用与关键技术进展

一、概况

肿瘤消融治疗是指直接运用物理或化学的技术方法，局部造成肿瘤及邻近组织的细胞坏死或不可逆性损伤，从而导致肿瘤局部灭活的一类治疗技术。目前可运用的消融技术包括化学消融和物理消融两大类，前者以酒精、醋酸、沸腾蒸馏水等局部注射为代表，后者则以射频消融（radiofrequency ablation，RFA）、微波消融（microwave ablation，MWA）、高强度聚焦超声（high intensity focused ultrasound，HIFU）、激光消融（laser ablation，LA）、冷冻消融（cryoablation）及不可逆电穿孔（irreversible electroporation，IRE）为主。医学影像技术的不断发展与进步，使得影像（超声、CT）引导下经皮介入操作更加精准和有效，显著推动了消融技术的迅速发展，使之成为当今局部治疗恶性肿瘤的一种重要手段。与外科手术切除相比，消融治疗技术具有微创、可重复、治疗时间短、治疗费用低、术后恢复快等优点，特别适用于临床上因基础疾病不能耐受外科手术或因肿瘤位置过深致外科手术难度较大的患者，已成为手术切除以外的肿瘤局部治疗的重要途径。近年来，影像引导的肿瘤消融已被临床广泛认可和接受，被运用于肝脏、肾脏、乳腺、甲状腺、甲状旁腺、肺脏、子宫、淋巴结等多脏器肿瘤的治疗。肝脏是胃肠道恶性肿瘤转移的常见部位，因此，肝转移瘤的消融治疗在胃肠道恶性肿瘤患者多学科综合治疗中已成为不可或缺的组成部分。

二、消融设备及技术原理

目前，在胃肠癌肝转移瘤中应用较多的消融治疗手段为射频消融和微波消融，下面介绍两种消融治疗技术的设备及原理。

（一）射频消融

射频消融（RFA）是通过射频发生器在电极针与回路板之间产生高频交变电流，使组织内离子剧烈振荡摩擦产热，将电能转化为热能，使电极周围组织升温达100℃甚至以上，并通过热量传导形成一个类球形组织凝固坏死区，达到局部灭活肿瘤的目的。射频消融系统通常由射频发生器、电极针、回路板、闭合电路、水循环降温装置等组成。

（二）微波消融

微波消融（MWA）技术的发展略晚于射频消融，于1994年由解放军总医院超声科率先开展，历经20余年发展已成为肿瘤消融治疗领域被广泛认可的治疗手段。微波消融通过发射频率2 450MHz的高频电磁波，使得生物体内带电离子、水分子、蛋白质等极性分子随电磁波场的交变而剧烈震荡并摩擦产热，导致局部组织迅速升温，最终使肿瘤及邻近组织发生凝固性坏死。微波消融系统通常由微波发射源、微波天线、同轴电缆和冷却系统等部分组成。

三、肝转移瘤消融治疗适应证和禁忌证

（一）消融治疗适应证

根据2016年欧洲肿瘤内科学会（European Society for Medical Oncology，ESMO）发布的结直肠癌转移性疾病管理共识指南，包括消融在内的局部治疗技术可用于控制局部肿瘤并提高患者生存率，这些技术既可以用于根治性治疗，也可用于姑息性治疗，使患者在承受最小化疗毒性的前提下获得相对的无疾病进展期。根据2020年美国国立综合癌症网络（National Comprehensive Cancer Network，NCCN）指南，只要所有病灶都可以被清除，影像引导的热消

融治疗就可以作为局部治疗方法之一，单独或与手术切除联合应用。特别是对于寡转移的患者，热消融或热消融结合手术在系统化疗的基础上，可作为一种根治性治疗方法实现对局部肿瘤的长期控制并显著延长患者生存期。

综合ESMO、NCCN指南以及2015年国际消融专家组发布的结直肠癌肝转移瘤热消融治疗专家共识，将肠癌肝转移瘤消融适应证总结如下。

1. 绝对适应证

（1）肝转移瘤最大径≤3cm且转移瘤数目≤5个。

（2）肝功能Child-Pugh分级A或B级。

（3）无门静脉及胆管侵犯。

（4）无淋巴结、肺、腹部器官或骨等肝外转移。

（5）无严重肝、肾、心、脑等器官功能障碍。

（6）凝血功能正常或接近正常。

2. 相对适应证

（1）转移瘤数目≤9个且肿瘤最大径≤4cm，可分两次行消融治疗。

（2）位于肝实质深部的肿瘤，手术创伤较大。

（3）因各种原因不能耐受手术治疗（高龄、合并心肝肾肺等疾病）。

（4）手术后复发的肝转移瘤。

（5）对邻近心、膈、胆囊、胆管、胃肠管高风险区域的肿瘤，可消融结合温度监测、无水乙醇注射及人工胸腔积液或人工腹水隔离等技术。

（6）存在可经手术切除、消融或放疗根治的局限性肝外病灶的结直肠癌肝转移瘤。

（二）消融治疗禁忌证

（1）肝功能Child Pugh C级或明显肝功能失代偿，如大量腹水、肝性脑病。

（2）严重凝血功能障碍，血小板＜30×10^9/L，凝血酶原时间＞30s，凝血酶原活动度＜40%，经输血、给予止血药等治疗仍无改善。

（3）肝内肿瘤负荷高（肿瘤体积占肝脏体积70%以上或多发散在分布肿瘤结节）或肝外肿瘤负荷高。

（4）有全身急性或活动性感染。

（5）一个月内发生过食管胃底静脉曲张破裂出血且未进行硬化治疗。

（6）急性或严重的慢性肾衰竭、肺功能不全或心脏功能不全。

四、消融治疗步骤

（一）消融前

1. 术前评估

（1）影像学评估：术前必须行对比增强影像学检查，建议采用超声造影联合增强CT或MRI，以明确诊断并详细了解病灶数目、大小、位置、形态及与周边重要结构（胃肠、膈肌、胆囊、胆管、门静脉）的毗邻关系，判断消融适应证，并规划进针部位和路径。对于多程化疗效果欠佳或影像学表现不典型的病灶，必要时可行超声引导下穿刺活检明确诊断。

（2）其他必要检查和检验：常规术前胸部X线及心电图检查，评估患者心肺状况和耐受消融治疗的程度；对于年龄>65岁或合并心肺疾病的患者应针对性检查超声心动图及肺功能，必要时检查24h动态心电图；术前常规行血尿常规、生化、凝血功能检测以明确患者凝血功能、肝肾功能；行肿瘤标志物检测以便监测和随访治疗效果。

2. 术前准备

（1）消融前患者需禁食水12h并常规建立静脉通道。

（2）有糖尿病病史的患者，消融前需控制血糖，必要时予以预防性抗生素。

（3）病灶紧邻胃肠道的患者，术前行常规胃肠道清洁准备。

（4）既往有胆管梗阻、感染或胆肠吻合手术史的患者，术前予以抗生素预防感染。

（5）合并肾功能明显异常者，术前做好透析准备，必要时消融后行透析治疗。

（二）消融中

1. 麻醉与监护

消融时可选用的麻醉方式包括镇痛+局部麻醉、静脉麻醉+局部麻醉、硬膜外麻醉，可根据各中心具体情况进行选择。消融治疗全程均应通过监护仪实时监测患者生命体征。

2. 引导方式

超声引导具备实时、灵活、无辐射、费用低廉的优势，是消融治疗中使用最广泛的引导方式。在消融治疗过程中，超声可实时显示组织气化范围，此外，超声造影技术还可及时、有效评估消融治疗效果。对于超声显示不清的病灶，可通过多模态影像融合导航技术，将CT、MRI图像输入超声仪内，与超声实时成像匹配融合，引导消融治疗。

3. 穿刺途径

消融针具可在实时影像学引导下经皮、经肝、经腹腔镜或者经开腹手术导入目标肿瘤区域，其中以经皮、经肝穿刺方式最为微创和便捷，经腹腔镜和开腹手术穿刺虽创伤较大但有助于降低高风险部位肿瘤消融的并发症发生率。

4. 消融参数

根据病灶具体情况（大小、周围毗邻关系），设定消融功率和时间。以微波消融为例，通常采用输出功率40～60W，作用时间5～10min，可单次灭活直径2cm以下肿瘤。为保证足够安全边缘，消融布针方案建议参考以下经验：①病灶＜2cm，采用单针单点消融。②病灶2～3cm，采用2针2点消融。③病灶3～4cm，采用2针2～3点消融。④病灶＞4cm，采用2针多点消融，针距10～15mm以实现各点消融区的完全重叠。

5. 消融过程

摆放患者体位→消毒铺巾→选定穿刺点→局部麻醉→尖刀破皮→超声引导下置入消融针→连接消融电缆→启动消融仪并按照拟定消融参数进行消融→凝固针道、拔出消融针→穿刺点消毒包扎。

（三）消融后评估与随访

1. 疗效评估

为客观、标准地进行疗效评价，消融疗效应严格按照消融规范化术语进行报告。

（1）技术成功（technical success）：用于报告此次治疗是否按照术前规划的方案实施消融，以及消融区是否完全覆盖肿瘤区域。消融后可根据消融实施情况予以即刻评估。

（2）技术有效（technique efficacy）：用于报告指定时间点（消融后即刻、术后1周或1个月）的影像随访，证实此次治疗后肿瘤是否被完全灭活。

（3）局部肿瘤进展（local tumor progression，LTP）：用于报告消融治疗后经1次以上对比增强影像学证实肿瘤已被完全灭活，且消融灶及周边组织未见肿瘤存活证据后，在随访过程中于消融灶周边出现的新发肿瘤组织。

（4）完全消融（complete ablation）：用于报告消融后1个月评估时，增强影像学证实消融区已完全覆盖肿瘤区域，消融区内及周边组织内无异常增强。

（5）并发症：应采用标准的SIR分级系统来判断并发症，并根据其严重程度进行分级。SIR C～E级被归类为主要并发症，是指威胁患者生命、导致残疾、需要住院处理或延长住院时间的事件。其余并发症归类为次要并发症。死亡应予以单独解释，并根据每个患者的情况进行报道。任何影像引导下消融治疗后30天内死亡的患者都需特殊说明（SIR分级），还应报道死因及其与消融过程的相关程度。

（6）不良反应：是指治疗时已预料到的结果，不希望发生但发生频繁，极少导致死亡的症状。其包括疼痛、消融后综合征、无症状性胸腔积液及影像学发现的少量无症状的肝/肾周积液。

2. 随访

经疗效评估获得完全消融的患者，应进入规律持续随访。对于结直肠癌肝转移瘤，建议随访方案为：消融后3个月内每个月进行1次增强影像学评估，此后每3个月进行1次增强影像学评估，每半年进行1次增强影像学随访。在随访过程中，超声造影、增强CT或MRI应根据患者实际情况有序结合，不应单纯凭借一种增强影像学手段进行随访。

（四）并发症的处理

既往研究显示，超声引导热消融治疗安全、可靠，并发症发生率低于手术切除。虽然严重并发症鲜有发生，但仍可能带来严重后果。现将部分严重并发症及处理方式总结如下。

（1）有症状的胸腔积液：在消融近膈面的病灶时，患者可出现反应性胸腔积液。当大量胸腔积液影响患者呼吸时，应进行胸腔积液置管引流。

（2）肠道穿孔：既往有肠道手术史的患者，当术后肠道与肝脏发生粘连，且被消融肿瘤病灶靠近肠道时，可出现肠道热损伤继发穿孔。继发肠道穿孔一般出现在消融治疗后数天至数周，患者症状可表现为急性腹痛伴发热。及时发现并有效判断肠道穿孔至关重要，对于较局限的穿孔，可通过局部穿刺引流、禁食、胃肠减压、抑酸、抗感染等治疗获得好转；在进行上述处理后病情仍未好转或加重，则应考虑外科手术干预。

（3）胆管损伤：当肿瘤邻近胆管，消融时可导致胆管热损伤，消融后可出现局部三级胆管扩张或胆汁瘤形成，在没有继发感染的情况下，不需要特殊处理，可随访观察。

（4）出血：处理的关键在于早期发现、判断出血原因并及时止血。如为静脉性出血，可常规止血后进行密切观察；如为动脉性出血，应及时采取急诊栓塞止血。

（5）脓肿：多发生于既往有胆肠吻合手术或并发糖尿病的患者。一般于消融后3～4周内发生，可通过全身抗感染联合局部置管引流获得好转。

（6）皮肤烫伤：在微波消融过程中，退针凝固针道及肿瘤位于肝表面是其发生的主要诱因，发生率为0.1%～0.3%。退针凝固针道时需超声实时观察，防止强回声消融区辐射至皮肤层。对于射频消融，多由于消融时间过长或负极板与皮肤贴合不好导致电极板处皮肤烫伤。对因退针凝固针道导致皮肤烫伤的患者，可沿针道切开皮肤及皮下组织，彻底清除烫伤坏死组织并予充分引流，一般3～8周伤口可完全愈合。

五、胃肠肿瘤肝转移的消融治疗应用现状

（一）消融治疗与手术切除对比

在最近发表的一系列研究中，热消融治疗结直肠癌肝转移患者的5年生存率均超过50%，

临床预后与手术切除相近。因此，许多学者开始关注，对于可切除的肝转移癌，消融治疗是否可以替代手术。近期发表的3个荟萃分析研究对既往发表的20余篇临床研究进行了总结与回顾，得出了相似的结论，即认为：①消融治疗并发症发生率明显低于手术。②消融治疗后肝内复发率高于手术。③接受消融治疗的患者长期生存较接受手术治疗的患者差。

然而，上述结论并不能完全说明消融治疗与手术切除在临床应用中的真实情况。首先，这些比较类研究多数为回顾性的，循证证据等级较低，基于手术与消融对比的RCT研究目前仍在进行中；其次，对于技术层面上可行手术切除的病灶，在临床诊疗中可能由于多方面的因素（存在严重并发症不能耐受手术、患者主观治疗意愿等）而不能接受手术治疗；最后，临床实践中70%～80%的患者术前评估时由于病灶位置过深或预估肝切除术后残余肝体积不足而不可行手术切除。对于存在以上因素而不能行手术切除的肝转移瘤患者，消融治疗给他们带来了新的希望，这促使消融技术在临床实践过程中的接受程度逐渐提高，也使其在结直肠癌MDT中的角色日益突显。因此，2020年NCCN指南推荐，在保证所有可见病灶都能被根除的情况下，单用消融或消融联合手术切除均可推荐用于治疗结直肠癌肝转移瘤。

（二）消融治疗在可切除与不可切除肝转移瘤方面的作用

在治疗可切除的肝转移瘤方面，尽管RFA与MWA均被指南推荐作为局部治疗方式，但近期一项荟萃分析显示，在3年、5年DFS率与OS率方面，MWA均优于RFA（MWA vs. RFA：3y-DFS率，60% vs. 24%，5y-DFS率，38.5% vs. 18%；3y-OS率，70% vs. 60%，5y-OS率，55% vs. 43%）。在治疗不可切除肝转移瘤方面，热消融治疗可为患者带来以下益处：①与化疗药物联用，改善患者预后。一项随机CLOCC临床试验证实，对于不可切除的结直肠癌肝转移（cdorectal liver metastasis，CRLM）患者，RFA联合化疗相较于单独化疗提供了更长的生存期。②对于位置较深，手术切除肝实质损伤过大且在术前化疗中退缩明显的病灶，消融与手术联用可使更多患者得以接受根治性治疗。

由于消融治疗在CRLM中的适用范围逐渐扩大，如何在手术切除、消融以及化疗中进行恰当选择或联用成为临床决策的重要关注点。2020年，针对仅肝脏转移的结直肠癌患者，COLLISION试验组发表了关于可切除与可消融的标准共识，以期协助临床做出更好的决策。在此共识中，肝转移瘤患者被分成以下4期（图8-2-1）：①Ⅳa期，需行小部分肝切除或消融治疗且治疗难度较低。②Ⅳb期，需行大部分肝切除或手术切除联合消融治疗，且手术切除或消融治疗难度较大。③Ⅳc期，初始不可切除或消融，但采用系统化疗或其他辅助手段后可退缩至可切除或可消融状态。④Ⅳd期，由于无法接受系统化疗或系统化疗降级失败的不可切除或不可消融状态。以上分期一定程度上决定了患者是否需要行术前新辅助化疗及化疗过程中手术与消融介入的时机。

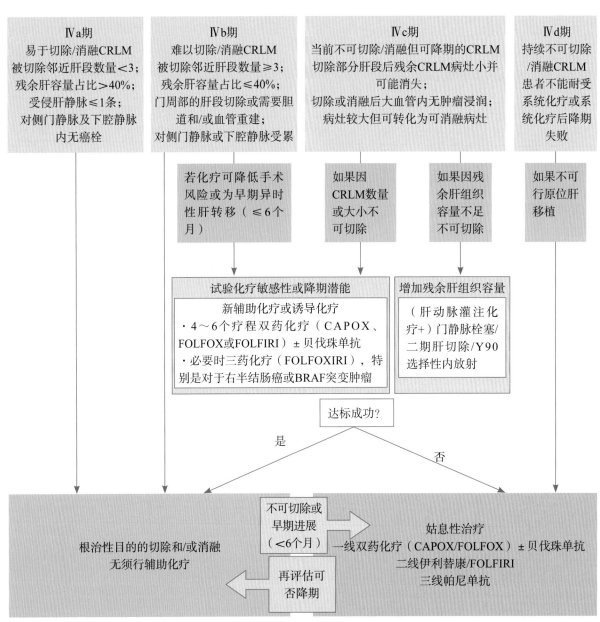

图8-2-1　不同分期患者肝内病灶局部治疗前辅助化疗决策

对于Ⅳa期的患者，不推荐采用术前新辅助化疗，直接采用根治性目的的消融或手术治疗；对于Ⅳb期的患者，仅在化疗可降低手术风险或为早期异时性肝转移时，推荐采用术前新辅助化疗，其余状况下直接采用根治性目的的消融或手术治疗；对于Ⅳc期的患者，由于转移瘤数目、大小初始不可切除或消融的，采用4～6个疗程新辅助化疗进行降级处理，退缩成功者可继续采用根治性目的的消融或手术治疗，退缩失败者则更换化疗方案为姑息性治疗，以期获得可切除或可消融时机；对于Ⅳd期的患者，如不能接受肝转移治疗，则采用一、二、三线化疗方案进行姑息性治疗。此外，对于可行消融和/或手术切除的患者，两者之间应该如何选择，该共识也根据患者的并发症、全身情况、每一个病灶的解剖位置及大小给出了相应建议。该共识指出，虽然手术切除依旧是首选的局部治疗方式，但对于不可切除的CRLM、位置深的可切除CRLM及由于患者身体状况不可行手术治疗的情况，热消融是值得被推荐的治疗方法。

为了探究消融与化疗联合的最佳模式，中山大学附属第六医院超声科对既往接受治疗的结直肠癌肝转移患者进行了回顾性分析，初步得出与共识相似的结论。

（1）对于初始可消融的病灶，术前化疗不能改善近期肝内和肝外RFS、总体RFS，反而可能因化疗导致病灶影像学消失错失早期根治性治疗的机会，同时造成化疗相关性肝损伤。

（2）对于初始不可消融的病灶，应该给予积极的术前化疗，若成功转为可消融条件，患者消融治疗后肝内RFS可达到初始可消融病例的水平。

此外，我们的研究还对消融后化疗开始时机做了一定程度的探讨。结果发现，对于同时性肝转移瘤患者，微波消融术后尽早开始辅助化疗的患者相比较晚开始的患者增加了肝内RFS获益且不会导致额外的肝功能损害。

（三）消融治疗在治疗复发性肝转移瘤方面的作用

对于复发性的肝转移瘤，热消融治疗也被认为是一种安全、有效的方法。根据不同文献报道，射频消融治疗复发性肝转移后5年生存率可达20%～35%，与接受手术切除患者的5年生存率无明显差异。然而，与初治的肝转移瘤相似，消融治疗后肝内复发率仍然比手术切除高（69.7% vs. 42.6%），特别是对于直径＞3cm的病灶。此外，近期的一项回顾性研究还提出，对于消融后出现肝内复发的病例，复发间隔时间与初次治疗时的复发间隔时间相近。这在一定程度上提示我们，对于直径＞3cm的病灶，行消融治疗后应警惕再次出现肝内复发的可能，且在与初次复发时间相应的间隔时间内应进行密切随诊。至于在治疗复发肝转移瘤时，是否需要进行行术前化疗，目前的循证证据暂未支持新辅助化疗的必要性，但这些研究多为回顾性研究，前瞻性的Ⅲ期临床试验目前仍在进行中。

除结直肠癌肝转移外，消融治疗也被尝试用于食管癌肝转移、胃腺癌肝转移及胰腺癌肝转移。在食管癌肝转移及胰腺癌肝转移方面，虽然有研究报道了消融治疗的安全性及可行性，但均为回顾性研究且研究数目较少，尚不足以得出确切结论。在胃腺癌肝转移方面，消融治疗的运用相对多见，一篇荟萃分析在综合既往发表的12篇研究基础上得出结论，认为射频消融及微波消融作为肝脏局部治疗可比单纯化疗为患者提供更大的生存获益，是胃腺癌肝转移可选择的治疗方式之一。若选择适应证内的患者，如肿瘤直径＜3cm，热消融相比手术切除患者死亡率更低，患者治疗预后更好。

在非结直肠癌、非胃癌的其他消化道恶性肿瘤肝转移方面，消融治疗的有效性及优势还有待高质量的研究进一步论证，但这并不代表热消融不可以尝试被用于这类肝转移疾病的治疗。相信在MDT的庞大支撑下、在不同科室的共同协商下，对具体的病例进行个案化的探讨，将有助于推进消融治疗在其他消化道恶性肿瘤肝转移方面的应用。

（刘广健　崔瑞）

参考文献

［1］ 陈敏华，梁萍，王金锐. 中华介入超声学［M］. 北京：人民卫生出版社，2017.

［2］ 梁萍，于晓玲，张晶. 介入超声学科建设与规范［M］. 北京：人民卫生出版社，2018.

［3］ 中国医师协会外科医师分会多学科综合治疗专业委员会，中国抗癌协会大肠癌专业委员会. 结直肠癌肺转移多学科综合治疗专家共识（2018版）［J］. 肿瘤综合治疗电子杂志，2018，4（4）：1-15.

［4］ 中国医院协会介入医学中心分会. 食管癌支架置入临床应用专家共识［J］. 中华介入放射学电子杂志，2020，8（4）：291-296.

［5］ 中华医学会消化内镜学分会结直肠学组，中国医师协会消化医师分会结直肠学组，国家消化系统疾病临床医学研究中心. 下消化道出血诊治指南（2020）［J］. 中国实用内科杂志，2020，40（10）：818-828.

［6］ 中国医师协会急诊医师分会，中华医学会急诊医学分会，全军急救医学专业委员会，等. 急性上消化道出血急诊诊治流程专家共识［J］. 中国急救医学，2021，41（1）：1-10.

［7］ LOPERA J E，BRAZZINI A，GONZALES A，et al. Gastroduodenal stent placement：current status［J］. Radiographics，2004，24（6）：1561-1573.

［8］ CONCHA R，AMARO R，BARKIN J S. Obscure gastrointestinal bleeding：diagnostic and therapeutic approach［J］. J Clin Gastroenterol，2007，41（3）：242-251.

［9］ VAN HOOFT J E，UITDEHAAG M J，BRUNO M J，et al. Efficacy and safety of the new WallFlex enteral stent in palliative treatment of malignant gastric outlet obstruction（DUOFLEX study）：a prospective multicenter study［J］. Gastrointest Endosc，2009，69（6）：1059-1066.

［10］ GILLESPIE C J，SUTHERLAND A D，MOSSOP P J，et al. Mesenteric embolization for lower gastrointestinal bleeding［J］. Dis Colon Rectum，2010，53（9）：1258-1264.

［11］ TRINGALI A，DIDDEN P，REPICI A，et al. Endoscopic treatment of malignant gastric and duodenal strictures：a prospective，multicenter study［J］. Gastrointest Endosc，2014，79（1）：66-75.

［12］ AHMED M，SOLBIATI L，BRACE CL，et al. Image-guided tumor ablation：standardization of terminology and reporting criteria-a 10-year update［J］. Radiology，2014，273（1）：241-260.

［13］ PARTHIPUN A，DIAMANTOPOULOS A，SHAW A，et al. Self-expanding metal stents in palliative malignant oesophageal dysplasia［J］. Ann Palliat Med，2014，3（2）：92-103.

［14］ GILLAMS A，GOLDBERG N，AHMED M，et al. Thermal ablation of colorectal liver metastases：a position paper by an international panel of ablation experts，The Interventional Oncology Sans Frontieres Meeting 2013［J］. Eur Radiol，2015，25（12）：3438-3454.

［15］ CORON E，DAVID G，LECLEIRE S，et al. Antireflux versus conventional self-expanding metallic stents（SEMS）for distal esophageal cancer：results of a multicenter randomized trial［J］. Endosc Int Open，2016，4（6）：E730-736.

［16］ SPAANDER M C，BARON T H，SIERSEMA P D，et al. Esophageal stenting for benign and malignant disease：European Society of Gastrointestinal Endoscopy（ESGE）Clinical Guideline［J］. Endoscopy，2016，48（10）：939-948.

［17］ VAN CUTSEM E，CERVANTES A，ADAM R，et al. ESMO consensus guidelines for the management of patients with metastatic colorectal cancer［J］. Ann Oncol，2016，27（8）：1386-1422.

［18］ NIEUWENHUIZEN S，PUIJK R S，VAN DEN BEMD B，et al. Resectability and ablatability criteria for the treatment of liver only colorectal metastases：multidisciplinary consensus document from the COLLISION trial group［J］. Cancers（Basel），2020，12（7）：1779.

第九章

加速康复外科理念
在胃肠癌的应用与新进展

第一节　加速康复外科理念的应用概况

随着外科技术的发展，尤其是腹腔镜以及机器人手术等微创技术在胃肠外科的广泛应用，外科医生逐步意识到传统的术后康复理念已经不再适用。加速康复外科（enhanced recovery after surgery，ERAS），曾被称为快通道外科（fast-track surgery，FTS），由丹麦哥本哈根大学Henrik Kehlet教授于1997年提出。随着大量研究的开展，ERAS在术后显著的安全性以及有效性使其在全球获得迅速的推广与应用。2007年，南京军区南京总医院黎介寿院士首先将ERAS的理念引入国内并大力推广。随着理论的逐步成熟，ERAS已经广泛地在胃肠外科、胸心外科、肝胆外科、泌尿外科、骨科等科室获得应用。

一、加速康复外科的定义及核心要素

ERAS的主要理念在于通过优化围手术期处理措施，降低患者的围手术期生理和心理应激反应，从而降低患者术后相关并发症发生率，以达到加速康复的目的。并且，ERAS通过一系列优化围手术期处理的措施，在有效缩短患者术后住院时间的同时，可以有效地降低医疗成本，节约社会医疗资源。ERAS的核心要素包括围手术期液体管理、围手术期康复锻炼、葡萄糖负荷管理、多模式镇痛方案、术后早期进食、不常规放置腹腔引流管、术后早期下床活动等。

二、加速康复外科的主要措施

（一）术前准备

术前准备工作是ERAS的重要组成部分，对于确保患者手术的顺利进行具有重要的作用。其主要措施主要包括：术前预康复治疗、患者术前宣教、术前胃肠道准备以及术前口服碳水化合物等。

1. 术前预康复治疗

术前预康复治疗指的是患者在入院到手术期间接受的针对自身脏器功能不全的康复性治疗。术前预康复治疗主要包括术前训练、有氧运动以及营养评估及干预。由于胃肠道肿瘤患者多为老年人，且部分有吸烟史及存在肺部通气功能障碍，术前训练开始时应要求患者严格戒烟，并通过呼吸功能训练器等进行肺部功能锻炼。有氧运动即通过6min步行训练、爬楼梯运动等以保持运动量。

胃肠道恶性肿瘤患者往往伴有营养不良，处理不当会引起严重的后果。因此，所有拟进行手术的胃肠道恶性肿瘤患者均应进行营养不良三级诊断，包括营养筛查、营养评估和综合测定。营养筛查即入院通过营养风险筛查（nutritional risk screening，NRS）量表（NRS2002）进行患者营养风险的筛查，其在患者入院24h内由护士常规实施完成；而营养评估则在患者入院后48h内由营养护士、营养师和医师共同实施完成。此外，针对重度营养不良患者，在其入院后72h内由多学科团队人员实施完成综合测定。根据最终结果，对营养筛查阳性、营养评估阴性患者可实施营养教育。针对存在营养不良风险的患者，采用术前口服营养支持或肠外肠内联合营养的方式以改善患者术前营养状况。

2. 术前宣教

有效的医护患沟通对于手术的顺利开展以及术后的顺利恢复具有重要的作用。术前的宣教可以让患者了解病情、手术方式以及术后的治疗措施等，能有效缓解患者紧张情绪，增强患者信心。国内外均有研究显示，术前访视宣教是一种提高手术后患者控制疼痛能力的方法，能使患者以积极的心态配合医护人员完成手术和护理，从而提高患者手术满意度。

3. 术前胃肠道准备

传统胃肠道手术，患者术前3天保持半流质饮食，口服甲硝唑等抗生素，术前1天口服泻药洗肠，手术当天早晨采用肥皂水清洁灌肠。ERAS并不主张严格的术前准备，尤其不主张术前进行机械灌肠，相比于传统手术，患者术后胃肠道蠕动功能增强，有利于患者术后恢复胃肠道功能。

4. 术前口服碳水化合物

传统胃肠道手术建议患者术前12h禁食，术前8h禁饮，因为传统观点认为术前进食进水将增加手术麻醉过程中误吸等情况发生的风险。ERAS观点认为患者术前3～4h口服碳水化合物，可以有效减轻患者因术前饥饿出现低血糖而导致的不良情绪并降低术后胰岛素抵抗发生的风险。而且最新的研究表明，术前2～3h口服碳水化合物溶液（preoperative oral carbohydrates，POC）不增加反流误吸和手术风险。美国麻醉医师协会和欧洲临床营养和代谢学会等陆续把术前2～3h口服POC写入了指南，使其成为加速康复外科的重要环节。

（二）术中注意事项

手术属于创伤性操作，处理不当往往会引起脏器功能紊乱以及术后并发症。因此手术中良好的处理与措施是ERAS的根本。

1. 优化麻醉方案

传统胃肠道手术多采用全麻方式，ERAS观点认为应在全麻的基础上联合硬膜外麻醉。术中全麻用药强调使用短半衰期的七氟醚、瑞芬太尼、丙泊酚等，有利于术后很快地拔管、患者的清醒和术后的早期活动。而术中通过硬膜外导管使用布比卡因或罗哌卡因等药物，减少全麻药物的使用量，这也有利于减少因全麻药物引起的应激反应。

2. 术中保温

围手术期患者体温在34～36℃时被称为低体温，发生率50%～70%。术中低体温原因众多，包括手术室室温较低，手术室使用层流设备使对流散热比例升高到61%、蒸发散热为91%，以及手术床的温度过低等。而麻醉药物的作用及大量液体的输入往往会加重手术患者的低体温情况。术中低体温会导致患者血压升高，心率加快，提高心血管并发症发生率，并且会使出血时间延长，引起代谢性酸中毒，并增加感染率。传统观点并没有强调术中保温的重要性，而ERAS观点认为应该强调患者的保温问题，注意气管插管、静脉输液、腹腔冲洗液及手术室的保温等。因为寒冷会导致应激反应，低温会引起凝血功能的异常。

3. 术中控制性输液

传统观点认为，由于术前长时间禁食、肠道准备等因素，胃肠道手术患者一般应在术中开放性地补充3 000～4 000mL的液体。ERAS观点强调术前缩短禁食时间，在术中提倡控制性输液，不过多地补充含钠的液体。若出现麻醉时因药物引起的血管扩张导致的低血压，应首先使用收缩血管药物进行升压治疗，而不是首先进行大量补液治疗。术中控制性输液，减少含钠液体的补充，可以缩短术后肠麻痹的时间，有利于患者术后加速康复。

4. 术中留置腹腔引流管

腹部外科手术中放置腹腔引流管引流是防治术后并发症和治疗部分外科疾患的重要手段，但同时也是颇具争议的一项技术。放置腹腔引流管有利于引流或排出积存于腹腔内的液体（包括血液、脓液、炎性渗液、胆汁、分泌液等），但腹腔引流管会提高消化道瘘、肠粘连、腹腔感染等的发生率。传统腹部外科手术常规放置腹腔引流管；ERAS观点认为，在对手术质量严格把关的基础上，应尽量减少放置腹腔引流管，以降低腹腔感染、出血等并发症的发生率及严重程度。

（三）术后注意事项

ERAS倡导改变术后长时间卧床休息以及晚期进食等传统外科做法，有效地加速患者术后恢复，减少住院时间。其主要措施如下。

1. 术后多模式镇痛治疗

术后通过硬膜外导管继续使用布比卡因或罗哌卡因等药物进行止痛治疗，可以减缓应激反应，这不仅是更有效的术后止痛方法，而且可以促进术后肠麻痹的早期恢复。有效的术后多模式镇痛是患者术后早期开始活动的保障。

2. 术后早期活动

传统观念强调术后卧床休息，而ERAS观点则强调术后早期离床活动。术后早期离床活动，具有以下优点：①离床活动能保持全身肌肉的正常张力，从而促进组织细胞的新陈代谢及血液循环，良好的血运能有效地将氧气、营养物质、激素、电解质等带给组织细胞，并带走细胞的代谢产物，保证各器官的生理功能。②早期离床活动可以增加肺的通气量，有利于气管分泌物的排出，以降低肺部并发症的发生率。③术后早日离床，多做下肢活动，可促进血液循环，防止静脉血栓的发生。④手术后腹胀是肠道功能受到抑制，肠腔内积气过多所致。故而，早期离床活动能促使肠蠕动早日恢复，减少腹胀，增进食欲，促进排便通畅。⑤尿潴留是较常见的术后并发症，早期离床活动有利于患者排尿，防止尿潴留的发生。⑥可避免肢体肌肉失用性萎缩。⑦从精神与心理方面上看，早期离床活动，尽管会出现四肢软弱无力或切口疼痛，但"站起来了""下床走了几步"的实践能帮助患者建立手术后可以恢复正常的信念，加之离床活动后的轻度疲倦可以解除紧张、焦虑、精神集中于疼痛的状态，上床后一般能安稳地休息或入睡。术后早期离床活动需要在充分的止痛治疗，尽量不使用腹腔引流管、鼻胃减压管等前提下进行。

3. 术后早期进食

传统胃肠外科以肛门排气、排便作为胃肠道功能恢复的标志，且患者必须在排气、排便后才能经口进食。ERAS观点认为术后应早期进行肠内营养，这更符合生理需求，且可以刺激胃肠道功能的早期恢复。大量研究证实，早期进行肠内营养并不会增加胃肠道吻合口瘘的发生率。

三、加速康复外科的应用现状

近10年来，ERAS在国内取得了长足的进展，并获得广泛的应用。2015年，中华医学会肠外肠内营养学分会组成了国内第一个ERAS协作组，并陆续发布了多个疾病的专家共识，如《结直肠手术应用加速康复外科中国专家共识（2015版）》《肝胆胰外科术后加速康复专家共识（2015版）》等，进一步加快了ERAS在国内的发展。然而，ERAS的推广仍然存在一定的困难，原因包括：①医护人员对于加速康复外科的依从性较低，"知"与"行"之间存在较大的差距。②医护人员的传统观念根深蒂固。③国内的医患关系造成医护人员由于担心加速康复外科的完全性问题而不敢轻易突破传统做法。④缺乏多学科协助团队，包括外科、麻醉、护理以及康复团队的全力合作。总而言之，ERAS在国内仍处于起步阶段，有待进一步推广应用。

（彭俊生　陈实　王华摄）

第二节　加速康复外科在胃癌中的应用

在我国，胃癌患者多数为中老年人，且就诊时多为进展期。绝大多数进展期胃癌患者伴有营养不良，主要原因包括：①疾病本身导致的食物摄入减少。②机械性因素造成的食物摄入困难。③肿瘤本身的消耗性因素。④手术前的新辅助放化疗导致食物消化和营养吸收障碍。因此，多数外科医生对于采用ERAS策略治疗胃癌患者心存顾虑。然而，随着腹腔镜胃癌根治术的广泛应用及围手术期营养支持的理念的加强，越来越多的胃癌患者可以采用ERAS方案进行围手术期的处理，有效地避免了术后并发症的发生并缩短了住院时间。

一、ERAS在胃癌患者中的特色化管理

（一）胃癌患者的围手术期营养支持治疗

目前，临床上多采用NRS2002进行胃癌患者术前营养风险评估。对于存在中—重度营养不良风险的胃癌患者，欧洲临床营养与代谢学会（European Society for Clinical Nutrition and Metabolism，ESPEN）及美国肠外肠内营养学会（American Society for Parenteral and Enteral Nutrition，ASPEN）均不推荐直接行手术治疗，而建议术前先进行1～2周的营养支持治疗，详见第十章。

（二）鼻胃管的留置

传统胃肠外科认为，胃肠减压管可以有效降低术后恶心、呕吐的发生率，并减少胃肠吻合口/食管空肠吻合口的张力，以防止吻合口瘘的发生。所以，往往在术前或术中将鼻胃管放置于胃癌患者体内，并于术后留置较长时间。而ERAS观点认为，不需要常规放置鼻胃管，为减少胃内气体对于手术视野的影响而留置的鼻胃管应该在术后早期移除。研究表明，胃肠道手术后6h肠道即可恢复正常蠕动，术后24h胃恢复正常的蠕动，胃肠道的吸收功能也在早期恢复正常。进一步研究证实，留置鼻胃管并不能避免吻合口并发症的发生。而且未留置鼻胃管的患者相比于常规留置鼻胃管的患者，术后肺部并发症的发生率明显降低。这可能是因为鼻胃管会刺激患者咽部，降低食管下段括约肌的张力，使消化液反流，引起肺部并发症的发生。另外，留置鼻胃管会延长胃肠功能恢复的时间，加重患者腹胀的不适感，引起患者的焦虑及烦躁。患者由于术后无法耐受而自行拔除鼻胃管也可能导致更为严重的后果。所以，除了术后严重腹胀、胃排空障碍或者肠梗阻等情况以外，胃癌患者术后不需要常规放置鼻胃管。

（三）腹腔引流管的留置

胃癌患者手术后留置1～2条腹腔引流管是目前常规的做法。其主要目的是引流腹腔的渗液，观察有无吻合口瘘、吻合口出血以及腹腔出血等手术并发症的发生。传统观点认为，如果由于不放置腹腔引流管而导致上述并发症未获得早期诊断，将导致严重的后果甚至引起患者死亡。然而，上述观点缺少循证医学证据的支持。目前研究表明，在接受腹腔镜胃癌手术的患者身体中留置腹腔引流管，并不能避免患者术后并发症的发生，反而增加了疼痛感并影响患者术

后的有效活动。另外一项荟萃分析显示，胃切除术后留置腹腔引流管会延长手术时间和住院时间，在并发症发生率、死亡率以及再入院率方面并无明显优势。所以ERAS观点认为，在术中进行精细的操作、严密的止血，并且结合手术中患者的具体情况，可考虑术后不留置腹腔引流管，或者选择性放置并于术后早期拔除腹腔引流管。然而，对于吻合口较多、吻合口位置较高或血供较差、一般情况较差或者营养情况较差的患者，应在术中放置腹腔引流管，术后严密观察并尽早拔除。

（四）术后镇痛

疼痛是手术后最为常见的问题，其不仅存在于患者的躯体感受，还会刺激机体产生多种炎症介质，对机体术后的免疫、营养以及激素水平等多个方面产生影响。手术后有效的镇痛是实施ERAS的核心内容和重要保障，充分而有效的镇痛可以减少患者术后的应激反应，促使患者早期下床活动，有利于患者的术后恢复。术后疼痛会增加胃癌患者的心理压力，使患者拒绝早期下床活动而较长时间卧床。而长期的卧床休息会加重胃癌患者术后的胰岛素抵抗，并影响患者的肺功能。ERAS观点强调在胃癌患者术后应用非阿片类局麻药物连续硬膜外镇痛、自控镇痛泵、非甾体抗炎药镇痛等多模式联合镇痛。研究表明，多模式联合镇痛不仅效果明显，而且可有效减少应激反应及降低肠麻痹引起的腹痛、腹胀、呕吐等并发症的发生率，有利于患者胃肠道功能恢复，缩短住院时间。因此，在临床工作中应根据具体手术类型以及患者情况选择多种镇痛手段相结合的方式，使疼痛控制更为有效。

（五）术后止呕

胃癌患者术后常常出现恶心及呕吐现象，这与手术本身、麻醉药物以及术后镇痛药物等密切相关。术后的恶心及呕吐现象往往会导致经口饮食延迟、手术伤口裂开、电解质失衡等情况的发生。ERAS观点倡导术后用常规药物止呕，推荐多种药物联合使用，包括5-HT3受体拮抗剂、组胺受体拮抗剂、抗胆碱药、皮质醇等药物。所以，术后有效的止呕有利于患者的早期进食，从而促进患者的早期康复。

（六）术后早期进食

传统观点认为，胃癌患者在手术后需要经过禁饮禁食，等待胃肠道的蠕动恢复即患者排气排便后才可少量饮水，再过渡到少量流质饮食，而后过渡到全量的流质饮食及半流质饮食，最后过渡到普通饮食。主要的依据为手术导致胃肠道蠕动减慢及过早进食容易导致吻合口瘘。ERAS观点认为胃癌患者术后可以早期进食。传统意义的口服进食定义为肛门排气或排便后恢复经口进食。而术后早期进食则定义为手术24h内的经口进食。研究表明，术后早期进食是安全的，可以有效增加患者机体的免疫球蛋白，加强肠道的屏障功能。此外，术后早期进食可促进胃癌患者的排气排便，减轻患者的炎性反应，促进患者机体恢复，最终缩短患者住院时间。然而，目前尚没有很多符合循证医学质量标准的报道证实术后早期经口进食可以改善胃癌患者的临床结局。

（七）术后早期下床活动

传统观点认为手术给患者带来了创伤，而且由于术中失血等因素，胃癌患者术后应该卧床休息。ERAS观点认为在做好术后止痛处理之后，患者应该在术后尽早活动，采取术后舒适体位，术后第一天可下床站立，并慢慢过渡为床边行走。术后早期活动可以缓解患者术后疲劳，进一步促进胃肠道功能的恢复，防止肺部并发症以及下肢静脉血栓的发生。目前并没有证据表明术后早期活动对于胃癌患者的手术伤口愈合有影响。

二、ERAS在我国胃癌患者中的应用现状

ERAS理念已经在多个临床研究中被证实可以改善胃癌患者术后的恢复情况，其中部分内容，例如术前宣教、术前抗菌药物的应用、术后静脉血栓的预防等比较容易被接受。但是ERAS的部分内容，例如术前早期进食、不留置鼻胃管等，由于不同胃癌患者情况差异较大，暂不能获得广泛的推广。而且，ERAS涉及的内容较多，需要医疗单位配备多学科的人员，包括外科医生、营养科医生、麻醉医生、康复科医生、护士等。任何一个学科的专业人员观念未能有效转变，都会影响ERAS的有效实施。尤其是麻醉医生与护理人员如果参与积极性不高，将对ERAS的实施产生很大的阻碍。

另外，尽管有部分随机对照研究和荟萃分析证实ERAS安全、有效，但是目前仍缺乏大样本多中心的前瞻性临床研究证实。而且目前大多数研究仅关注患者的胃肠道功能恢复时间、住院时间、术后并发症发生率等类似有效性和安全性的评价标准，而较少涉及患者自我感受的主观指标，如患者满意度、生活质量，以及肿瘤的预后指标、卫生经济学指标。有研究发现，ERAS可以减少患者的直接住院费用，但是增加了社区医疗、再入院等间接费用，总体费用并未减少。该研究仅为小样本量的回顾性研究。所以，ERAS整体在胃癌患者术后的应用仍有待进一步的研究和加强。

（彭俊生　陈实　王华摄）

第三节　加速康复外科在结直肠癌中的应用

ERAS理念自提出以来，在结直肠外科中被成功应用，逐步成为结直肠癌围手术期的推荐处理模式。2015年，我国ERAS协作组首先发布了《结直肠手术应用加速康复外科中国专家共

识（2015版）》，对ERAS理念在结直肠癌患者中的应用起到了指导和推动作用。结直肠癌的ERAS模式需要专门的MDT团队，包括外科医生、麻醉医生、护理人员、营养科医生及康复科医生，而患者及其家属的积极参与对于ERAS理念的推行也具有重要的作用。

一、ERAS在结直肠癌患者中的特色化管理

（一）术前肠道准备

传统观点认为，结直肠癌手术前应进行彻底的肠道准备，常见方式为术前3天起保持半流饮食并口服两种肠道抗生素，并于术前1天口服泻药并行机械灌肠。肠道准备的目的是为手术准备干净的肠道，降低术后吻合口并发症以及腹腔感染的发生率。ERAS观点认为，机械灌肠会导致患者黏膜受损，肠道黏膜屏障受到破坏，增加肠道菌群移位的风险，而口服泻药则可能引起患者部分脱水，影响患者机体状态。大量循证医学证据表明，肠道准备增加了术后吻合口瘘发生的风险，而且术前长时间禁食会引起术后胰岛素抵抗，不利于手术后的康复。更有报道认为，结直肠癌患者灌肠会有癌细胞脱落，增加癌细胞转移种植的风险。结直肠癌患者往往入院后需要接受肠镜检查，无术前进行进一步肠道准备的必要，以免加重肠道黏膜的损伤等。综上所述，并非所有的结直肠癌患者均需要进行肠道准备，但术前存在便秘或拟在术中行进一步肠镜检查的患者需要进行肠道准备。

（二）术后导尿管留置

传统观点认为，结直肠癌患者无论进行开放手术或是腹腔镜手术均需要常规留置导尿管。而且对于低位直肠癌的患者，尿管留置时间往往需要延长，尤其是男性患者，在拔除导尿管前需要做膀胱功能锻炼。而ERAS观点认为，导尿管对于尿道的刺激会导致患者手术后的焦虑，延迟患者术后恢复。对于预计手术时间不长的结直肠癌患者，可考虑不留置导尿管。在进行结肠切除时使用硬膜外镇痛的患者，使用导尿管24h后，尿潴留的风险较低。因此，《结直肠手术应用加速康复外科中国专家共识（2015版）》推荐在胸段硬膜外镇痛时，使用导尿管24h后，应考虑早期拔除导尿管。直肠癌经腹低位前切除时，可留置导尿管2天。

（三）手术方式

传统观点认为，结直肠癌手术由于创伤相对较大，术后疼痛感较强，需要较长时间康复。而随着腹腔镜手术以及机器人技术在结直肠癌领域的广泛应用，结直肠癌手术时间明显缩短，创伤明显降低，手术应激反应明显减少。多项研究表明，结直肠癌患者腹腔镜手术与开放手术效果相当。因此，ERAS观点认为，应提倡采用微创手术，以减少结直肠癌患者术后疼痛，促

进患者早期下床活动以及术后恢复。

（四）术中合理的输液

传统观点认为，由于手术中创面体液丢失等因素，手术当日患者的补液量为3～5L，术后3～5天一般推荐输入不少于2L的液体。而ERAS观点认为，大量的围手术期输液会引起结直肠癌患者肠道水肿，增加术后肠梗阻等并发症的发生率。并且有证据表明，减少围手术期液体及钠盐的输入量，有利于加快胃肠道功能的恢复，进一步降低术后并发症的发生率。因此，《结直肠手术应用加速康复外科中国专家共识（2015版）》推荐手术中应该使用以目标导向为基础的限制容量治疗策略，这是减少围手术期液体过负荷和心肺过负荷的最佳方法。

（五）术后经口营养支持治疗

传统观点认为，结直肠癌患者应等到术后3～5天完全恢复排气排便后方可进食。而ERAS观点认为，结直肠癌患者术后早期进行肠内营养，比起进行肠外营养更符合生理特点，机体可以更好地吸收营养，刺激患者胃肠道术后早期恢复。研究表明，结直肠癌患者术后早期肠内营养并不会增加肠道吻合口瘘发生的风险。Mattei的研究发现，结直肠癌患者早期进水的时间可以提早到术后4h。因此，早期摄入营养物质有利于患者术后的康复。

（六）出院标准

传统观点认为，结直肠癌患者手术后应充分卧床休息，直到完全恢复后才可出院。而ERAS观点认为，只要患者达到胃肠道恢复正常、可以进食固体食物、无须静脉输液、可以通过口服止痛药有效止痛、可以自由活动到卫生间等要求并愿意出院时，可以让患者出院，但应做好出院宣教等工作。

二、ERAS在我国结直肠癌患者中的应用现状

2015年，《结直肠手术应用加速康复外科中国专家共识（2015版）》的发布大力推动了ERAS理念在我国结直肠癌患者中的应用。然而，由于目前尚缺乏大样本多中心的前瞻性对照研究，国内的卫生主管部门还未发布结直肠癌的ERAS临床指南。各个大型结直肠癌医疗中心也未就相关标准达成共识，加上医疗环境紧张，使得ERAS在我国结直肠癌治疗方面的推广受到一定的限制。

此外，ERAS在结直肠癌领域的推广需要一个强有力的MDT团队。而目前，国内外对于如何有效建立一个MDT团队仍处于摸索阶段。患者的干预与随访、ERAS的工作流程目前没有一个行而有力的模式，各学科之间的协作较为困难。此外，ERAS要求患者术后早期下床、早期

进食，由于受到传统文化的影响，患者更习惯于术后卧床休息，不能完全理解和配合ERAS方案的实施。由于担忧出院时间过早以及出现并发症等因素，患者往往拒绝早期出院。因此，ERAS在国内仍处于起步阶段，在结直肠癌领域的广泛应用仍存在阻力，有待于医疗管理部门、医护人员以及患者三方共同努力克服障碍，使得ERAS获得有效的推广。

（彭俊生　陈实　王华摄）

参考文献

［1］江志伟，李宁，黎介寿．加速康复外科理念在结肠切除病人中的应用进展［J］．中国实用外科杂志，2007，27（10）：836-838.

［2］黎介寿．对Fast-track Surgery（快通道外科）内涵的认识［J］．中华医学杂志，2007，87（8）：515-517.

［3］张树，江志伟，黎介寿．2014年欧洲加速康复外科协会《胃切除术加速康复外科指南》热点问题解读［J］．中华消化外科杂志，2015，14（1）：17-21.

［4］石学银，邹最．加速康复外科的麻醉管理［J］．中华消化外科杂志，2015，14（1）：38-42.

［5］江志伟，李宁．结直肠手术应用加速康复外科中国专家共识（2015版）［J］．中华胃肠外科杂志，2015，18（8）：785-787.

［6］钱昌林，刘骅，张捷，等．快速康复在腹腔镜胃癌根治围手术期的临床应用［J］．腹部外科，2014，27（6）：439-442.

［7］中国加速康复外科专家组．中国加速康复外科围手术期管理专家共识（2016）［J］．中华外科杂志，2016，54（6）：413-418.

［8］施敏，张俊，朱正纲．从全程管理角度看进展期胃癌围手术期治疗的布局与策略［J］．中华胃肠外科杂志，2018，21（10）：1093-1098.

［9］KEHLET H. Multimodal approach to control postoperative pathophysiology and rehabilitation［J］. British Journal of Anaesthesia，1997，78（5）：606-617.

［10］KEHLET H，WILMORE D W. Multimodal strategies to improve surgical outcome［J］. The American Journal of Surgery，2002，183（6）：630-641.

［11］KEHLET H. Fast-track colorectal surgery［J］. The Lancet，2008，371（9615）：791-793.

［12］SPANJERSBERG W R，REURINGS J，KEUS F，et al. Fast track surgery versus conventional recovery strategies for colorectal surgery［J］. The Cochrane Database of Systematic Reviews，2011，16（2）：CD007635.

［13］YAMADA T，HAYASHI T，CHO H，et al. Usefulness of enhanced recovery after surgery protocol as compared with conventional perioperative care in gastric surgery［J］. Gastric Cancer，2012，15（1）：34-41.

［14］PACELLI F，ROSA F，MARRELLI D，et al. Naso-gastric or naso-jejunal decompression after partial distal gastrectomy for gastric cancer. Final results of a multicenter prospective randomized trial［J］. Gastric Cancer，2014，17（4）：725-732.

［15］PIRRERA B，LUCCHI A，GABBIANELLI C，et al. E.R.A.S. pathway in colorectal surgery in elderly：our experience：a retrospective cohort study［J］. International Journal of Surgery，2017，43：101-106.

第十章
围手术期营养支持治疗的应用与新进展

第一节　手术前营养支持治疗

胃肠外科患者营养不良发生率高，尤以老年、肿瘤、重症及病理性肥胖患者更为显著。胃肠外科患者营养不良主要表现为营养不足、肌少症、恶病质、肥胖、肌肉脂肪浸润等形式，主要原因是原发疾病状况及治疗引起的营养物质摄入减少、胃肠功能不全、机体代谢变化和自身组织消耗。此外，手术创伤应激会导致机体分解代谢增加、炎性反应代谢、蛋白质分解代谢和氮丢失。因此，通过适当的围手术期营养和代谢支持，及时改善患者的营养状况，增加机体营养储备，满足体内营养需求，对降低术后并发症发生率和手术死亡率具有重要意义。

一、术前营养支持治疗的适应证及其意义

预计围手术期不能经口进食超过5天或无法摄取能量或蛋白质目标需要量50%的时间超过7天的胃肠癌患者是术前营养支持的适用人群。对那些长期进食不足或不能进食的重症患者来说，营养物质的补充至关重要。

术前准备的等待时间过长也会加重营养不良程度。近年来，多中心、大样本的前瞻性观察认为，术前纠正营养不良效果优于术后营养支持。研究认为术前营养不良会使患者出现低蛋白血症，体液和细胞免疫功能障碍，组织修复能力下降，从而延缓术后伤口愈合，增加宿主对感染的易感性及并发症发生率，并延长住院时间、增加住院费用。因此，通过适当的术前营养和代谢支持，及时改善患者术前的营养状况，增加机体营养储备，满足体内营养需求，对降低术后并发症发生率和手术死亡率都具有重要意义。

二、术前营养要求与实施

一般来讲，术前营养支持时间为7~14天，如果患者情况差，可适当延长。对于术前已不能正常进食者，更应争取足够时间获得营养补充。研究报道，7~14天的营养支持可使术后并发症发生率下降10%。然而亦有人认为3~4天的营养支持即能满足需要，更长的时期如超过10天，会导致骨骼肌增加，而生理功能没有得到进一步改善。不过多数学者的报告仍赞成术前营养支持应在7天以上。欧洲临床营养与代谢学会（ESPEN）推荐对存在营养不良和营养风险，以及预计围手术期无法经口进食超过5天，或无法摄入能量或蛋白质目标需要量50%的时间超过7天的患者进行营养治疗。合理的营养治疗可改善患者的营养状况、降低机体组织消耗和提高手术耐受性，有助于患者安全度过手术创伤所致的应激反应期，降低围手术期并发症发生

率，维持机体有效的代谢和组织器官功能。

1. 胃肠道手术

胃肠道手术术前应保证能量及各种营养素的供给。术前3～5天保持少渣半流质饮食，术前1～2天保持流质饮食。也可在术前5天保持要素饮食，避免因进食流质食物引起营养不足的同时减少食物残渣及肠道内粪便积聚和细菌数量，降低术后感染的可能性。

2. 有伴发疾病的患者

对有以下疾病的患者来说，术前营养支持显得特别重要。

（1）高血压：使用降压药物治疗的同时，应保持低盐、低胆固醇饮食，待血压控制到一定程度（并不要求降至正常）再手术，以防术中出血过多。

（2）贫血和低蛋白血症：应及时输血、补充血浆及清蛋白，还应通过饮食保证有足够蛋白质及能量，尽量在手术前将低蛋白血症及贫血状况纠正。

（3）糖尿病：除给予胰岛素治疗外，术前应调整饮食结构，按糖尿病饮食要求供给食物，尽量在血糖接近正常水平、尿糖定性转阴性后手术。

（4）肝功能不全：对于肝功能不全的患者，术前应通过各种途径尽力改善全身营养状况，增加肝脏糖原储备。可输注浓缩红细胞及新鲜冰冻血浆，改善贫血、增强凝血功能，还可输入清蛋白液，提高血浆蛋白水平。饮食上应给予高能量、高蛋白、低脂肪食物，充分补给各种维生素，促进肝细胞再生，恢复肝功能，增强抵抗力。

（5）癌症患者：对于可以进行手术治疗的肿瘤患者，营养治疗的目标则为提高患者对手术的耐受性，降低手术并发症发生率和手术死亡率。因此，手术前让患者保持良好的饮食，使患者有较好体质以保证手术的顺利进行，是促进术后患者康复的必要条件。对于较消瘦的患者要给予高能量、高蛋白质、高维生素膳食，使患者能在短期内增加体重；对较肥胖的患者要给予高蛋白、低脂肪膳食，以储存部分蛋白质并消耗体内脂肪，因为体脂过高会影响伤口愈合；对于不同部位肿瘤的患者亦要有针对性地安排膳食，如给肝、胆、胰肿瘤患者安排低脂膳食，而给胃肠道肿瘤患者术前安排少渣流食或半流食，以减少胃肠道内残渣。无胃排空障碍的择期手术患者不常规推荐术前12h禁食，无特殊的误吸风险及胃排空障碍的手术患者，建议仅需麻醉前2h禁水，6h禁食。对术前无法进食的患者可通过静脉给予碳水化合物。具有重度营养风险（NRS2002评分＞5分）的患者，手术前应给予10～14天的营养治疗。围手术期有重度营养不良的患者，以及由于各种原因（肠内营养不耐受、胃肠道功能受损等）导致连续10天以上无法经口摄食或无法经肠内营养达到营养需要量的患者，应给予肠外营养治疗。

（彭俊生　林义佳）

第二节　手术后营养支持治疗

一、术后代谢改变

术后的营养支持对于已有显著营养不良的患者实际上是一场"代谢应激"，营养不良越严重，支持强度越大，应激也越显著。因此术后营养的补充需适中，过少则不足以满足机体需要，过多则将加重器官负担而产生副作用。近年来一些研究发现，并非所有术后创伤患者均处于高代谢状态。对于危重患者的能量补充应避免过剩，盲目过多的能量供给会增加机体氧耗量和二氧化碳产生量，加重循环、呼吸系统负担，并导致代谢紊乱。对于那些长期饥饿或重度营养不良的患者更应注意避免发生再喂养综合征。有人提出"低热量肠道外营养"或"允许的摄入不足"，但是迄今为止，尚未有一个统一的、被广泛接受的手术后短期内相对"低热量摄入"的标准，也无明确的范围、期限和限度的指标。美国肠外肠内营养学会（ASPEN）推荐：有条件做能量消耗测定时，提供1.25倍实际测得的静息能量消耗（resting energy expenditure，REE）给卧床的营养不良患者；提供1.5倍实际测得的REE给自主活动的营养不良患者，热卡：氮＝100kcal∶1g。当没有间接测热设备测量能耗时，ICU患者应该接受25kcal/（kg·d）的能量，并于2～3天内逐渐增加到此目标值。肿瘤患者能量和蛋白质需求与健康者相差不大，故可以20～25kcal/（kg·d）来估算卧床患者，25～30kcal/（kg·d）来估算能下床活动的患者。肥胖或减重手术患者推荐使用标准体重（按BMI 25～30）来估算热卡和蛋白质需要量。

二、术后营养支持的适应证

若患者一周内能恢复60%饮食或没有营养不良都不需要营养支持，仅给予水、电解质补充和输注150～200g葡萄糖即可。即使是合并慢性呼吸、肾或肝功能障碍或是老年患者，除非合并重度营养不良，否则也不需要术后给予营养支持。因此，营养治疗适用于有营养不良或营养不良风险的患者需要进行营养治疗。目前临床上，NRS2002为循证医学证据最充分的营养风险筛查量表，适用于所有住院患者。微型营养评定量表（mini nutritional assessment，MNA）是理想的评价老年人营养状况的简单快捷的方法。患者主观整体评估（patient-generated subjective global assessment，PG-SGA）则是根据主观整体评估（sub-jective global assessment，SGA）营养筛查量表修改而成的一种使用较广泛的粗筛量表，是美国营养与饮食学会推荐的应用于肿瘤患者营养筛选的首选方法。术后营养治疗的适应证包括：①多数术前接受营养支持的营养不良患者，术后仍需继续给予营养支持。②术前虽有营养不良但因各种原因未能进行术前营养支持者，术后应给予营养支持。③因术后并发症，术后超过7～10天经口饮食热量摄入少于60%的患者。④术前营养状况良好，但手术创伤较大或较严重烧伤的患者，术后恢复缓慢，也需要给予营养支持。

手术后营养支持途径有肠内营养（enteral nutrition，EN）和肠外营养（parenteral nutrition，PN）两种。营养支持途径通常根据疾病性质、患者状况和医师判断而定。

标准的大分子聚合物（整蛋白）配方适合大部分患者的肠内营养治疗。氨基酸和短肽类的肠内营养制剂适合胃肠功能不全（如胰腺炎等）的患者。老年患者乳糖酶的分泌量减少，易出现乳糖不耐受，造成腹泻，应选择不含乳糖的制剂；另外，老年患者应尽量减少饱和脂肪酸的摄入量，增加中链脂肪酸、ω-3脂肪酸和单不饱和脂肪酸等的摄入量，可选用优化脂肪酸配比的制剂，其既可快速供能，又可减轻肝脏代谢负担，减少脂质过氧化，长期应用有益于降低心血管疾病发生的风险。膳食纤维可改善长期接受管饲肠内营养老年患者的结肠功能，减少腹泻的发生。肿瘤患者的营养治疗建议采用标准配方。荟萃分析表明，因肿瘤接受颈部大手术（喉切除术、咽部分切除术）患者、腹部肿瘤大手术（食管切除术、胃切除术和胰十二指肠切除术）患者在围手术期应用含有免疫调节成分（精氨酸、ω-3脂肪酸和核苷酸）的EN可降低其术后并发症发生率并缩短住院时间。但是对于有全身性感染、危重症患者，含有精氨酸免疫调节成分的EN可能反而导致患者的死亡率增加。重症营养指南也做如下推荐：择期行上消化道手术的外科患者、轻度脓毒症患者［急性生理与慢性健康评分（APACHE）Ⅰ＜15分］、创伤患者使用富含免疫调节成分的EN配方效果优于标准EN；严重脓毒症患者应用有免疫调节成分的EN配方可能有害；因为证据不足而不推荐烧伤患者使用有免疫调节成分的EN配方；病情极重和不能耐受＞700mL/d喂养量的ICU患者，因为病情极重患者的喂养耐受量难以预测，而有免疫调节成分的EN配方对肠道内不能耐受足量营养液（＜2 500mL/72h）的患者可能有负面效应。营养支持同样可应用于营养不良风险高的减肥手术患者（例如NRS2002评分＞3分），并首选口服补充。尤其是维生素B_1、B_2及微量元素缺乏风险高的患者，应口服或静脉补充微量元素和维生素。若术后5～7天内通过胃肠道不足以满足营养需求时应给予PN。有严重蛋白质营养不良和/或低蛋白血症，且口服或EN蛋白质补充无效果的患者可考虑PN。

胃肠手术后早期恢复经口进食是安全的，且对术后恢复至关重要。术后早期经口进食不仅能提供营养底物，更重要的意义在于能降低机体高分解代谢反应和胰岛素抵抗，减少炎性介质释放，促进合成代谢和机体恢复，维护肠黏膜屏障及免疫功能，防止肠道菌群移位。大量证据表明，胃肠手术后6～12h小肠功能已恢复，术后24～48h内经口进食或进行EN是安全的，不会增加恶心、呕吐和吻合口瘘发生率。术后早期EN或经口进食有助于改善机体营养状况，促进伤口愈合，降低并发症发生率，缩短住院时间，降低住院费用。因此，除存在胃肠道功能障碍、肠缺血或肠梗阻等情况的患者外，推荐多数患者在手术后尽早恢复经口进食。对胃手术患者，术后1~2天若无胃动力障碍即可停用胃肠减压术，开始经口进食。结直肠手术患者，手术当天麻醉清醒后即可开始少量经口进食流食。接受腹部手术且术后需要进行较长时间EN的患者，建议术中留置空肠造瘘管，施行了近端胃肠道的吻合后，通过放置在吻合口远端的空肠营养管进行EN。管饲可在内镜下造瘘留置3h后开始，且应以较慢的滴速（如10~20mL/h）开始管饲营养，可能需5~7天才能达到足量营养摄入。对于胃肠道功能较差的患者可以使用输液泵输入营养液维持。后者可以根据患者的耐受程度自由调节输注速度，而且多数输液泵由微电脑控制，可精确计算输注量，并设有气泡和走空报警器，使得营养液输入更准确、安全。

术后全肠外营养（TPN）可替代胃肠道为机体提供各种所需营养素，对于长时间不利用胃肠道，或经胃肠道营养不能满足需求的患者显示出独特的作用。对于肿瘤患者来说，目前没有证据可以证实肿瘤细胞的再生比机体其他体细胞的再生更加旺盛，也没有研究显示这种再生会产生有害的临床结果。因此，担心PN乃至营养治疗对肿瘤的支持作用而放弃PN治疗缺乏科学依据。碳水化合物制剂是最简单、有效的PN制剂，葡萄糖是PN最常用的能量制剂。欧洲重症营养指南根据现有的证据对葡萄糖的供给量和血糖调控水平提出如下建议：碳水化合物最低需要量为葡萄糖2g/（kg·d），高血糖会增加危重患者的死亡率和感染并发症，因此应该避免，但严格进行血糖管理的患者又有较高的严重低血糖发生率。ICU患者血糖维持在4.5~6.1mmol/L水平对死亡率的影响并不一致，因此目前对血糖水平没有明确的推荐意见。研究也表明，直接停用与逐步停用PN对患者的血糖水平的影响没有差异。目前，葡萄糖、果糖和木糖醇3种碳水化合物的混合制剂已在日本出现。这种新型制剂的葡萄糖浓度较低，使得血清葡萄糖水平也较低，从而减轻了胰腺分泌胰岛素的负担。脂肪乳剂是PN支持的重要营养物质和能量来源，长链甘油三酯（long chain triglyceride，LCT，14~24个碳原子）脂肪乳剂中富含亚油酸、亚麻酸等必需脂肪酸，但其氧化代谢速度较慢。与之相比，中链甘油三酯（medium chain triglyceride，MCT，6~12个碳原子）具有更多优点，包括快速提供能量、基本不在组织内沉积、较少影响脂蛋白代谢和网状内皮系统功能、改善因为肉毒碱缺乏导致的脂肪代谢异常、改善免疫功能等，因而特别适用于危重患者和肝功能不良者，用于新生儿的治疗也较安全。不过，MCT不能提供必需脂肪酸，大量输注还会产生毒性，因此临床一般应用LCT与MCT各占一半的物理混合制剂，可扬长避短。鱼油中的EPA和DHA对细胞膜和炎症过程有一定影响，富含鱼油的脂肪乳剂可以缩短危重患者的住院时间。另外，EPA在动物肿瘤模型中有积极作用，体外研究亦证实EPA对肿瘤细胞有抑制作用，然而大样本的临床研究中的结果则有争议。由于大豆油制成的LCT含多不饱和脂肪酸（polyunsaturated fatty acid，PUFA）较多（可达60%），而PUFA有抑制免疫的作用，还可使过氧化增加。因此，由橄榄油与大豆油混合制成的脂肪乳剂问世了，该产品的PUFA含量可降至20%，危重患者能很好耐受以橄榄油为基础的PN。

临床一般以氨基酸液作为补充PN蛋白质的来源，静脉输注的氨基酸液含有各种必需氨基酸（essential amino acid，EAA）及非必需氨基酸（non-essential amino acid，NEAA）。指南推荐：实施PN时，平衡的氨基酸混合物的供给量应该为1.3～1.5g/（kg·d），同时提供足够的热卡。谷氨酰胺（Gln）是重症患者的必需氨基酸，是小肠轴膜细胞的主要能源物质，也是所有快速增生细胞特别是免疫细胞的能源物质。在骨骼肌中，Gln的浓度与骨骼肌蛋白合成有密切关系。动物实验和临床研究已证明，Gln的补充可减轻体内Gln的缺乏，可改善氮平衡。肠内营养与肠外营养指南对此问题均提出A级建议：应将Gln加入至烧伤和创伤患者的标准EN配方中。重症患者实施PN时，氨基酸溶液应该包含0.2～0.4g/（kg·d）的谷氨酰胺［或0.3～0.6 g/（kg·d）的丙氨酰–谷氨酰胺］。2010年11月，美国学者发表的研究结果认为，谷氨酰胺能在小鼠的模型中起到一定的抑制全身肿瘤转移的作用。另有在小鼠结肠癌模型上的研究显示，谷氨酰胺和n–3多不饱和脂肪酸的联合使用虽不能抑制肿瘤，但能使接受伊立替康和氟尿嘧啶化疗的小鼠体重增加，食欲增加，白细胞水平升高，明显增强小鼠对化疗的耐受程度。但是，证实其在人类中的同等效应还有待时日。

对于术后可经口摄食或进行肠内营养的无营养不良的患者，静脉补充维生素和微量元素的证据尚不充分；对于术后无法进行肠内营养而需完全肠外营养的患者，必须每日补充维生素和微量元素。

肠外营养液的应用，目前大多采用"全合一"输液系统，即在无菌条件下将每日所需肠外营养成分（葡萄糖、脂肪乳、氨基酸、电解质、维生素和微量元素）混合在一个输液袋中经一根管道输注。其优点是输入方便、易于管理，更符合生理及代谢模式，营养物质能得到更好的吸收和利用，并发症更少、安全性更高，目前已有标准配方的肠外营养液成品袋应用于临床。不同的标准PN成分分隔于两腔或三腔袋中，使用时将营养袋撕开混匀即可，并可按照需要添加维生素、微量元素及其他成分，操作简单，避免了污染，但不容易做到配方个体化。

TPN虽具有可24h不间断连续输液，可接受营养液量、浓度、输注速度范围较大，不易发生血栓性静脉炎等优点，但其伴随存在的肠屏障功能减退会带来许多问题。长期进行TPN会使肠道缺乏食物的刺激，以致肠黏膜萎缩、肠屏障功能受损，最后导致肠内细菌及内毒素移位。与PN相比，EN的主要优点是能维护肠黏膜屏障功能，避免长期禁食所致的并发症，如肠道黏膜萎缩、淤胆与肝功能损害等；还可促进危重患者营养状态的改善，使并发症减少。除肠道确实不能被利用的特殊病例以外，学者们积极提倡早期EN。动物实验证明，营养支持开始的时间愈早，其效果愈好。术后胃肠移行性复合运动（migrating motor complex，MMC）波在腹部手术后30min至4h内测得，提示胃肠动力恢复，为早期EN提供了有力的理论基础。有人提出术后早期6h内进行EN支持的观点，但多数学者认为，术后患者呼吸、循环、内环境尚未稳定，同时肠道功能受到抑制，尚处于应激状态，过早应用营养制剂将加重机体的代谢紊乱和消化道负荷，不利于生理功能的恢复，更无助于实现治疗目的。因此，术后肠内营养支持应始于肠功能恢复、生命体征和内环境趋于稳定时。多数学者认为手术后24～48h实施较为合适。

对于尚难实施EN者或难以达到有效量者（如胃肠动力障碍、腹部炎症及重症胰腺炎等者），只要肠道尚留存有功能即可使用少量的肠内营养，此时的肠内营养主要作用并不是为患者补充能量，而在于维持对肠道黏膜的滋养作用，促进肠黏膜细胞增生，防止肠黏膜细胞萎缩。对于这部分患者而言，肠内营养的药理和治疗作用大于营养支持作用。

应用TPN的目的是对患者进行营养支持，在其渡过难关以后，尽快促使其接受EN，当然这是一个循序渐进的过程。因此，现在较为一致的观点是肠外、肠内两种营养支持方法各有其优缺点和适应证，将长期并用、互为补充。

哪些情况下EN应联合应用PN？这个问题至今尚无明确的定论。有关单用EN和EN联合PN对比研究的荟萃分析结果显示，EN联合PN对死亡率无明显效应，而且二组间感染性并发症发生率、住院天数、呼吸机辅助通气天数均无差异。在大多数研究中，单用EN已能满足患者较低限的能量摄入目标值，且更高能量的供给与预后不佳相关，故在这种情况下PN补充并不可能改善预后。由于这个原因，已满足EN摄入目标者不应给予补充的PN。指南因此推荐：能够耐受EN且能大概达到能量摄入目标值的患者不应再另外给予PN；经EN不能满足全部营养需求的患者应该联合使用PN；不能耐受EN的患者，PN仅提供EN不足部分而不应超过患者的营养需求；应该避免过度喂养。对于胃肠道功能废弃，或经胃肠道营养不能满足需求的患者，必须实施TPN。在亚急性或慢性放射性肠炎的患者中，长期的肠外营养也被广泛认可。

经过多年的发展，临床营养支持已得到广泛的认可，目前的临床营养治疗已经能满足大多数患者的需要，但仍有不少工作有待完善。许多结论仍缺乏有力的随机对照多中心临床试验（RCT）支持，一些处于特殊状态如严重感染、创伤、急性重症胰腺炎等高分解代谢状态患者的营养支持如何实施，营养支持效果差、并发症多的问题如何解决，还有待专门研究。国内外营养学界应更重视医院内专职营养队伍的建设和营养治疗的规范实施。

三、术后营养支持的若干进展

（一）关于术后肠外营养的适应证

腹部大手术后，患者的胃肠动力和吸收功能不全阻碍了肠内营养的应用，因此术后早期营养支持常通过肠外途径进行。在临床上，肠外营养支持首先被用于胃肠道吸收功能障碍的患者，如术后肠瘘、短肠综合征、术后炎性肠梗阻、术后胃排空障碍等。目前，肠外营养支持也是危重患者的一项重要治疗措施，但术后早期肠外营养支持的适应证尚存有争议。有学者认为，术后肠外营养支持的普遍适应证是肠内营养途径无法应用，同时存在下列几种情况：①术前已经接受TPN者。②大手术前已经存在重度的营养不良而术前未给予营养支持者。③外科手术本身或并发症等原因造成患者手术一周后仍不能获得正常营养者。④术后发生严重并发症者，如感染、急性呼吸功能或肾衰竭、术后瘘或术后胰腺炎等。

（二）术后肠外营养的持续时间

一旦确定术后给予肠外营养支持，就应该早期开始，一般在血流动力学稳定后即开始应用。术后肠外营养的持续时间尚难以确定。Heylen等对464例大手术后患者进行调查发现，术后10天患者才能经口服摄取足够的营养物质。另有学者研究发现，如果患者营养状况正常，术后平稳者平均9天后能通过口服获取足够的营养，但若术后出现并发症，则平均要到术后第19天才能通过口服获取足够的营养；如果患者术前存在营养不良，术后恢复平稳者平均12天可通过口服获取足够营养，而术后出现并发症，则迟至术后平均26天才能通过口服达到营养需求。因此，对于术前存在营养不良或术后出现并发症者，术后肠外营养支持的持续时间要延长一些。目前普遍认为术后肠外营养支持少于7天者，其获益不大。

（三）营养物质的供给

1. 总能量

我国营养支持工作者应用间接能量测定仪或其原理，测定了我国正常人和危重患者的静息能量，提出我国正常成人的静息能量需要量为5 021～5 858kJ/d（1 200～1 400kcal/d），较按Harris-Benedict公式计算所得的结果少10%～15%。而危重患者的静息能量消耗原增加，总热量消耗仅较静息能量增加10%左右，也较以往用公式计算的基础能量需要量再乘以临床校正系数所得结果低。因此，术后能量的供应要适当，"静脉高营养"的提法有不合理之处，现已不再赞同提供高能量，以减少或避免过高能量供给引起的代谢紊乱与器官功能损害。目前，对术后肠外营养支持的总能量供给较一致的意见是30～35kcal/（kg·d）。

2. 葡萄糖

葡萄糖是肠外营养主要的能量来源，葡萄糖加外源性胰岛素是肠外营养常用的能量供给方式。试验证明，术后供给葡萄糖或脂肪乳剂均能减少术后蛋白质分解，术后供给100g的葡萄糖有较理想的节氮效应，提供200g葡萄糖时可稍微减少术后氮排出。但使用大量高渗葡萄糖作为单一的能源会产生某些有害的结果，因此，合理的能源供给应是由葡萄糖和脂肪乳剂组成的双能源系统。术后行肠外营养支持时，葡萄糖的供给一般占总能量的50%～70%或占非蛋白热卡（NPC）的50%～85%，一般以4～6mg/（kg·min）或4～5g/（kg·d）的速度供给。对于高代谢器官衰竭者，葡萄糖的输注速度则不应超过4mg/（kg·min）。

3. 脂肪乳剂

脂肪乳剂的能量密度较高，是当前被认为较理想的术后能源物质。脂肪的供给占总能量的20%～30%或占NPC的15%～50%。合理的输注速度大约为80mg/（kg·h），每天持续输注18～20h有利于脂肪的廓清和耐受。目前有10%、20%和30%的脂肪乳剂，20%的脂肪乳剂由于其甘油三酯/磷脂比较低，对术后患者可能更有益处。临床上常用的是长链甘油三酯（LCT），中链甘油三酯（MCT）在体内的清除虽然较快，但尚无足够的证据表明中、长链甘油三酯（MCT/LCT）有更大的益处。ω-3脂肪酸具有抑制炎症反应和调节免疫功能的作用，有实验证明，肠道大手术后应用富含ω-3脂肪酸的TPN，有抑制白三烯B4和肿瘤坏死因子α合成的作用。

4. 氮源

术后肌肉的分解代谢等反应，易使患者出现负氮平衡。大量研究表明，术后补充复合氨基酸，有助于减轻负氮平衡。合适的氮供给量为0.25～0.30g/（kg·d），热氮比为150kcal∶1g。对于不存在营养不良的择期手术病例，术后每日供给30～35kcal/kg的热量和1.5g/kg的蛋白质，基本上可获得等氮平衡。对于严重创伤或感染的患者，术后提供某些特殊的氨基酸，如谷氨酰胺、精氨酸、半胱氨酸等，有助于改善术后氮平衡、促进肌肉蛋白合成和避免TPN相关的肠黏膜萎缩。

5. 维生素和微量元素

维生素和微量元素是术后TPN的重要组成成分。目前，已有多种维生素和微量元素的制剂供应。某些微量元素缺乏，如Se、Cr、Mo，可诱发严重并发症，因而术后应特别注意。术后Cu、Zn的缺乏可影响伤口愈合和延长住院时间。对于这些病例，标准用量不够，须特别添加单种微量元素。

（四）代谢支持与代谢调理

创伤、应激的患者除营养不良外，机体本身将分泌大量的分解激素，以致分解代谢多于合成代谢，单纯的营养支持并不能解决这些分解代谢所造成的营养不良和器官功能损害。此时如不适当地进行营养支持，不但达不到营养支持的目的，甚至会引起更多的代谢紊乱。因此，Cerra提出了代谢支持（metabolic support）的概念，其目的是保护和支持器官的结构和功能，防止底物限制性代谢，维持各种代谢通路，不至于因不当的营养供给而加重对机体器官和功能损害。代谢支持是营养支持在代谢亢进患者中具体应用的发展，其应用原则是：①支持底物由碳水化合物、脂肪和氨基酸混合组成。②减少葡萄糖负荷，40%左右的NPC由脂肪乳剂供给。③每日蛋白质的供给增至2～3g/kg。④每日提供的NPC为35～40kcal/kg（146～167kJ/kg），NPC与氮的比率不超过100kcal（418kJ）∶1g。

严重感染和创伤后高潮期的代谢反应相似，以蛋白质分解、氮丢失、负氮平衡为主要特点。肠外营养能增加蛋白质合成，减轻负氮平衡，但至今仍不能纠正机体蛋白质分解过程，不能减少蛋白质净丢失。近年来，人们试图通过应用药物、生物制剂等来抑制体内分解激素或细胞因子的产生以降低分解代谢，或通过使用合成激素来促进蛋白质合成，这些措施统称为代谢调理（metabolic intervention）。常用的调理药物有生长激素、胰岛素、胰岛素样生长因子Ⅰ、合成类固醇、前列腺素调节物、促生长素抑制素（生长抑素）、α-受体阻滞剂（酚妥拉明）、环氧化酶抑制剂（吲哚美辛）、抗肿瘤坏死因子抗体（TNF-Ab）等。

（五）术后早期肠内营养

肠内营养较肠外营养经历了更漫长的考验和长期的发展，自1957年Greenstein等为宇航员开发要素膳以来，肠内营养有了显著的发展。然而，20世纪60年代后期迅速发展起来的全肠外营养，基本能代替胃肠道提供机体所需要的已知营养素，挽救了不少患者的生命，因而临床医生很快接受了这一新疗法。随着临床营养支持治疗研究的发展，人们已逐渐认识到胃肠道仍然是消化吸收营养物质的最好途径，直接经肠道提供营养物质对维持肠道完整有重要的意义，因而肠内营养的重要性重新得到认识和肯定。对于胃肠道尚存部分功能的患者，采用肠内营养可获得与肠外营养基本相同的疗效。

由于新型肠内营养制剂（如低黏度要素膳等）的不断开发，以及细孔径硅胶肠内营养管和置管技术的改进，肠内营养的研究和应用日渐增多，肠内营养的并发症逐渐减少。当然，肠内营养重新得到重视也离不开人们对肠道结构和功能的再次认识。近年来，许多研究表明肠道在应激反应和危重疾病中起着极为重要的作用。术后积极地进行早期肠道营养，有助于胃肠功能和形态的恢复，防止肠黏膜萎缩，保持肠黏膜结构和屏障功能的完整性，阻止菌群失调，防止肠道细菌移位，对预防肠源性感染起着重要的作用。过去，人们通常认为，腹部手术由于创伤和麻醉的影响，术后会有持续3天左右的肠麻痹，阻碍了小肠对营养物质的吸收，故要待肠道动力恢复，肛门排气后才可以开始进食。然而，Rothine等的研究发现，小肠蠕动和肠鸣音在肠道手术后2h就已恢复。Page等的研究表明，术后胃肠道麻痹仅局限于胃和结肠，小肠的蠕动和吸收功能在术后早期即已恢复，术后6～12h，小肠就能接受营养物质的输入。在近10年，大量文献报道了术后早期肠内营养的应用和肠内营养与肠外营养的效果比较。对于严重创伤的患者，大多数研究发现早期肠内营养者较肠外营养者的并发症发生率低，其原因尚不太清楚，可能与肠内营养的特殊作用有关，也可能与肠外营养本身或肠外营养的过度喂养造成并发症的发生率较高有关。因此现在认为，在血流动力学稳定的前提下，对于大手术后患者，理想的早期肠内营养可于术后24h内开始。然而，Heslin等对195例上消化道恶性肿瘤患者术后分别通过空肠造瘘管早期供给免疫增强型的肠内营养和常规的补液治疗，结果发现术后经空肠喂养并没有益处，因此认为，对于上消化道肿瘤患者，术后不应该常规给予肠内营养。Watters等对食管切除和胰腺切除的患者进行术后早期经空肠肠内营养，其结果与上述研究相似，也认为术后不应该常规早期给予肠内营养。

术后早期肠内营养的常见并发症为腹胀、腹泻、恶心、呕吐等。Cobb报道，仅有45%的病例能耐受术后早期空肠置管营养。因此，术后早期应用肠内营养应注意下列问题：①循序渐进，使胃肠道有一个适应过程，逐渐增加营养液的浓度、输注速度和投给量，直到满足需要。②营养液的输注最好采用输液泵持续输注，患者床头可抬高30°或更高。③根据肠内营养途径和患者的具体情况，选择适当的营养制剂。④营养液要新鲜配制，输注时要适当加温，暂未输注的营养液可置于4℃环境中保存。⑤营养液应严格无菌操作配制。⑥采用黏度低的膳食，输毕用水冲管，添加药物要先溶解或研碎，以防管道阻塞。⑦腹泻、腹痛、腹胀时可加用收敛药或解痉物；便秘时可多进水，添加膳食纤维，并鼓励患者多活动。⑧及时纠正低蛋白血症，可经静脉补充白蛋白。⑨经肠内营养不能满足营养需求时，应经肠外营养途径补充。⑩选用细软的喂养管。⑪密切监测，出现严重并发症时应停止输注。

（六）术后口服营养补充

口服营养补充（oral nutritional supplements，ONS）指除了正常食物以外，经口摄入特殊医学用途（配方）食品以补充日常饮食的不足。随着加速康复外科理念的推广，当经口进食无法满足营养需求时，应首选给予ONS。研究结果显示，ONS对于加速切口愈合、恢复机体功能、增加体重、降低术后并发症发生率和再入院率、缩短住院时间、改善生活质量均有积极作用。若无法经口进食或ONS仍无法满足营养需求，应及时给予管道喂养或肠外营养支持。

（彭俊生　林义佳）

参考文献

［1］　中华医学会外科学分会胃肠外科学组，中华医学会外科学分会结直肠外科学组，中国医师协会外科医师分会上消化道外科医师委员会．胃肠外科病人围手术期全程营养管理中国专家共识（2021版）［J］．中国实用外科杂志，2021，41（10）：1111–1125.

［2］　中华医学会肠外肠内营养学分会．肿瘤患者营养支持指南［J］．中华外科杂志，2017，55（11）：801–829.

［3］　中华医学会外科学分会结直肠外科学组，中华医学会外科学分会营养支持学组，中国医师协会外科医师分会结直肠外科医师委员会．结直肠癌围手术期营养治疗中国专家共识（2019版）［J］．中国实用外科杂志，2019，39（6）：533–537.

［4］　中国抗癌协会胃癌专业委员会，中华医学会外科学分会胃肠外科学组．胃癌围手术期营养治疗中国专家共识（2019版）［J］．中国实用外科杂志，2020，40（2）：145–151.

［5］　WEIMANN A，BRAGA M，CARLI F，et al．ESPEN guideline：clinical nutrition in surgery［J］．Clinical Nutrition，2017，36（3）：623–650.

［6］　ARENDS J，BACHMANN P，BARACOS V，et al．ESPEN guidelines on nutrition in cancer patients［J］．Clinical Nutrition，2017，36（1）：11–48.

第十一章
胃肠癌患者围手术期护理与延续性护理

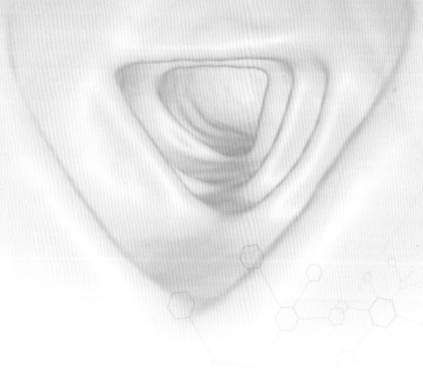

胃肠癌是临床常见的消化道恶性肿瘤，手术仍是目前临床治疗胃肠癌最常用、最主要的方法。但手术创伤、麻醉带来的应激反应，严重影响患者的手术恢复和生存质量，故围手术期护理及出院后的延续性护理极为重要。胃肠癌围手术期是从胃肠癌患者决定接受手术开始至术后基本恢复生理功能的一段时期。围手术期护理旨在加强术前至术后整个诊治期间患者的身心护理，通过全面评估，充分做好术前准备，并采取有效措施维护机体功能，提高手术的安全性，减少术后并发症，促进患者加速康复。围手术期包括3个阶段，即手术前期、手术期和手术后期护理，每一个阶段都有各自不同的护理内容。近年来加速康复外科理念在胃肠癌围手术期得到大力推广。

第一节　手术前期护理

手术前期护理的重点是在全面评估的基础上，做好必需的术前准备，纠正患者存在及潜在的生理、心理问题，加强健康指导，提高患者对手术和麻醉的耐受能力，使手术的应激程度减至最低，促进患者术后加速康复。

一、术前心理护理与宣教

绝大多数患者在术前难免会有焦虑、紧张及恐惧的情绪，他们会担心手术的安全、效果，害怕术中、术后的疼痛及可能出现的并发症。部分患者还会产生严重的紧张、恐惧、悲观等负面情绪，这些都会带来不良的反应，影响手术的顺利进行及术后的正常康复。术前的不良情绪与术后并发症的发生、疼痛、认知障碍、延迟恢复等都相关，因此医护人员在术前应与患者进行面对面的有效沟通交流，以口头或书面的形式，向患者及其家属详细介绍基本病情、各项辅助检查的意义，以及手术的必要性和安全性、围手术期治疗与护理的相关知识及促进康复的各种建议等。也可以采用更加直观、易懂的宣传册、绘图、视频资料或运用多媒体材料等多种形式进行宣教，将围手术期相关事项向患者做详细的介绍、说明，解答患者的疑问。让患者对自己的情况有清晰、明确的认识有助于缓解或消除患者的紧张焦虑情绪，减轻其担忧，有利于获得患者及其家属的理解与主动配合，从而促进患者术后加速康复。

二、术前胃肠道准备

胃肠癌患者术前准确落实胃肠道管理和准备对促进患者术后顺利康复起着十分重要的作用。因此，护理人员应在术前对患者胃肠道功能进行准确评估，包括食欲好坏、有无恶心呕吐、是否腹痛腹胀、肛门排气排便是否顺畅等情况，确定有无胃肠道动力障碍，根据胃肠道功能给予正确、详细的指导。按照胃肠癌ERAS围手术期禁食禁饮方案,无胃肠道动力障碍患者、术前患者可以进食低脂易消化的食物,如稀饭、面条或者口服营养制剂等,麻醉前6h禁食固体食物,麻醉前2h可进食不含酒精、含少许糖的透明液体。若患者无糖尿病史,可以在麻醉前2h饮用300～400mL含12.5%碳水化合物的饮料,可减缓饥饿、口渴及焦虑情绪,同时降低术后胰岛素抵抗和高血糖的发生率。部分肥胖以及糖尿病患者可能存在胃排空延迟,需要适当控制麻醉前给予清流食的量。

胃肠癌手术患者传统的术前肠道准备包括机械性肠道准备和口服抗菌药物清除肠道细菌。目前,胃肠癌手术ERAS专家共识均不建议术前行机械性肠道准备,其认为机械性肠道准备对患者是一种应激刺激,可能会加重患者的术前应激程度,尤其是老年患者,可导致脱水和水、电解质平衡紊乱,同时增加患者的痛苦。机械性肠道准备相较于口服缓泻液并不会降低感染、吻合口瘘等并发症的发生率,不能使患者获益。但对于术前合并幽门梗阻患者,应进行术前2天或3天的高渗生理盐水洗胃以减缓胃壁水肿及胃潴留,有严重便秘的患者或术中需要肠镜定位的患者术前可通过生理盐水灌肠进行肠道准备。

三、术前营养护理

术前营养不良是术后并发症发生率和死亡率提高的重要危险因素。胃肠癌患者中40%～60%的患者往往在手术前就存在着一定程度的营养不良。因此,护理人员在术前应积极配合医生做好患者的营养评估。营养筛查和营养评估是术前营养不良诊断的重要内容之一,在促进患者加速康复方面具有重要意义。手术前进行常规的营养风险筛查,对有营养风险的患者进行更充分的营养评定,为筛查和评定判断出的有营养风险或已营养不良的患者选择合理营养支持干预,及时改善患者的营养状况,增加机体营养储备、满足体内营养需求,对降低术后并发症发生率和手术死亡率具有重要意义。临床上采用NRS2002对所有住院胃肠癌患者进行营养风险筛查,以检测现有的营养不良或者将来可能出现营养不良的风险,并根据结果决定是否实施营养支持治疗。具体见表11-1-1和表11-1-2。

表11-1-1 NRS2002:初始筛查

项目	是	否
1. 体质量指数(BMI)<20.5kg/m²		
2. 患者在近3个月内体重是否有下降		
3. 患者在近1周内饮食摄入是否有减少		
4. 患者是否有严重疾病(譬如在监护室治疗)		

注:如果以上4个问题中的任何一个回答为"是",即进入表11-1-2进行最终筛查;如果4个问题回答均为"否",则间隔1周再对患者进行筛查。

表11-1-2　NRS2002：最终筛查

项目	程度	分值	标准
营养状况受损程度	无	0分	正常营养状况
	轻度	1分	3个月内体重下降＞5%，或近1周内进食量＜正常需求量的50%～75%
	中度	2分	2个月内体重下降＞5%，或BMI18.5～20.5kg/m^2，且一般状况差，或者近1周内进食量为正常需求量的25%～60%
	重度	3分	1个月内体重下降＞5%（3个月内＞15%），或BMI＜18.5kg/m^2，且一般状况差，或者近1周进食量为正常需求量的0～25%
疾病严重程度（即应激代谢程度）	无	0分	正常营养需求
	轻度	1分	如髋部骨折、肝硬化、慢性阻塞性肺疾病、糖尿病、肿瘤等（慢性病患者因并发症住院，患者较虚弱但可下床）
	中度	2分	如大型腹部手术、脑卒中、重症肺炎、血液系统恶性肿瘤等（患者往往难以下床）
	重度	3分	如严重的颅脑损伤、骨髓移植、ICU患者（APACHE评分＞10分）等

注：总分=营养状况受损程度得分+疾病严重程度得分；年龄≥70岁，则总分加1分，得出年龄校正后分值；总分≥3分，患者存在营养风险，应给予营养支持治疗；总分＜3分，应每周筛查，若患者计划进行重大手术，可预防性给予营养支持。

NRS2002评分≥3分说明患者存在营养风险，术前应给予营养支持治疗。对存在重度营养风险的患者，应在专业营养干预小组（包括外科医师、营养师及营养专科护士等）的指导下进行营养支持治疗以改善营养状况。

胃肠癌患者术前应保证能量及各种营养素的供给。营养支持方式首选经口进食少渣半流质或流质食物，或口服营养素补充。对于有消化道梗阻不宜经口进食的患者，应考虑给予管饲营养支持或肠外营养。

不论是对于管饲肠内营养或肠外营养的患者，均需要保持管道通畅，并要妥善固定管道，输注前后均需要用生理盐水冲封管。使用营养泵持续喂养，速度应从慢到快，从首日的20～50mL/h，逐渐增加至80～100mL/h；管饲喂养前后、注药前后均应进行冲管。可使用20～30mL温开水脉冲式冲管，建议使用生理盐水或灭菌注射用水进行冲管。持续喂养时，应每4h脉冲式冲管一次，如喂养液浓度高、速度慢时建议每2h冲管一次。禁食期间，每天进行口腔护理2次；输注过程中，密切观察患者胃肠道反应及腹部体征，预防机械性并发症，防止皮肤、黏膜损伤；肠外营养患者还应观察患者有无局部皮肤触痛、红肿等局部感染症状，以及有无发热、寒战等全身感染症状；监测患者的体质量、血糖、白蛋白、酸碱平衡、电解质、肝功能等相关检验指标。

四、术前训练指导

由于手术、麻醉、术后疼痛等因素，胃肠癌手术患者呼吸运动及复张会被影响，从而导致肺不张、肺部感染、肺功能障碍等并发症。因此有吸烟习惯的患者，术前应戒烟2周以上。鼓励患者术前练习并掌握使用呼吸训练器进行深呼吸运动训练，指导患者进行有效咳嗽和排痰等方法训练。指导患者进行缩唇、腹式呼吸训练，帮助患者保持呼吸道通畅，及时清除呼吸道分泌物。根据患者病情，鼓励患者选取爬楼梯、打太极拳及病房走动等运动方式，提高患者运动耐力及适应能力。

五、术前其他准备与护理

胃肠癌患者术前应做好血型和交叉配合试验，必要时备好一定数量的血制品。若患者存在水、电解质及酸碱平衡失调和贫血等情况，应在术前予以纠正。认真做好手术部位皮肤的清洁消毒工作，备皮应轻柔、仔细、干净，防止划伤皮肤，尤其注意清洁脐部的污垢，督促患者术前做好个人卫生。手术前夜，可给予镇静剂，以保证患者有良好的睡眠。患者去手术室前应排尿，使膀胱处于空虚状态。患者随身携带的首饰、手表等物品不要带进手术室，术前应取下可活动义齿，以免麻醉或手术过程中脱落或造成误咽或误吸。如发现患者有与疾病无关的体温升高或妇女月经来潮等情况，应延迟手术日期。

（刘爱红）

第二节　手术期护理

手术室是进行胃肠癌外科手术的场所。为了保证手术的顺利进行，减少患者术中的应激，手术室护理人员应做好手术期护理，以增强手术的效果，促进患者术后的康复。手术期护理包括术中液体管理，术中体温保护，术中预防压疮、静脉血栓形成等。

一、术中液体管理

手术室护士要保证输液通路的通畅；正确统计输液量，包括晶体量和胶体量；密切观察尿量，保证每小时尿量在50～100mL为宜；术中随时监测中心静脉压，中心静脉压一般建议控制在5～7cmH$_2$O，防止液体输入过多，引起胃肠道水肿。

二、术中体温保护

麻醉、手术时间过长、大量输液、手术室温度过低等，常常会使得胃肠癌患者在术中发生低体温。低体温会导致凝血机制障碍，伤口愈合时间延长，感染增加等并发症的发生。因此手术室护士做好患者术中保温，避免患者术中出现低体温显得十分必要。术中应常规监测患者的体温，采用必要的保温措施，可以从室温控制、使用保温毯、37℃温盐水冲洗腹腔、对要输注的液体进行加热等方面着手，保持体温在36℃左右，并且一直持续到术后。

三、术中预防压疮、静脉血栓形成

手术室护士应根据麻醉和术式的要求，给患者安置合适、舒适的体位，对于长时间受压部位可以使用啫喱垫、软枕等，防止对皮肤形成剪切力和压力而引起压疮；对于中高危患者（Caprini评分＞3分），术中可以使用下肢加压装置或穿弹力袜预防下肢深静脉血栓形成，并观察肢端血运情况。

（刘爱红）

第三节　手术后期护理

术后护理指对患者从手术完毕回到病房直至康复出院阶段的护理。手术后期护理的重点是根据患者手术和病情变化情况等确定相关护理问题，采取切实有效的术后监护和预见性地实施各种优化护理措施，尽可能减少患者的痛苦和不适，防止并发症，促进患者康复。

一、维持患者术后呼吸、循环等生理功能稳定

迎接和安置术后回病房的患者，评估并监测患者的意识及生命体征的变化；遵医嘱给予吸氧护理；了解患者感知感觉恢复情况和四肢活动度、皮肤的温度和色泽；了解切口部位及敷料包扎情况；正确连接各引流装置，调节负压；检查输液通畅情况；注意保暖；根据患者麻醉方式及术式，给患者安置合适体位。

二、加强术后管道和切口护理

1. 管道护理

根据手术的不同需要，胃肠癌患者术后经常会留置胃管、尿管，以及在手术区域内放置各种类型引流管等。管道护理是医疗护理的重要项目，护士应为患者提供高效、规范、安全、舒适的管道护理措施，促进患者康复，确保患者安全。因此，临床护士应每班做好各类管道的床边交接班，了解引流管的部位和作用，观察管道置入的时间和深度，做好管道标识并妥善固定；定期挤压和检查管道，避免管道折叠、受压、扭曲，保证各类引流管通畅；保持引流管口皮肤清洁，敷料干燥。在进行各种操作、移动和搬动患者时，注意保护各类管道，防止管道滑出体腔或脱出体外。注意观察并记录引流液的量和性质变化，评估管道留置的必要性。胃肠癌多项ERAS指南和共识均建议择期腹部手术前不需常规使用鼻胃管减压，认为鼻胃管减压会增加患者的痛苦，常引起鼻咽部疼痛、吞咽疼痛、鼻腔溃疡等症状，还会引起呼吸道并发症。由于鼻胃管阻碍了呼吸和咳嗽，使通气量降低，支气管黏液栓积聚，且患者由于鼻咽部不适常不愿主动咳嗽，增加了肺不张和肺部感染的发生率。同时，由于鼻胃管刺激鼻咽部黏膜可能造成刺激性咳嗽，部分患者清醒后频繁恶心、呕吐，造成腹压增加，加重了吻合口张力并增加了切口裂开的风险。如果在气管插管时有气体进入胃中造成胃扩张，或上腹部手术中因胀大的胃使术野显露，可在麻醉后（或术中）留置鼻胃管以排出胃内气体，但建议在患者麻醉清醒前拔除，除非患者术前就明确存在胃排空功能障碍或肠梗阻等情况。如果因吻合口血运、张力或吻合满意程度等原因术后保留鼻胃管减压，建议于术后除外吻合口溢漏后尽早（1～2天）拔除，不必等待肠功能恢复或肛门排气。术后患者如果发生胃潴留、腹胀或严重恶心、呕吐，可以考虑再插入鼻胃管进行减压治疗。多不主张常规放置引流管或尽早拔除引流管。由于引流管造成的疼痛影响了患者术后早期活动，而且术后长期放置引流管会延长术后恢复时间。ERAS指南中建议腹部手术后24h内拔出导尿管，下腹或盆腔手术者在排除了尿潴留高危因素以后，均建议于术后1～2天拔除导尿管，而不必考虑是否留置中胸段硬膜外镇痛泵，拔管前也不需进行膀胱训练。拔管后护士应注意观察首次排尿量、有无尿路刺激症状等，预防尿潴留。

2. 手术切口护理

护士应了解手术切口愈合过程的相关知识，每班观察切口有无出血和渗液，观察切口周围皮肤有无红肿、化脓，密切观察切口愈合情况，及时发现切口感染或裂开等异常情况。保持切口敷料清洁干燥，腹部切口加压包扎时，注意松紧度适宜，观察是否影响患者的呼吸和活动。

三、提供相关知识

1. 术后疼痛护理

术后疼痛会导致患者失眠、焦虑，心率加快，血压升高；不敢咳嗽会导致肺部感染的发生率增加；术后活动延迟会导致胃肠蠕动减弱、下肢深静脉血栓发生率增加，影响患者的生活质量和术后康复等。因此，疼痛作为第五大生命体征，在术后患者的护理中至关重要。患者回病房后，护士应妥善安置患者，做好疼痛筛查和评估。疼痛评估包括评估的时机，患者疼痛的部位、性质、程度和持续时间，伴随症状，不良反应，镇痛泵使用情况，按压的次数，疼痛对器官功能的影响及镇痛效果等。患者疼痛评估的时机分别为术后回病房即刻、1h、2h、3h、4h、5h、6h。此后对于轻度疼痛（数字评分法评分为1～3分）的患者，每日评估并记录一次；中度疼痛（数字评分法评分为4～6分）的患者，每班评估；重度疼痛（数字评分法评分为7～10分）的患者，仍每小时评估。为了更好地减轻患者的疼痛，护士应给患者安置舒适体位，指导患者在咳嗽、翻身时用手按扶切口部位，患者下床活动时，使用腹带保护切口，减少对切口的张力性刺激；鼓励患者表达疼痛的感受，指导使用非药物的方法减轻疼痛，如按摩、放松等。护士应客观、全面地评估和记录疼痛情况，并及时反馈，对患者实施全面有效的镇痛护理措施。如有异常情况应及时处理并记录，确保患者安全。临床护士常用数字评分法结合面部表情疼痛量表对疼痛进行评估。

数字评分法是一种单维度评估方法，用0～10代表不同程度的疼痛：0为无痛，1～3为轻度疼痛，4～6为中度疼痛，7～9为重度疼痛，10为剧烈疼痛。由医务人员询问患者疼痛的严重程度，做出标记，或者让患者自己圈出一个最能代表自身疼痛程度的数字。此方法既简单又容易掌握，护士也容易对患者进行宣教，但缺点是分度不精确，有时患者难以对自己的疼痛进行定位（图11-3-1）。

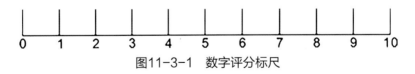

图11-3-1　数字评分标尺

面部表情疼痛量表使用6个不同的呈水平排列状的面部表情，从左至右分别对应0、2、4、6、8、10六个分数等级，由受试者选择能代表其疼痛强度的面部表情进行疼痛评分。该方法易于掌握，评估费时少，不需任何其余的附加设备（图11-3-2）。

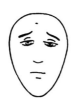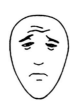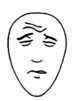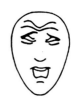

图11-3-2　面部表情疼痛量表

2. 营养和饮食护理

胃肠癌手术后的患者应尽快恢复经口进食及饮水，食物对口腔、咽、食管、胃的刺激可兴奋迷走神经，反射性使胃肠蠕动增强，刺激胃肠道释放激素，促进胃肠功能恢复。早日恢复正常饮食既可支持术后活动，保证能量和蛋白质的供应，又可减少饥饿引起的胰岛素抵抗。ERAS指南指出，术后早期经口营养饮食可维护、支持肠黏膜屏障和消化功能，改善组织灌注，降低感染性并发症的发生率，满足机体对营养的需求，加速机体康复。患者术后清醒即可少量饮水，从10~20mL开始，术后第1天即可开始口服液体或少量清流质500~1 000mL，以后每天逐渐增量，当口服液体量达到每天2 000~2 500mL的生理需要量时，即可以考虑停止静脉输液。患者的饮食原则为：从清流到流质到半流质，逐渐过渡；饮食量从少量到半量到全量，逐步增加。对于无法早期经口进食的患者或经口进食无法满足能量需要的患者，应考虑给予管饲营养支持或全肠外营养。

3. 术后早期活动

术后早期活动有利于增加肺活量，利于痰液排出，降低坠积性肺炎发生的风险；避免髂后上棘体、骶尾部等突出部位被长期压迫，影响局部血液循环，导致压疮；改善全身血液循环，预防深静脉血栓的形成，促进肠功能恢复，减少尿潴留，有助于减轻患者的恐惧和焦虑等。原则上，在患者术后清醒、病情稳定后即可指导和鼓励患者进行术后早期床上活动，包括做深呼吸运动、四肢自主活动、抬臀运动、自行翻身和坐起、踝泵运动、床上踩单车运动等。对痰多者，帮助叩击背部、指导做有效咳嗽，有利于痰液排出。术后24~48h内，可指导和协助患者试行下地活动。根据患者体能状况鼓励患者逐渐由床上坐位过渡到床沿坐，再到下床坐椅、床边慢慢站立、病房内行走、走廊内行走，步行次数和时间每日逐渐增加，同时鼓励患者每日步行上厕所、称体重等。患者在实施早期活动的每一步时，护士要评估患者的意识、心率、血压、血氧饱和度等客观指标，关注患者有无头晕等不适，并与主管医生确认，排除活动禁忌证。护士还应了解患者对活动的接受程度、心理状态，并结合患者的心功能、年龄等综合判断。护士应通过系统而具体的健康宣教，指导患者制订合理的术后活动目标，遵循"量力而行，尽力而为"的方针。护士应为患者建立活动日记，利用计步器等设备，记录每日活动情况，鼓励和督促患者确切落实每日活动目标，并根据患者体能状态酌情逐日增加活动量。

（刘爱红）

第四节　出院指导及延续性护理

随着医学的发展，ERAS理念在国内得到较快的推广和应用，患者康复速度加快，术后住院时间明显缩短，术后早期出院成为发展趋势。因此，出院指导和延续性护理显得尤为重要。护理人员应针对患者出院后最需要解决的护理问题，制订出院指导和延续性护理计划，让患者享受全程、专业的护理服务，实现护理的全程性、协作性和延续性。

一、出院指导

术后患者病情稳定时，责任护士即可进行初次出院宣教，宣教内容可围绕患者自身及家庭成员的出院准备，包括心理、环境等方面。确定出院时间后责任护士应根据患者实际情况再次进行系统性、针对性宣教，主要内容包括：心理与康复的关系，指导患者保持良好的心情与睡眠；饮食与营养的要求及注意事项，指导患者饮食总原则为少食多餐、细嚼慢咽、品种多样，指导患者参照中国居民平衡膳食宝塔的要求，保证糖类、蛋白质、脂肪、维生素等营养的摄入，每天所需的能量按25～30kcal/（kg·d）、蛋白质按1～1.5g/（kg·d）进行计算，通过展示食物模型，让患者印象深刻并易于掌握，指导患者继续落实口服营养补充等；活动与休息，告知患者不要过于劳累，落实每天的活动量，按在医院期间达到的要求基础上，每天逐渐增加时间和次数。

二、延续性护理

延续性护理是将住院护理服务延伸至社区或家庭的一种护理模式。它是指设计一系列的护理活动，确保患者在不同健康照顾场所之间转移或不同层次健康照顾机构之间转移时所接受的健康服务，具有协调性和连续性。延续性护理可以使患者在出院后得到专业的医疗护理服务，预防或减少患者健康状况的恶化，降低医疗费用，提高患者满意度。延续性护理以切实提高患者生活质量作为最终目标。本节胃肠癌患者的延续性护理主要是指患者由医院转移到家庭中实施的护理。

延续性护理的具体内容包括如下几方面。

1. 明确延续性护理的目的

尽量减少因人员因素而导致延续性护理质量降低的情况；通过多种方式的结合，提高延续性护理指导的质量；通过延续性护理的方式，给予正确指引，帮助患者有效地改善其术后的营养状况及生活质量，提高其对后续治疗的依从性。

2. 多样化随访方式

出院当天指导患者使用健康教育手册；向患者发放需求表，了解患者的需求，向患者发放健康资料，指导患者学会查看科室App平台推送的健康教育；给患者提供电话随访方式、微信随访方式、专家门诊复诊方式等。

3. 统一随访时间

术后1周内，电话或微信随访1次，关注患者是否存在腹痛、腹胀、恶心、呕吐等不适症状，询问关心患者的心理状况；术后1周后，提醒患者首次门诊随访的时间，观察伤口愈合情况，对未拆线者，完成伤口拆线，根据患者的病理情况，安排下一步治疗计划；术后30天后，每周电话或微信随访1～2次，了解患者的饮食情况和营养状态，了解患者身体各方面的指标；术后6个月内，每月随访1～2次，关注患者对后续治疗的反应，询问患者的主诉，提高患者对治疗的依从性。

4. 规范随访内容

胃肠癌术后患者对饮食的需求率普遍较高，可能是由于胃肠癌手术后，多数患者出院时胃肠道功能刚刚开始恢复，饮食大多还是以流质饮食或半流质饮食为主，且消化系统解剖及生理功能发生较大的改变，患者在出院后还不能完全适应这种改变，对很多问题不知道该如何应对，饮食方面总是担心"吃什么、怎么吃、吃多少"。因此，护理人员应给予患者饮食指导，讲解饮食与营养的要求、注意事项及重要性。指导患者饮食总原则为：少食多餐、细嚼慢咽、品种多样化，避免进食生冷、坚硬食物；指导患者参照中国膳食食物宝塔的要求，多食新鲜蔬菜、水果，保证糖类、蛋白质、脂肪、维生素等营养物质的摄入；指导家属进行食物的制作，提供营养处方；根据患者的情况设计每天饮食的品种、饮食量，注重食物的搭配和互换；指导患者继续落实口服营养补充等；告知患者每天正确测量并记录体重，定期监测营养相关指标；指导患者自我观察胃肠道的情况，如有不适，及时告知或就诊。活动与休息，告知患者不要过于劳累，出院后根据患者恢复情况正确指导其进行功能锻炼，如散步、跳广场舞、慢跑等，以患者耐受为宜，病情严重者则需要卧床休息。心理护理方面，受到原发疾病的影响，且癌症具有恶性程度高、病程长、常需反复复诊或治疗等特点，再加上放化疗引起的毒副反应等，患者常常会产生烦躁、消极、抑郁、恐惧的心理。需要指导患者出院之后对自我症状进行识别，强化患者的自我管理能力；通过电话随访，对患者的心理状态进行评价、分析并进行心理疏导，患者通过情感的倾诉与宣泄，可有效释放不良情绪；通过列举成功病例，提高患者治疗依从性和配合度，帮助患者树立战胜疾病的信心。

我国的延续性护理起步比较晚，尚没有统一的适合我国国情的延续性护理实践模式。我国三级卫生服务体系仍不完善，大量患者居住在农村、乡镇、外省市，对当地医院存在一定的"不信任"；部分患者文化水平较低，对出院后的饮食、后续治疗、护理等的理解和落实大打折扣；医护人力短缺，工作负荷、强度大等，导致延续性护理的计划和举措很难一一落实。还有付费模式、护理人员上门服务的安全问题等。因此，目前我国的延续性护理的开展有待不断的探索与推进。

（刘爱红）

参考文献

[1] 中国研究型医院学会机器人与腹腔镜外科专业委员会. 胃癌胃切除手术加速康复外科专家共识（2016版）[J]. 中华消化外科杂志，2017，16（1）：14-17.

[2] 彭南海，夏灿灿，杨洋，等. 院前干预联合延续护理在加速康复外科胃肠肿瘤患者中的应用及效果评价 [J]. 护理管理杂志，2017，17（11）：831-833.

[3] 陈孝平，汪建平，赵继宗，等. 外科学 [M]. 9版. 北京：人民卫生出版社，2018.

[4] 梁廷波. 加速康复外科理论与实践 [M]. 北京：人民卫生出版社，2018.

[5] 周华丽，马洪丽，顾琼，等. 胃癌患者围手术期加速康复临床护理路径的构建及效果评价 [J]. 护理学杂志，2019，34（10）：20-22，41.

[6] 中华医学会肠外肠内营养学分会，中国医药教育协会加速康复外科专业委员会. 加速康复外科围术期营养支持中国专家共识（2019版）[J]. 中华消化外科杂志，2019，18（10）：897-902.

[7] 季昌永，刘连新. 加速康复外科的规范与安全 [J]. 中国普外基础与临床杂志，2020，27（1）：7-12.

[8] 李彬，石敬勇，吴刚，等. 加速康复外科理念在胃癌围术期中应用研究进展 [J]. 中华实用诊断与治疗杂志，2021，35（2）：213-216.

第十二章

胃肠癌影像学诊断与精准临床分期

第一节　X线、CT、MRI在胃肠癌精准分期中的应用与研究进展

一、胃肠癌X线、CT、MRI检查方法概述

不同的影像学检查方法具有不同的优势及不足，应当根据患者自身情况、不同病情等因素合理选择影像学检查方法。

（一）消化道造影

消化道造影检查是一种传统的影像学检查方法，具有操作简便、价格低廉及相对无创等优点，胃癌患者常采用气钡双重造影或低张气钡双重上消化道造影，结直肠癌患者常用钡灌肠或气钡双重灌肠。消化道造影检查主要用于观察管腔内黏膜表面情况及管壁蠕动情况，根据肿瘤形态及浸润情况的不同，其在消化道造影检查中可以表现为黏膜破坏、充盈缺损、龛影、管腔狭窄、管壁僵硬等。消化道造影能够为胃肠癌定性诊断提供帮助，清楚显示早期病变导致的黏膜破坏和管壁僵硬等表现，图像的空间分辨率高，有助于更加直观地显示病变范围（图12-1-1），但无法确认肿瘤浸润深度、周围淋巴结转移、邻近和远处脏器受累情况（图12-1-2），因此，无法进行准确的肿瘤分期。受检查者经验的影响，早期微小病变也可能存在一定的漏诊风险。

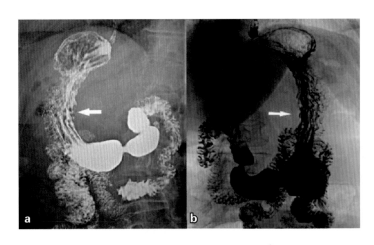

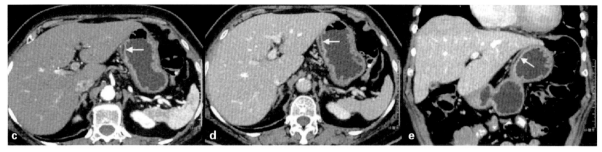

图12-1-1　胃体小弯侧胃癌

a、b. 不同体位上消化道造影检查显示胃体小弯侧位置固定的黏膜皱襞连续性中断（箭头），病变区与正常胃壁分界清楚，动态观察局部胃壁略显僵硬，符合胃癌表现；c. 动脉期CT增强；d. 静脉期CT增强；e. 静脉期CT冠状位重建图像见胃体小弯侧胃壁分层，黏膜下层肿胀，局部黏膜强化程度增高，无明显增厚、破坏征象，依据CT表现尚不足以诊断为胃癌。

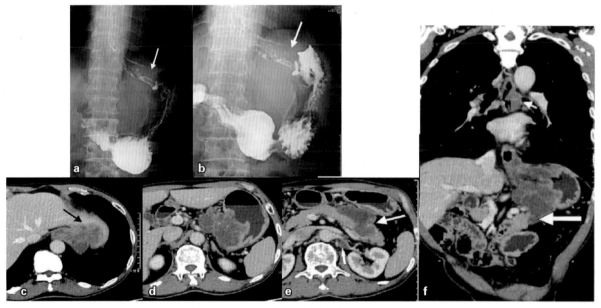

图12-1-2　胃食管结合部癌

上消化道造影检查（a为立位，b为仰卧位）见肿瘤部位（白箭）黏膜增粗并破坏、中断，管腔内不规则充盈缺损，可以明确病变部位，但无法评估肿瘤向外侧的侵犯范围及转移情况；c～e为静脉期轴位CT增强图像、图f静脉期增强CT冠状位重建图像见肿瘤向周围侵犯，累及肝左外叶后缘（c，黑箭），向下侵犯胰腺（e～f，长白箭），胃小弯、胃左动脉旁、贲门周围（d）、腹膜后肾血管周围（e，短白箭）、纵隔（f，短白箭）多发淋巴结转移。

（二）CT

多层螺旋CT（multi-slice spiral CT，MSCT）具有检查时间短、覆盖范围大、密度分辨率高、发现病变能力强等优势。"一站式"胸腹盆腔CT增强检查可以在一次检查中同时观察胃肠癌原发病灶、周围侵犯、淋巴结和远处转移情况，完成对肿瘤的TNM分期，因此在胃肠癌的临床检查中得到了广泛应用，已经被美国癌症联合委员会（American Joint Committee on Cancer，AJCC）第八版胃癌分期指南推荐为胃癌影像分期的一线检查方法，也是中国临床肿瘤学会（Chinese Society of Clinical Oncology，CSCO）胃癌、结直肠癌诊疗指南推荐的治疗前分期及疗效评估的一线检查方法。多平面重建（multiplanar reformation，MPR）等后处理技术的应用还能进一步提升MSCT的诊断准确率（图12-1-3）。应用CT仿真内镜技术（virtual endoscopy，VE）还可在常规CT增强检查基础上，同期无创性观察管壁表面及管腔内病变，尤其适用于因胃肠腔狭窄而使肠镜不能通过的患者，但是这仍不能替代胃肠镜在组织学活检中的作用。此外，与消化道造影检查相比，CT检查空间和时间分辨率低，不能动态观察胃肠道管壁的蠕动和僵硬情况，必须结合冠状位、矢状位重建图像才能对病变进行较为整体性的观察，对早期病变的显示能力低于前者，CT检查阴性并不能完全排除肿瘤存在的可能（图12-1-3）。

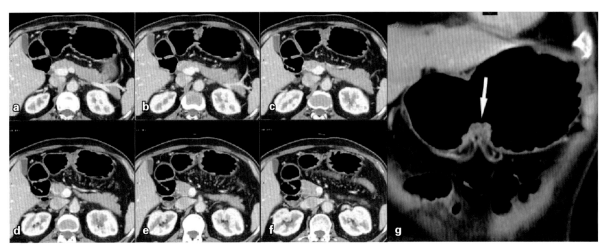

图12-1-3　胃体胃窦移行区大弯侧胃癌

以横轴位CT图像（a～f）为基础诊断胃体胃窦移行区大弯侧胃癌信心不足，冠状位CT重建图像（g）病灶（白箭）显示清晰。

（三）MRI

MRI具有优越的软组织分辨率，能够清晰分辨胃及直肠的黏膜层、黏膜下层、肌层、浆膜层以及胃肠周围脂肪组织，因而在评估肿瘤浸润深度的T分期中显示出卓越的诊断能力；MRI检查不仅具有无电离辐射，能够进行多序列、多方位成像的优点，还可以进行弥散加权成像（diffusion-weighted imaging，DWI）等多种功能成像序列扫描，能够在一定程度上反映肿瘤生物学活性，如组织含水量、细胞密度、血流动力学等特征，因而在胃肠癌肿瘤诊断、疾病转归和疗效监测中的应用越来越广泛。多种国际指南，包括NCCN指南、AJCC指南等，均推荐MRI作为直肠癌分期和新辅助放化疗疗效评估的一线影像学检查方法，通过评估肿瘤直接浸润深度的T分期、淋巴结转移的N分期以及是否存在直肠系膜筋膜（mesorectal fascia，MRF）受累、管壁外脉管浸润（EMVI），MRI评估结果能够精准指导治疗方案的决策，并有助于预测肿瘤复发的潜在风险（图12-1-4）；对于辅助治疗后患者，MRI是评估肿瘤治疗反应优劣，肿瘤是否降期以及是否完全缓解的首选检查方法。由于胃的蠕动较强，MRI扫描速度相对较慢，图像质量可能会受到呼吸运动、胃肠蠕动、胃肠内容物（气体等）以及磁场均匀性等因素的干扰，因此迄今为止胃癌影像学评估仍以CT增强检查为主，但MRI在胃癌诊断中的应用也已逐步得到重视。此外，目前MRI检查还无法实现大范围的胸腹连扫，对腹膜微小细节的观察仍以CT检查为优，肺部肿瘤及腹腔种植转移的诊断仍首选CT检查，因此MRI还不是进行肿瘤转移M分期的首选方法，目前仍无法取代CT检查在胃肠癌TNM影像分期中的作用。对于存在未治愈的甲亢，具有中、重度急性碘过敏反应病史及存在重度肾功能不全等CT增强检查禁忌证的患者，MRI无疑为首选检查方案。

除此之外，磁共振结肠成像（magnetic resonance colonography，MRC）通过将气体、水或顺磁性、超顺磁性氧化铁微粒悬浮液经口服和/或经直肠灌入结肠后，可获得类似于X线灌肠检查的MRI结直肠成像效果，对结直肠癌成像具有一定帮助，但是图像质量可能受空间分辨率、磁敏感伪影、部分容积效应等因素影响。

了解多种影像诊断技术的优势并对其进行联合运用，能够为患者提供更加合理、高效的影像学检查指引，从而最大程度使患者获益。

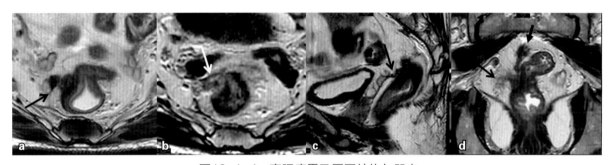

图12-1-4　直肠癌累及周围结构与器官

a. 斜轴位T$_2$WI图像，显示直肠癌累及直肠系膜筋膜（黑箭）；b. 增强T$_1$WI图像，显示腹膜反折受累、增厚（白箭）；c. 矢状位T$_2$WI图像，显示肿瘤累及腹膜反折，并与精囊腺尖部粘连（黑箭）；d. 冠状位T$_2$WI图像，显示肿瘤累及腹膜反折（黑箭），并沿管壁外脉管浸润（EMVI，＋）（短箭）。

二、胃肠癌的CT、MRI影像学表现与术前精准分期

肿瘤-淋巴结-远处转移（tumor node metastasis，TNM）分期作为公认的肿瘤分期体系，被用于胃肠癌术前诊断及精准分期，是临床医生对患者进行个体化精准治疗的前提。

（一）胃癌

1. 胃癌的影像学诊断

胃癌的影像学表现主要包括以下几点。①X线造影检查：肿瘤部位呈规则/不规则充盈缺损，局部黏膜破坏并黏膜皱襞连续性中断，边缘部分黏膜皱襞呈杵指状增粗，出现指压迹样充盈缺损；溃疡型肿瘤可见胃轮廓内的不规则龛影，龛影周围肿瘤隆起形成"环堤征"；正常胃壁规则的、均匀分布的胃小区及胃小沟在低张气钡双重造影中被杂乱的钡斑替代。②CT、MRI检查：肿瘤部位胃壁增厚，可呈蕈伞状、结节状，伴或不伴火山口样缺损，或呈较大范围内弥

漫性胃壁增厚，表面平坦或凹凸不平，失去黏膜皱襞的正常形态；CT平扫病变区多数呈等密度或稍低密度；MRI检查，T_2WI可见病变区胃壁分层消失（正常胃壁呈黏膜层低信号，黏膜下层高信号，肌层中等信号），呈稍高信号，T_1WI接近等信号，DWI呈等-高信号，表观弥散系数（apparent diffusion coefecient，ADC）图常呈不同程度的弥散受限；CT、MRI增强扫描，肿瘤部位可于动脉期或静脉期显著强化，或呈进行性延迟强化，或各期均呈稍低密度或信号伴延迟强化，强化程度可以均匀或不均匀（图12-1-5）。③伴有不同程度的局部管壁僵硬和舒张度降低。④伴/不伴有周围淋巴结肿大。⑤伴/不伴有相邻器官受侵或向远处器官转移。

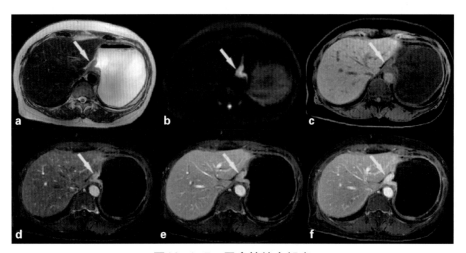

图12-1-5　胃食管结合部癌

a～f. 分别为横轴位T_2WI、高DWI（b=1 000）、肝脏容积加速采集成像（liver acquisition with volume acceleration，LAVA）平扫，以及动脉期、静脉期、延迟期LAVA增强扫描图像，肿瘤（箭头）呈T_2WI稍高信号，DWI高信号，进行性延迟强化。

2. 胃癌的鉴别诊断

尽管胃癌常规诊断并不困难，但是局限性或弥漫性胃壁增厚不仅见于胃癌，还可以见于多种肿瘤性或非肿瘤性病变，包括胃肠道间质瘤、淋巴瘤、神经内分泌肿瘤、神经鞘瘤、脂肪瘤、平滑肌瘤等肿瘤性病变，以及黏膜肥厚性胃炎、嗜酸细胞性胃肠炎等炎性病变。与胃癌不同，胃肠道间质瘤、淋巴瘤、神经内分泌肿瘤、神经鞘瘤、脂肪瘤、平滑肌瘤等肿瘤性病变均起源于胃壁黏膜下，在增强扫描图像中仔细观察病变表面是否存在完整或不完整的强化的黏膜层对于鉴别黏膜起源和黏膜下起源肿瘤具有重要价值。此外，各种肿瘤性病变也有其相应的影像特征。胃肠道间质瘤，多数与正常胃壁分界清楚，呈孤立局限性结节或肿块，向腔内或腔外生长，较大者容易出现出血、坏死或囊变，相对血供丰富，增强扫描常呈均匀或不均匀显著强化，且有渐进性强化的特点（图12-1-6），较大者肿瘤中央坏死囊变，可形成空洞与胃肠腔相通。胃原发性淋巴瘤根据类别不同可有不同的影像表现：弥漫大B细胞淋巴瘤多呈均匀软组织密度，中等程度强化，不引起管腔狭窄和梗阻，黏膜面多清楚，当合并胃周、腹膜后及肾门区多发淋巴结肿大，并且肿大淋巴结坏死及钙化均不明显时更需高度怀疑（图12-1-7）。黏膜相关淋巴组织淋巴瘤，多与幽门螺杆菌感染相关，主要表现为胃壁局限性或弥漫性增厚，黏膜下病变多数强化轻微，常见粗大黏膜皱襞伴黏膜增厚、强化程度增高，伴或不伴大小不等的表浅性溃疡，容易与炎性病变混淆，确诊依赖于内镜活检。无论胃壁增厚程度如何、病变累及范围多广，胃淋巴瘤很少引起梗阻表现，有助于与胃癌进行鉴别。神经内分泌肿瘤通常表现为息肉样或结节样病变，凸向腔内生长，边界清楚，明显强化，有功能者可出现"类癌综合征"表现。神经鞘瘤通常边缘光整、密度均匀，强化程度相对较低，可出现渐进性轻度或较低程度的中等强化（图12-1-8）。脂肪瘤CT检查表现为黏膜下边界光整的、脂肪密度无强化结节，病灶内CT值可在-100HU～-80HU；MRI检查表现为黏膜下边界光整的T_1WI、T_2WI高信号结节，脂肪抑制序列脂肪区域的高信号可以被抑制而表现为低信号。平滑肌瘤源自固有肌层，呈结节或团块状向腔内或腔外生长，均匀轻中度强化（图12-1-9）。黏膜肥厚性胃炎、嗜酸细胞性胃肠炎可引起胃的黏膜皱襞肥厚、粗大，但没有黏膜破坏表现，黏膜强化正常或强化程度增高，胃壁有弹性且不僵硬，血清嗜酸性粒细胞增高有助于嗜酸细胞性胃肠炎诊断，后者还常伴随胸腔积液、心包积液等浆膜腔积液表现（图12-1-10）。

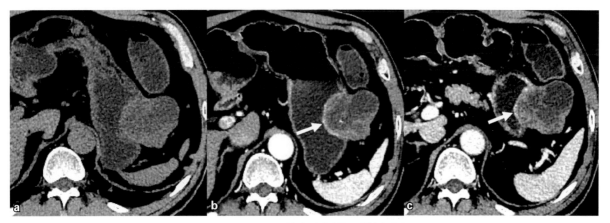

图12-1-6　胃体大弯侧胃肠道间质瘤

轴位CT图像显示胃体大弯侧病灶呈结节状软组织密度灶，向胃壁两侧凸出，其内密度欠均匀，增强扫描不均匀强化，病灶内可见无明显强化的囊变区，邻近胃壁黏膜线清晰（箭）。

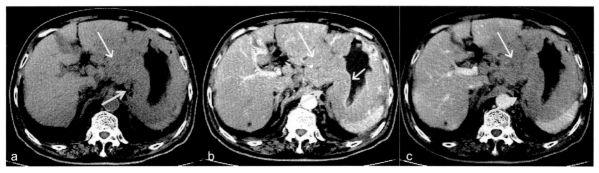

图12-1-7　胃体胃窦部淋巴瘤（弥漫大B细胞型）

轴位CT显示胃体胃窦部弥漫性胃壁增厚（黄箭），增强扫描呈均匀软组织密度、中度强化，相应区域胃壁黏膜线清晰（短白箭），胃小弯内侧肝胃间隙见多发肿大淋巴结，强化均匀，部分融合，未见明显坏死区（长白箭）。

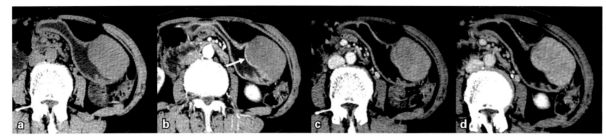

图12-1-8　胃体大弯侧神经鞘瘤

轴位CT显示胃体大弯侧团块状向管腔外生长的肿物，边缘光整，密度均匀，增强扫描呈渐进性轻中度强化，邻近胃壁黏膜线清晰（箭）。

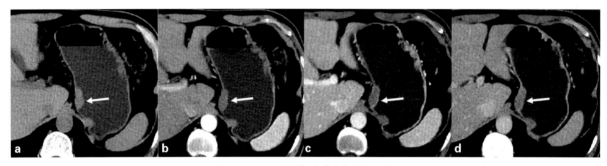

图12-1-9　胃体小弯侧平滑肌瘤

a～d. 依次为轴位CT平扫、动脉期、静脉期、延迟期增强扫描图像，可见胃体小弯侧黏膜下向腔内生长结节（箭），边界清晰，增强扫描均匀轻度强化，静脉期（图c）病变靠近管腔侧表面见清晰黏膜线。

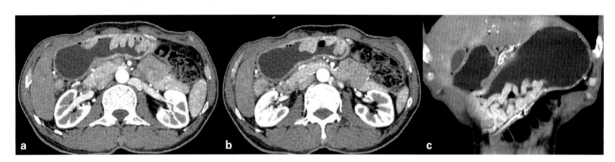

图12-1-10　胃黏膜肥厚症

增强CT显示胃体胃窦部黏膜广泛增厚并见多发粗大的黏膜皱襞，胃壁外缘光整，增强扫描黏膜强化明显。病理证实为胃黏膜肥厚症（肥厚性胃炎）。

3. 胃癌TNM分期

根据国际抗癌联盟（union for international cancer control，UICC）、美国癌症联合委员会（American Joint Committee on Cancer，AJCC）第八版胃癌TNM分期系统，胃癌临床TNM分期标准如下。

T分期：

T1a，侵犯黏膜固有层或黏膜肌层；

T1b，侵犯黏膜下层；

T2，侵犯固有肌层；

T3，穿透固有肌层，累及浆膜下结缔组织，但尚未侵犯浆膜层；

T4a，侵犯浆膜层；

T4b，侵犯邻近结构或器官。

N 分期：

N0，无区域淋巴结转移；

N1，1～2个区域淋巴结转移；

N2，3～6个区域淋巴结转移；

N3a，7～15个区域淋巴结转移；

N3b，16个或以上区域淋巴结转移。

M分期：

M0，无远处转移；

M1，有远处转移。

AJCC第八版胃癌分期首次单独提出了基于影像表现的cTNM分期系统，彰显了临床个体化诊疗对于影像学的期待。

2012年Kim等在《欧洲放射学杂志》对第七版胃癌T分期对应征象进行了总结和解释，具体如表12-1-1。

表12-1-1　第七版胃癌T分期对应征象

CT分期	病理学定义	CT参考征象[a]	CT参考征象[b]
cT1	侵犯黏膜或黏膜下层	与相邻正常黏膜层相比，肿瘤表现为黏膜层增强和/或增厚，其外侧可见低强化带	T1a：低强化带完整 T1b：肿瘤浸润低强化带，浸润深度少于低强化带厚度的50%
cT2	侵犯固有肌层	肿瘤浸润胃壁低强化带，但未累及外层稍高强化带外缘	肿瘤浸润深度超过低强化带厚度的50%
cT3	肿瘤穿透固有肌层，侵犯浆膜下结缔组织，未侵犯脏层腹膜	在视觉上无法区分肿瘤与胃壁外层，胃壁外层的外缘轮廓光滑或胃周的脂肪层有少许细短索条	胃壁外层的外缘光滑或胃周脂肪层细短索条范围<1/3全部病变面积
cT4a	侵犯浆膜（脏层腹膜）未侵犯邻近结构/器官	胃壁外层的外缘不规则或呈结节样和/或可见胃周脂肪间隙密集的条带状浸润	浆膜高强化线样征(断层分区定位法)
cT4b	侵犯邻近结构/器官	肿瘤与相邻脏器间的脂肪层消失，呈指状嵌插或直接浸润受累器官为确切侵犯征象	肿瘤与相邻脏器间脂肪层密度增高并见明显索条

注：a. 供临床cT分期时作为征象参考，根据报道应用该类征象T分期准确率从70%～90%不等；b. 非典型、不常见征象或未经大样本多中心临床验证的征象，供分期时参考。

现有研究的荟萃分析结果提示，CT检查对胃癌的cT分期准确率约80%，而cN分期准确率仅约60%。从第八版AJCC分期指南中可以发现如下问题。

①T分期：基于详细的病理组织学胃癌分期标准，cTNM分期并未给出足够明确的T分期影像学诊断标准，例如，T1期与T2期的区分主要取决于病变是否穿透黏膜下层，但在CT检查中并不能清楚地识别黏膜下层，只能粗略依据胃壁解剖特征——黏膜及黏膜下层与固有肌层各占胃壁厚度50%的原理，采取对半厚度比的间接标准将肿瘤浸润胃壁低强化带深度少于50%判断为T1期，浸润胃壁低强化带深度超过50%判断为T2期，但此标准受到个体差异的影响，准确性仍有待商榷。T2期与T3期区分的标准仅在于肿瘤是否突破固有肌层，当固有肌层尚未被完全突破，肿瘤与胃壁外层的外缘之间尚存稍高强化条带的则判为T2期；若肿瘤与胃壁外层之间的稍高强化带消失，在视觉上无法区分肿瘤与胃壁外层，则判断为T3期，但是由于肿瘤不均匀生长，癌灶性突破固有肌层非常常见，影像诊断中容易被漏掉，需要密切结合冠状位和矢状位图像进行判断。区分T3期与T4a期的关键在于对浆膜位置的判断以及对胃周脂肪层浸润程度的判断；受到图像分辨率限制，在CT图像中常常难以识别浆膜层所在的准确位置，因而可能出现过度分期。有研究单独评价CT区分T3期和T4期的效能，结果显示其准确率仅约60%，原因之一为依据CT表现难以区分造成胃周脂肪层模糊的组织成分，例如癌肿浆膜侧出现的毛刺索条究竟是炎性浸润、纤维索条还是癌性浸润；其次为靠近贲门的胃底部内后方，大约第10胸椎至第1腰椎椎体平面，腹横膈内侧韧带（MGDL）、腹横膈外侧韧带（LGDL）和胃胰韧带（GPL）之间的区域内，胃壁外缘没有任何浆膜覆盖，这个区域被称为"胃裸区"，相应区域内胃癌的T分期没有T4a，但在CT图像上这一区域缺乏可清楚识别的解剖标志，因而经常影响对这一区域肿瘤T分期的准确判断（图12-1-11）。当胃癌发生在无浆膜覆盖的胃裸区时，更容易浸润胃外脂肪组织，也更容易发生腹膜后种植转移，是胃癌的不良预后预测因素之一。在既往将T4b划为Ⅲ期的背景下，将cT4b划归至Ⅳa期的原因，可能就与影像学对脏器侵犯的判断存在滞后有关，影像明确侵犯而报告cT4b时，往往已经合并隐匿性腹膜转移等pM1/cM0因素，因此总体预后可能差于pT4b。此外，对于食管胃结合部肿瘤，尽管已将胃食管交界点调整为可在影像图像上准确定位的角切迹，但仍未彻底解决2cm线的空间定位问题。此外，值得注意的

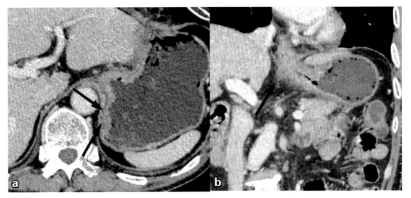

图12-1-11　胃食管结合部癌肿瘤侵犯胃裸区

胃食管结合部癌穿透内后侧胃壁的固有肌层进入周围脂肪间隙（箭），局部无浆膜覆盖为胃裸区，T分期为T3期，但胃裸区没有清楚的边界，非裸区应当按照常规胃癌T分期标准进行T分期。

是，部分肿瘤在CT、MRI增强检查中呈现延迟强化表现，因此为了在T分期中准确判断肿瘤浸润深度，延迟期扫描不能省略，需要结合多期扫描图像综合判断肿瘤浸润深度。

②N分期：CT可无创、直观地显示胃引流区域淋巴结，是胃癌术前N分期的主要手段。临床要求影像学尽可能准确地判断转移性淋巴结并给出转移性淋巴结数目，或至少能够判断淋巴结转移的N分期区段。目前影像学对转移性淋巴结的判断，常以形态学改变结合淋巴结肿大作为判断依据，其中淋巴结形态不规则、边缘不光滑、出现尖角征，或者淋巴结肿大并相互融合，是诊断转移性淋巴结较为可靠的影像学征象。淋巴结圆钝并淋巴结门消失是转移性淋巴结的常见征象，但由于CT/MRI扫描方向及层厚的差异，仅依据淋巴结圆钝并淋巴结门消失诊断转移性淋巴结并不可靠。而依据淋巴结大小判断是否为转移性淋巴结目前尚缺乏统一的诊断标准，AJCC第八版胃癌分期指南也并未作出明确的定义。淋巴结短径＞5mm、≥8mm或≥1cm均为常用的转移性淋巴结判断依据，短径越小敏感性越高、特异性降低，短径大则特异性高、敏感性降低。有研究显示，转移性淋巴结中短径8mm以下的比例可能达到总体转移性淋巴结的60%以上，而目前常规CT和MRI检查尚无法精准辨识8mm以下淋巴结的组织成分，因而准确区分转移性和良性反应性淋巴结仍存在较大难度。临床工作中，我们也经常发现短径≤3mm的转移性淋巴结以及短径＞1cm的阴性淋巴结，前者为影像学不能识别的早期淋巴结灶性转移，后者则可能与淋巴结引流区域内的炎性病变有关，如胃炎、十二指肠炎或胆囊炎等。排除淋巴结引流区内存在急慢性炎性病变或损伤的情况下，动脉早期腹膜后淋巴结强化，有助于提示淋巴结转移的潜在可能，尤其是强化不均匀的淋巴结；在淋巴结引流区内存在急慢性炎性病变或损伤的情况下，依据淋巴结动脉期强化判断转移性淋巴结并不可靠。此外，值得注意的是，位于幽门上下区、肝十二指肠韧带区及胰后区域的淋巴结容易漏诊；胃小弯侧的肿瘤浸润常与肿大淋巴结融合，部分转移性淋巴结之间融合成团块，也可能影响转移性淋巴结的准确计数。如何更加精准有效地进行胃癌淋巴结转移的诊断和分期，仍然是目前影像学研究的热点和难点，未来有可能通过影像组学与人工智能技术的发展得到改善和提升。

③M分期：胃癌血行转移以肝脏最为常见，MSCT对肝脏转移瘤的诊断敏感度和准确度分别可达100%及94.4%；胃癌也可浸透浆膜，通过腹腔种植转移到网膜、腹盆腔器官和腹膜。胃癌腹膜转移的典型CT征象包括腹腔脂肪间隙模糊、腹腔及脏器或腹壁表面大小不等的癌结节、腹膜及肠系膜不规则增厚、大量腹水、网膜饼等（图12-1-12），特异性可达90%以上，但敏感度仅30%～50%，有研究显示CT评价为M0的患者中约1/3实际出现了腹膜转移；漏诊多位于大网膜、壁腹膜和肝周腹膜，其中肝周腹膜转移可表现为沿肝周分布的粟粒状或结节状轻中度强化软组织密度灶，动脉期增强有时可见肝周腹膜的反应性强化；大网膜和肠系膜的早期转移在CT图像上表现为脂肪间隙密度增高，可呈淡条片状"污迹征"，组织学上常表现为乳斑形成和成纤维反应，以目前影像学手段通常难以将其与炎性反应性改变区分。

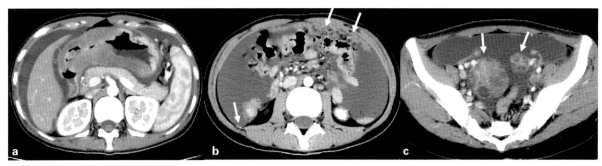

图12-1-12　胃体胃窦癌并腹盆腔广泛种植转移

a. 动脉期CT增强轴位图像，显示胃体胃窦部胃壁不规则环周增厚，累及幽门管区；b. 中腹部层面，显示腹腔大量积液，大网膜显著增厚挛缩呈饼状，并局部区域多发粟粒状结节（箭）；c. 盆腔层面，显示双侧卵巢囊实性包块（箭），不均匀强化，盆腔积液。

　　面对上述争议问题，以现有的影像学手段，尚无法取得本质上的突破与进展，但可以尝试通过密切结合临床情况，进一步优化扫描、发掘精细征象、规范诊断报告内容、探索和利用新技术，可能从一定程度上提高诊断准确性。

　　④管壁外脉管浸润（EMVI）：EMVI阳性是肿瘤局部复发和转移的重要危险因素，表现为肿瘤包绕并浸润胃肠道固有肌层外的血管壁或肿瘤信号直接延伸到靠近肿瘤的血管腔中（图12-1-13），呈连续或不连续条形肿瘤信号，或者表现为管腔粗细不均、边缘毛糙。

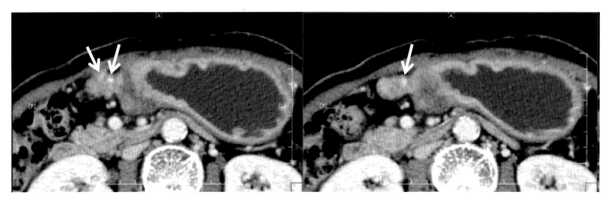

图12-1-13　胃窦癌并壁外血管侵犯

增强CT轴位图像显示胃窦部胃壁不规则增厚，增强扫描不均匀强化；胃壁外血管（白箭）被肿瘤包绕侵犯，轮廓不清晰、边缘不光滑。

4. 胃癌检查与评估中值得注意的若干问题

　　胃是空腔脏器，在不同的收缩和舒张状态下胃壁厚度存在显著不同，在充分充盈的情况下正常人群胃壁厚度一般在5mm以内，舒张不足导致的假性胃壁增厚可能与癌性胃壁增厚鉴别困难，扫描前适当应用低张并联合气体或水充盈胃肠道，可有效提升图像质量，有利于显示癌肿以及准确判断癌肿浸润深度。经静脉应用对比剂后，应进行包括动脉期、静脉期、延迟期在内的多期增强扫描，对于部分呈延迟强化表现的胃癌，如印戒细胞癌等，应以延迟期图像作为判断肿瘤浸润深度的依据。此外，在获得薄层轴位图像的基础上，应充分合理地应用多平面重建技术（multiplanar reformation，MPR）针对肿瘤部位以及其他可能受累区域进行冠状位、矢状位重建，多角度、多方位充分地显示肿瘤，最大限度降低部分容积效应的干扰，有助于准确评估病灶分布、大小、浸润深度和侵犯范围，以及种植转移情况，也有助于避免遗漏多源癌的可能（图12-1-14）；对可以明确诊断的转移性淋巴结，建议按照日本胃癌规约中的淋巴结分组进行报告，尤其是第2、第3站7～16组淋巴结，必要时精确到亚组，以便为指导手术方案决策及临床试验入组提供依据。观察CT图像时，注意合理应用窗宽、窗位，确保应用正确的窗宽、窗位观察腹腔脂肪间隙，通常较低的窗位、较宽的窗宽（窗位-50～50HU，窗宽300～500HU）有助于显示脂肪间隙内的细小病变，早期显示腹腔内微小的种植转移。

此外，掌握一些重要的间接征象也有助于准确评估癌肿累及范围，如：当癌肿累及胃壁全层时，常可发现浆膜侧出现沿胃壁长轴走行的线状高强化，即"亮线征"，提示癌肿侵出浆膜的可能性大（图12-1-15）；当胃周脂肪间隙或其他可能出现种植播散的脂肪区域（如网膜或肠系膜等）出现粟粒样结节或见索条斑片状密度增高区弥漫包绕受累脏器时，即出现"污迹征"（图12-1-16），应警惕有早期腹膜转移及病变不可切除的可能性。必要时可推荐进行诊断性腹腔镜检查；文献报道，影像学检出腹水超过50mL时腹膜转移阳性率达到75%～100%。

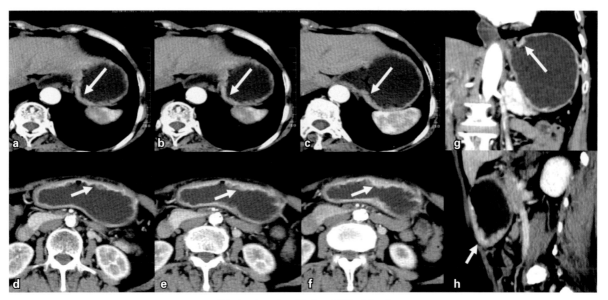

图12-1-14 胃底、胃体多源癌

增强CT结合轴位、冠状位和矢状位的多平面重建技术，观察到胃底（a～c）及胃体（d～f）大弯侧胃壁各出现一处局限性不规则胃壁增厚，增强扫描明显强化，病变较平坦，轴位图像上与周围正常组织分界欠清；冠状位（g）及矢状位（h）重建图像上病变显示得更清晰；两处病变均经胃镜病理证实为腺癌。

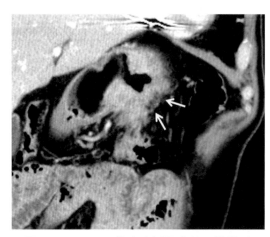

图12-1-15　胃体大弯侧胃癌侵犯横结肠

静脉期CT增强扫描冠状位重建图像见胃体大弯侧溃疡型胃癌，病变穿透固有肌层及浆膜层侵犯相邻横结肠，白箭头所指沿胃壁长轴走行的线状强化带即为浆膜层所在位置。

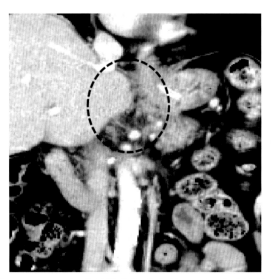

图12-1-16　胃食管结合部癌合并肝胃间隙种植转移

静脉期CT增强扫描冠状位重建图像见肝左叶与胃小弯之间脂肪间隙模糊，出现粟粒样结节及索条斑片状密度增高区，即"污迹征"，提示局部腹膜转移可能大（虚线圆环内）。

　　在胃癌新辅助化疗效果评价中，CT检查用于观察治疗后反应，比较化疗前后的TNM分期变化，通常应用RECIST标准来衡量病变大小变化，但肿瘤对化疗的反应并不仅仅体现在病灶大小改变这一单一参数上，血供减少所造成的肿瘤坏死、强化减低、囊变及纤维化等均可能是化疗有效的影像学表现。

　　由于采集时间长，易受运动、胃肠内容物等因素干扰，MRI较少应用于胃癌分期，胃癌T分期诊断标准可参考AJCC胃癌TNM分期指南建议：① T1期，胃壁无增厚，可见异常强化胃壁内层，异常强化组织未超过中间层；② T2期，胃壁增厚，固有肌层受累但病变尚未突破固有肌层，胃壁外层结构完整，浆膜面整齐、光滑；③ T3期，肿瘤突破固有肌层，但未穿透浆膜层，胃壁外缘欠光整，胃周脂肪间隙模糊，出现不规则网格状、条带状异常信号；④ T4期，浆膜层受累（T4a）或邻近器官结构（T4b）受累。根据目前的MRI技术，MRI对进展期胃癌的T分期具有较高的准确性，但对T1/T2期胃癌的区分还存在一定难度；动态对比增强磁共振成像（dynamic contrast enhanced-magnetic resonance imaging，DCE-MRI）通过非侵入性评估肿瘤组织的容量转运常数（Ktrans）、速率常数（Kep）、血管外细胞外间隙容积分数（Ve）、血管间隙容积分数（Vp）等能够反映组织内的血流动力学状态及毛细血管渗透性等生物学特征，预测胃癌组织学类型、Lauren分型和估计胃癌内肿瘤血管生成，从而能够在一定程度上预测肿瘤的生物侵袭性和预后。未来随着MRI技术进步和成像时间的缩短，我们可以期待MRI将在胃癌临床及研究领域发挥更大作用。（图12-1-17）

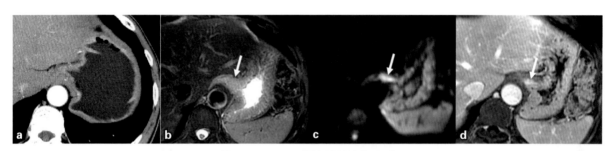

图12-1-17 食管胃结合部胃癌

a. 增强CT图像中贲门区胃壁轻度增厚，强化不明显，基于CT表现难以鉴别胃癌与炎症性病变，诊断信心不足；b~d. MRI图像能更好显示贲门区病变（箭），轴位脂肪抑制T₂WI显示胃食管结合部胃壁稍增厚、信号略高于肌层信号（b），DWI图像病灶弥散受限呈明显高信号（c），增强扫描可见病变不均匀强化（d）。术后病理证实为中分化腺癌、浸润至黏膜下层（T1b）。

（二）结直肠癌

1. 结直肠癌的影像学诊断

结直肠癌影像学检查能很好地显示结直肠癌的部位、累及范围、肠腔狭窄情况、与邻近脏器及血管的关系、淋巴结受累与否，以及远处转移等情况，同时还在结直肠癌术前TNM分期、疗效评价以及术后监测中发挥重要作用。结直肠癌原发灶主要影像学表现包括以下几点：①钡灌肠造影检查表现为规则/不规则充盈缺损，局部黏膜、结肠袋、半月襞破坏中断；②CT表现为蕈伞状/菜花状/结节状肿物或局限性/全周性肠壁不规则增厚，伴或不伴肠腔狭窄，增强扫描病变呈不同程度异常强化，不同类型肿瘤可具有不同的强化特点，表现为动脉早期强化或延迟强化，轻度、中度或显著强化，部分可见无强化坏死区或不同范围的黏液样变区；③MRI检查中，以固有肌层信号为参照，T₂WI多数肿瘤呈不均匀高或稍高信号，T₁WI呈等或稍低信号，DWI呈不同程度高或稍高信号，ADC图弥散受限；动态增强扫描序列中，病变呈不同程度强化（图12-1-18）。

CT图像软组织分辨率较低，经常不能清楚区分直肠壁各层，对于肿瘤浸润深度的判断（T分期）准确率低于MRI及内镜超声检查（EUS）。MRI图像软组织分辨率高、能够分辨肠壁各层结构。在高质量的T₂WI图像上，可清楚分辨直肠壁5层结构，由内到外分别为黏液界面（高信号）、黏膜（低信号）、黏膜下层（高信号）、固有肌层（较低信号）、结肠周围脂肪（高信号），因而可对结直肠癌浸润深度进行精确分期。高质量的DWI序列图像（高b值），也能清楚显示高信号的病变组织与正常肠壁结构的分界面（见图12-1-18）。

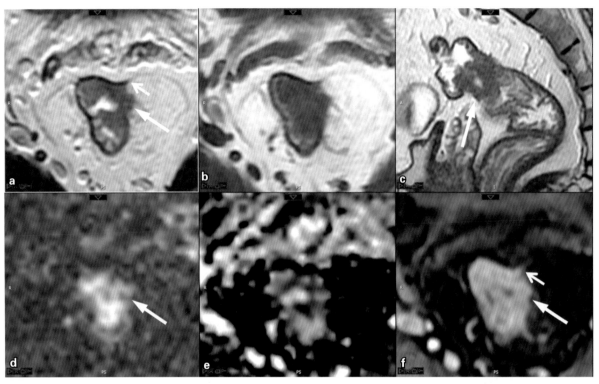

图12-1-18　上段直肠癌（T4a）

病灶位于截石位直肠十二点钟至五点钟位置（长箭），局部肠壁不规则结节状增厚。a. 斜轴位T$_2$WI，病变与固有肌层（肠壁外缘弧形低信号带）比较呈稍高信号，病变区域固有肌层连续性中断，呈尖角样累及腹膜反折（短箭）；b. 斜轴位T$_1$WI，病变接近等信号；c. 矢状T$_2$WI，固有肌层连续性中断；d. DWI（b＝1 000）序列，病变区呈不均匀高信号，周围正常肠壁信号较低；e. ADC图，病变区呈较低信号，边界欠清楚；f. LAVA序列静脉期增强扫描图像，病灶中等程度强化，与腹膜反折交界区见尖角征并中等强化（箭）。术后病理证实直肠癌累及脏层腹膜，T分期为T4a。

2. 特殊类型的结直肠癌

（1）黏液腺癌：WHO将其定义为肿瘤基质中细胞外黏液超过50%的腺癌，术后复发的概率显著高于非黏液腺癌，进行完整而无破损的全瘤切除是降低复发概率的重要方法，因此术前准确诊断对于确定正确的治疗方案至关重要。内镜活检诊断敏感性不高，而影像学检查对此病的诊断和定位起着重要作用。由于黏液腺癌病灶富含细胞外黏液成分并形成黏液湖，因此CT平扫常呈较低密度，T$_2$WI呈显著高信号甚至接近水样信号，T$_1$WI呈较低信号或低信号，DWI病变实性成分轻中度弥散受限，黏液成分弥散不受限，是与脓肿和其他肿瘤鉴别的重要依据；增强扫描病变整体强化程度较低，病变内实性结节及分隔可见不同程度强化，常呈水草状、结节状或多房状、蜂窝状表现，黏液湖区域无强化。（图12-1-19，图12-1-20）

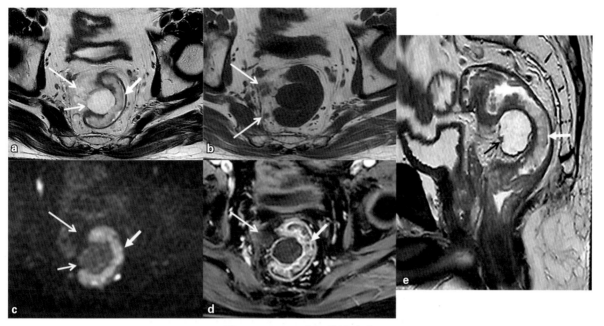

图12-1-19　直肠黏液腺癌

肿瘤实性成分（箭）在T₂WI图像（a. 轴位、e. 矢状位）呈较高信号，略低于脂肪和黏液湖（短箭），在DWI序列（图c，b＝1 000）呈高信号（弥散受限），增强扫描（d）呈蜂窝状强化；黏液湖（短箭）在T₂WI图像（a、e）呈水样高信号，DWI（c，b＝1 000）信号不高（无弥散受限），增强扫描（d）囊壁环形强化，中央区域无强化。T₁WI图像（b）肿瘤实性成分及黏液湖均呈低信号。病灶周围直肠系膜多发转移性淋巴结（长箭）也呈T₂WI显著高信号，DWI信号不高，强化不明显，提示病灶内黏液成分丰富，病灶在T₁WI呈稍低信号，对比其他序列病灶显示得更加清楚。

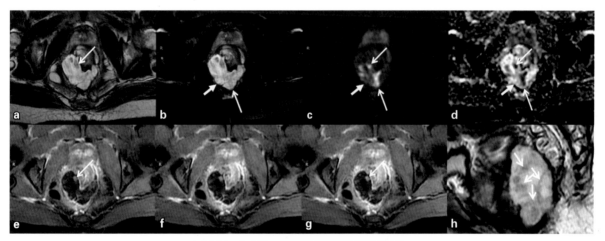

图12-1-20　直肠肛管周围黏液腺癌

肿瘤实性成分（白箭）在常规T₂WI图像（a. 轴位、h. 矢状位）及脂肪抑制T₂WI图像（b）中均呈稍高信号，结节状、乳头状或水草状，在DWI序列图像（c，b＝1 000）中呈高信号，ADC图（d）相应区域弥散显著受限，增强扫描（e～g）呈结节状、水草状、分隔样强化；黏液湖（箭）在常规T₂WI图像（a. 轴位、h. 矢状位）呈水样高信号，DWI（c，b＝1 000）信号不高，ADC图（d）无弥散受限，增强扫描（e～g）无强化。

（2）印戒细胞癌富含细胞内黏蛋白空泡，无黏液湖形成，病理组织学上肿瘤的纤维增生反应明显，常沿黏膜下浸润，因而病变在CT检查中呈软组织密度，增强扫描呈进行性延迟强化；在MRI检查中，病灶在T₂WI呈不均匀显著高信号，但信号强度低于黏液腺癌，管壁内侧面常见残留的黏膜线，T₁WI呈较低信号或中等信号，DWI轻度弥散受限，增强扫描病变整体呈中等程度延迟强化，没有不强化的黏液湖（图12-1-21）。印戒细胞癌浸润性强，容易突破固有肌层到达肠壁外，系膜受累常较明显，可见"污垢样"表现。

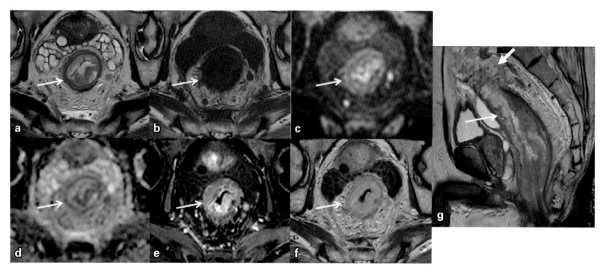

图12-1-21　直肠印戒细胞癌

病变（箭）沿肠壁环周浸润，于T_2WI（a、g）呈不均匀高-稍高信号，T_1WI（b）中等信号，DWI（b=1 000，c）及ADC图（d）病灶主体弥散不受限，后壁少许条形弥散受限区域；增强扫描（e. 静脉期增强、f. 延迟期T_1WI增强）见病灶整体中等程度延迟强化，提示病变为实性肿瘤成分构成。尽管病变段肠壁固有肌层并未完全破坏，但矢状位T_2WI（g）见病变肠段后方脂肪间隙呈"污垢样"改变（箭），提示肿瘤侵袭性强。

3. 结直肠癌的鉴别诊断

结直肠癌影像学表现需要与多种肿瘤或肿瘤样病变鉴别，如息肉、腺瘤、胃肠间质瘤、神经内分泌肿瘤、神经鞘瘤、脂肪瘤、平滑肌瘤、直肠海绵状血管瘤、恶性黑色素瘤，以及一些以局限性肠壁增厚为主要表现的炎性病变等。其中，息肉和腺瘤最为常见，通常而言小病灶（直径<2cm）、表面光滑、向腔内生长并窄蒂、与周围肠壁分界清楚的病灶更倾向于良性病变，但确诊依赖于内镜活检。胃肠间质瘤、神经鞘瘤、脂肪瘤与结直肠癌的鉴别特点与发生在胃的病变相仿。发生在结直肠的神经内分泌肿瘤通常较小，多数直径<2cm，病灶的信号特点与强化特征类似于发生在胃的病变（图12-1-22）。不同类别淋巴瘤可有不同的影像表现：弥漫大B细胞淋巴瘤常节段性浸润，呈范围较广的环周肠壁增厚，均匀轻中度强化，本身不引起管腔狭窄和梗阻，但可引起肠套叠，可出现肠系膜或腹膜后不同程度淋巴结肿大，但对周围血管通常并无侵蚀，仅呈包绕改变，形成特征性的"夹心面包征"或"三明治征"（图12-1-23），由于病变为黏膜下起源，因此增强扫描常见完整或不完整的黏膜线；发生在结直肠的T细胞淋巴瘤罕见。直肠海绵状血管瘤患者多以消化道出血为主要临床表现；CT或MRI检查常表现为肠壁环周增厚，可有不同程度管腔狭窄，但肠梗阻不明显，提示肠壁柔软可舒张；CT检查常见肠壁内及周围直肠系膜多发高密度静脉石及扩张呈网格状的静脉丛；MRI检查由于海绵状血管瘤内存在丰富的血窦，T_2WI可见病灶呈显著高信号，DWI序列病变区弥散受限不明显，增强扫描呈渐进性强化，典型病例直肠系膜可呈丝瓜瓤状或筛网状表现（图12-1-24）。直肠恶性黑色素瘤的MRI信号与瘤内

黑色素含量有关，当黑色素含量丰富时在MRI图像上可呈相对特征性的T_1WI高信号T_2WI低信号表现，黑色素含量较少时，病变也可呈T_2WI等或稍高信号、T_1WI等或稍低信号，DWI病变可呈低信号或高信号，增强后显著强化（图12-1-25）。此外，结直肠癌也常需要与一些以局限性肠壁增厚为主要表现的炎性病变鉴别，如增殖型回盲部结核，往往同时累及末段回肠与盲肠，盲肠常有挛缩并向上攀升的表现；而克罗恩病常表现为多节段性肠壁增厚、系膜侧明显，伴或不伴肠间瘘形成。此外，相对于胃癌，结直肠出现多源癌的风险更高，需要在临床工作中高度重视。

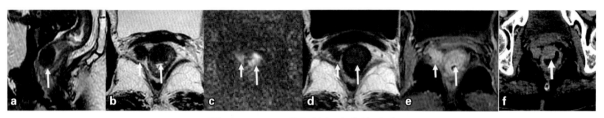

图12-1-22 直肠神经内分泌肿瘤

矢状位T_2WI（a）及斜轴位T_2WI（b）见直肠前壁局灶性隆起结节（长箭），凸向腔内生长，边界清楚，接近等信号，邻近直肠系膜内见癌旁结节形成（短箭），DWI序列（c）病灶弥散受限呈高信号，T_1WI（d）病灶呈等-稍高信号，增强扫描（e）明显强化，病灶管腔侧见强化的黏膜线；静脉期增强扫描轴位CT图像（f）亦可清晰显示肠壁及系膜内结节，肠壁结节的管腔侧可见强化的黏膜线，提示病灶起源于黏膜下。

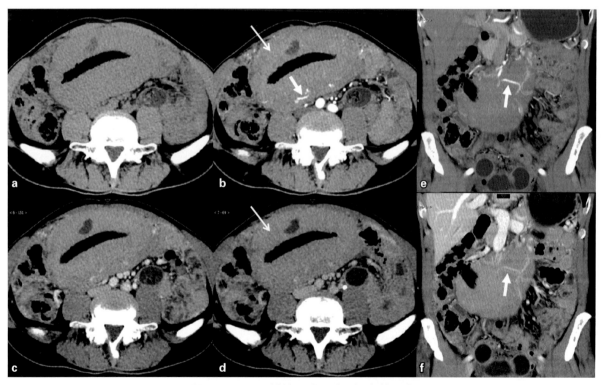

图12-1-23 横结肠弥漫大B细胞淋巴瘤

横结肠弥漫大B细胞淋巴瘤（箭），病变区肠壁环周增厚，CT平扫（a）呈中等密度，病变主体密度均匀，动脉期（b）、静脉期（c）、延迟期（d）呈轻度均匀强化，仅见前壁小斑片状低密度无强化区；动脉期轴位（b）、冠状位图像（e）及静脉期冠状位图像（f）可见后壁病变内血管穿行，周围肿瘤包绕，但无肿瘤侵犯、破坏征象，即"三明治征"（箭）；肠腔无狭窄，无肠梗阻表现。

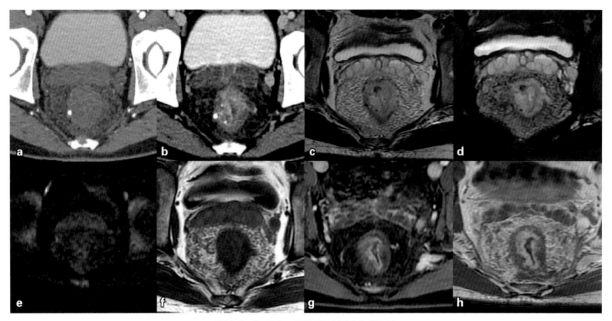

图12-1-24　直肠海绵状血管瘤

轴位CT平扫（a）及静脉期CT增强图像（b）见直肠肠壁环周增厚并肠壁内散在高密度静脉石，增强后肠壁轻度不均匀强化，肠系膜脂肪间隙密度增高，呈筛网状。在MRI图像上，常规T_2WI（c）及脂肪抑制T_2WI图像（d）直肠病灶均呈较高信号，靠近管腔侧可见稍低信号黏膜线，外侧直肠系膜见稍低信号网状分隔交织呈筛网状；DWI序列（e）肠壁及直肠系膜病变区未见明显弥散受限，T_1WI（f）病变呈等稍低信号，增强扫描静脉期（g）及延迟期（h）将随时间延迟病变区逐步强化。

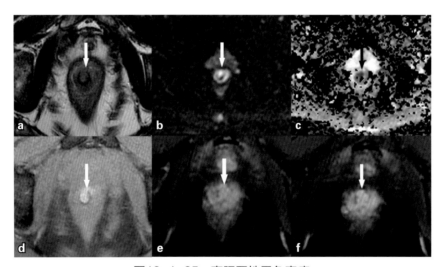

图12-1-25　直肠恶性黑色素瘤

直肠恶性黑色素瘤（箭头）：直肠前壁见凸向腔内生长的结节样肿物，T_2WI（a）呈稍高信号，DWI（b）呈显著高信号，ADC图（c）弥散受限，LAVA平扫（d）呈高信号（相对特征），增强扫描中等强化（e、f）。

4. 结直肠癌TNM分期

美国癌症联合委员会（AJCC）第七版结直肠癌TNM分期标准如下。

（1）肿瘤浸润的T分期。

Tx：原发肿瘤无法评价；

T0：无原发肿瘤证据；

Tis：原位癌，局限于上皮内或侵犯黏膜固有层，Tis病变在CT与MRI检查中通常难以识别；

T1：肿瘤侵犯黏膜下层；

T2：肿瘤侵犯但未穿透固有肌层；

T3：肿瘤穿透固有肌层到达浆膜下层，或侵犯无腹膜覆盖的结直肠旁脂肪组织，根据肿瘤侵出固有肌层的深度又分为：

    T3a：肿瘤侵出固有肌层 < 1 mm；

    T3b：肿瘤侵出固有肌层 1～5 mm；

    T3c：肿瘤侵出固有肌层 5～15 mm；

    T3d：肿瘤侵出固有肌层 > 15 mm。

T4又分为：

    T4a：肿瘤穿透脏腹膜或肿瘤部位肠壁穿孔；

    T4b：肿瘤直接侵犯或与相邻器官或结构粘连，如精囊腺、前列腺、骶前筋膜等。

需要注意的是：对下段直肠癌，病灶穿透内括约肌为T3，累及肛提肌及肛管外括约肌为T4b。

MRI检查中，肠壁黏膜下层由于富含疏松结缔组织，含水量高，因而在T2WI呈较低信号的黏膜层与固有肌层之间的较高信号带，在CT或MRI增强扫描中强化程度低于黏膜层和固有肌层。如果肿瘤所在区域的固有肌层一侧，还能够看到黏膜下层残留，则黏膜下层尚未被完全突破，归属T1（图12-1-26）。若肿瘤局部黏膜下层消失，并见肿瘤侵入而尚未突破固有肌层，则归属T2（图12-1-27）。若肿瘤穿透固有肌层，侵犯周围脂肪组织，则表现为自黏膜层至固有肌层的肠壁全部被肿瘤信号占据，并且局部固有肌层的外缘轮廓不光滑，周围脂肪组织内出现索条或结节影，归属T3（图12-1-28）。肿瘤是否累及脏腹膜以及腹膜反折直接影响治疗方案的决策，MRI检查是评估腹膜是否受累的最好方法。在常规不压脂的T2WI图像上，脏腹膜或腹膜反折在高信号脂肪组织的衬托下呈厚薄均匀的发丝样低信号带，在斜轴位图像上呈"Y"形或"海鸥"形汇聚于直肠前壁；矢状位T2WI可见男性腹膜反折的高度大致位于精囊腺尖部平面，女性则位于宫颈平面。上段直肠周围腹膜覆盖范围较大，覆盖其前方及两侧可达1/2～3/4周；中段直肠腹膜覆盖范围小于上段，覆盖直肠前方及两侧1/4～1/2周；腹膜反折以下，直肠周围无腹膜覆盖。肿瘤侵犯脏腹膜或腹膜反折时，归属T4a，表现为肿瘤直接侵犯或与局部腹膜粘连，受累腹膜增厚，于冠状位及斜轴位可呈胡须样或蝶翼样表现，周围脂肪间隙不同程度变模糊（图12-1-29，图12-1-30）。肿瘤侵犯相邻器官或结构，如结直肠癌侵犯膀胱、精囊腺、宫颈、阴道、肛提肌等，为T4b，表现为肿瘤与相邻器官和结构间的脂肪间隙消失，两者分界不清或相邻脏器出现肿瘤信号灶（图12-1-31，图12-1-32）。

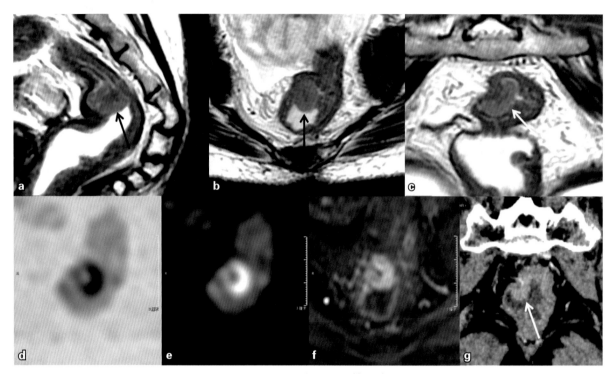

图12-1-26 直肠腺癌（T1）

直肠腺癌（T1）（箭）：a～c.依次为矢状位、斜轴位、冠状位T₂WI图像，见肠壁草伞型结节凸向管腔，呈T₂WI稍高信号，局部固有肌层完整，矢状位图像（a）病灶与固有肌层之间见纤细的高信号的黏膜下层；黑白反转的和未行图像反转的高b值DWI图像（b＝1 000）（d、e）均显示高信号的病灶周围有相对正常信号的区域围绕；动脉期LAVA增强扫描（f）肿瘤强化。g为冠状位CT增强图像。

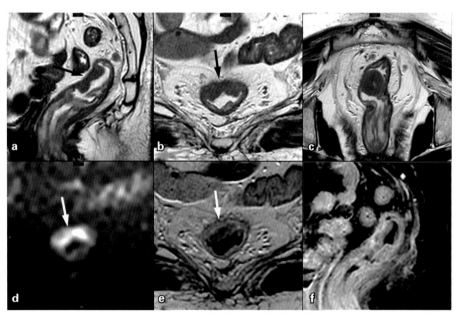

图12-1-27 中段直肠癌（T2）

直肠腺癌（T2）（箭）：a～c.依次为矢状位、斜轴位、冠状位T₂WI图像，见肠壁溃疡型结节凸向管腔，T₂WI接近等信号，固有肌层外缘光滑（a）；高b值DWI图像（b＝1 000）（d）病灶呈显著高信号，外缘光滑，似见线样等信号带；延迟期T₁WI增强扫描（e），肿瘤呈较低强化，外侧见残留的正常强化的固有肌层。f为矢状位LAVA增强图像。

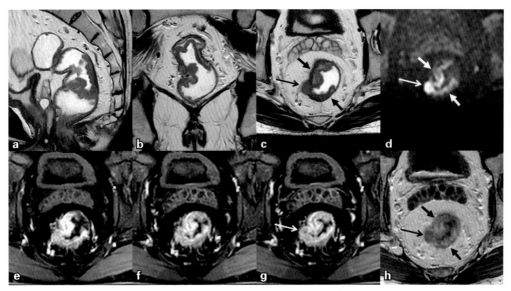

图12-1-28 中段直肠癌（T3）

中段直肠癌（T3）：a～c.依次为矢状位、冠状位、斜轴位T₂WI图像，见直肠中段肠壁不规则增厚，环绕肠壁3/4周，长箭所指位置，肿瘤局灶性突破固有肌层，局部固有肌层的较低信号带连续性中断；DWI序列（b=1 000）（d）相应区域呈显著高信号，病变侵入肠周系膜，侵犯深度<5mm；LAVA增强（e～g）见肿瘤区域肠壁增厚并异常强化，延迟期T₁WI增强图像（h）同样见到局部固有肌层连续性中断，此区域的T分期为T3b。短箭所指区域，肠壁外层见T₂WI较低信号的固有肌层残留，DWI序列（b=1 000）（d）内侧肿瘤区域呈高信号，而外侧固有肌层残留区域信号不高；延迟期T₁WI增强图像（h）短箭所指区域见肠壁外侧灰色条带状固有肌层残留，此区域T分期为T2。因此肿瘤主体的T分期为T2，但由于病变灶性穿透固有肌层（T3b），因此最终影像诊断为T3b。

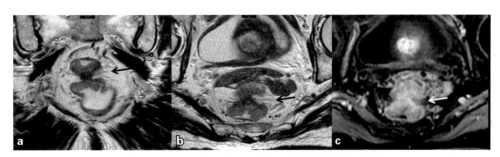

图12-1-29 中段直肠癌累及腹膜反折（T4a）

冠状位（a）及斜轴位T₂WI图像（b）病变两侧腹膜反折增厚，呈胡须样，左侧明显（黑箭），增厚的腹膜反折周围见略高于脂肪信号的细条状微量积液（b）；LAVA增强扫描（c）上述区域脂肪间隙模糊并轻度强化，提示局部血液供应增加。

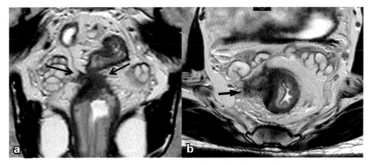

图12-1-30 直肠癌累及腹膜反折（T4a）

a.冠状位T₂WI图像，见直肠病变累及两侧腹膜反折（黑箭），盆底腹膜增厚，右侧病变浸润并悬挂于腹膜上，如蝶翼状；b.斜轴位T₂WI图像，在腹膜反折以下病变累及右侧MRF（黑箭）（病灶外缘与MRF之间脂肪间隙消失）。

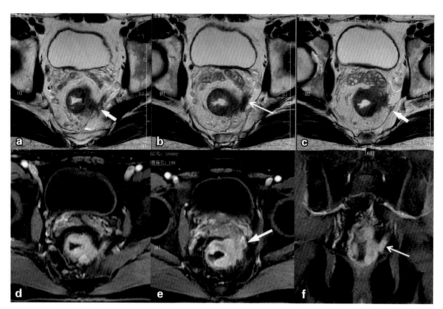

图12-1-31　直肠混合性腺-神经内分泌癌累及相邻直肠系膜筋膜及左侧精囊腺（T4b）

肿瘤环周浸润肠壁约3/4周，并呈结节状向左后方突破至管壁外，侵犯左侧直肠系膜筋膜（MRF阳性）（短箭）及左侧精囊腺（长箭），并沿脉管浸润呈条形肿瘤信号（EMVI阳性）（长箭）。

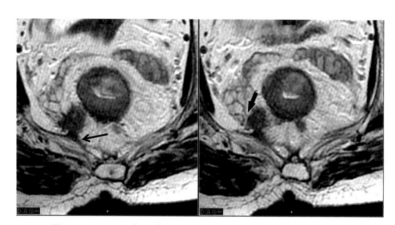

图12-1-32　直肠癌侵犯右侧精囊腺和肛提肌（T4b）

直肠癌累及右侧精囊腺（黑短箭），并穿透MRF累及右侧肛提肌（黑长箭）（T4b）。

（2）区域内淋巴结（N）分期。

Nx：区域淋巴结无法评价；

N0：无区域淋巴结转移；

N1：有1～3枚区域淋巴结（直肠周围淋巴结）转移；

N1a：有1枚区域淋巴结转移；

N1b：有2～3枚区域淋巴结转移；

N1c：浆膜下、肠系膜、无腹膜覆盖的结肠/直肠周围组织内有肿瘤种植（tumor deposit，TD），但无区域淋巴结转移；

N2：有4枚以上区域淋巴结转移；

N2a：有4～6枚区域淋巴结转移；

N2b：有7枚及更多区域淋巴结转移。

结直肠癌转移性淋巴结的MRI表现并无显著特征，常与炎性淋巴结增大存在较大重叠，因此进行准确的转移性淋巴结的影像诊断仍然存在较大挑战。淋巴结增大、形态钝圆或不规则、淋巴结门消失、边缘毛糙或出现毛刺/尖角征象、信号/密度不均匀以及动脉早期强化等均可作为判断淋巴结良恶性的依据，其中以淋巴结短径长度最为常用，但目前尚无统一的诊断标准，常用截断值包括淋巴结短径≥5mm或短径≥8mm，根据本单位经验以≥5mm作为截断值提示可疑淋巴结转移，可以在一定程度上兼顾转移性淋巴结诊断的敏感性和特异性；但是，短径＜5mm的淋巴结仍不能完全排除转移的可能，此时结合淋巴结形态、边缘、信号/密度均匀性以及强化特征，有助于提高诊断准确性（图12-1-33）。DWI序列中淋巴结高信号有助于发现淋巴结转移，但与炎性淋巴结存在较大重叠，诊断特异性仍然不足。排除淋巴结引流区存在炎性病变后，动脉期显著强化也可能是转移性淋巴结的征象之一。

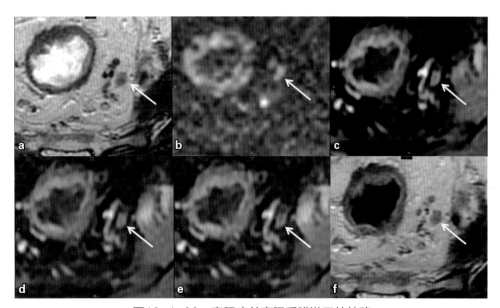

图12-1-33 直肠癌并直肠系膜淋巴结转移

直肠癌并直肠系膜淋巴结转移（箭）：a～f. 分别为轴位T$_2$WI，DWI（b＝1 000），LAVA动脉期、静脉期、延迟期，增强T$_1$WI序列图像，箭所指为1枚经手术病理证实的转移性淋巴结，形态不规则，出现尖角征，淋巴结边缘不光滑，内部信号欠均匀。

（3）远处转移（M）分期。

Mx：远处转移无法评价；

M0：影像学无远处转移，远处部位或器官无肿瘤迹象；

M1：发现1个或多个远处部位或器官转移，或发现腹膜转移；

M1a：发现局限于1个器官或部位的转移（如肝、肺、骨、脑、非区域性淋巴结等），没有出现腹膜转移；

M1b：发现2个或2个以上的部位或器官发生肿瘤转移，没有出现腹膜转移；

M1c：肿瘤转移至腹膜表面，可单独发生或合并其他部位或器官转移。

血行转移、非区域性淋巴结转移及腹膜转移均为结直肠癌远处转移的重要方式。其中血行转移以沿门静脉系统向肝内转移为主，直肠远端肿瘤也可以经直肠下静脉/下腔静脉系统发生全身血行转移。

肝脏是中晚期结直肠癌远处转移的主要靶器官，尽管首次发现的大部分肝转移瘤患者为不可切除肝转移，但早期发现局限性肝转移灶对患者的治疗和预后仍具有重要意义。根据转移瘤组织成分及来源不同，具有不同生物学属性的转移瘤可以呈现不同的MRI信号及强化特征，其中最常见结直肠癌肝转移瘤的MRI表现为：肝内多发大小不等结节状或团块状病灶，T_1WI呈较低信号，T_2WI病变周围呈环形稍高信号，包绕病灶中央的稍低、低或稍高信号区；部分患者可见瘤周略高信号环，即"光环征"，为灶周水肿的表现；CT及MRI增强扫描多数病灶表现为边缘环形强化，中央出血、坏死区无强化，呈"牛眼征"（图12-1-34）；少数结直肠癌患者的肝转移瘤病灶内可见不同程度的钙化灶；肿瘤压迫、侵犯肝内血管、胆管时，出现相应的影像表现。此外，结直肠癌血行转移还可以发生在肺、脑、骨骼、肾上腺、腹壁等多个器官和部位。

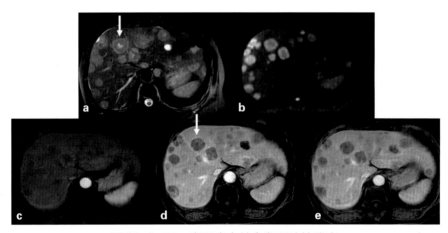

图12-1-34 直肠癌合并多发肝脏转移瘤

肝内多发大小不等结节状病灶，T_2WI呈稍高信号，部分病灶中央见高信号区；DWI肝内病灶呈显著高信号；LAVA增强扫描，动脉期病灶强化不明显，静脉期、延迟期强化程度低于周围肝组织，部分病灶中央见无强化区及病灶周围见线样强化的假包膜围绕（箭）。

腹膜转移也是结直肠癌远处转移的重要途径，与非黏液腺癌比较，黏液腺癌、印戒细胞癌发生淋巴结和腹膜转移的比例更高。CT、MRI检查中表现为：腹膜增厚，不同程度腹腔/盆腔积液，肠系膜、大网膜、小网膜以及结肠旁沟、盆腔及腹腔脂肪间隙（如道格拉斯陷窝等）多发大小不等粟粒样、结节状或不规则团块状软组织密度/信号灶；多数中等强化，较大病灶可发生中央坏死或者病灶融合成团；严重的肠系膜、大网膜种植转移，还可发生系膜"污垢征"或者系膜挛缩形成"网膜饼征"。由于CT检查能够在极短时间内完成大范围各向同性的薄层扫描，因而通常能够更加清晰地显示细小的腹盆腔种植转移灶（图12-1-35）。

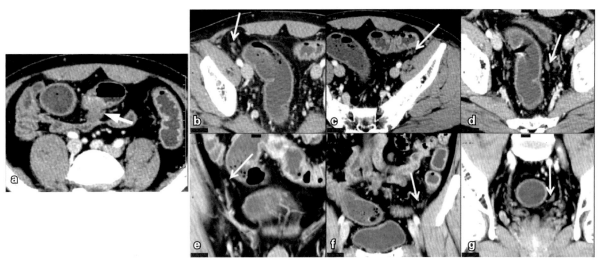

图12-1-35 乙状结肠癌侵犯相邻小肠并腹盆腔多发种植转移

乙状结肠癌（箭）(a)侵犯相邻小肠并腹盆腔多发种植转移（箭）(b~g)。

（4）其他需要评价的重要内容。

①以直肠系膜筋膜（MRF）代表环周切缘：

MRF阳性：肿瘤与MRF之间脂肪间隙消失或肿瘤距离MRF的最短距离<1mm；对于下段直肠癌，肿瘤穿透固有肌层，与肛提肌、肛管外括约肌之间距离<1mm；对于肛管癌，为肿瘤侵入或超越括约肌间隙平面。

注意：可疑淋巴结与脉管浸润引起的MRF阳性也应予以评估（图12-1-36，图12-1-37）；

MRF阴性：肿瘤距离MRF 1mm范围内没有肿瘤。

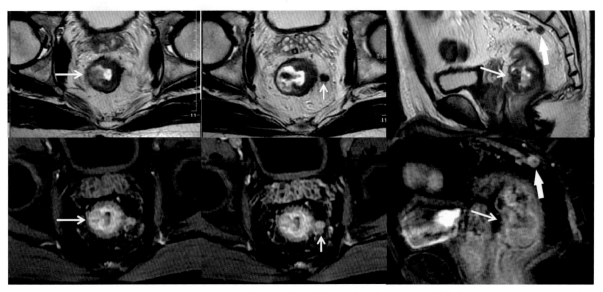

图12-1-36 直肠癌并系膜转移性淋巴结累及直肠系膜筋膜

直肠癌（长箭）并系膜多发淋巴结转移（短箭），其中一枚转移性淋巴结与MRF粘连，两者之间脂肪间隙消失，即MRF（＋）（粗箭）。

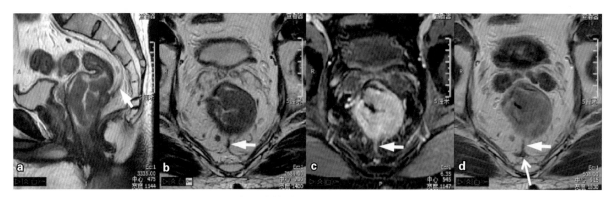

图12-1-37　直肠癌管壁外脉管浸润累及直肠系膜筋膜

直肠癌，矢状位T$_2$WI（a）及斜轴位T$_2$WI图像（b）见肿瘤后方截石位六点钟方向条形肿瘤信号，LAVA增强（c）序列可见强化，为管壁外脉管浸润（EMVI）阳性（箭）；斜轴位T$_1$WI增强（d）图像见上述EMVI灶向后延伸，累及直肠系膜筋膜（MRF），局部MRF增厚并强化（箭），为MRF阳性。

②管壁外脉管浸润（EMVI）：EMVI阳性是肿瘤局部复发和转移的重要危险因素，表现为肿瘤包绕并浸润胃肠道固有肌层外的脉管或肿瘤信号直接延伸到靠近肿瘤的血管腔中（图12-1-36，图12-1-37），呈连续或不连续的条形肿瘤信号，或者表现为管腔粗细不均、边缘毛糙。结直肠癌导致EMVI阳性的诊断与胃癌类似。

（5）新辅助治疗后的TNM再分期：随着肿瘤治疗技术的不断发展，新辅助化疗、放化疗及免疫治疗等在肿瘤治疗中发挥重要作用，可使结直肠癌灶体积缩小、降期，甚至发生病理学完全缓解（pathologic complete response，pCR）。在术前新辅助治疗（化疗或放化疗）基础上结合根治性全直肠系膜切除，为进展期结直肠癌患者提供了根治性切除的可能，已逐步成为目前治疗进展期结直肠癌的标准治疗方式。手术前准确评价新辅助治疗效果，进行准确的术前再分期，对于选择手术时机、指导治疗决策至关重要，对于获得完全缓解的患者可以采用等待观察策略以最大限度减少损伤、保护器官功能。由于其优异的软组织对比及多序列成像的优势，MRI仍然是结直肠癌新辅助治疗后的再分期的首选检查方法，建议在治疗完全结束后的第6～8周进行。根据欧洲胃肠道和腹部放射学会（European Society of Gastrointestinal and Abdominal Radiology，ESGAR）2012年共识建议，结直肠癌新辅助治疗或转化治疗后MRI再分期时评估的内容应包括：肿瘤残留或纤维化情况，肿瘤长度及其下缘距肛缘的距离，yTN分期以及可疑为阳性淋巴结的数目、位置，MRF受累情况等。取得完全缓解的病例，在MRI图像上的典型表现为：肿瘤区域以纤维化表现为主，T$_2$WI呈现低信号，DWI弥散受限区域消失，增强扫描无明显强化或呈较低幅度的延迟强化（图12-1-38，图12-1-39）。然而，受到肿瘤坏死、黏液变性、肠壁肿胀、炎性肉芽组织增生及纤维化等因素的影响，新辅助治疗后病变区组织成分较治疗前更加复杂，依赖影像学检查准确识别肿瘤存活区域仍然存在一定难度，尤其在放化疗后1个月内肠壁水肿常见，表现为黏膜下层肿胀和T$_2$WI信号增高，随访可消失。肿瘤再次复发时，原来纤维化的瘤床体积再次增大，T$_2$WI信号强度再次升高，从黑色变为灰色，DWI序列病灶内水分子弥散再次受限，局部信号再次升高。值得注意的是，新辅助治疗后瘤灶内散在分布的残留的肿瘤细胞影像学可能无法识别，因而定期随访是不可或缺的。

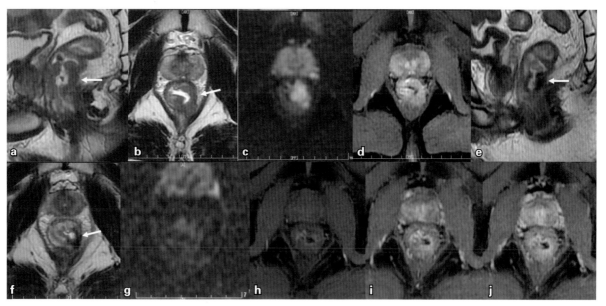

图12-1-38 直肠癌新辅助放化疗后肿瘤完全缓解（1）

a～d. 为新辅助治疗前的MRI图像，肿瘤（箭）在矢状位T$_2$WI（a）和斜轴位T$_2$WI（b）呈略高于肌肉信号的不规则稍高信号灶，DWI（b＝1 000）（c）呈显著高信号，LAVA增强呈中等强化；e～j. 是新辅助治疗后的MRI图像，病变区（箭）体积缩小，在矢状位T$_2$WI（e）和斜轴位T$_2$WI（f）均呈低信号，DWI（b＝1 000）（g）信号不高，LAVA增强（h～j）与周围组织强化强度接近。术后病理学证实，肠壁全层未见腺癌残留，达到病理学完全缓解。

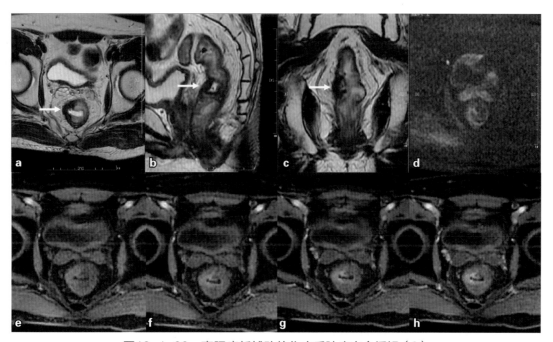

图12-1-39 直肠癌新辅助放化疗后肿瘤完全缓解（2）

a～c. 分别为斜轴位、矢状位、冠状位T$_2$WI图像，病变区（箭）呈T$_2$WI低信号，DWI（b＝1 000）（d）信号不高，多期LAVA序列增强扫描病变区呈轻度延迟强化。术后病理组织学证实局部达到病理学完全缓解，肠壁全层未见腺癌残留。

三、CT、MRI影像学在胃肠癌中的研究进展

传统医学影像技术基于形态学信息的诊断与评估，所提供的信息是主观的半定量的结构学内容，已无法满足日益增长的精准个体化诊疗需求。如今，越来越多基于CT、MRI及PET/CT等的成像新技术（包括设备与对比剂更新、采集技术与图像分析技术等）已被开发并逐步应用于临床。胃肠癌相关影像模式已超越了单纯的解剖学评价，能为临床治疗提供基于病理生理学甚至肿瘤基因学层面的更为丰富的信息，从而为胃肠癌的诊治提供更加精准的影像学支持。

（一）CT

双能量CT（dual-energy CT，DECT）是根据物质在高能与低能状态下存在不同衰减方式的特性，获取碘图及能谱曲线，可通过多个参数分析肿瘤病理类型、分化程度及淋巴结性质，其中肿瘤血容量及碘浓度与肿瘤类型和肿瘤分化相关，标准化碘浓度值（normalized iodine concentration，NIC）还可用于评估肿瘤在瘤周脂肪间隙内的浸润情况；此外，CT能谱成像还有助于鉴别是否存在淋巴结转移以及提高N分期的诊断准确率，因而能够为肿瘤个体化治疗决策和疗效评估提供客观依据。

CT灌注成像（CT perfusion imaging，CTPI）是一种反映活体组织器官血流灌注特点、获取血流动力学信息从而评估其功能变化的无创性技术。其常用的灌注参数为血流量（blood flow，BF）、血容量（blood volume，BV）、达峰时间（time to peak，TTP）、平均通过时间（mean transit time，MTT）、表面通透性（permeability surface，PS）等，这些参数可用于评价肿瘤血管生成，进而作为肿瘤恶性程度及预后评估的指标。与正常组织比较，多数恶性肿瘤的BV升高，且中低分化肿瘤的BF、BV、PS常常高于高分化肿瘤；而新辅助治疗有效的病变，常在形态学改变之前就出现上述指标的降低或恢复正常，非常有助于更加及时地评估治疗效果。

（二）MRI

随着MRI的推广和普及，目前越来越多的研究采用功能MR成像方法来进行组织水平甚至细胞或分子水平的结构与功能评估，为无创性研究肿瘤微环境和肿瘤代谢提供了影像学支撑。目前用于胃肠道疾病影像学评估相对成熟的MR功能成像方法主要包括扩散加权成像（diffusion weighted imaging，DWI）和动态对比增强磁共振成像（dynamic contrast-enhanced MRI，DCE-MRI）。

DWI技术能在微观水平上无创性反映活体内不同组织的水分子扩散能力及运动方向，因而可在一定程度上反映组织器官微观结构和功能的改变，包括细胞密度、细胞膜完整性、细胞坏

死等，还能同时提供定性和定量的信息。细胞密度高的组织如肿瘤组织，会使水分子运动受限，导致DWI图像上出现高信号，表观扩散系数（apparent diffusion coefficient，ADC）降低，后者能定量反映组织中水分子布朗运动的扩散特性。有研究显示，胃癌的ADC值不仅与腺癌组织分化程度呈正相关还与组织Lauren分型具有一定相关性，肠型、混合型、弥漫性胃癌的平均及最小ADC值依次降低，*HER-2*基因阳性胃癌的平均及最小ADC值明显高于*HER-2*基因阴性胃癌患者，表皮生长因子受体（epidermal growth factor receptor，EGFR）阴性组的平均及最小ADC值均明显高于EGFR阳性组。DWI技术在直肠癌领域的应用也非常广泛，能为评估肿瘤浸润深度、判断新辅助治疗后局部肿瘤存活与否提供重要帮助。

DCE-MRI通过对注射低分子MR对比剂并对特定区域进行多期重复扫描，可获得一系列高时间分辨率的MR图像，以全面描述肿瘤组织局部微循环和毛细血管通透性，利用Ktrans值、灌注指数等参数能够来预测及判断直肠癌新辅助放化疗的疗效。

磁化传递成像（magnetization transfer-magnetic resonance imaging，MT-MRI）可选择性地饱和与大分子结合的水质子从而降低MRI信号强度。磁化传递效应常采用磁化传递率（magnetization transfer ratio，MTR）来衡量，MTR是在常规MRI的基础上叠加MT脉冲后发生磁化传递的百分率。目前MT-MRI用于胃肠道疾病的研究尚不多见，有学者用其评价直肠癌新辅助放化疗后肿瘤残留发现，纤维化组织的平均（标准差）MTR明显高于残留肿瘤组织，利用MTR有助于辨别直肠癌放疗后的纤维化与肿瘤残留。

（三）影像组学与人工智能技术

近年来，影像组学和人工智能（artificial intelligence，AI）技术在医学图像分析、处理中展示了巨大的应用前景。以传统机器学习技术为基础的影像组学技术利用计算机从影像图像中提取高通量、高维度的定量特征，不仅能够反映肿瘤组织的宏观表型，还能提供与肿瘤微观表型高度相关的量化指标，反映组织构成、血供等微环境信息以及肿瘤组织的细胞和分子特性，将其与遗传、病理和临床信息相结合，可作为生物标志物，评估肿瘤组织学特征及肿瘤微环境信息，在预测疾病转归、指导胃肠癌个体化精准治疗中展示出巨大的应用潜力。人工智能技术进一步助力上述领域，通过进行计算机视觉下的人工智能深度学习，能够从图像中自动或半自动检测目标并完成语义分割，自动学习图像中不同深度的特征，并智能化表征肿瘤图像中的复杂数据信息，一方面可以进一步克服与人类视觉评估相关的观察者间差异，有效避免人工提取和分析数据时所产生的主观或经验误差，为未来更加深入地进行组织学、细胞学和分子层面肿瘤异质性研究，实现同质化诊断和个体化精准诊疗提供进一步的技术支持；另一方面极大地提高工作效率、解放人力资源，从繁重的影像读片工作中极大解放了放射科医生。围绕胃肠癌诊断、治疗和随访，我院临床医学与影像科团队以及国内、国外相关领域学者都进行了大量研究，主要成果围绕以下几个方面：①建立智能化的原发灶或转移瘤检出、诊断和TNM分期平台；②基于影像学图像数据，结合临床信息，预测肿瘤患者生存和治疗获益（化疗、靶向和免疫治疗），为治疗方案决策提供支持；③以病理组织学和遗传学结果为精标准，构建基于影像学图像数据分析肿瘤分化、基因表达和免疫状态等肿瘤生物学属性的智能化平台。

四、展望

MDT为胃肠癌影像学发展提供了新的机遇与新的挑战，影像学检查在胃肠癌临床应用中正发挥着越来越重要的作用。不同的检查方法各有优劣，因此，在实践中应当结合个体情况来选择最有效、准确的方法。同时，随着各种功能成像及分子影像相关研究快速进步，胃癌相关影像也由单纯的解剖图像转化为分子、功能定量分析和肿瘤异质性分析的新模式，未来有望提升胃肠癌的检出率、提高分期水平、增强疗效评估的准确性，为临床精准诊断和治疗前后疗效的评价带来帮助。

（熊斐　孟晓春）

第二节　超声在胃肠癌精准分期中的应用与进展

一、超声在胃癌精准分期中的应用与进展

（一）概况

国家卫生健康委员会发布的《胃癌诊疗规范（2018年版）》首次将胃肠超声检查列为胃癌常规影像学检查方法，说明临床已充分认可胃充盈超声检查对胃癌的诊断价值。

（二）胃癌口服胃窗助影剂检查方法及分期

1. 检查方法

取速溶胃肠超声助影剂50g，倒入杯中，用温开水冲泡至500mL，迅速搅拌成均匀糊状。检查前患者需禁食8h以上，一次性喝完调制好的胃窗助影剂溶液，取平卧位、侧卧位（必要时取坐位），多切面、多角度进行扫查，动态地观察从贲门至胃底、胃体、胃角、胃窦、幽门及其周围组织结构情况，仔细观察肿瘤的部位、大小、形态及侵犯胃壁的层次、范围和程度，同时了解胃周淋巴结、邻近和远处器官转移状况，判断T分期。

2. 胃癌T分期

按照AJCC胃癌TNM分期标准（第六版）进行判断，T1期：肿瘤对黏膜肌层或黏膜下层造成侵犯；T2期：肿瘤侵犯超过黏膜下层，但局限于固有肌层；T3期：肿瘤穿破固有肌层到达浆膜下的结缔组织，但并未对脏腹膜及其邻近结构造成侵犯；T4期：肿瘤对浆膜（即脏腹膜）或者是邻近结构造成侵犯。

3. 超声表现

不同类型胃癌（早期胃癌和进展期胃癌）有不同的超声表现。早期胃癌分隆起型、凹陷型、平坦型，进展期胃癌（Borrmann分型）分息肉型、局限溃疡型、浸润溃疡型、弥漫浸润型。早期胃癌多表现为胃壁轻度增厚，厚度≤5mm，呈低回声，黏膜层回声中断，可伴溃疡形成，而黏膜下层高回声带回声连续。超声充盈检查对早期胃癌敏感性欠佳，需和胃炎、胃息肉及胃溃疡相鉴别。进展期胃癌表现为胃壁局限性或弥漫性增厚，厚度≥5mm，回声较低，胃壁结构异常，根据病变浸润深度进行T分期。文献报道，超声双重造影可提高对胃癌的诊断能力及T分期的准确性。《中国胃充盈超声检查专家共识》的推荐强度为：早期胃癌B级，进展期胃癌A级。

二、超声在结肠癌精准分期中的应用与进展

（一）概况

结肠癌术前精准分期对制订治疗方案至关重要。目前，术前评估常用的检查方法如肠镜、结肠CT等虽对结肠癌诊断准确性高，但均存在一定局限性，如患者接受度低、有辐射、价格昂贵等。近年来经腹肠道超声检查应用日益广泛，对肠道疾病的诊断价值亦被广泛认可，能够有效对胃肠道病灶进行定位及定性诊断，并作出精确分期，具有非侵入性、操作简便易行、性价比高等优点，临床应用前景良好。

（二）结肠癌超声诊断

1. 结肠癌经腹超声检查方法及图像特征

检查前患者须空腹4～6h以排除肠道气体干扰。检查时首先使用3～8MHz低频凸阵探头进行全腹扫查，发现病变肠管后切换7～17MHz高频线阵探头对目标区域进行细致观察。检查时先从右下腹确定回盲瓣的位置，找到盲肠及升结肠起始部，沿肠道走行的方向依次扫查升结肠、横结肠、降结肠、乙状结肠。超声图像上正常肠壁分为5层结构，由内向外分别为肠腔与黏膜界面、黏膜与黏膜肌层、黏膜下层、肌层、浆膜层，表现为"高-低-高-低-高"间隔层状回声。通过对结肠进行全方位、多切面的扫查，可清晰显示肠腔及肠壁结构，观察肠管运动、

肠周结构及腹腔淋巴结情况。若检查前通过在肠腔内逆行性灌注水性灌肠剂或口服甘露醇溶液充盈结肠，以排除肠腔内气体及内容物的干扰，创造良好的透声窗和对比度，可更为清晰地显示肠壁的5层结构及肠周情况，这种方法称为"肠腔充盈超声检查"。该检查要求患者肠腔充盈良好，并保持适当的清洁度，适用于非急腹症、无肠梗阻且能耐受灌肠检查的部分患者，可在一定程度上提高经腹肠道超声检查的效果。

Debnath等研究表明，以肠镜为金标准，经腹肠道超声诊断结肠癌的敏感性为86.5%，特异性为84.0%。经腹肠道超声可准确测量肿块的大小，显示肿块部位、侵犯深度、肿块周边结构受累情况及肿块的血供。声像图有以下表现可提示结肠癌：①肠壁不规则增厚，呈不均匀低回声；②肠壁轮廓不规则；③动态观察肠道结构无明显移动和变化；④肠壁分层结构消失。超声所见结肠癌多表现为肠壁局部不规则增厚，肠壁厚度达10～50mm，呈"外弱内强"回声，中间强回声为肠道残腔内的气体，肠壁结构紊乱，层次不清，经腹部扫查时纵切面呈"假肾征"，横切面呈中心强回声、周边弱回声的"靶环征"（图12-2-1a）。彩色多普勒显示增厚肠壁内血流信号丰富（图12-2-1b）。

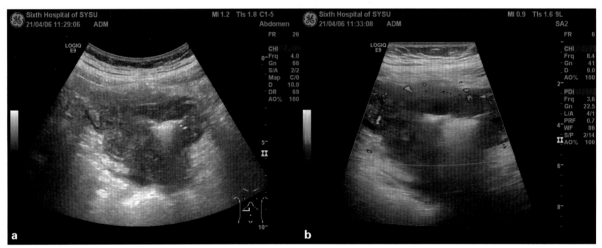

图12-2-1　横结肠癌超声图像

a.二维超声显示肿瘤呈"假肾征"；b.彩色多普勒显示增厚肠壁内血流信号丰富。

2. 经腹超声检查对结肠癌肿瘤的分期

术前评估肿瘤TNM分期是制订结肠癌治疗方案的依据，临床分期依据为美国癌症联合委员会的结直肠癌TNM分期系统。经腹肠道超声检查虽在此领域应用尚不广泛，但具有局部空间分辨率高、简便易行、性价比高的优势，逐渐在结肠癌TNM分期中展现出了自身优势。经腹肠道超声可清晰显示肠壁结构，便于评价肿瘤浸润深度、范围。当肿瘤仅局限于肠壁黏膜及黏膜下层，则为T1；肿瘤侵犯肠壁肌层但未穿透肌层，则为T2；肿瘤侵犯肠壁全层结构穿透浆膜层累及肠周结缔组织，则为T3；肿瘤侵犯肠壁全层并浸润其他器官，则为T4。Wang等的研究表明，经腹肠道超声显示肿瘤侵犯黏膜下层的准确率达92.5%，侵犯肌层的准确率达77.0%；对于黏膜肿瘤侵犯肌层并扩展到浆膜下层的病变，经腹肠道超声的诊断准确率可达90.0%。

3. 结肠癌经腹超声评估的优势及进展

经腹肠道超声检查具有全方位多角度扫查的优势，可根据解剖位置准确定位癌灶，对结肠癌定位诊断的准确率为88.5%，且无须严格的肠道准备及注射造影剂，患者耐受性好，尤其适用于肿瘤引发急性梗阻的患者，有助于准确判断病因并定位病灶。在常规经腹肠道超声检查的基础上，一系列超声新技术的开展也提高了结肠癌术前诊断的准确率。超声造影较常规超声能够更好地显示肿瘤的血供情况及病灶溃疡和液化坏死的边界和范围。术中超声造影在结肠癌肝转移评估方面的应用日益广泛，探查能力可媲美甚至优于核磁共振检查，大大提高了结肠癌肝转移病灶的检出率，对结肠癌M分期及肝脏切除手术有显著价值。Leen等的研究表明，术中超声造影在检测肝脏转移灶方面较CT/MRI、常规超声更加敏感。超声弹性成像是通过获取组织弹性特征来进行成像的一种新方法，肠道的肿瘤性病变在超声弹性成像上较正常肠壁硬度增加，能在一定程度上鉴别良恶性病变。

经腹肠道超声检查是结肠癌术前诊断的一项可靠检查，可以准确定位肿瘤所累及的节段，评价肿块大小和浸润深度。虽然其对结肠癌N分期及M分期的价值尚不明确，但联合肠镜、CT等影像学方法，可对结肠癌进行准确分期，对手术及后续治疗有指导作用。经腹肠道超声检查具有性价比高、简便易行、无放射性等优点，建议临床广泛应用。超声新技术（超声造影、超声弹性成像）可为常规经腹肠道超声检查提供更多诊断信息，大大提高了超声技术在结肠癌评估中的作用，临床应用前景良好。

三、超声在直肠癌精准分期中的应用与进展

（一）概况

经直肠超声（endorectal ultrasonography，ERUS）技术于20世纪80年代开始被应用于临床，在直肠癌评估方面具有准确、方便、快速、性价比高等优势。文献报道，ERUS在直肠癌T分期中准确率高达96%，是直肠癌术前T分期的重要手段。ERUS采用专用腔内高频超声探头扫描，能够清晰显示直肠壁5层正常结构以及肿瘤形态学特征，实时、动态、高分辨率地评估肿瘤局部浸润深度及其与周围组织关系，尤其在T1与T2期肿瘤的界定、T3早期肿瘤评估上具有明显的优势。ERUS探头频率高，穿透力有限，仅能对所扫查直肠节段邻近区域系膜内的淋巴结进行观察，可对淋巴结的大小、回声、形态和血流状况等进行评价，但无法显示腹盆腔淋巴结，因此在N分期中的应用价值一般，需结合CT、MRI及PET/CT等影像学手段进行综合判断。但目前为止，上述各种影像学技术仍主要基于淋巴结的大小对淋巴结是否存在肿瘤转移进行预判，缺乏特异性诊断指标和特点，难以达到临床预期。

（二）直肠癌超声评估及新辅助治疗后超声再评估

ERUS能够显示肠壁的层次结构，操作简便、可重复性强，已被常规用于直肠癌的术前T分期。经直肠三维超声（three-dimensional endorectal ultrasonography，3D-ERUS）可一次性获得容积影像数据，实现立体解剖重建，可评价任意解剖面的细节，给ERUS二维超声进一步提供诊断信息。ERUS在术前评估未经任何治疗的直肠癌T分期和直肠系膜筋膜受侵方面具有重要价值，准确率分别高达93.6%和92.3%。但ERUS对新辅助治疗后肿瘤的评估价值显著降低，准确率分别降至82.2%和83.3%。其原因主要是新辅助放化疗治疗后肠壁炎症、水肿及纤维化等病理生理改变导致超声显示肠壁层次紊乱，显著降低了ERUS评估价值、T分期准确率，尤其是对完全缓解的诊断敏感性及阳性预测值显著降低。目前ERUS对直肠癌新辅助放化疗治疗后效果评估的研究主要集中在T分期，对TRG的评估尚处于起步阶段。新辅助治疗后直肠癌的再评估一直是影像学检查的难点，尽管ERUS对新辅助治疗后肿瘤T分期的准确率显著下降，但使用ERUS可客观记录新辅助治疗后肿瘤的退缩情况，有助于提高疗效和预后评估。

ERUS引导下直肠及直肠系膜内病变的穿刺活检是一种安全、有效的诊断手段，可用于对疑难病例、内镜下难以取材、取材阴性的直肠或系膜内病变进行活检，进一步提高术前诊断的准确率。总之，ERUS有助于准确判断肿瘤的来源、大小、范围、浸润深度及周围肿大淋巴结，进行术前肿瘤分期、新辅助治疗效果评价及术后随访，是一项操作简便、诊断灵敏、有较高实用价值的检查方法。

1. 直肠癌的超声分期

直肠癌的超声表现因肿瘤类型和分期不同而异。超声分期标准与国际规范的TNM分期一致，前面加"u"代表超声分期。

原发肿瘤（T）。

uTis：局限于上皮内或侵犯黏膜固有肌层；

uT1：肿瘤侵犯黏膜下层；

uT2：肿瘤侵犯固有肌层；

uT3：肿瘤穿透固有肌层到达浆膜下层，或侵犯无腹膜覆盖的结直肠旁组织；

uT4a：肿瘤穿透腹膜反折；

uT4b：肿瘤直接侵犯其他器官或结构；

ESMO及NCCN等按照原发肿瘤突破肠壁固有肌层后侵入直肠系膜内垂直距离来区分，将T3期分为以下4个亚分组。

uT3a：肿瘤突破固有肌层<1mm；

uT3b：肿瘤突破固有肌层1～5mm；

uT3c：肿瘤突破固有肌层6～15mm；

uT3d：肿瘤突破固有肌层＞15mm。

2. 直肠癌超声图像特征

uT1期直肠癌：表现为肠壁局限性增厚，病变呈低回声，局限于黏膜层及黏膜下层，固有肌层低回声带连续性好（图12-2-2a），彩色多普勒显示病灶处血流信号增多（图12-2-2b）。

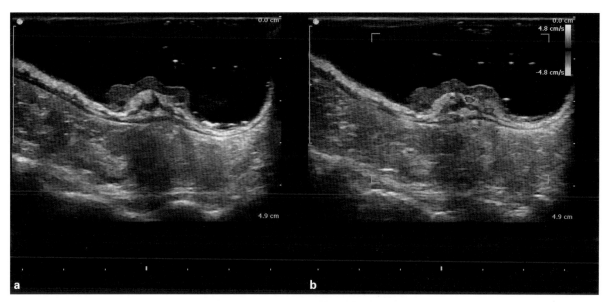

图12-2-2 uT1期直肠癌超声图像

a.病变呈低回声，局限于黏膜层及黏膜下层；b.彩色多普勒显示病灶处血流信号增多。

uT2期直肠癌：表现为肠壁不规则增厚，局部累及固有肌层，固有肌层低回声带连续性中断，但未突破固有肌层，与肠周脂肪组织分界清晰（图12-2-3a），彩色多普勒显示病变区血流信号增多（图12-2-3b）。

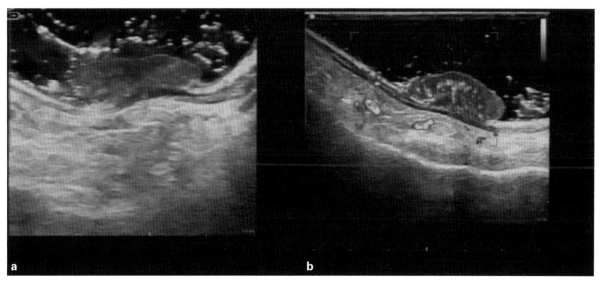

图12-2-3 uT2期直肠癌超声图像

a.肠壁不规则增厚，局部累及固有肌层，固有肌层低回声带连续性中断，但未突破固有肌层；b.彩色多普勒显示病变区血流信号增多。

　　uT3期直肠癌：表现为肠壁明显不规则增厚，层次不清，病变范围累及肠管全周时可造成局部管腔狭窄，部分肿物表面出现深大的"火山口"样凹陷。肿瘤浸润深度较深，局部突破固有肌层，侵犯固有肌层外的肠周脂肪组织，彩色多普勒显示肿瘤内血流信号丰富。按照原发肿瘤突破肠壁固有肌层后侵入直肠系膜内的垂直距离来区分T3亚分期（uT3a，图12-2-4；uT3b，图12-2-5；uT3c，图12-2-6；uT3d，图12-2-7）。

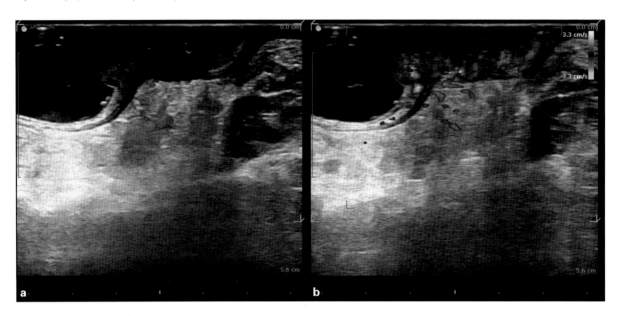

图12-2-4　uT3a期直肠癌超声图像

a. 肠壁不规则增厚，局部突破固有肌层，侵犯固有肌层外的肠周脂肪组织，突出固有肌层外<1mm；b. 彩色多普勒显示肿瘤内血流信号丰富。

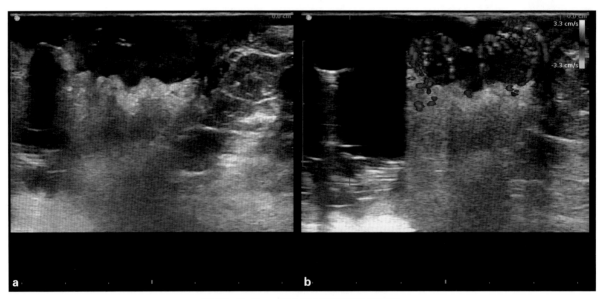

图12-2-5　uT3b期直肠癌超声图像

a. 病变局部突破固有肌层，侵犯固有肌层外的肠周脂肪组织，突出固有肌层外约3.7mm（1~5mm）；b. 彩色多普勒显示肿瘤内血流信号丰富。

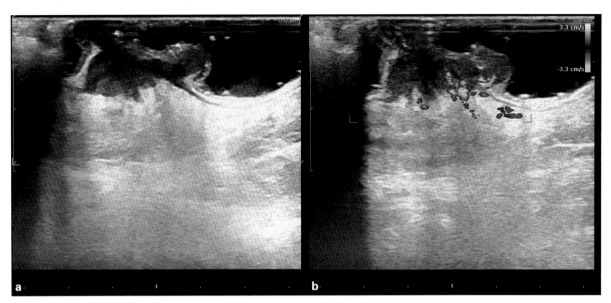

图12-2-6　uT3c期直肠癌超声图像

a. 病变局部突破固有肌层，侵犯固有肌层外的肠周脂肪组织，突出固有肌层外约7mm（6～15mm）；b. 彩色多普勒显示肿瘤内血流信号丰富。

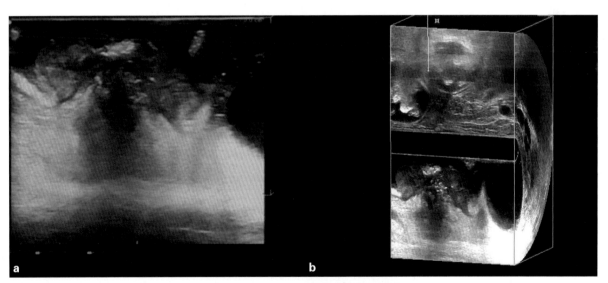

图12-2-7　uT3d期直肠癌超声图像

a. 二维超声显示病变局部突破固有肌层，侵犯固有肌层外的肠周脂肪组织，突出固有肌层外约16mm（＞15mm）；
b. 三维超声显示病变局部突破固有肌层，侵犯固有肌层外的肠周脂肪组织。

　　uT4期直肠癌：肿瘤进一步进展可穿透直肠周围组织间隙，侵犯邻近器官（前列腺、精囊、阴道、子宫、膀胱等）或腹膜。超声表现为直肠肿物与周围脏器分界不清，严重时，受累脏器正常结构消失（图12-2-8）。

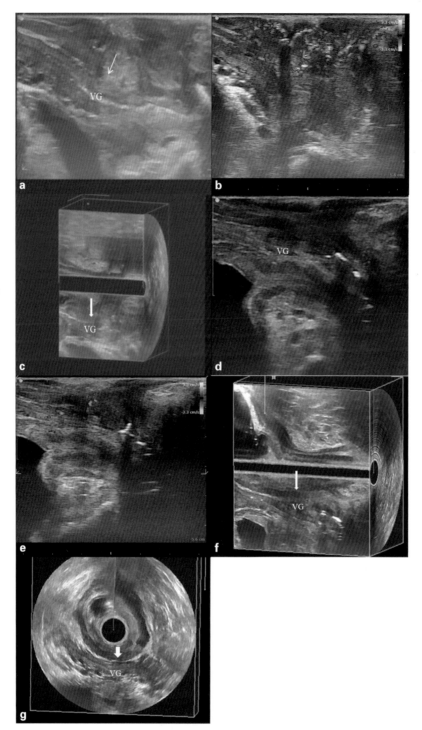

图12-2-8 直肠癌T4期新辅助治疗前后超声表现

a～c. 新辅助治疗前。a.经直肠二维超声显示直肠壁局限性增厚，层次欠清，局部突破固有肌层，累及前方阴道壁
（白箭）；b.彩色多普勒显示病灶内血流信号较丰富；c.经直肠三维超声显示直肠壁局限性增厚，层次欠清，局部
突破固有肌层，累及前方阴道壁（白箭）。d～g. 新辅助治疗后。d.经直肠二维超声显示原肿瘤病灶处肠壁未见明
显增厚，层次尚清，与前方阴道壁分界尚清；e.彩色多普勒显示原病灶处少许点条状血流信号。f～g.经直肠三维超
声显示原病灶处肠壁层次清，肠壁未见明显增厚，与前方阴道壁分界清（白箭）。VG：阴道。

（刘广健 刘小银）

第三节　核医学影像在胃肠癌精准分期中的应用与最新进展

一、概况

正电子发射断层显像（positron emission tomography，PET）与计算机断层扫描（computed tomography，CT）是解剖影像与功能影像的完美结合。随着PET/CT在临床应用的逐渐广泛，其在胃肠道肿瘤的精准分期中也发挥着越来越重要的作用。PET/CT是一种无创性检查，特别适用于肿瘤的原发灶寻找、术前分期、疗效评价、术后随访等。

二、PET/CT在胃肠癌中应用的研究现状与进展

（一）胃肠道的正常^{18}F-FDG PET/CT代谢表现

胃肠道作为空腔脏器，受生理和解剖等因素影响，在未充盈状态下容易出现各种各样的氟代脱氧葡萄糖（^{18}F-FDG）摄取（图12-3-1，图12-3-2）。胃的生理性摄取程度与胃充盈程度有关，为了降低胃的生理性摄取，需要在检查前做好充分的胃充盈准备。肠道的生理性摄取常常较为弥漫，尤其是回盲部、升结肠和乙状结肠容易出现生理性^{18}F-FDG摄取，但摄取多位于黏膜层，不位于肠壁肌肉层。生理性^{18}F-FDG摄取一般主要表现为沿肠管行走分布，多为条形，随时间发生形态变化；肠道较局灶性的生理性^{18}F-FDG摄取，往往不易与肿瘤性病变鉴别。

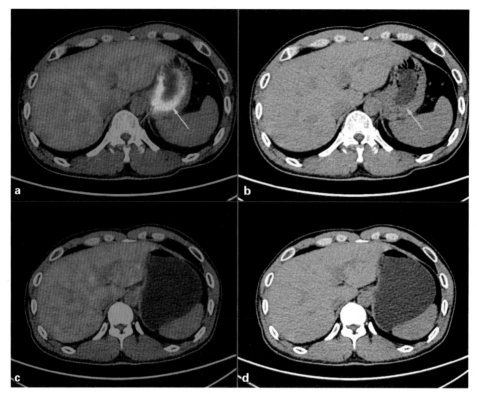

图12-3-1 ^{18}F-FDG的胃生理性摄取

a.横轴面融合图示胃部黏膜放射性摄取；b.横轴面CT示胃部黏膜褶缩、增厚；c.饮水充盈胃部后，图a横轴面融合图像所示放射性凝聚影消失；d.饮水充盈胃部后，横轴面CT示胃部黏膜未见增厚。

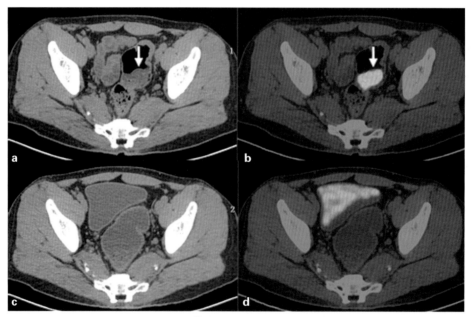

图12-3-2 ^{18}F-FDG的肠道生理性摄取

a.横轴面CT示肠腔未见明确充盈；b.横轴面融合图示相应肠腔放射性凝聚；c.温水保留灌肠局部延迟扫描，横轴面CT示相应肠壁未见明确增厚；d.温水保留灌肠局部延迟扫描，图b横轴面融合图像所示放射性凝聚影消失。

（二）胃癌的¹⁸F-FDG PET/CT影像特点及研究进展

检查前准备：为使胃充分扩张，在患者上检查床前，要求其饮清水300～500mL，饮水少则胃充盈不佳，饮水太多患者会出现不适，且容易出现胃蠕动造成的运动伪影。

早期胃癌由于胃壁增厚不明显，在CT图像上与正常胃黏膜常常难以鉴别，在PET图像上可表现为局灶性的异常放射性浓聚。中晚期胃癌在CT上多表现为胃壁局限性或者不规则增厚，若累及浆膜层，则浆膜面毛糙，突破浆膜层则表现为胃周脂肪间隙模糊或者消失，可见多发斑片及条索影；增强扫描黏膜面强化减低、中断，胃壁多表现为明显不均匀强化；PET图像可见放射性浓聚（图12-3-3）。但大多数印戒细胞癌、黏液腺癌的¹⁸F-FDG摄取较低。

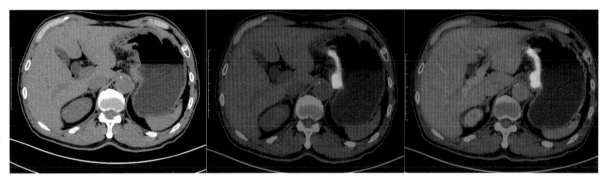

图12-3-3　PET图像见放射性浓聚

由于胃壁内淋巴管网相互交通，胃癌的病变部位与淋巴引流的规律性不强，依靠淋巴结大小往往不好判断其性质。在PET图像上，高¹⁸F-FDG摄取的淋巴结易于检出（图12-3-4），尤其是5mm以上的淋巴结，另外PET/CT更易发现锁骨上区等远处的转移淋巴结。

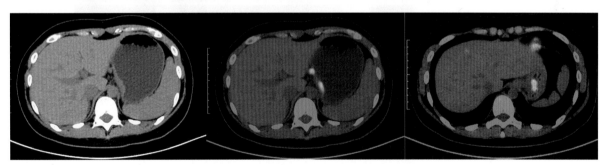

图12-3-4　胃癌伴胃周淋巴结转移及肝转移

PET/CT对于远处转移的诊断有显著的优势。胃癌最常见的转移部位为肝脏、腹膜、骨、肺等（图12-3-5），转移到双侧卵巢时表现为卵巢囊实性肿块，实性成分伴¹⁸F-FDG摄取。

在胃癌中，不同的病理组织类型，其葡萄糖转运体1（glucose transporter 1，GLUT1）的表达水平也存在差异。分化程度较高的胃癌细胞中的GLUT1表达水平高于胃印戒细胞癌的表达水平，因此后者对于¹⁸F-FDG的摄取往往较低。此外，相较于其他组织学类型的胃癌，印戒细胞癌中的丙酮酸激酶2（pyruvatekinase M2，PKM2）亚型处于低表达水平状态。这些原因均导致了印戒细胞癌对^{18}F-FDG的摄取较少，常常出现假阴性的结果。

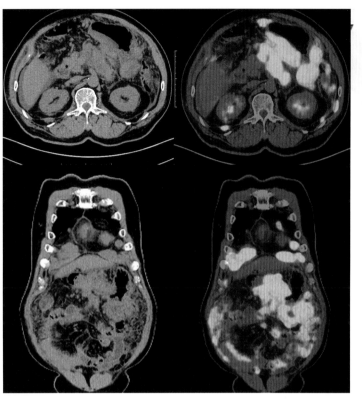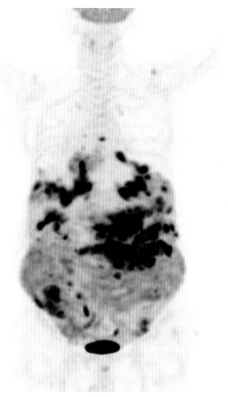

图12-3-5　胃癌常见转移部位

（三）胃癌新型PET/CT显像剂的研究进展

由于胃癌的组织学特性和胃生理特点等原因，^{18}F-FDG PET/CT检测胃癌和淋巴结转移的总体敏感性较其他恶性肿瘤相对低。利用PET分子探针靶向肿瘤显像是近年来分子核医学的研究热点，可特异性识别肿瘤靶点，可在分子、细胞水平监测生物过程。曲妥珠单抗是首个针对人表皮生长因子受体2（HER-2）阳性胃癌的单克隆抗体，可明显提高HER-2表达阳性胃癌患者的总生存时间。常规影像学方法无法评估胃癌是否为HER-2表达阳性，靶向HER-2的PET/CT显像有望准确、无创地监测胃癌病灶的HER-2表达情况，可作为胃癌HER-2阳性表达的筛选以及靶向治疗效果预测的方法。目前靶向HER-2的PET/CT分子显像包括核素标记单克隆抗体、核素标记亲和体及核素标记纳米显像。^{89}Zr-Trastuzumab（曲妥珠单抗）与^{89}Zr-Pertuzumab（帕妥珠单抗）PET/CT临床前显像是目前研究相对较多的两种，可以应用于治疗前和治疗过程中HER-2表达的监测，在胃癌PET/CT显像中应用前景广泛。

由于^{18}F-FDG对胃印戒细胞癌的诊断存在较大的局限性，其主要原因在于印戒细胞癌中的黏液成分较多，细胞实质成分较少。^{68}Ga标记成纤维细胞激活蛋白抑制剂（^{68}Ga-FAPI）是一种靶向成纤维细胞活化蛋白的新型PET分子探针。初步的临床研究表明，^{68}Ga-FAPI在胃癌的原发及转移灶中的摄取程度较^{18}F-FDG更高；近期的一项研究表明，^{68}Ga-FAPI PET/CT对胃癌原发灶诊断的敏感性达到100%，明显高于^{18}F-FDG PET/CT，并且对淋巴结转移的诊断和胃癌复发的评估等也明显优于^{18}F-FDG PET/CT，有希望取代^{18}F-FDG作为胃癌的PET显像剂。

（四）结直肠癌的^{18}F-FDG PET/CT影像特点及研究进展

早期结直肠癌在CT图像上表现为肠壁局限性稍增厚，肠壁外膜面及肠周脂肪间隙正常，PET可表现为点状或小结节状或小条状^{18}F-FDG摄取；如果局部及相邻肠管有生理性^{18}F-FDG摄取，病灶特别容易出现漏诊；温水保留灌肠PET/CT有助于对结直肠小病灶的诊断。

中晚期结直肠癌CT表现为肠壁不规则明显增厚，局部形成不规则软组织肿块；PET表现为结节状、团块状、环状异常^{18}F-FDG摄取；若肿瘤向肠壁外浸润，则肠壁外膜面模糊，肠周脂肪间隙密度增高，伴斑片及条索影。部分肿瘤灶致肠腔不规则狭窄，可形成不完全或完全性肠梗阻；部分肿瘤灶可导致局部肠穿孔。

结直肠癌容易发生淋巴结转移，且一般是沿淋巴引流路径转移。如直肠癌淋巴结转移沿肠旁、直肠上动脉旁、肠系膜下动脉旁、腹主动脉旁的引流路径分布，部分直肠癌可发生侧方淋巴结转移，沿闭孔区、髂内血管旁、髂外血管旁、髂总血管旁的引流路径分布；转移淋巴结的大小可在正常范围内，CT图像根据淋巴结的密度、数目、分布方式进行诊断，PET图像根据有无^{18}F-FDG摄取进行诊断，PET/CT可明显提高诊断的准确性。结直肠癌最容易出现肝转移，PET/CT对肝转移灶的检测具有较高的敏感性和特异性，常常可以发现CT没有检出的病灶；但是对于较小的转移瘤，常规PET/CT容易出现漏诊，同机增强PET/CT能明显提高诊断的准确性（图12-3-6）。在提供更多信息的同时，同机增强PET/CT对部分患者可作为"一站式"的影像检查方法。

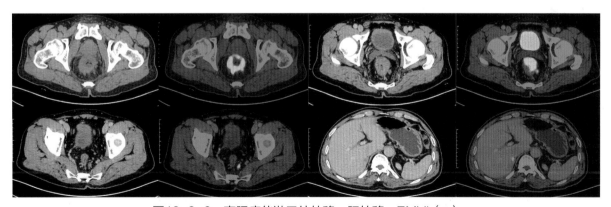

图12-3-6 直肠癌伴淋巴结转移、肝转移，EMVI（+）

目前，关于^{18}F-FDG PET/CT代谢参数与结直肠癌病理之间的相关性的研究较多。PET/CT能为结直肠癌临床分期、再分期及术后监测等提供有价值的信息，^{18}F-FDG代谢参数有望作为直肠癌术前放化疗效果的有效预测因子。有研究表明，直肠癌患者术前放疗后糖酵解总量可能是患者术后复发与死亡的预测指标。另外，相关细胞因子或基因对结直肠癌^{18}F-FDG PET/CT

显像影响的研究有望为临床提供更多诸如生物靶向治疗等治疗策略的循证依据。

肠道的生理性摄取、炎性病变、息肉、腺瘤、痔疮等也可以明显地摄取^{18}F-FDG造成假阳性的结果鉴别诊断结直肠癌。常规的方法是进行延迟扫描，但由于结直肠是空腔脏器，在肠道未充盈的情况下，延迟扫描鉴别诊断的价值有限；温水保留灌肠PET/CT可以清晰地显示结直肠黏膜面、浆膜面、肠壁周围结构间隙等，且可以明显地降低结直肠炎性和生理性的摄取程度，通过温水保留灌肠的前后对比，能提高对病变诊断的准确性（图12-3-7）。

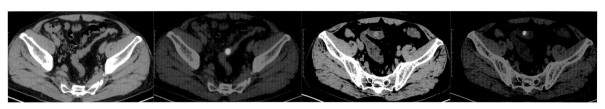

图12-3-7　温水保留灌肠技术PET/CT

（五）小肠腺癌的^{18}F-FDG PET/CT影像特点

小肠腺癌的原发灶同机CT表现为肠壁不规则增厚伴肿物形成，肠腔狭窄，增强扫描呈中等程度强化，强化不均匀，肿物较大时可出现肠梗阻的表现，近端肠腔扩大，内见气液平面，在PET图像上表现为不同程度的放射性浓聚（图12-3-8）。小肠腺癌易出现淋巴结转移和肝转移，其PET/CT表现与结直肠癌转移的影像特征类似。怀疑为小肠腺癌时，在PET/CT检查前需要进行肠道准备，检查前1h内嘱患者饮水至少2 000mL。空回肠的生理性摄取、炎性病变、息肉、腺瘤等也可以明显地摄取^{18}F-FDG造成假阳性的结果。在肠道充盈不够的情况下，延时扫描是一个相对比较好的选择。由于空肠和回肠的肠管活动度较大，延时扫描前变化体位有助于提高对小肠生理性、炎性摄取与小肠腺癌的鉴别精度。同机增强PET/CT有助于对小肠腺癌原发灶、淋巴结转移、肝转移等的判断，能明显提高诊断的准确性。

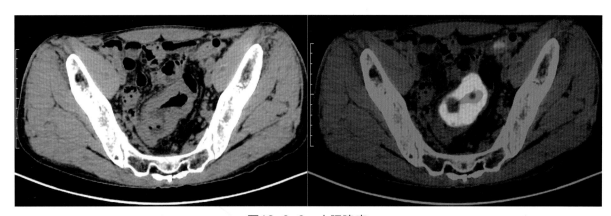

图12-3-8　小肠腺癌

三、PET/CT在胃肠道淋巴瘤中应用的研究现状与进展

（一）胃淋巴瘤的PET/CT影像特点

消化道是淋巴瘤节外侵犯最容易累及的器官之一，其中约50%累及胃，绝大多数为非霍奇金淋巴瘤，最常见的是弥漫大B细胞淋巴瘤（diffuse large B cell lymphoma，DLBCL）和黏膜相关淋巴组织（mucosa associated lymphoid tissue，MALT）淋巴瘤。

胃淋巴瘤起源于胃黏膜固有层和黏膜下层淋巴组织，常常沿胃壁长轴生长，向腔内外侵犯，CT表现为胃壁广泛性或节段性增厚，胃壁增厚程度和范围往往较胃癌明显，密度较均匀一致，增强后强化较均匀，胃壁有一定的柔软性，胃腔可不狭窄；部分胃淋巴瘤可见明显粗大的胃黏膜形态，胃壁外膜面一般较光滑。由于DLBCL瘤体细胞特别密集，无氧酵解较强，PET图像上放射性浓聚明显高于胃部其余恶性肿瘤，比较具有特征性（图12-3-9）。MALT淋巴瘤属于低度恶性淋巴瘤，肿瘤细胞代谢水平较低，^{18}F-FDG摄取不高，易被胃壁较高的生理性摄取所掩盖而漏诊（图12-3-10）。胃淋巴瘤可伴有腹腔及腹膜后或者全身其余部位明显的淋巴结肿大，部分可融合，密度较高、坏死少见，增强扫描呈均匀性强化，侵袭性强的病理类型PET表现为明显的放射性浓聚。PET/CT在胃淋巴瘤的分期、再分期、疗效监测等方面有明显的优势。

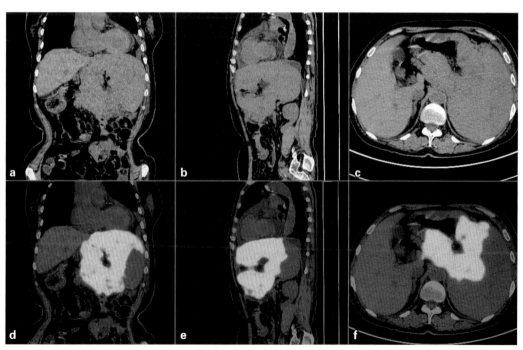

图12-3-9　弥漫大B细胞淋巴瘤

a、b、c.冠状面、矢状面、横轴面CT示胃壁弥漫性增厚；d、e、f.冠状面、矢状面、横轴面融合图像示增厚胃壁伴明显放射性浓聚，SUVmax约28.6。

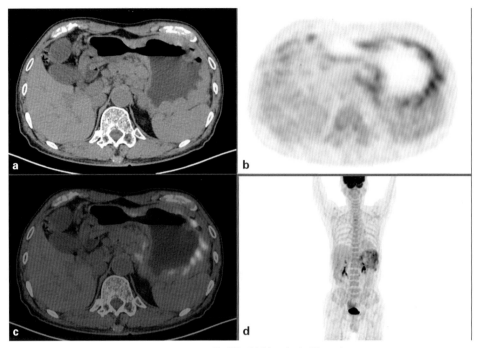

图12-3-10　黏膜相关淋巴组织淋巴瘤

a. 横轴面CT示胃壁增厚，黏膜明显肥厚伴胃周淋巴结肿大，周围脂肪间隙清晰；b.横轴面PET图像示异常放射性摄取；c.横轴面融合图像示病变胃壁及胃周肿大淋巴结放射性摄取稍增高，SUVmax约3.7；d. MIP图像示左上腹部胃区异常放射性摄取。

（二）结直肠淋巴瘤的¹⁸F-FDG PET/CT影像特点

结直肠淋巴瘤是可原发于结直肠，也可继发于全身的恶性淋巴瘤，多为非霍奇金淋巴瘤。可局限于一段肠管，也可无规律散在分布于多段肠管。CT表现为肠壁局限性或者弥漫性增厚或肠腔内多发结节，密度较均匀、坏死少见，CT平扫平均CT值一般稍高于肌肉，增强扫描呈较明显的均匀性强化，PET多呈明显的异常放射性浓聚，浓聚程度往往明显高于癌；肠腔可狭窄或扩张，肠壁通常具有柔软度；肠壁外膜面一般比较光滑，周围器官多呈推压改变；大肠淋巴瘤常伴有腹腔及腹膜后明显的淋巴结肿大，部分可融合，密度较高、坏死少见，增强扫描呈较明显的均匀性强化，PET表现为明显的放射性浓聚。PET/CT在结直肠淋巴瘤的分期、再分期、疗效监测等方面有明显的优势（图12-3-11，图12-3-12）。

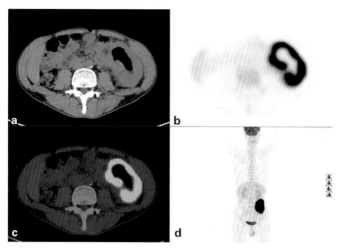

图12-3-11 降结肠淋巴瘤

a.横轴面CT示降结肠肠壁局部明显增厚，周围脂肪间隙清晰；b.横轴面PET图像示异常放射性浓聚；c.横轴面融合图像示增厚肠壁伴明显放射性浓聚，SUVmax约30.3；d.MIP图像示左中腹部异常放射性浓聚。

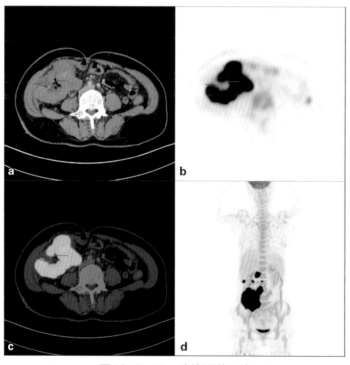

图12-3-12 升结肠淋巴瘤

a. 横轴面CT示升结肠肠壁局部明显增厚并局部肠壁低密度坏死（红色箭头所示）；b.横轴面PET图像示异常放射性浓聚；c.横轴面融合图像示增厚肠壁伴明显放射性浓聚，SUVmax约30.3，坏死肠壁无异常放射性浓聚（红色箭头所示）；d. MIP图像示右中下腹部异常放射性浓聚灶伴右上腹区多个结节状放射性浓聚灶。

（三）小肠淋巴瘤的^{18}F-FDG PET/CT影像特点

小肠淋巴瘤是小肠最常见的恶性肿瘤，可原发于小肠，也可继发于全身的恶性淋巴瘤，多为非霍奇金淋巴瘤。小肠淋巴瘤可局限于一段肠管，也可无规律分散分布于各组小肠。CT表现为肠壁局限性或者弥漫性增厚或肠腔内多发结节，密度较均匀、坏死少见，CT平扫平均CT值与肌肉相仿或者稍高于肌肉，增强扫描呈较明显的均匀性强化，PET多呈明显的异常放射性浓聚，浓聚程度往往明显高于小肠腺癌（图12-3-13）。肠腔可狭窄或扩张，肠壁通常具有柔软度，而小肠腺癌往往肠壁僵硬。肠壁外膜面一般比较光滑，周围器官多呈推压改变。小肠淋巴瘤常伴有腹腔及腹膜后明显的淋巴结肿大，部分可融合，密度较高、坏死少见，增强扫描呈较明显的均匀性强化，PET表现为明显的放射性浓聚。PET/CT在小肠淋巴瘤的分期、再分期、疗效监测等方面有明显的优势。

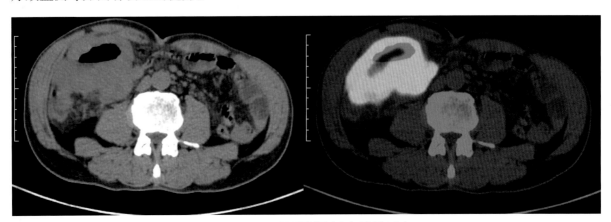

图12-3-13　回肠弥漫大B细胞淋巴瘤

四、PET/CT在胃肠道间质瘤中应用的研究现状与进展

间质瘤是胃肠道最常见的间叶组织来源肿瘤，多为良性，恶性占20%～30%，最常发生于胃，其次是小肠，结直肠相对较少。胃肠道间质瘤在CT图像表现为胃肠腔内或腔外软组织肿块，形态可规则或不规则，肿块较大时常伴有出血、坏死、囊性变、钙化等，增强扫描呈不均匀强化。肿瘤可直接侵犯邻近组织器官。PET图像间质瘤的^{18}F-FDG摄取与良恶性相关，可表现为无明显放射性摄取或结节样放射性浓聚（图12-3-14）。Ki-67可作为评估间质瘤恶性潜能的指标，研究表明间质瘤的^{18}F-FDG摄取程度与间质瘤的危险度分级相关，^{18}F-FDG摄取程度越高，间质瘤的恶性潜能就越高（图12-3-15）。

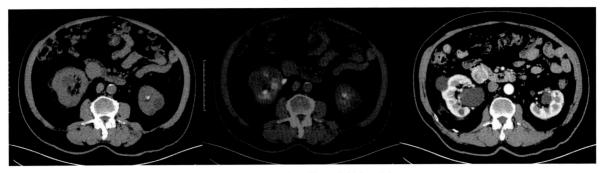

图12-3-14　十二指肠良性间质瘤

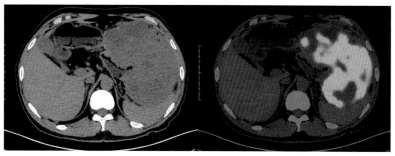

图12-3-15 胃恶性间质瘤

五、PET/CT在胃肠道神经内分泌肿瘤中应用的研究现状与进展

胃肠道神经内分泌肿瘤是最常见的神经内分泌肿瘤，大多数胃肠胰神经内分泌肿瘤分化良好，生长缓慢，少部分进展很快，有很强的侵袭性。多数神经内分泌肿瘤增强CT扫描有明显的强化，但传统的影像学方法对神经内分泌肿瘤诊断的敏感性和特异性都不高。由于大多数神经内分泌肿瘤分化较好，[18]F-FDG摄取不高，[18]F-FDG PET/CT扫描容易出现假阴性。多数神经内分泌肿瘤过度表达生长抑素受体（somatostatin receptor，SSTR），尤以SSTR2为主。SSTR显像可反映靶病灶相关受体的表达和分布情况。已经有几个[68]Ga标记的显像剂在临床上被使用，如[68]Ga-DOTATOC、[68]Ga-DOTANOC、[68]Ga-DOTATATE。2016年6月，美国食品药品监督管理局批准了一个[68]Ga-DOTATATE合成试剂盒。所有的[68]Ga-DOTA肽对SSTR2（最过度表达的亚型）具有很高的亲和力。对于大多数G1和G2级的神经内分泌肿瘤，[68]Ga-DOTA肽表现为明显的放射性浓聚，[18]F-FDG摄取较低，对于G3级的神经内分泌肿瘤，[18]F-FDG表现为明显的放射性浓聚，[68]Ga-DOTA肽浓聚较低，[68]Ga-DOTA肽与[18]F-FDG PET/CT互补（图12-3-16，图12-3-17）。

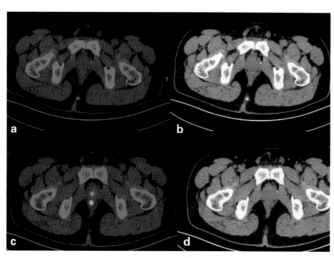

图12-3-16 直肠神经内分泌肿瘤

a.横轴面[18]F-FDG PET/CT融合图像示直肠下段可疑局灶性放射性摄取灶，SUVmax约1.7（红色箭头所示）；b.横轴面CT图像病灶显示不清；c.横轴面[68]Ga-DOTATATE PET/CT融合图像示直肠下段局灶性放射性浓聚灶，SUVmax约8.6（红色箭头所示）；d.横轴面CT图像病灶显示不清。

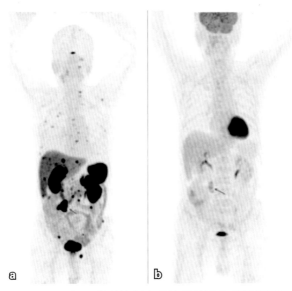

图12-3-17　空肠神经内分泌肿瘤全身多发转移

a. ^{68}Ga-DOTATATE MIP图像示右中下腹部块状异常放射性浓聚灶（红色箭头所示），SUVmax约38.7，伴全身多发结节状异常放射性浓聚灶；b. ^{8}F-FDG PET/CT MIP图像示右中下腹部病灶放射性摄取稍增高（红色箭头所示），SUVmax约3.7，a图所示全身多发结节状放射性浓聚灶b图未见明确显示。

（胡平　张占文）

参考文献

［1］张占文，陈斐妮，吕清湖，等. 水灌肠^{18}F-FDG PET/CT鉴别诊断良恶性结直肠病变［J］. 中国医学影像技术，2013，29（12）：2002-2006.

［2］刘小银，刘广健，周智洋，等. 经直肠超声与体部线圈磁共振检查对直肠癌T分期的比较研究［J］. 中国医学影像技术，2015，31（3）：420-424.

［3］刘小银，刘广健，文艳玲，等. 经直肠超声检查在直肠癌新辅助放化疗后术前评估中的应用价值［J］. 中华医学超声杂志（电子版），2017，14（6）：411-416.

［4］杨正阳，刘颂，艾世超，等. 新型PET-CT探针在胃癌应用中的现状与进展［J］. 中华普外科手术学杂志（电子版），2019，13（2）：209-214.

［5］郭仲秋，刘启志，潘桂霞，等. ^{18}F-FDG PET/CT相关参数预测结直肠癌切除术预后的价值［J］. 国际放射医学核医学杂志，2019，43（4）：295-302.

［6］中国医药教育协会超声专委会胃肠超声学组. 中国胃充盈超声检查专家共识［J］. 肿瘤预防与治疗，2020，33（11）：817-827.

［7］SHAH A J, CALLAWAY M, THOMAS M G, et al. Contrast-enhanced intraoperative ultrasound improves detection of liver metastases during surgery for primary colorectal cancer［J］. HPB, 2010, 12（3）：181-187.

［8］JUNG S H, HEO S H, KIM J W, et al. Predicting response to neoadjuvant chemoradiation therapy in locally advanced rectal cancer：diffusion-weighted 3 Tesla MR imaging［J］. J Magn Reson Imaging, 2012, 35（1）：110-116.

［9］LEE J W, LEE J H, KIM J G, et al. Comparison between preoperative and postoperative concurrent chemoradiotherapy for rectal cancer：an institutional analysis［J］. Radiat Oncol J, 2013, 31（3）：155-161.

［10］BEETS-TAN R G, LAMBREGTS D M, MAAS M, et al. Magnetic resonance imaging for the clinical management of rectal cancer patients：recommendations from the 2012 European Society of Gastrointestinal and Abdominal Radiology（ESGAR）consensus meeting［J］. Eur Radiol, 2013, 23（9）：2522-2531.

［11］YAMADA I, MIYASAKA N, HIKISHIMA K, et al. Gastric carcinoma：ex vivo MR imaging at 7. 0 T-correlation with histopathologic findings［J］. Radiology, 2015, 275（3）：841-848.

［12］BELLUCO C, FORLIN M, OLIVIERI M, et al. Long-term outcome of rectal cancer with clinically（EUS/MRI）metastatic mesorectal lymph nodes treated by neoadjuvant chemoradiation: role of organ preservation strategies in relation to pathologic response［J］. Ann Surg Oncol, 2016, 23（13）: 4302-4309.

［13］MALMSTROM M L, SAFTOIU A, VILMANN P, et al. Endoscopic ultrasound for staging of colonic cancer proximal to the rectum: a systematic review and meta-analysis［J］. Endosc Ultrasound, 2020, 5（5）: 307-314.

［14］XU L, CAI S, XIAO T, et al. Prognostic significance of tumour regression grade after neoadjuvant chemoradiotherapy for a cohort of patients with locally advanced rectal cancer: an 8-year retrospective single - institutional study［J］. Colorectal Dis, 2017, 19（7）: 263-271.

［15］DEBNATH M R, DEBNATH C R, AHAMED N U, et al. Sonographic evaluation of colonic carcinma in comparison to colonoscopy［J］. Mymensingh Med J, 2017, 26（1）: 1-6.

［16］AMIN M B, GREENE F L, EDGE S B, et al. The eighth edition AJCC cancer staging manual: continuing to build a bridge from a population-based to a more "personalized" approach to cancer staging［J］. CA Cancer J Clin, 2017, 67（2）: 93-99.

［17］KITAJIMA K, NAKAJO M, KAIDA H, et al. Present and future roles of FDG-PET/CT imaging in the management of gastrointestinal cancer: an update［J］. Nagoya J Med Sci, 2017, 79（4）: 527-543.

［18］ULANER G A, LYASHCHENKO S K, RIEDL C, et al. First-in-human HER2-targeted imaging using [89]Zr-pertuzumab PET/CT: dosimetry and clinical application in patients with breast cancer［J］. J Nucl Med, 2018, 59（6）: 900-906.

［19］JIAN J, XIONG F, XIA W, et al. Fully convolutional networks（FCNs）-based segmentation method for colorectal tumors on T2-weighted magnetic resonance images［J］. Australas Phys Eng Sci Med, 2018, 41（2）: 393-401.

［20］KIM H Y, KIM Y H, YUN G, et al. Could texture features from preoperative CT image be used for predicting occult peritoneal carcinomatosis in patients with advanced gastric cancer?［J］. PLoS One, 2018, 13（3）: e194755.

［21］LEE D H, KIM S H, JOO I, et al. CT perfusion evaluation of gastric cancer: correlation with histologic type［J］. Eur Radiol, 2018, 28（2）: 487-495.

［22］WANG L, WANG X H, KOU H J, et al. Comparing single oral contrast-enhanced ultrasonography and double contrast-enhanced ultrasonography in the preoperative Borrmann classification of advanced gastric cancer［J］. Oncotarget, 2018, 9（9）: 8716-8724.

［23］KIM SEONG-JANG, LEE SANG-WOO. Performance of ^{18}F-FDG PET/CT for predicting malignant potential of gastrointestinal stromal tumors: a systematic review and meta-analysis［J］. Journal of Gastroenterology & Hepatology, 2018, 33（3）: 576-582.

［24］SANLI Y, GARG I, KANDATHIL A, et al. Neuroendocrine tumor diagnosis and management: ^{68}Ga-DOTATATE PET/CT［J］. AJR, 2018, 211（2）: 267-277.

［25］MENG X C, XIA W, XIE P Y, et al. Preoperative radiomic signature based on multiparametric magnetic resonance imaging for noninvasive evaluation of biological characteristics in rectal cancer［J］. Eur Radiol, 2019, 29（6）: 3200-3209.

［26］WANG M M, XIE P Y, RAN Z, et al. Full convolutional network based multiple side-output fusion architecture for the segmentation of rectal tumors in magnetic resonance images: a multi-vendor study［J］. Med Phys, 2019, 46（6）: 2659-2668.

［27］ZHAO X Y, XIE P Y, WANG M M, et al. Deep learning-based fully automated detection and segmentation of lymph nodes on multiparametric-mri for rectal cancer: a multicentre study［J］. EBio Medicine, 2020, 56: 102780.

［28］ZHU W, CHENG Y, WANG X, et al. Head-to-head comparison of ^{68}Ga-DOTA-JR11 and ^{68}Ga-DOTATATE PET/CT in patients with metastatic, well-differentiated neuroendocrine tumors: a prospective study［J］. J Nucl Med, 2020, 61（6）: 897-903.

［29］PANG Y Z, ZHAO L, LUO Z M, et al. Comparison of ^{68}Ga-FAPI and ^{18}F-FDG uptake in gastric, duodenal, and colorectal cancers［J］. Radiology, 2021, 298（2）: 393-402.

［30］KIM J W, SHIN S S, HEO S H, et al. Diagnostic performance of 64-section CT using CT gastrography in preoperative T staging of gastric cancer according to 7th edition of AJCC cancer staging manual［J］. Eur Radiol, 2012, 22（3）: 654-662.

［31］YAJIMA K, KANDA T, OHASHI M, et al. Clinical and diagnostic significance of preoperative computed tomography findings of ascites in patients with advanced gastric cancer［J］. Am J Surg, 2006, 192（2）: 185-190.

［32］CHANG D K, KIM J W, KIM B K, et al. Clinical significance of CT-defined minimal ascites in patients with gastric cancer［J］. World J Gastroenterol, 2005, 11（42）: 6587-6592.

［33］KARAMAN M M, TANG L, LI Z, et al. In vivo assessment of Lauren classification for gastric adenocarcinoma using diffusion MRI with a fractional order calculus model［J］. Eur Radiol, 2021, 31（8）: 5659-5668.

［34］CHENG J, WANG Y, DENG J, et al. Discrimination of metastatic lymph nodes in patients with gastric carcinoma using diffusion-weighted imaging［J］. J Magn Reson Imaging, 2013, 37（6）: 1436-1444.

［35］HE J, SHI H, ZHOU Z, et al. Correlation between apparent diffusion coefficients and HER2 status in gastric cancers: pilot study［J］. BMC Cancer, 2015, 15（1）: 749.

［36］LIU S, GUAN W, WANG H, et al. Apparent diffusion coefficient value of gastric cancer by diffusion-weighted imaging: correlations with the histological differentiation and Lauren classification［J］. Eur J Radiol, 2014, 83（12）: 2122-2128.

［37］LIAN S, LIU H, MENG T, et al. Quantitative synthetic MRI for predicting locally advanced rectal cancer response to neoadjuvant chemoradiotherapy［J］. Eur Radiol, 2023, 33（3）: 1737-1745.

［38］MARTENS M H, LAMBREGTS D M, PAPANIKOLAOU N, et al. Magnetization transfer ratio: a potential biomarker for the assessment of postradiation fibrosis in patients with rectal cancer［J］. Invest Radiol, 2014, 49（1）: 29-34.

第十三章

新型材料在胃肠手术中的应用

第一节 生物医学材料的概况

生物医学材料是生物医学科学中的新型分支学科，是生物、医学、化学和材料科学交叉形成的新兴学科，具体涉及化学、物理学、高分子化学、高分子物理学、生物物理学、生物化学、生理学、组织胚胎学、药物学、基础与临床医学等学科。根据国际标准化组织（ISO）的定义，生物材料（biomaterials）即生物医学材料（biomedical materials），指"以医疗为目的，用于与组织接触以形成功能的无生命的材料"，另有定义是指具有天然器官组织的功能或天然器官部分功能的材料。

生物材料的开发和利用历史悠久。3 500年前的古埃及人就开始利用棉纤维、马鬃作缝合线缝合伤口，这些棉纤维、马鬃可被称为原始的生物医学材料，墨西哥的印第安人则使用木片修补受伤的颅骨。约2 500年前中国和埃及的墓葬中就发现有假牙、假鼻和假耳。人类很早就用黄金来修复缺损的牙齿，文献记载，1588年人们就用黄金板修复颌骨，1775年就有用金属固定体内骨头的记录，1800年有大量有关应用金属板固定骨头的报道，1809年有人用黄金制成种植牙齿，1851年发明了天然橡胶的硫化方法后，有人采用硬胶木制作了人工牙托的颌骨。尽管现代器官移植技术取得巨大进展，但其仍面临排异、器官来源、法律、伦理等难题。因此医学界对生物材料和人造器官的要求日益升高。

一、生物材料的分类

生物材料应用广泛，品种繁多，有不同的分类方法。

（一）按生物材料应用性质来分类

抗凝血材料（心血管材料）、齿科材料、骨科材料、眼科材料、吸附解毒材料（血液灌流用）、假体材料、生物黏合材料、透析及超滤用膜材料等。

（二）按生物材料的属性分类

（1）天然生物材料，如再生纤维、胶原、透明质酸、甲壳素等。

（2）合成高分子生物材料，如硅橡胶、聚氨酯及其嵌段共聚物、涤纶、尼龙、聚丙烯腈、聚烯烃等。

（3）医用金属材料，如不锈钢、钛及钛合金、钛镍记忆合金等。

（4）无机生物医学材料，如碳素材料、生物活性陶瓷、玻璃材料。

（5）杂化生物材料，指来自活体的天然材料与合成材料的杂化，如胶原与聚乙烯醇的交联杂化等。

（6）复合生物材料，指由两种或两种以上不同材料复合而成的生物医学材料，如用碳纤维增强的塑料，用碳纤维或玻璃纤维增强的生物陶瓷、玻璃等。

（三）按生物材料降解性能分类

（1）可降解生物材料，指在生物体内酶、酸碱性环境下或微生物存在的情况下可以发生分子量下降、材料结构崩解的生物材料，包括聚乳酸（PLA）、聚己内酯（PCL）、聚丁二酸丁二醇酯（PBS）、聚谷氨酸（PGA）和聚羟基脂肪酸酯（PHA）等。

（2）不可降解生物材料，也称生物惰性材料，指在生物体内各种环境/条件下不会发生分子量/结构变化的生物材料，如聚丙烯（PP）、聚乙烯（PE）、医用碳素材料等。

（四）按生物材料"代"的分类

美国的*Science*杂志对生物医学材料有关"代"的划分描述为：将生物惰性材料归为第一代生物材料，将生物活性和可降解吸收材料归为第二代生物材料，将细胞和基因材料归为第三代生物材料。

二、临床医学对生物材料的基本要求

生物材料由于直接用于人体或与人体健康密切相关，对其使用有严格要求。对于不同用途的材料，其要求各有侧重。一般来说，生物材料用于临床必须满足下列条件：

（1）无毒性、不致癌、不致畸。

（2）具有良好的人体组织相容性，不引起炎症、排异反应、变态/过敏反应。

（3）长期植入的材料，其生物稳定性要好；对于暂时植入的材料，要求在确定时间内可降解为被人体吸收或代谢的无毒单体或碎片，或者生物相容性好，无异物反应。

（4）具有与天然组织相适应的物理机械特性。

（5）物理特性不受组织液影响，化学性能稳定。

（6）各种功能能适应不同的临床需求。

（7）易于加工成型，价格适当，可消毒灭菌等。

（吴小剑　谢晓煜）

第二节　生物材料在胃肠外科的应用

一、消化道吻合器械

胃肠道吻合是胃肠外科手术的重要步骤。胃肠吻合术的理想标准是恢复消化道通畅性、保留组织正常结构、减少狭窄、减少粘连及无永久性异物残留。传统的手工缝合法有以下缺点：①缝线刺激，组织反应大，容易水肿。②缝合的内层血液循环不良时容易坏死或愈合不良出现消化道瘘。③吻合处可能会突向肠腔，或形成较大的瘢痕，容易引起肠管狭窄、肠梗阻等。④对于复杂的胃肠外科手术，手工缝合操作费时且难度大。

胃肠吻合器的应用促进了胃肠外科领域的进步和发展，其优点是：①使术野狭小、部位较深、手工操作困难的缝合和吻合变得容易，如位置较深的弓上、膈下或盆腔的吻合。对贲门癌患者，可经腹行根治性近侧胃大部切除术，无须开胸，手术创伤小，更为安全；对低位直肠癌患者，可提高保肛率，改善生活质量。②简便、迅速，大大地缩短了手术时间，提高了手术的安全性。③牢固可靠，能保持良好血运，组织愈合更有保证，有效防止渗漏，明显降低了吻合口瘘的发生率。④将操作的开放式缝合或吻合变为密闭式缝合或吻合，降低消化道重建时污染术野的可能性。⑤适用于开腹手术，也可应用于腹腔镜手术。

（一）一次性使用管型消化道吻合器

公元前14世纪，阿拉伯Albucasis医生将巨蚁放在对合好的伤口边缘，让巨蚁咬住伤口，然后去除巨蚁的身体，留下头部，使伤口被缝合，可以说这是最早的缝合器。1908年，匈牙利的Humer医生设计了两排双行的细钢丝缝合器，用于胃与十二指肠之间的切割、缝合，尽管其设计复杂，使用不便，但其设计原理却成为现代吻合器设计的基础。1908年，匈牙利的Hultl及Fisher首先在胃切除术中应用了一种胃缝合器，但由于该器械太笨重，未能被推广。1920年，Von-Pitz改进了Hultl-Fisher缝合器。1950年，日本的Nakayama进一步改进了该缝合器。1960年，苏联制成了PKS管状吻合器并将其应用于临床。1966年，美国的Ravitch改进了苏联的吻合器，设计制造了系列吻合器产品进行胃肠吻合，后经美国外科公司改进，生产了预先装好钉仓的一次性使用的胃肠管型吻合器，由于其使用方便，安全可靠，使吻合的时间大大缩短，在临床胃肠道手术中得到广泛应用。20世纪80年代初，美国的Knight等对吻合器的应用方法进行了改进，推出了新一代一次性的塑料吻合器，在设计和功能上都较前有所改进。我国研制缝合器始于1976年，北京、大连等地先后生产出用于消化道吻合的缝合器，但这些器械的使用和维护比较复杂，直接影响了推广。1978年上海器械六厂成功研制出GF-Ⅰ型管型吻合器及XF、CF系列吻合器产品，并在临床上得到广泛应用。我国于20世纪80年代研制出了不锈钢可重复使用的吻合器。近年来，我国也自行生产出一次性吻合器，并投入临床应用，使用较多的吻合器是常州新能源医卫器材总厂生产的GW-1型管型吻合器及其系列产品。

吻合器的种类有管状吻合器（端端吻合器）、直线切割吻合器（侧侧吻合器）、残端缝合器与荷包缝合器4种，其中管状吻合器主要用于肠道的端端吻合，直线切割吻合器主要用于胃肠道的侧侧吻合，残端缝合器主要用于胃肠道的残端闭合，荷包缝合器主要用于吻合前吻合口的荷包缝合。各种缝合器与吻合器的工作原理与订书机相同，故总称为Staple，即向组织内激发植入两排互相交错的缝钉对组织进行双排交叉钉缝，其缝合严密，可防止渗漏。由于小血管可以从"B"形缝钉的空隙中通过，故不影响缝合部及其远端的血液供应。

一次性使用管型消化道吻合器适用于对食道、胃、肠道作端端或端侧吻合，以及消化道手术的吻合口重建，特别适用于部位较深、显露困难的食管及中低位直肠的吻合。其特点是：应用双排交叉排列的缝合钉进行吻合；吻合的同时由环形刀在缝合钉内切缘切除多余组织而形成吻合口径大小一致、黏膜对合整齐、吻合牢固可靠、止血及血运良好的吻合口；吻、切一次完成，操作方便。使用一次性使用管型消化道吻合器能缩短吻合手术时间和降低手术风险，但金属钉永久留在体内具有潜在的不安全性，且费用较高。

（二）生物可降解吻合环

生物可降解吻合环（biofragmentable anastomotic ring，BAR）自1985年由Hardy等在消化道吻合中成功应用后，一直被认为是一种快速、安全、有效的无线肠道吻合方法，可作为和传统手工缝合和线形吻合器等同选择的方法。BAR吻合是通过闭合吻合环时的机械性扣锁，使吻合的两端紧密粘贴，从而使吻合口闭合。BAR吻合可以在术后2周内保证吻合口的密闭，抗渗漏能力强于其他吻合方式，并有高强度抗肠"暴裂"能力，对组织损伤少，炎症反应轻，且其操作简便，可缩短麻醉和手术时间，有利于患者的早期康复。吻合环由两个半环状结构连接而成，中部镂空可供肠内容物通过，同时BAR的制作材料为可降解聚合物聚羟基乙酸及硫酸钡，聚羟基乙酸能在术后2~3周内自行分解成碎片或崩解，随大便排出体外，吻合部位不会有任何异物残留；而硫酸钡不透X射线，术后复查可显影。BAR不仅能节约手术时间，而且能有效避免手工缝合引起的吻合口炎性反应，减少术后吻合口瘘和吻合口狭窄等并发症的发生。

操作方法：常规开腹，游离拟切除肠段，在近端预定离断处剔除1.5~2.0cm肠管的全部脂肪和肠系膜组织等，用荷包钳钳夹拟切除肠管后穿入荷包缝线，离断肠管，荷包线暂不收紧。同法处理远端肠管，选择合适吻合环，将吻合环一端塞入较难操作的一端肠管（固有手柄容易置入），使荷包线陷入吻合环上的凹槽，将荷包线拉紧打结，松开手柄。同法处理另端肠管，闭合吻合环。闭合吻合环前检查荷包缝合是否稳固、有无过多黏膜、浆膜有无撕裂等。随后将吻合环两端向中间按压,闭合吻合环(术者感觉到"扣锁感")。检查吻合处有无黏膜外翻和出血,常规关腹。

我国在行肠吻合术时应用BAR已将近10年,使用的BAR均为进口产品(如美国的Valtrac生物可降解吻合环)。尽管BAR在消化道重建上优势明显,但其价格较高,在医疗条件欠发达的地区尚未开始使用,许多经济条件欠佳的患者仍难以承担;此外,进口产品降解时间较长,一般为2~3周,这些都限制了BAR的广泛应用。我国研发的非吸收可崩解吻合环,无明显的体外细胞毒性作用,与美国的Vahrac生物吻合环比较,在动物实验上也可达到同样的效果:①大大地缩短了消化道重建的吻合时间;②为压闭性吻合,术后吻合口出血少;③有助减少吻合口瘘或出血、术后狭窄、吻合口炎症等术后并发症;④吻合口无异物残留及异物反应,可避免诸如线头残留而产生的炎症反应或异物肉芽肿等情形;⑤吻合口的吻合要求更容易均一化,术者技术量化评估更容易标准化。

有研究进一步探讨了国产非吸收可崩解吻合环在患者中应用的有效性和安全性。通过比较对134例患者进行肠道吻合时应用国产吻合环与进口吻合环的效果的研究发现:①国产吻合环与进口吻合环的操作性能上均具有操作便捷、适用性强的特点;②国产吻合环的生物相容性与进口吻合环相同,术后患者均未出现明显的生物排异反应,吻合环也都能及时排出体外,对患者术后的恢复无明显影响;③国产吻合环在肠道吻合上的可靠性与进口吻合环相当,术后所有患者均未出现吻合口出血、吻合口瘘或吻合口狭窄等肠道并发症,两组患者肠道功能均能迅速恢复。

二、消化道支架

消化道狭窄或梗阻是临床常见的并发症,多为恶性肿瘤压迫、浸润或术后粘连、瘢痕形成所致。消化道狭窄多以手术治疗为主,随着内镜下及介入治疗的发展,对不适合或失去手术治疗机会的消化道狭窄的患者,可采用高频电凝、微波、电切、探条扩张等治疗方法。但上述方法的疗效持续时间短,容易复发,需反复多次治疗。消化道内镜下介入治疗是近20年发展起来的微创治疗新技术,在一些医疗发达的国家和地区,内支架治疗越来越多地被运用于消化道狭窄和梗阻。肿瘤性病变伴梗阻被发现时往往已是晚期,失去了能做根治手术的机会,而内镜下支架置入则成为治疗消化道狭窄或梗阻的首选方法。随着新型的组织工程学的发展,生物可降解支架应运而生。它在管腔内短期成形,具有良好的生物相容性,随后完全降解,并可以根据临床的需要调节支架降解时间,避免了永久性支架导致的并发症。

支架是由塑胶、金属或其他特殊生物材料制成的,具有可塑性和几何稳定性,可送至病变部位。理想的支架必须具备以下特征:①有较好的生物相容性,避免排斥反应的发生;②具有在X线下容易观察的性能,便于了解置入支架的状态;③具有较好的柔韧性,容易推送到病变部位；④易扩张、支撑力强，有机械持久性。

（一）金属消化道支架

1983年，Frimberger首先报道了采用金属内支架成功治疗食管狭窄的案例，为消化道支架的发展奠定了基础。近几年消化道支架得到了广泛的临床应用，特别是钛镍合金支架，具有遇热膨胀、易于塑形、方便植入、保持通畅时间长等特点，解决了消化道狭窄或梗阻问题，提高了患者的生活质量，并延长了患者的生存时间。但由于金属支架高压扩张的特点，易造成管腔内膜损伤，诱发管腔内膜增生导致再狭窄，且有金属物永久存留于体内增加支架内再狭窄的发生率等缺陷。

（二）生物可降解消化道支架

最早的"临时性支架"，是美国杜克大学的Stack等在20世纪90年代报道的以左旋聚乳酸（poly-l-lactic acid，PLLA）为材料制备的自身可释放支架，用以抵抗PTCA后管腔再狭窄。2007年3月24日Abbott Vascular宣布了ABSORB试验——全球第一个临床试验以评价完全生物可降解多聚物支架治疗冠状动脉疾病的安全性和可行性。2007年10月22日，ABSORB试验一年期数据显示，使用完全生物可降解多聚物支架始终无血栓形成，其应用前景十分乐观。

生物性可降解内支架可在短期内被人体吸收，其对狭窄部位给予临时性支持的同时还能使药物局部释放。可降解材料大多是高分子材料，包括天然可降解高分子、微生物合成高分子和合成可降解高分子材料3类。国际上已进行商业开发的可降解多聚物支架主要有可球囊释放和自身释放的PLA支架（Guidant）、PGA、依维莫司包裹的自身释放聚-dl-乳酸支架（Bio-sensos）和酪氨酸衍生聚碳酸酯支架（Reav-Medical）等，还有其他新型材料如PLGA、PLLA、PDO/PDS等。

天然可降解高分子材料以多糖类居多，包括透明质酸、壳聚糖、甲壳素、纤维素及肝素等，胶原和明胶也是可降解材料。天然高分子材料来源于生物体本身，具有组织相容性较好，毒性较小，易降解且降解产物易被人体吸收而不产生炎症反应等优点，但是天然生物材料也存在一些需要解决的问题：天然高分子材料在力学性能及降解速度、通透性等方面存在矛盾，即高分子材料通常强度较高，但是它的降解速度和通透性难以满足组织工程中可降解支架的要求。如果不使用交联剂交联，一般可溶于水或者弱酸、碱环境，即使交联后，降解速度也比较快。微生物合成高分子材料，比如聚羟基脂肪酸酯材料，具有良好的生物相容性和较长的降解周期，在生物医用领域得到广泛的应用。常见的合成可降解高分子材料有聚丙交酯、聚己内酯、聚乙二醇等。合成高分子优点在于可以比较灵活地设计分子结构，通过发展共聚物、共混物得到不同性质的材料。目前已经被美国FDA批准植入人体的合成可降解高分子材料有聚乳酸（PLA）、聚丙交酯（PGA）、聚己内酯（PCL）等，而研究最为广泛、生物相容性和力学性能较好的材料是聚乳酸和聚乙交酯系列的材料。乳酸单体按照旋光性的不同分为左旋（–L）和右旋（–D）两种，由于生物体内都是左旋，所以一般都选用左旋聚乳酸（PLLA）。左旋聚乳酸纤维具有较高的抗张力强度，柔软性、耐热性和热稳定性好，且其纤维结构规整，具有较高的结晶度，因此机械性能较好。乳酸两种同分异构体随机分布的聚合物也具有低张力强度、高伸张度、降解速度快的特点。

（三）消化道支架在胃肠外科中的临床应用

1. 在食管良、恶性狭窄中的应用

食管狭窄是引起吞咽困难的主要原因，严重影响患者的营养摄入而危及生命。采用食管支架可以恢复患者的吞咽、进食功能，从而大大提高了患者的生存质量和延长了患者的生存期。适应证包括中晚期食管癌，食管癌合并食管-气管瘘或食管、纵隔瘘，肺癌或纵隔肿瘤压迫或侵犯食管，食管癌和肺癌放疗后或手术后肿瘤复发所致食管狭窄。对于食管良性狭窄，由于可以引起再狭窄等，目前不主张行食管支架治疗，可考虑先行球囊扩张治疗。

2. 在胃、十二指肠狭窄中的应用

胃、十二指肠狭窄或梗阻以恶性病变居多，由于其直接引起进食障碍，会产生恶心、呕吐等症状，严重影响患者的生活质量，甚至加速患者死亡。胃、十二指肠支架置入术能以非外科手术的方法应用微创技术使狭窄阻塞的胃、十二指肠再通。适应证为恶性肿瘤浸润压迫引起的胃、十二指肠狭窄或闭塞和胃肠吻合口及胃肠造瘘口肿瘤浸润复发。

3. 在结直肠恶性狭窄中的应用

对最后已无外科手术机会、外科手术条件欠佳和经外科手术预后不佳的结肠或直肠梗阻以及结肠或直肠瘘患者，应用无创技术经肛门放置金属支架治疗结肠、直肠梗阻或结肠、直肠瘘，不仅不受外科手术适应证的制约，而且具有无创、安全、见效快、重复性强及能维持正常生理排泄通道的特点。而恶性狭窄导致急性梗阻时，放置内支架可以缓解梗阻症状，避免急诊外科手术，为改善择期手术的条件赢得了时间。适应证包括恶性肿瘤浸润压迫引起结肠、直肠腔狭窄或阻塞而致排便障碍；结肠、直肠癌外科术后结肠、直肠吻合口狭窄等；缓解急性梗阻，避免分期手术或拒绝肠造瘘手术治疗者。

尽管消化道支架具有良好的临床应用价值，但其应用过程中也存在一些问题：①容易出现再次梗阻，常见原因是食物或粪便梗塞以及肿瘤向腔内生长或过度生长。对于粪便梗塞的患者，解决方法包括软化大便、少渣饮食、提高支架弹性，使其能随正常的肠道蠕动而变形，使肠道既保持通畅又无不适感。对于肿瘤过度生长的情况，解决对策包括支架覆膜修饰或药物修饰，使其具有杀伤肿瘤细胞、抑制肿瘤生长的治疗作用。②支架移位或滑脱，与支架管径选择不当、支架置入位置不当有关。向近端移位的支架可取出后重新放置。远端移位时可在内镜下用异物钳夹住支架近端向上提拉调整位置。③消化道出血，与器械粗糙或操作不当有关。选择

柔韧性好的输送系统并轻柔操作可避免或减少其发生。④消化道穿孔，若操作粗暴强行插送内镜或粗糙、硬性输送器械会引起肠壁破裂。一旦发生肠壁破裂穿孔应立即撤除器械、终止操作，条件许可者可行剖腹探查，手术切除病灶或行肠造口术，无手术条件者继续禁食和留置胃肠减压管，并加强抗感染治疗。⑤疼痛及刺激症状，结肠支架置入后部分患者可能稍有不适，多数无异常感觉。直肠低位支架放置不当会有明显不适感，会出现疼痛、便意、肛门下坠感等刺激感觉。⑥出现胰腺炎及阻塞性黄疸，将带膜支架置入十二指肠时易阻塞胰腺管开口及胆管开口，而使用网状支架时该情况极少发生，故在进行胰腺、胆管部位操作时应避免使用带膜支架。

三、药物控释材料与系统

药物的控制释放是20世纪70年代开始迅速发展起来的多学科交叉新领域。高分子载药材料以其优良的化学、物理及力学性能备受关注，被研究最多，涉及天然、人工合成、可生物降解及不可生物降解多种材料类型。最早，人们在片剂药物表面镀一层可缓慢溶解的高分子材料来阻止药物过快释放。随着生物降解材料优良性能的不断应用，更多的此类材料被用于注射剂、植入剂中。控释制剂能够使血药浓度平稳，达到零级或接近零级释放。研究表明，生物降解性载体材料的药物的释药行为最主要受聚合物的降解方式与药物在载体中的扩散速度两个因素的影响。药物被服用后，若材料降解速度大于药物扩散速度，则认为释药速度主要由降解速度来决定；而当药物扩散速度大于材料降解速度时，则认为释药速度主要由扩散速度来决定。目前随着临床治疗以及研究的深入，一些无机纳米磷酸盐类、硅基有序介孔材料及磁性纳米粒子正逐渐进入人们的视线，研制一批能控制药物以恒定速度或在一定时间内从材料中释放，同时可以稳定和保护药物活性成分、促进药物吸收、提高生物利用率和帮助药物靶向定位等的智能载药材料，具有重要的社会和经济意义。

药物控释材料在胃肠外科领域主要用于食管癌、结直肠癌、胃癌等的缓释化疗。缓释植入剂化疗药是直接在细胞外组织液中释药的创新制剂，其植入肿瘤及易复发转移部位后，在人体局部组织液中缓慢释放，组织液中的药物浓度高、作用时间长，一次给药在局部形成的治疗强度相当于静脉化疗的几十至几百倍，且基本上无毒副作用。其技术创新点有：①不经过血液，直接在肿瘤部位组织液中缓慢释放药物，一次给药使局部受到相当于静脉化疗几十个周期（几年）治疗强度的治疗。②没有全身性毒副作用，不能使用其他化疗药物的很晚期癌症患者也可使用。③药粒尺寸小，可通过穿刺针、手术和内窥镜在人体任意部位给药，治疗全身实体肿瘤。④植入剂的药效学、药动学、不良反应及其规律与现有口服、血液给药制剂完全不同，植入剂药理学属潜在新兴学科分支。

临床使用的氟尿嘧啶植入剂为圆柱状固体颗粒，采用高分子骨架及膜层技术控释氟尿嘧啶。其被植入体内后，体液渗入药粒，微囊之间的药物以较快速度释放（突释），短时间内在植药区域形成一个冲击浓度；同时体液逐层渗入到药物微囊内，溶解囊内药物，在浓度梯度的作用下，药物向膜外扩散（即渗透—扩散机制），形成较稳定的释放速度（恒速），释药时间的长短由膜层数控制。在膜层和骨架的控制下，微囊内和微囊间的氟尿嘧啶随着时间延长而逐渐减少。但在临床应用中，随着治疗手段/方式的更新，需要不断对缓释装置进行改进，以及开发新型载药缓释系统，来满足临床的不同需求。

缓释植入剂化疗与普通化疗对比如表13-2-1。

表13-2-1　缓释植入剂化疗与普通化疗对比

项目	缓释剂植入化疗	普通化疗
给药方式	术中植入肿瘤部位、经皮穿刺	口服、静脉给药
作用范围	局部长效用药	全身短效用药
肿瘤部位药物浓度	可达到有效及冲击治疗浓度	达到有效治疗浓度较困难
癌细胞与药物接触时间	15～30天	0.05～1天
对实体瘤有效率	局部抑瘤有效率大大提高	低
正常组织接受药物量	很小	大
用药量	为普通化疗的10%～15%，全身性毒副作用小	治疗剂量接近或达到部分脏器中度中毒剂量，毒副作用大
辅助用药	一般不需使用升白药物等辅助化疗及营养药品	需大量使用升白药物GM-CSF等辅助化疗和营养药品
化疗地点	经皮穿刺治疗的患者可以门诊化疗	一般需住院治疗
护理工作量	很小，患者身体状况与化疗前相比基本不变，一般需要家属陪同	很大，一般需1名以上家属陪同，患者生活不能自理
患者生活质量	不影响	明显影响
综合治疗费用	低	高

目前药物控释制剂的研究需要解决的主要问题包括：①选择载体材料，以获得合适的释药速度和良好的缓释功能。②对于毒性大的药物，要考虑提高载体的载药量，减少在循环中的缓解，减少对正常组织的毒副作用。③探寻靶向药物在体内的药物动力学规律等。有学者用左旋聚乳酸和天然的生物相容性良好的羊毛蛋白作为载体材料，以高压静电纺丝技术制备了载药率为2.22%的5-FU纳米缓释纤维薄膜，并选取了结肠癌细胞进行体外研究，评价药膜的体外缓释效果。研究结果显示，5-FU/PLLA/羊毛蛋白药膜能够缓慢释放出5-FU，且能够有效维持抗肿瘤细胞作用。如何降低突释效应、改善药物构成以达到最佳药物疗效，将是今后的重要研究内容。

四、腹壁修复材料

腹壁缺损是人体软组织缺损的一种典型表现。腹外疝是腹壁缺损中最常见的一种疾病，包括腹股沟疝、股疝和腹壁疝等。目前全球每年进行的腹外疝修补手术达2 000万例，其中国内超过200万例。疝修补材料自20世纪初问世以来，就成为生物材料中最常见的类型之一。

疝修复材料的应用最早可以追溯到1894年，德国医生Phelps首次尝试使用银丝网片来进行疝修复。1919年LaRoqu用金属网来进行腹股沟疝修补。尽管金属网组织相容性较好，有较强的抗感染能力，但由于其不耐折，且顺应性差，未能商品化就被淘汰。1940年Burke将钽金属网片作为疝修补材料，由于钽金属具有较高的拉伸强度和延展性，能耐受感染，随后得到一定的推广使用。1952年Babcock使用不锈钢制成网片，克服了金属容易折断的缺陷，但金属网片对组织的物理刺激性强，存在明显异物感和不适感，在临床上并没有被有效推广，很快就被摒弃。

随着1954年聚丙烯和聚乙烯材料的出现，利用人工合成高分子材料来制备疝修补材料慢慢成为现实。1958年，Usher和Gannon首次使用人工合成高分子材料（商品名为Marlex，其化学成分是聚丙烯）进行疝修补术并获得成功。随后基于聚丙烯纤维的单股编织网片和双股编织网片都被研发出来并应用于临床，这两种补片仍是目前应用最广泛的腹外疝修复材料。聚丙烯编织材料机械性能好，网孔间隙大，植入组织后不易诱发感染，能很好地进行缺损组织的替代和吸附，但容易引起组织粘连，不能用于腹腔内修补。1963年膨化聚四氟乙烯（ePTFE）被开发出来并用于疝修补，ePTFE质地柔软，且植入腹腔内后不易与脏器组织形成粘连，但机械强度和抗感染能力不如聚丙烯材料。

单一的人工合成高分子材料很难满足临床各种复杂的需求。将具有不同优势的单层材料进行复合形成的类似于三明治结构的复合材料，具有促进组织修复、机械性能良好、防止腹腔粘连等性能，代表材料有Parietex、Proceed和Composix复合补片，在腹腔内应用时具有优异的防粘连性能。

20世纪80年代以来，除了复合补片材料的进步，可降解补片材料和生物补片材料等新型补片材料的开发也取得了实质性进展。新型补片材料的生物相容性更好，并可在体内降解，从而可减少异物反应和长期不适，但由于降解时间过快（3个月左右），存在一定的复发风险。另外生物补片因价格昂贵、运输和保存复杂等原因其临床应用受限。

修补材料虽然在2008年美国疝年会上被明确分成生物材料补片和生物补片两大类，但是当前实际使用较多的还是生物材料补片。目前最常用的补片材料包括聚丙烯、聚酯以及聚四氟乙烯等，均为不可吸收材料，这3种材料各自均有优缺点。目前临床上使用的可吸收补片材料包括聚羟基乙酸和聚乳酸羟基乙酸，其完全吸收时限为3个月。近年疝修补材料的研究更重视手术后的舒适度、网片植入后身体的顺应性、最小的手术痛苦以及相对最小的补片植入量等。随着科学技术的进步，还将有更多新的疝修补材料出现。

以下是常见的补片修补术式。

（1）Lichtenstein修补术：为最常被应用的无张力疝修补术式，手术的入路与传统术式一样，但对提睾肌是纵行切开而非切除，疝囊高位游离后反转入腹腔但不结扎，使用单纤维的聚丙烯网片，将补片与耻骨重叠1～1.5cm缝合，下缘与腹股沟韧带连续缝合达内环外侧，如果同时存在股疝，应将补片缝至Cooper韧带以关闭股环，补片上缘缝至腹直肌鞘和腹内斜肌腱膜上，补片外侧方的末端分成两尾，使精索从中间穿过，两叶交叉，并将两叶的下缘缝至腹股沟韧带上，形成精索的出口，控制其大小仅供精索通过。修剪外侧过多的补片，使补片超过内环至少5cm，并将其铺平在腹外斜肌腱膜下面。

（2）Rutkow疝环充填式修补术：使用一个热成形的、锥形的填充物（plug）填补疝环，上置网片待组织长入后加强修补。基本方法是将疝囊高位游离并回纳，然后将填充物置于缺损处，再将四周与疝环缝合固定，该术式对股疝的修补有着明显的优势。近年来的研究表明，填充物收缩现象较平片明显，因此不能完全防止疝囊从填充物旁再次脱出，但其在复发疝及股疝的应用上仍有一定的优势。

（3）Stoppa修补术：为开放式后入路腹膜外补片修补术。基本方法是从下腹正中切口进入腹膜外间隙，向外侧到达腹股沟后区，于腹横筋膜后方用一较大的人工材料广泛覆盖肌耻骨孔以对肌耻骨孔提供全面的保护，可以同时修补股疝、直疝和斜疝。腹腔内压对此处放置的网片起到较好的固定，不须缝合补片。其缺点是手术切口较大、创伤较大。

（4）Kugel修补术：为开放式后入路腹膜外腹股沟区疝修补术。该术式切口选在内环口上方2～3cm，逐层切开腹膜外斜肌腱膜、腹内斜肌、腹横肌和腹横筋膜进入腹膜外间隙，将疝囊回纳，并与精索分离，将较大的疝囊于内环口处横断，缝合腹膜缺损。用手指在腹膜外间隙内钝性分离，内侧达耻骨结节腹直肌后方，下方过耻骨梳韧带，外侧到髂腰肌表面。腹膜前间隙足够容纳一8cm×12cm大小（或选择更大尺寸的补片）含记忆环的双层聚丙烯网片，以覆盖肌耻骨孔。补片的长径平行于腹股沟韧带，内侧缘应达到耻骨联合，下缘要盖住髂血管，并位于腹膜和精索之间。与Stoppa术式相比，该术式被认为是微创的、免缝合的、腹膜外无张力的疝修补术。

（5）腹腔镜腹股沟疝修补术：修补原理和Stoppa术式一样，腹腔镜疝修补术是从后入路来加强肌耻骨孔。目前主要有三种术式：①腹腔内补片置入术（IPOM），经腹腔放入补片覆盖疝缺损，并用钉合器将其固定。操作简单，但修补材料直接放入腹腔内，必须是防粘连材料，费用较高。②经腹腔腹膜前疝修补术（TAPP），先经腹于内环口上方切开腹股沟区腹膜并作分离，显露整个肌耻骨孔的腹膜前间隙，然后在此间隙置入聚丙烯网片，将补片固定，最后将腹膜关闭。③完全腹膜外疝修补术（TEP），整个手术过程不进入腹腔而是在腹膜前间隙内进行分离。在脐与耻骨结节中点处及耻骨结节上方各置入两个5mm穿刺套管，游离出的腹膜前间隙，内侧过中线，下方进入耻骨后间隙暴露耻骨结节和耻骨梳韧带，将疝囊回纳后暴露髂血管，外侧接近髂前上棘，腹壁下血管应留在视野的上方，放入至少10cm×15cm的聚丙烯补片，覆盖整个肌耻骨孔区域，多不需要固定。

腹腔镜等微创手术的推广和常规化，对腹壁缺损修复材料也提出了更高的要求。腹股沟疝、腹壁切口疝、造口旁疝等疾病的腹腔镜修补手术，需要修补材料具有一面促组织整合，一面防止腹腔组织脏器粘连的双面异性特性。目前的复合材料由于需要多层材料复合，制备工艺复杂，且在柔软度、通透性、稳定性等方面存在一定的缺陷。利用表界面改性技术，在单层/双层材料的两面进行亲疏水等表界面改性，并赋予其生物活性，开发出轻量、双面异性、稳定性好、可降解的疝修复新型材料，是未来的发展方向。

五、手术缝合线

缝合是普通外科的基本技术之一，应用缝合线进行器官和组织的缝合是现代普通外科最主要的缝合手段。目前各种不同类型和规格的人工合成缝合线，正在替代传统的缝合线。

有关手术缝合的最早记载可以追溯到公元前3000年，古埃及人发明了缝合线并应用在木乃伊身上。而对伤口缝合和使用缝合材料的第一个详细书面记载来自公元前500年，印度医生Sushruta首次将缝合材料用于活人伤口缝合。希腊"医学之父"Hippokrates Kos和罗马人Aurelius Cornelius Celsus首次描述了基本的缝合技术。2世纪的时候，罗马医生Galen首次描述了肠道缝合以及羊肠线的使用。1906年，Joseph Lister制成了无菌羊肠线，推动了缝合技术的巨大变革和飞速发展。1931年，第一根由聚乙烯醇制成的合成线出现。20世纪50年代开发了聚酯线，后来研究出了辐射灭菌，该种灭菌方式可对肠线和聚酯线进行消毒处理。20世纪60年代发现了聚乙醇酸，70年代该种材料被用于制造缝合线。1970年出现了首根人工合成的可降解缝合线，即DG公司推出的聚乙二醇酸（PGA）缝合线。1974年，DuPont公司推出了聚乳酸（PLA）缝合线。1980年，Ethicon公司推出了聚对二氧环己酮（PDS）缝合线。

目前，外科缝合线可以分为天然材料和合成材料，进一步可细分为可吸收缝合线和不可吸收缝合线。可吸收缝合线通常由动物体内提取的胶原蛋白制成，例如羊肠线，可以被人体内蛋白酶消化吸收。这类缝线由多股纤维构成，在伤口愈合初期强度很高，随后其强度会迅速下降，因为应用范围较窄，常用于肌肉缝合。随着强度更高的人工合成缝合线的出现，肠线的使用率在逐步下降。人工合成的可吸收缝合线通常由高分子聚合物制成，例如PGA、PLA，它们的吸收是通过水解反应完成的，因此不会引起机体强烈的炎性反应，并且能够在快速吸收和拉伸强度之间维持一定的平衡，典型代表有Vicryl（薇乔线）、Dexon（德胜线）等，广泛用于心脏瓣膜、普通外科、血管外科等各领域的皮肤、皮下组织、肌肉、血管的缝合。

与可吸收缝合线相反，不可吸收缝合线能够一直保持完整结构而不被降解或吸收，例如聚丙烯线（PP）、尼龙线（nylon），可提供长期的组织支持。这类缝合线通过在体内被动形成纤维组织包裹而发挥缝合作用，但组织愈合后需要进行拆线，主要应用于缓慢愈合的内部器官组织，例如肌腱、腹壁等。

理想的人工合成缝合线应具备以下特征：

（1）手感良好，强度较高，具备良好的柔韧性、弹性、打结性及持结性。

（2）不易与医用橡胶手套缠结，以免耽误时间而影响手术进程。

（3）不易磨损；具有抗感染和促愈合能力，以简化外科手术。

（4）伤口愈合后，缝合线从组织中抽出时不易断，不存在拉力对抗，且适应于机体组织。

（5）截面直径尽可能最小，可预测缝合线在组织中的吸收情况。

（6）性质稳定，无毒，易染色，易灭菌处理；制作工艺简单，成本低，可批量生产。

国内有关手术缝合线的研究相比于美国及欧洲发达地区起步较晚，国产缝合线在品种、数量、质量、功能等方面与国外品牌相比还有一定差距。现有的研究工作仍存在不少技术性的关键问题有待进一步解决，很多领域尚处于空白状态。因此，进行生物可降解医用纤维的研究和开发有重大的意义。

六、止血材料

术中或术后出血及渗血一直是外科手术中常见的并发症，也是胃肠外科医生经常需要面对的棘手问题。在血供丰富的脏器施行手术时出血或渗血更是不可避免，尤其是血管分布密集的实质性脏器，如脾脏、肝脏等。对于大血管出血一般采取结扎、直接缝扎或修补损伤血管等方式即可达到止血的目的，但以上方法均会导致相应的器官功能减弱或者消失；对于毛细血管性出血主要采用压迫、电凝、吸收性明胶海绵填充、喷洒止血粉或止血胶等方法止血。局部止血材料广泛用于外科止血，其止血效果在临床和动物实验中得到了充分肯定。常用的普通外科止血材料有纤维蛋白胶、吸收性明胶海绵、止血粉、氧化纤维素、微纤维胶原、巴曲酶、凝血酶及壳聚糖止血敷料等，不同局部止血材料均有各自的优缺点及主要用途。

以下是常见局部止血材料。

（1）纤维蛋白胶：是一种从人血浆中提取的生物制品，由纤维蛋白原、凝血酶、抑肽酶和氯化钙组成。具有快速、有效地控制普通外科手术过程中血液流失的作用，但其成本高，组织黏附力有限，可能造成人体或动物血源性疾病感染等。主要用于凹凸不平的深部创面止血、手术中术野渗血的局部止血。

（2）吸收性明胶海绵：由从动物皮肤中提取并经纯化的明胶制成。吸收性明胶海绵与凝血酶合用可提高止血效果。缺点是其对凝血机制障碍者止血效果不理想。该类材料具有较佳的吸血性能，能够吸收自身重量45倍的血液，并能激活血小板，促进凝血块形成，以达到止血目的。对于出血量大的创面，联合缝合固定止血有一定的优势。

（3）止血粉：是一类由天然多糖高分子材料提纯的粉末止血材料，比如海藻酸钠盐、沸石等。此类止血材料能够快速浓缩局部血液，提高局部血小板、凝血因子浓度，促进机体局部凝血，适用于弥漫性小渗血创面，但需警惕止血粉进入血管以致血栓形成。

（4）氧化纤维素：是一种可吸收性局部止血材料，外观和质地类似于棉纱，由棉纤维经一氧化氮氧化而成。该材料具有良好的组织相容性，柔软而轻薄，便于进行包、敷、填塞等操作，适用于渗血不止的部位，如骨面渗血等。但氧化纤维素会破坏凝血酶的止血作用并会引起神经纤维变性。

（5）微纤维胶原：由牛真皮制成的可吸收性局部止血材料。直接应用于出血表面时，可诱导血小板在其表面发生黏附和聚集，促进血小板血栓形成而发挥止血作用。由于其来源于牛真皮，应用于人体可能会发生排斥过敏反应，表现为发热、嗜酸性粒细胞增多、皮肤过敏等。主要应用于手术中难以结扎或烧灼无效的局部出血，以及组织易脆或血供丰富部位的出血。

七、创面敷料

皮肤是人体的重要器官，具有重要的生物屏障、免疫和传感等功能，能防止水分及电解质等物质的流失，对维持体内环境的稳定和阻止微生物入侵起着十分重要的作用。由于手术、创伤、烧伤及内分泌疾病等原因引起的皮肤破损，会导致局部皮肤功能减弱/丢失，严重者甚至危及生命。因此，皮肤损伤后通常需要用医用敷料来保护创面，防止创面的进一步感染，提供有利于伤口愈合的微环境，促进创面的愈合。

医用敷料是一类重要的生物材料。20世纪80年代以前，凡士林纱布被广泛应用于所有类型创面的各个愈合阶段；20世纪80年代开始，随着湿性愈合理论的普及，诞生了新一代敷料——水胶体敷料；20世纪90年代，水胶体敷料系列化，创面愈合的各阶段均有相对应的产品以供选择。近年来，随着创面愈合的原理不断清晰，以及医工交叉学科的发展和进步，许多新型材料也被开发并应用于临床护理中。

目前常用的各种创面敷料如下。

（1）传统类敷料：目前传统类敷料如医用脱脂棉纱布、棉垫、凡士林纱布等，是临床上创面护理应用最广泛的敷料。传统类敷料生产加工过程相对简单，原料来源广泛，质地柔软，具有快速吸收创面渗液的能力。但是传统类敷料有明显的缺陷，如屏障功能不全，容易使创面脱水和导致交叉感染；创面黏附，更换时会造成创面的二次损伤；需要频繁更换。

（2）合成纤维类敷料：这类敷料具有传统类敷料的经济、吸收性能高等优点，而且还具有一定的自黏性，方便使用。然而，这类产品的屏障性能与传统类敷料相比没有明显改善，仍然存在对外界环境颗粒性污染物无阻隔等缺陷。

（3）多聚膜类敷料：这是一类基于透明弹性体来制备的敷料，如聚乙烯、聚丙腈、聚乳酸、聚四氟乙烯、聚氨酯和聚乙烯醇等，其中聚氨酯类最为常用。多聚膜类敷料可以自由交换氧气和水蒸气，对环境中颗粒性异物如灰尘以及微生物等有较好的屏障效果，具有一定的抗菌效果。多聚膜类敷料黏附性能好，能维持创面湿润，对创面刺激小，不容易造成二次损伤。同时其透明性好，便于观察创面情况。但其吸附渗液能力较差，因此这类敷料主要应用于渗出不多的创面如手术创面等，或者作为其他敷料的辅助性敷料。

（4）发泡多聚体类敷料：目前使用最多的是由聚氨酯发泡而成的敷料。发泡多聚体类敷料具有多孔结构，弹性和透气性好，且能吸附创面渗液。敷料表面常覆盖一层多聚半透膜，可防止环境颗粒性异物如灰尘和微生物的侵入，预防交叉感染。有些还具有自黏、隔热保温、缓冲外界冲力等功能，对创面具有较好的保护作用。该类敷料成本相对较高，透明性差，不方便观察创面，适用于表浅渗液创面的护理。

（5）水胶体类敷料：目前胃肠外科造口护理应用较多的"多爱肤"敷料就属于水胶体类敷料。主要成分包括亲水能力强的羧甲基纤维素钠颗粒（CMC）、低过敏性医用黏胶、弹性体和增塑剂等，其表面是一层具有半透性的多聚膜结构。这种敷料与创面渗出液接触后，能吸收渗出液体并形成凝胶状，避免敷料与创面黏着；同时，表面的半透膜结构允许氧气和水蒸气进行交换，但又能阻隔外界颗粒性异物如灰尘和细菌。更换敷料时不会损伤创面新生组织，能有效减低痛楚。敷料的外层具有一定的弹性，能防水，舒适感好，不妨碍患者的日常活动。经美国FDA证明，其能有效阻隔细菌及病毒（如HIV、HBV）的入侵，降低伤口感染风险，是唯一获得FDA准许、具有治愈伤口效果的敷料，在慢性创面的治疗中得到广泛的应用。水胶体类敷料的缺点主要是吸收渗液能力一般，因此对于高渗出性创面，常需要使用其他辅助敷料来加强吸收性能；产品成本较高；多成分结构可能存在过敏等反应。

（6）藻酸盐敷料：藻酸盐敷料是目前新型医用敷料之一。藻酸盐敷料主要成分为藻酸盐，藻酸盐是在海藻中提取的天然多糖碳水化合物，属于天然纤维素，生物相容性好，安全无毒。该类敷料吸收性好，可吸收自身重量10倍以上的渗液；接触到创面渗出液后，与渗液发生Na^+/Ca^{2+}交换，会在创口表面形成一层稳定的网状凝胶，起到止血和稳定生物膜的作用，为伤口愈合提供理想的湿润环境，促进创面愈合和缓解疼痛。藻酸盐敷料大多数产品不具备自黏性，需要辅助敷料加以固定，此外成本也相对较高。

（7）含银敷料：含银敷料是一种新型的广谱抗菌敷料。敷料中持续释放的银离子可以直接杀死创面上的细菌，可以控制创面的感染，加速创面愈合。由于其良好的抗菌效果，被广泛应用于各种慢性创面，特别是感染性创面的治疗。此类敷料的缺点在于银在杀菌的同时也可能会杀死正常细胞，对局部和全身有一定的负性影响，因此对敷料负载的银离子浓度和释放速度有严格的要求。

尽管目前伤口敷料种类繁多，但由于创面的复杂性，特别是合并有糖尿病、感染等基础疾病的创面，其愈合难度增加，对创面敷料提出了更高的要求。目前创面敷料存在材料结构单一、吸附渗液和促愈合能力差、缺乏生物活性物质负载等缺陷。针对不同类型的创面，个体化开发出具有结构设计和功能调控的高性能敷料，是未来新型创面敷料的发展方向。

新型敷料在创面修复中应用的最核心技术难点在于生物黏附性，即敷料如何有效地黏附在潮湿的各种组织表面。2017年哈佛大学团队在*Science*杂志发表成果，实现了湿性超黏水凝胶的制备，极大地推动了湿性黏合材料的研究进展。近年来国内外学者分别在黏合速度和黏合强度方面取得了突破性进展，实现了生物材料在湿性生物组织表面的超强、快速黏合。在此基础上各种新型敷料被设计与开发出来，在动物模型的皮肤创面修复、胃肠道缺损修复、大动脉黏附和止血等领域取得了理想的结果，有望在未来尽快实现转化并应用于临床。

（吴小剑　林义佳　谢晓煜）

第三节　生物医学材料的现状和展望

生物医学材料是医工交叉领域的一个热门话题。在医学、生物学、材料学、高分子化学、高分子物理和工程学等相关学科的发展和交叉融合下，生物医学材料取得了显著的进展。可惜的是，由于生物医学材料的固有特性，在长期临床应用中暴露出不少的问题，突出表现在其单一功能性、组织相容性、免疫源性、不可降解性或者降解时间太快等特性不能很好地满足临床复杂环境下的各种要求。通过医工交叉结合，开发新型多功能生物医学材料来更好地满足临床的各种需求，是生物材料领域未来的一个重点方向。

目前，高技术生物医学材料产业已经形成，是一个典型的低原材料消耗、低能耗、低环境污染、高技术附加值的新兴产业，近十余年其规模以高达20%以上的年增长率持续增长。即使近年来国际金融危机导致世界经济衰退，2009年美国医疗器械产业规模仍保持7%的年增长率，表明其发展受外部环境影响很小，对国家经济及安全具有重大意义，是世界经济中最具生气的朝阳产业之一。

美国是全球最大的医疗器械生产和消费国家，2010年其生产规模占全球市场的40%左右，同时消费全球产品的37%，消费总额年增长率约8%；由于经济发达，社会医疗保障体系健全，欧盟成为全球第二大医疗器械市场，占有全球市场份额的29%；亚太地区是全球第三大市场，占有18%的市场份额，其中日本是亚太地区医疗技术最先进且发展最快速的国家，是世界第三大医疗器械消费国。目前我国因拥有最多的人口，且医疗保健系统仍在发展中尚未成熟，国内约70%的生物医学材料市场被国外产品占据，在更高端的生物医学材料产品领域，国外产品甚至占据95%以上，我国在生物医学材料研究的若干新领域有待实现突破。

通过高分子化学、高分子物理或者微纳加工等方式对生物医学材料进行改性和加工，是当代生物医学材料发展的一个重点方向。生物医学材料植入体内与机体的反应首先发生于植入材料的表面/界面，即材料表面/界面对体内蛋白/细胞的吸附/黏附。传统材料的主要问题是对蛋白/细胞的随机吸附/黏附，包括对蜕变蛋白的吸附，从而导致炎症、异体反应、植入失效等。控制材料的表面/界面，从而影响其对蛋白/细胞作用，是控制和引导其产生生物学反应、避免异体反应的关键。因此，深入研究生物材料的表面/界面，开发表面改性技术及表面改性植入器械，是现阶段改进和提高传统材料的主要途径，也是发展新一代生物医学材料的基础。

当代医学对于组织及器官的修复，已向再生和重建人体组织或器官、恢复和增进其生物功能或个性化和微创伤治疗等方向发展。赋予材料生物结构和生物功能，充分调动人体自我康复的能力，再生和重建被损坏的人体组织或器官，或恢复和增进其生物功能，实现被损坏组织或器官的永久康复，已成为当代生物医学材料的发展方向。主要前沿领域集中于：可诱导被损坏的组织或器官再生的材料和植入器械（包括组织工程化产品）；用于治疗难治愈疾病、恢复和增进组织或器官生物功能的药物和生物活性物质（疫苗、蛋白、基因等）靶向控释载体和系统；类器官、类器官组装体、器官芯片等人造器官的研发等。

人造器官是一种植入生物体内的合成装置，可作为患病器官的替代品。通过恢复或增强实际器官的功能来延长寿命是人类的一个长期梦想。在过去的几十年里，研究人员已经在生物和工程方面做了大量努力。一方面，干细胞生物学的进步在很大程度上提高了人类对细胞分化和组织生成的理解。另一方面，生物材料和生物制造技术的快速发展使得在体外创建人工组织或器官模型成为可能。此外，免疫耐受性的提高使人造器官可以移植到活体中或与活体整合，并最终提供一种新的治疗方式。类器官是人造器官的一个典型代表。通常，类器官是指源自干细胞或模拟实际器官的原代组织的三维器官型培养物。由于类器官与生理环境密切相关，因此它是传统二维文化的巨大飞跃。但由于类器官体外培养受到时间和空间上的限制，很难培养出理想的模拟体内器官性能的类器官。利用3D打印技术和微纳加工手段，将高分子材料作为细胞外基质，并通过立体空间设计，为细胞的增殖和分化提供生理微环境和骨架，将有望培养出类器官组装体，其在形态和功能上与体内器官更为接近。

肠道特有的隐窝和绒毛结构形态，使得肠道类器官的培养具有很大的挑战。近年来有学者在具有特殊渗透功能的高分子支架上培养肠道干细胞，该支架可渗透气体、营养物和大分子，从而促进肠道干细胞的有效黏附、增殖和分化，最终实现微型小肠的体外构建。一方面，有学者报道在未来有望利用肠道类器官来解决短肠综合征的难题。另一方面，器官芯片的发展使得我们可以在体外进行高通量的药物筛查和检测，实现胃肠道肿瘤患者的个体化和精准化药物治疗。因此，类器官组装体和器官芯片的发展代表了一个重大突破，并揭开了人造器官创造的新篇章，也是未来生物医学材料研发的一个理想方向。

（吴小剑　林义佳　谢晓煜）

参考文献

[1] 张延龄，吴肇汉. 实用外科学 [M]. 3版. 北京：人民卫生出版社，2012.

[2] 刘凤林，秦新裕. 胃肠外科吻合技术发展与应用 [J]. 中国实用外科杂志，2008，28（1）：28-29.

[3] 曹杰，叶锋，林建江，等. 国产非吸收可崩解肠道吻合器在肠道吻合手术中的安全性和有效性评价 [J].
中华胃肠外科杂志，2012，15（8）：841-844.

[4] 吴小剑，王磊，何晓生，等. 国产非吸收可崩解肠道吻合器用于肠道吻合手术的研究 [J]. 中华实验外科
杂志，2010，27（9）：1281-1282.

[5] 王吉甫. 胃肠外科学 [M]. 北京：人民卫生出版社，2000.

[6] LABINAZ M, ZIDAR J P, STACK R S, et al. Biodegradable stents: the future of interventional
cardiology? [J]. J Interv Cardiol, 1995, 8（4）：395-405.

[7] MEHRAN R, DANGAS G, ABIZAID A S, et al. Angiographic patterns of in-stent restenosis: classification
and implications for long-term outcome [J]. Circulation, 1999, 100（18）：1872-1878.

[8] LI G, LAN P, LI Y, et al. Advances on the Clinical Application of Stent Placement for Colorectal Cancers
（CRCs）[J]. Journal of Fiber Bioengineering and Informatics, 2011, 4（3）：187-202.

[9] LI G, CHEN Y, HU J, et al. A 5-fluorouracil-loaded polydioxanone weft-knitted stent for the treatment of
colorectal cancer [J]. Biomaterials, 2013, 34（37）：9451-9461.

[10] XIE M B, FAN D J, CHEN Y F, et al. An implantable and controlled drug-release silk fibroin nanofibrous
matrix to advance the treatment of solid tumour cancers [J]. Biomaterials, 2016, 103：33-43.

[11] KONG J H, LEE H T, KIM D H, et al. Network-based machine learning in colorectal and bladder organoid
models predicts anti-cancer drug efficacy in patients [J]. Nat Commun, 2020, 11（1）：5485.

[12] NIKOLAEV M, MITROFANOVA O, BROGUIERE N, et al. Homeostatic mini-intestines through scaffold-
guided organoid morphogenesis [J]. Nature, 2020, 585（7826）：574-578.

[13] SUGIMOTO S, KOBAYASHI E, FUJII M, et al. An organoid-based organ-repurposing approach to treat short
bowel syndrome [J]. Nature, 2021, 592（7852）：99-104.

第十四章
胃肠癌规范化病理诊断与生物样本库的建立

第一节　胃肠癌标本规范化取材

一、标本类型及固定

（一）标本类型

常见的标本类型包括内镜活检标本、内镜黏膜切除术/内镜黏膜下剥离术（EMR/ESD）标本和根治性切除术标本。

（二）标本固定

离体后的标本应及时固定（半小时内固定最佳）。固定液为10%中性缓冲福尔马林溶液，固定液应为标本体积的5～10倍或以上，内镜标本固定时间以6～48h为宜，手术标本固定时间以12～48h为宜，固定温度为室温。

1. 内镜活检标本

内镜医师应向病理医师准确地提供送检标本的部位、数量、内镜所见、简要病史等情况。不同部位的标本须分瓶保存，并需标记患者具体姓名、性别、年龄，以及标本部位、数量等信息。内镜医师应及时将标本放入固定液进行固定。有蒂的息肉切除标本，可直接放入固定液中；但亚蒂或无蒂的息肉应在切缘处用墨汁标记后，再放入固定液中。

2. 内镜黏膜切除术/内镜黏膜下剥离术标本

应由内镜医师充分伸展标本，保持病灶完整性，并让黏膜面向上，在EMR/ESD标本边缘用不锈钢细针将其完整地固定于泡沫塑料或橡胶板上，将整个标本充分展开，暴露病变。需注意标本伸展的程度应与本身的生理状态相当，不要过分牵拉而破坏标本的完整性，以免影响病理组织学观察。如病变距切缘很近，局部可不用固定针，以免影响病理组织学观察切缘情况。还应注意生锈的、较粗的固定针会腐蚀标本边缘，影响对切缘病变情况的判断，而且生锈的物质沉着在黏膜表面，也会影响病理组织学观察。应在伸展固定EMR/ESD标本的泡沫塑料或橡胶板上的标本周围标记该标本在体内的相对位置，例如口侧、肛侧、前壁、后壁等，便于将病理组织学观察的结果与内镜表现相对照，同时宜行基底切缘及侧切缘的标记，以利于镜下切缘的辨认。标记后应立即将标本面朝向液体放入固定液中。

3. 根治性切除术标本

（1）胃癌根治性切除术标本：通常沿胃大弯侧打开胃壁，如肿瘤位于胃大弯，则避开肿瘤沿大弯侧打开胃壁，切开后置入固定液中，确保标本的充分渗透和固定。

（2）肠癌根治性切除术标本：通常沿肿瘤对侧面剪开肠管，确保标本的充分暴露和固定（图14-1-1）。

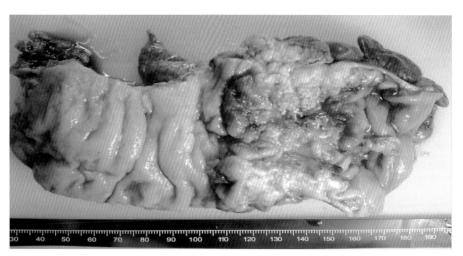

图14-1-1　标本固定前剖开示意图

二、标本大体描述及取材

取材时，应再次核对基本信息，包括姓名、性别、床位号、住院号、标本类型。

（一）内镜活检标本

1. 描述及记录

描述送检组织的大小（直径）及数目。如果多于3粒，测量总共的大小；如果少于3粒，分别测量其大小。

2. 取材

送检黏膜全部取材，应将黏膜放置于纱布或透水纸中以免丢失，必要时进行标记。

（二）内镜下息肉切除标本

1. 描述及记录

检查息肉的切缘，明确有无蒂部以及蒂部的直径，建议用墨汁涂蒂切缘（有蒂）或烧灼切缘（无蒂）。记录息肉大小、颜色、外观（息肉样/绒毛状）、息肉基底（扁平/蒂）。

2. 取材

带蒂息肉，当息肉有蒂且切缘直径<2mm时，垂直于蒂中央息肉对半切开，放置于包埋盒中；当息肉有蒂且切缘直径>2mm时，在蒂两侧分别垂直切开标本，再与此切面保持平行，间隔2~3mm将标本全部取材，推荐按同一方向包埋，记录组织块对应的方位；息肉无蒂时，明确烧灼切缘，垂直于烧灼面每隔2～3mm切开，将标本全部取材，推荐按同一方向包埋，记录组织块对应的方位。

（三）内镜黏膜切除术/内镜黏膜下剥离术标本

1. 描述及记录

测量并记录标本和肿瘤的大小（长径×短径）、肿瘤的肉眼分型以及肿瘤各方位距切缘的距离。

2. 取材

由于肿块一般距切缘较近，因此对切缘的评估尤其重要。应标记基底及侧切缘，以便在镜下观察时能够对切缘作出定位，并评价肿瘤切缘情况。标本取材时先肉眼观察肿瘤距切缘最近处，避开距切缘最近处（上下约1mm），每间隔2～3mm平行切开标本，如临床有特别标记处，则应针对标记处适当调整切开面，将标本分成大小适宜的组织块，按同一包埋方向全部取材。记录组织块对应的方位，黑色实线表示包埋面，红色虚线表示不需包埋面（图14-1-2）。

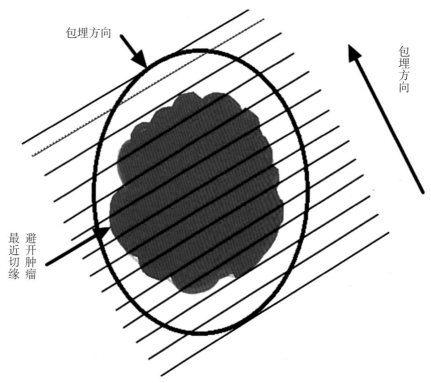

图14-1-2　内镜黏膜切除术/内镜黏膜下剥离术标本取材示意图

（四）根治性切除术标本

1. 胃癌根治性切除术标本类型

远端胃大部切除术标本、近端胃大部切除术标本、全胃切除术标本，虽然手术切除范围不同，但是标本的取材原则是相同的。

（1）描述及记录：根据幽门及贲门的特征来正确定位。检查黏膜面，描述肿瘤的部位、大小（新辅助治疗后标本，测量瘤床的大小；内镜黏膜切除术后标本，描述溃疡/黏膜缺损区/瘢痕的大小以及有无肿瘤的残余）、数目、肉眼分型、浸润深度、浸润范围、肿瘤与两侧切缘的距离。应观察除肿瘤以外的胃壁黏膜是否有充血、出血、溃疡、穿孔等其他病变；观察浆膜面有无充血、出血、渗出、穿孔、肿瘤浸润等；观察肿瘤周围胃壁有无增厚及弹性情况；如有另送检的脾脏、十二指肠等，应依次描述。应做肿瘤浆膜面的标记，以正确评估肿瘤浸润深度。还应描述淋巴结的部位、数目、大小、有无融合、有无与周围组织粘连的情况。

（2）取材。

1）肿块：至少取材4个蜡块。应取肿瘤与肿瘤周围交界部位的组织，以便观察肿瘤与邻近正常黏膜的关系；应取肿瘤浸润最深处，判断肿瘤浸润的深度；宜取材肿瘤最大径切面，以便全面评估肿瘤。若病变不明显或为新辅助治疗后标本，则可疑区和瘤床需全部取材，才能全面评估治疗后反应。应附图显示标记采取组织块的位置，以便复诊或会诊时参照。如见其他异常病灶，也应取材。推荐取材组织大小≤2.0cm×1.5cm×0.3cm。

2）切缘：胃的远端、近端切缘常规至少取材各一块，如果肿瘤距切缘较远（≥4cm），可平行离断切缘取材；如肿瘤距切缘较近且无法判断肿瘤与切缘的关系时，应垂直切缘取材。

3）肿瘤以外胃壁其他病变取材：除肿瘤以外的胃壁黏膜发现充血、出血、溃疡、穿孔等其他病变，也应取材。

4）正常胃黏膜：应取材周围正常胃黏膜，常规取材一块。

5）淋巴结：淋巴结取材依据如下原则进行。如果临床医生已将淋巴结分组送检，则按照临床医师的分组取材；如临床医生未送检分组淋巴结，应按淋巴结引流区域对胃周淋巴结进行分组检查取材，一般分为贲门淋巴结、小弯侧淋巴（胃左淋巴结+胃右淋巴结）、幽门上淋巴结、幽门下淋巴结和大弯侧淋巴结（胃网膜左淋巴结+胃网膜右淋巴结）；所有检出淋巴结均应取材。如检出淋巴结有粘连，注意需附带淋巴结周围的结缔组织；未经新辅助治疗的根治术标本应至少检出15枚淋巴结；对检出淋巴结应当全部取材包埋，推荐每个包埋盒包埋不超过4枚淋巴结，较大淋巴结应剖开。

6）另送检组织取材：另送检的十二指肠、脾脏等其他器官，如无特殊病变，常规取材一块，如与病变处粘连，重点取材粘连处，以便评估有无侵犯；如有合并其他病变，重点取材病变处。

2. 肠癌根治性切除术标本类型

肠癌根治性切除术标本包括右半结肠切除术标本、横结肠切除术标本、乙状结肠切除术标本、直肠癌Dixon手术标本、直肠癌Miles手术标本等。

（1）描述及记录：描述肠管，记录肿瘤的特征，包括大体类型（隆起型、溃疡型、浸润型）、部位、大小（新辅助治疗后标本，测量病变的大小；内镜黏膜切除术后标本，描述溃疡

/黏膜缺损区/瘢痕的大小以及有无肿瘤的残余）、数目、浸润深度、浸润范围、肿瘤与两侧切缘以及放射状（环周）切缘的距离。推荐采用墨汁标记肿瘤对应的浆膜面，以准确评估肿瘤浸润深度。

淋巴结取材应按淋巴引流方向进行分组，一般分为肠上淋巴结、肠旁淋巴结、中间淋巴结及中央淋巴结。肠上淋巴结指离肠壁最近、位于肠壁浆膜下的淋巴结；肠旁淋巴结指位于边缘动脉和肠壁之间的淋巴结；中间淋巴结指位于结肠动脉周围，沿各结肠动脉分支排列的淋巴结；中央淋巴结指位于各结肠动脉根部和肠系膜上、下动脉根部的淋巴结。

记录淋巴结的数目、大小，有无融合，有无与周围组织粘连，如有粘连，需附带淋巴结周围的结缔组织。

（2）取材。

1）肿块：沿肠壁长轴、垂直于肠壁切取肿瘤组织，按肿瘤大小、浸润深度、质地、颜色等区域分别取材，肿瘤浸润最深处至少取1块全层厚度肿瘤及肠壁组织，以判断肿瘤浸润的最深层次，尤其需要注意浆膜受累情况。切取能够显示肿瘤与邻近黏膜关系的组织，取材应包括肿瘤浸润最深处、肿瘤与肿瘤周围交界处的组织；若病变不明显或为新辅助治疗后根治术标本，可疑区域（包括瘢痕区或纤维化区）需全部取材，应附图显示标记取材组织块的位置。如见其他异常病灶（如息肉、憩室等），也应取材。

2）切缘：取远侧、近侧手术切缘。推荐取放射状（环周）切缘，对于可疑浆膜或放射状（环周）切缘阳性的病例，需用不同颜料标记，分别取材。

切除标本若包含回盲部或肛管、肛门，应于回盲瓣、阑尾、齿状线、肛缘取材。若肿瘤累及上述部位，切取充分显示病变程度的组织块。

包埋所有检出的淋巴结，较大淋巴结应剖开包埋。未经新辅助治疗的根治性切除术标本应至少检出12枚淋巴结。

3. 全直肠系膜切除术的标本类型

行全直肠系膜切除术（total mesorectal excision，TME）的直肠癌标本，首先用墨汁标记直肠系膜切缘，并评估系膜的完整性。完整的TME手术可使局部复发率从20%～30%降至8%～10%，5年生存率从48%升高至68%。通过大体检查系膜的完整性可准确预测局部复发和远处转移，因此病理肉眼评价直肠系膜完整性是最直观的方法，具有重要的临床指导价值（图14-1-3）。环周切缘及直肠系膜完整性的判断标准见表14-1-1。

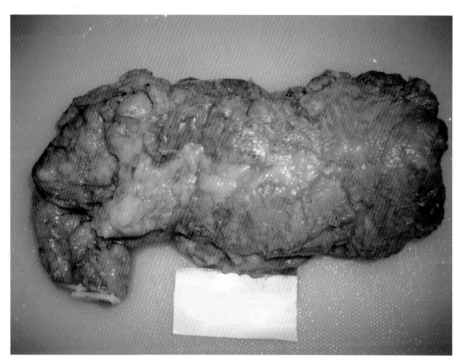

图14-1-3 直肠系膜覆盖（系膜完整）

表14-1-1 直肠系膜完整性的判定标准

完整性评价	直肠系膜	缺失	锥形	环周切缘
完整	完整系膜组织，光滑	深度≤5mm	无	光滑、规则
较完整	中等块系膜组织，不规则	深度>5mm，但未到达固有肌层	不明显	不规则
不完整	小块系膜组织	深达固有肌层	是	不规则

（黄艳 范新娟）

第二节 胃肠癌规范化病理报告

规范的病理报告是疾病诊断的"金标准"，是临床医生与病理医生之间沟通的桥梁，病理报告不仅揭示了患者所患疾病的完整信息，包括疾病的类型、分级及分期等，还为患者的后续治疗及预后提供了参考信息。

一、活检标本的病理报告内容和要求

（1）患者基本信息。

（2）无/有上皮内瘤变（异型增生），报告级别。

（3）如为浸润性癌，报告组织学类型。

（4）确定为结直肠癌时，建议检测微卫星不稳定性（MSI）的情况。

临床医生应当了解受活检取材深度限制，活检标本有时不能确定有无黏膜下层浸润，若病理报告为高级别上皮内瘤变（黏膜内癌），应结合内镜及影像学综合考虑有无浸润癌。

二、内镜下切除息肉标本的病理报告内容和要求

（1）患者基本信息。

（2）肿瘤大小。

（3）良性息肉性病变与恶性息肉。良性息肉性病变包括增生性息肉、腺瘤性息肉等，内镜下切除即可。恶性息肉定义为癌细胞突破黏膜肌层浸润至黏膜下层（pT1），pTis不属于恶性息肉。病理报告内容包括组织学类型、分级、浸润深度、切缘情况、脉管浸润及MSI情况。

1）良好的组织学特征：G1或G2，无脉管浸润，切缘阴性。内镜下切除已足够，只需术后定期随访。

2）较差的组织学特征：G3或G4，脉管浸润，切缘阳性。临床需再行外科手术，扩大切除范围。

注意：切缘阳性指肿瘤细胞距切缘小于1mm或电刀切缘见癌细胞。

三、内镜黏膜切除术/内镜黏膜下剥离术标本的病理报告内容和要求

（1）患者基本信息。

（2）组织学类型：无上皮内瘤变、不确定的上皮内瘤变、低级别上皮内瘤变、高级别上皮内瘤变（包括原位癌）、黏膜内癌和黏膜下浸润癌（浸润癌需要进行组织学分级）。

（3）肿瘤浸润深度：对肿瘤浸润深度的判断是以垂直切缘阴性为前提的，黏膜下层浸润深度是判断病变是否切除干净的重要指标之一，侵犯黏膜下层越深则淋巴结转移的概率越高。黏膜下层浸润深度的测量方法，根据肿瘤组织是否有蒂和内黏膜肌层的破坏程度不同而不同。

1）无蒂（扁平）病变：若肿瘤组织内尚可见残存的黏膜肌层，则以残存的黏膜肌层下缘

为基准，测量至肿瘤浸润前锋的距离；若肿瘤组织内没有任何黏膜肌层，则以肿瘤最表面为基准，测量至肿瘤浸润前锋的距离。

2）有蒂病变：若肿瘤组织内黏膜肌可定位，则按照上述无蒂（扁平）病变测量方式测量；若黏膜肌呈分支状生长，则以肿瘤–非肿瘤交界连线为基线，肿瘤浸润未超过基线为头浸润，肿瘤浸润超过基线则为蒂浸润。

注意：对于内镜下黏膜切除标本而言，安全的黏膜下层浸润深度（SM1）在各个器官有所不同，即食管200μm，胃500μm，结直肠1 000μm以内，同头浸润；超过上述安全浸润深度则为SM2，同蒂浸润。

（4）脉管侵犯：EMR/ESD标本有无淋巴管、血管（静脉）的侵犯是评判是否需要外科治疗的重要因素之一。可通过特殊染色或免疫组织化学染色判断脉管侵犯。

（5）标本切缘状态：组织标本的电灼性改变是EMR/ESD标本切缘的标志。切缘干净是指在切除组织的各个水平或垂直电灼缘均未见到肿瘤细胞。切缘阴性，但癌灶距切缘较近，应记录癌灶与切缘最近的距离；水平切缘阳性，应记录阳性切缘的块数；垂直切缘阳性，应记录肿瘤细胞所在的部位（固有层或黏膜下层）。切缘阳性判断标准请参考"内镜下切除息肉标本的病理报告内容和要求"。电灼切缘的变化对组织结构、细胞及其核形态的观察有所影响，必要时可做免疫组织化学染色帮助判断切缘是否有癌灶残留。

四、手术标本的病理报告内容和要求

（1）患者基本信息。

（2）大体情况：肿瘤大小，大体类型，肉眼所见浸润深度，肿瘤所在区域（即肿瘤位于食管胃交界上下部位，应明确肿瘤中心与食管胃结合部的位置，即在食管胃交界之上，跨越食管胃交界或位于食管胃交界之下；肿瘤距切除结直肠肠管两端的距离等），环周（放射状）切缘，浆膜层是否累及。

（3）肿瘤分化程度（组织学类型、分型）。

（4）肿瘤浸润深度（T分期）：依据存活的肿瘤细胞进行判断，接受新辅助治疗后的无细胞黏液湖不应认为是肿瘤残留。

（5）肿瘤出芽：建议在无淋巴结转移的结直肠癌报告中补充肿瘤出芽分级。肿瘤出芽为在肿瘤浸润前缘，5个细胞以下的肿瘤细胞簇。报告20倍视野下，肿瘤出芽最密集区域（"热点区"）的出芽数目分级（表14-2-1）。

表14-2-1　肿瘤出芽分级评估

分级	出芽数目（每一个20倍视野，0.785mm^2）
低度	0～4个
中度	5～9个
重度	≥10个

（6）淋巴结数目及阳性淋巴结数目（N分期）：接受新辅助治疗后的淋巴结内出现无细胞黏液湖不能认为是阳性；淋巴结外肿瘤种植，是指出现在远离原发肿瘤的结直肠周围脂肪组织内的不规则肿瘤实性结节，没有残余淋巴结组织学证据。

（7）切缘：在直肠癌根治标本中，还需评估环周（放射状）切缘情况，显微镜下测量并报告肿瘤浸润最深处与外膜软组织之间的距离，＜1mm报切缘阳性。

（8）脉管侵犯及神经侵犯情况。

（9）新辅助治疗效果评估：对于新辅助治疗后大体观察无明显肿瘤残余的患者，应在肿瘤区域广泛取材，病理报告同上，并增加疗效评估（表14-2-2）。

（10）微卫星不稳定性；错配修复蛋白表达情况（MLH1、MSH2、MSH6、PMS2）；*KRAS*、*NRAS*及*BRAF*基因状态，如无根治切除标本可利用活检标本检测。

表14-2-2　新辅助治疗后病理学评估（Ryan等修改版）

诊断标准	肿瘤退缩分级
无存活癌细胞	0（完全反应）
单个或小簇癌细胞残留	1（中度反应）
残留癌灶伴间质纤维化	2（轻度反应）
少数或无肿瘤细胞消退，大量癌细胞残留	3（反应不良）

注意：①肿瘤退缩分级只能评估原发肿瘤，不能用于转移病灶；②疗效评估是根据存活肿瘤细胞决定的，经过新辅助治疗后出现的无细胞黏液湖不能认为是肿瘤残留；③淋巴结内出现无细胞黏液湖不能认为是肿瘤转移。

手术标本病理诊断报告书推荐格式见附录1～3。

附录1　内镜黏膜切除术/内镜黏膜下剥离术标本病理诊断报告书推荐格式

姓名：　　性别：　　年龄：　　送检日期：　　病理号：

住院号：　　科室：　　床号：　　送检医师：　　标本类型：

肉眼所见：

送检黏膜组织一块，大小___cm×___cm×___cm，黏膜面见（病变类型如隆起、息肉、溃疡等）病变，大小___cm×___cm。（若为息肉样病变，则需描述蒂部情况）

病理诊断：

（内镜黏膜下切除）良/恶性病变，组织学分型，分级。[若为恶性，需提供肿瘤浸润深度（T），脉管及神经束浸润情况，肿瘤距周边切缘及基底切缘的距离等信息]。

免疫组化：错配修复蛋白MLH1、MSH2、MSH6及PMS2表达情况。

报告医师签名：　　　　审核医师签名：　　　　报告日期：

附录2　胃癌根治性切除术标本病理诊断报告书推荐格式

姓名：　　性别：　　年龄：　　送检日期：　　病理号：

住院号：　科室：　　床号：　　送检医师：　　标本类型：

肉眼所见：

送检次/全胃胃，大弯长___cm，小弯长___cm。剪开胃壁，距贲门/幽门___cm大弯/小弯侧见一蕈伞型/溃疡型/浸润型肿物，大小___cm×___cm×___cm，切面灰白/灰红色，无/有坏死。肿瘤侵犯至黏膜下层/侵犯至固有肌层/侵犯至肠周脂肪组织内/侵犯浆膜层。上附网膜组织一堆，大小___cm×___cm×___cm。其余胃壁无/有明显病变（如见息肉，需描述息肉大小）。送检贲门淋巴结___枚，直径___～___cm；小弯侧淋巴结（胃左淋巴结+胃右淋巴结）___枚，直径___～___cm；幽门上淋巴结___枚，直径___～___cm；幽门下淋巴结___枚，直径___～___cm；大弯侧淋巴结（胃网膜左淋巴结+胃网膜右淋巴结）___枚，直径___～___cm。

病理诊断：

（部位）肿瘤组织学分型，Lauren分型。肿瘤浸润深度（T），脉管及神经束浸润情况，近切缘、远切缘及周围组织累及情况。

淋巴结数目及阳性淋巴结数目（N）。

免疫组化：MLH1、MSH2、MSH6、PMS2、*HER-2*表达情况。

举例：胃中分化腺癌，Lauren分型胃肠型，肿瘤穿透浆膜层（T4a），脉管内未见癌栓，神经束见癌浸润，近切缘、远切缘及网膜组织均未见癌累及。

pT4aN0M0

免疫组化：MLH1（　），MSH2（　），MSH6（　），PMS2（　），*HER-2*（　）。

报告医师签名：　　　审核医师签名：　　　报告日期：

附录3　肠癌根治性切除术标本病理诊断报告书推荐格式

姓名：　　性别：　　年龄：　　送检日期：　　病理号：

住院号：　科室：　　床号：　　送检医师：　　标本类型：

肉眼所见：

送检肠管一段（长___cm），若附带周围组织一并描述。剪开肠管见一蕈伞型/溃疡型/浸润型肿物，大小___cm×___cm×___cm，切面灰白/灰红色，无/有坏死。肿瘤侵犯至黏膜下层/侵犯至固有肌层/侵犯至肠周脂肪组织内/侵犯浆膜层。肿瘤距近端切缘___cm，距远端切缘___cm，距放射状切缘___cm。上附肠系膜组织一堆，大小___cm×___cm×___cm。其余肠管无/有明显病变（如见息肉，需描述息肉大小）。送检肠上淋巴结___枚，直径___～___cm；肠旁淋巴结___枚，直径___～___cm；中间淋巴结___枚，直径___～___cm；中央淋巴结___枚，直径___～___cm。

病理诊断：

（部位）肿瘤组织学分型，分级。肿瘤浸润深度（T），脉管及神经束浸润情况，近切缘、远切缘及放射状切缘或环周切缘累及情况。

淋巴结数目及阳性淋巴结数目（N）。

免疫组化：MLH1、MSH2、MSH6、PMS2表达情况。

举例：结肠中分化腺癌，G2，肿瘤穿透脏腹膜（T4a），脉管内未见癌栓，神经束见癌浸润，近切缘、远切缘及放射状切缘均未见癌累及。

pT4aN0M0

免疫组化：MLH1（　），MSH2（　），MSH6（　），PMS2（　）。

KRAS、*NRAS*及*BRAF*基因突变情况可单独另外报告。

报告医师签名：　　　审核医师签名：　　　报告日期：

（黄艳　范新娟）

第三节　胃肠癌分子病理诊断

消化道肿瘤的发生发展是一个多基因、多分子参与的复杂过程，绝大多数经历正常→不典型增生→原位癌→浸润性癌的发展过程。多种因素，包括遗传、炎症及生活习惯等，通过影响基因或使表观遗传改变导致肿瘤的发生发展。以下就胃肠癌常见的分子病理进展及其在临床中的应用进行详细阐述。

一、HER-2检测

（一）胃癌中HER-2过度表达或扩增的评估

对于考虑接受曲妥珠单抗治疗的无法手术的局部晚期、复发性或转移性胃腺癌患者，推荐使用免疫组织化学染色（immunohistochemical staining，IHC）、荧光原位杂交（fluorescence in situ hybridization，FISH）或其他原位杂交（in situ hybridization，ISH）技术评估肿瘤HER-2过度表达情况（表14-3-1）。新一代测序（next generation sequencing，NGS）提供了同时评估多种突变的方法，包括分子改变如扩增、缺失，肿瘤突变负荷和微卫星不稳定状态等。当可用于检测的诊断组织有限，患者无法接受传统活检时，可以考虑使用NGS代替单一生物标志物的检测。

表14-3-1　胃癌HER-2免疫组织化学染色判读和评分标准

标本类型		评分	HER-2过表达情况评估
手术标本	活检标本		
无反应或<10%肿瘤细胞膜染色	任何肿瘤细胞无膜染色	0	阴性
≥10%肿瘤细胞微弱或隐约可见膜染色；仅有部分细胞膜染色	肿瘤细胞团微弱或隐约可见膜染色（不管着色的肿瘤细胞占整个组织的百分比，但至少有5个成簇的肿瘤细胞着色）	1+	阴性
≥10%肿瘤细胞有弱到中等的基底侧膜、侧膜或完全性膜染色	肿瘤细胞团有弱到中等的基底侧膜、侧膜或完全性膜染色（不管着色的肿瘤细胞占整个组织的百分比，但至少有5个成簇的肿瘤细胞着色）	2+	不确定
≥10%肿瘤细胞基底侧膜、侧膜或完全性膜强染色	肿瘤细胞的基底侧膜、侧膜或完全性膜强染色（不管着色的肿瘤细胞占整个组织的百分比，但至少有5个成簇的肿瘤细胞着色）	3+	阳性

HER-2状态检测首先选用IHC法。在IHC显示 2 +（不确定）表达的情况下，采用ISH方法。若HER-2 IHC阳性（3 +）或阴性（0或1 +），则不需要进行进一步FISH检测。ISH评判时

应选择扩增程度最高的区域，至少对20个连续肿瘤细胞核进行双色信号的计数和比值计算，*HER-2*信号总数与CEP17信号总数的比值≥2.2，判断为原位杂交阳性，即有扩增；众多信号连接成簇或*HER-2*信号总数与CEP17信号总数比值＞2.0时可不计算比值，判断为原位杂交阳性；*HER-2*信号总数与CEP17信号总数的比值＜1.8，判断为原位杂交阴性，即无扩增。为保证检测结果的准确性，建议*HER-2*信号总数与CEP17信号总数比值在1.8～2.2时，再计数20个细胞的信号或由另一位医师计数，若比值≥2.0判断为原位杂交阳性；比值＜2.0判断为原位杂交阴性。

（二）结直肠癌中*HER-2*过表达或扩增的评估

通过免疫组织化学染色（IHC）法、荧光原位杂交（FISH）法或NGS进行诊断检测。

IHC阳性：超过50%的肿瘤细胞是3+染色（强的膜染色，可以是环周的、基底侧和外侧）。*HER-2*评分2+情况下应进行FISH检测。当超过50%的细胞中*HER-2*与CEP17的比值≥2时，则被视为阳性。

二、微卫星不稳定性或错配修复检测

DNA错配修复（mismatch repair，MMR）或微卫星不稳定性（MSI）检测被推荐用于所有新确诊的胃癌和肠癌患者，及适合接受PD-1抑制剂治疗的局部晚期、复发性或转移性胃癌患者。

IHC是指对肿瘤组织进行染色，检测4种MMR基因的蛋白表达（MLH1、MSH2、MSH6和PMS2）。正常的IHC显示4种MMR蛋白均正常表达。4种DNA MMR蛋白中的一种或多种表达缺失被认为是错配修复缺陷（deficient MMR，dMMR）。

MSI可以通过聚合酶链反应（polymerase chain reaction，PCR）或NGS检测，后者特别适用于需要*RAS*和*BRAF*基因分型的转移性肿瘤患者。

MSI-PCR结果判读：推荐采用5个标记（包括2个单核苷酸和3个双核苷酸）的组合确定MSI的状态。

MSI-稳定（MSS）：指没有位点不稳定。

MSI-低（MSI-L）：指1个位点不稳定。

MSI-高（MSI-H）：指2个或以上位点不稳定。

三、结直肠癌*KRAS*、*NRAS*和*BRAF*突变检测

NCCN指南推荐所有转移的结直肠癌患者均须检测*RAS*（包括*KRAS*和*NRAS*）。患者只要出现*KRAS*突变（外显子2及非外显子2）或*NRAS*突变均不应该接受靶向抗EGFR药物治疗，如

西妥昔单抗和帕尼单抗。

存在*BRAF V600E*突变的结直肠癌患者，预后较差。目前基于*BRAF V600E*状态指导一线化疗用药的证据尚不充分。*BRAF V600E*突变检测的另一个临床意义在于协助诊断MSI-H肿瘤，排除林奇综合征。研究发现散发性结直肠癌错配修复缺失的最主要原因是MLH1启动子的高甲基化（表观遗传沉默），*BRAF V600E*突变出现在70%以上MLH1启动子的高甲基化病例中。因此对于免疫组织化学染色发现MLH1表达缺失的病例，应进一步检测MLH1启动子甲基化和/或*BRAF V600E*突变，以鉴别MSI-H表型肿瘤和林奇综合征。

目前，测序法、杂交法等都可以检测基因突变情况，二者无明显的差异。10%中性缓冲福尔马林溶液固定的石蜡包埋组织可以进行以上基因的测序，原发肿瘤和转移病灶均可用于基因检测。开展免疫组化和分子病理检测的实验室应建立内部质量控制和认证体系，不具备检测条件的单位应妥善准备好标本，提供给具有相关资质的病理科进行检测。

四、*NTRK*融合

*NTRK*融合在结直肠癌中极其罕见。在2 314例结直肠癌患者中，总发病率约为0.35%，*NTRK*融合仅限于泛野生型*KRAS*、*NRAS*和*BRAF*的肿瘤。在一项含8例*NTRK*融合结直肠癌患者的研究中，其中7例是dMMR（MLH1）/MSI-H。这些数据提示*NTRK*融合检测的结直肠癌亚群限于具有野生型*KRAS*、*NRAS*和*BRAF*，及MMR缺陷（dMMR）/MSI-H的结直肠癌患者。

*NTRK*抑制剂显示仅在具有*NTRK*融合的病例中具有活性，而在*NTRK*突变的病例中无活性。

检测*NTRK*融合的方法包括IHC、FISH、基于DNA的NGS和基于RNA的NGS。在一项研究中，基于DNA的测序法显示检测*NTRK*融合时的敏感性和特异性分别为81.1%和99.9%，基于RNA的测序法和免疫组织化学法显示的敏感性为87.9%，特异性为81.1%。已有研究发现IHC检测*NTRK*融合的病例中约1/5出现假阳性，所以IHC检测阳性的患者需再进一步用RNA NGS进行确认。同一项研究还表明，基于RNA的测序法似乎是检测*NTRK* 融合的最佳方法。

五、PD-L1 检测

对于适合接受PD-1抑制剂治疗的局部晚期、复发性或转移性胃癌患者，可考虑进行PD-L1检测。美国食品药品监督管理局批准石蜡包埋（formalin-fixed and parrffin-embedded，FFPE）的组织检测可用于接受 PD-1抑制剂治疗的患者。

采用免疫组织化学染色检测PD-L1蛋白的表达情况。PD-L1的判读方法为，玻片中至少有100个肿瘤细胞，才能认为该标本足以用于PD-L1评价。联合阳性评分（combined positive score，CPS）≥1，则认为标本存在PD-L1表达。CPS等于PD-L1染色细胞（即肿瘤细胞、淋巴细胞、巨噬细胞）数量除以存活肿瘤细胞总数，再乘100。

（黄艳　范新娟）

第四节　生物样本库的建立

高质量的生物样本库既是基因组等各种组学研究的源头，又是分子诊断标志物及药物靶点大样本验证、真正实现从"样品"到"产品"快速转化与个性化精准医疗的关键环节。生物样本库正逐渐成为大科学基础工程，在疾病预测预防、早筛早诊及个体化诊疗研究中发挥着越来越重要的作用。目前，科学界、产业界及各大学及附属医院等高度重视生物样本库的标准化建设，纷纷着手建设基于重大项目、医院、大学及区域的生物样本库。建设生物样本库的第一要素是质量，保证质量的关键是标准化、规范化。

一、样本库规划考虑因素

样本库从广义上可以分为实体库或虚拟库，涉及样本/样品及其相关数据的采集、处理、储存和/或分发等一系列过程。

（一）样本库管理

样本库管理是对规范操作的制度及过程的实施和监管。样本库管理规划的要素如下：

（1）妥善保存样本的管理规定，包括样本和数据的维护、安全性及完整性。

（2）样本和数据访问及使用的政策。

（二）样本库发展

（1）组织规划的考虑：从样本库启动到终止的整个过程中不断对管理制度进行创建、执行及修订，并定期更新。

（2）样本采集和储存环境：所要采集的样本类型取决于研究目的。在制订样本采集、处理、储存和下游应用的计划之前应确定科学的目的。

（3）服务：要明确样本库定位，要清晰地了解研究人员和科学发展的需求，并建立反馈机制，接收科研工作者的反馈意见，以确保最大程度地满足科研工作的需求。

（4）沟通：在研究参与人员之间建立透明有效的沟通渠道，同时制订指南，明确说明提供何种服务、服务成本、服务时间、相关人员的联系方式以及非工作时间的紧急联系人。

（5）建立模式样本库。

1）研究者或研究机构驱动的样本库：样本的收集和利用由单一研究者团队来驱动。

2）联合网络样本收集：联合网络样本收集是在不同的网点进行样本采集、加工和储存，相关数据通过中央数据库进行处理和备份。

3）虚拟样本库：虚拟样本库用于保存异地样本的储存及分析信息（数字病理图像、HE染色切片、免疫组化切片、样本的数字图像和分子数据）。

（6）样本库服务。

1）采集服务：提供常规或特定样本采集服务的样本库，在采集和处理样本时，依照需求来进行。

2）库存服务：样本库根据当前和未来对样本的需求来储存样本。

（三）样本库工作人员

（1）主任：担任样本库监督管理的职位，具有管理经验，能切实履行样本库管理工作职责。日常工作包括以下几点。

1）确保样本库活动符合国家、地区的道德、法律及社会规范。

2）确保数据的保密性。

3）确保标准作业程序（SOPs）的实施，并使其成为质量管理体系的一部分。

（2）技术人员：样本库技术人员的工作范围包括但不限于样本收集、处理、质量控制、运输和接收、储存、数据管理及设施和设备管理，每个岗位均应记录明确的组织结构和工作描述。管理人员和技术人员均应具备相应的教育背景、丰富经验及培训经历，遵守样本库的SOPs并完成任务。

（四）样本库设施

高效的样本库应具有特别的定位和多元的设计要素，以确保样本的安全储存，支持设备的正常运行，并为样本库工作人员提供安全有效的工作环境。

（1）供暖、通风和空调。

1）温度：为延长制冷设备的使用寿命，样本库的环境温度应依照制造商对温湿度的说明要求进行监控和控制，这对于放置多台制冷设备的房间尤其重要。

2）通风、循环和湿度：在氧含量较低或者有害气体容易聚集的区域，安装具有视听警报系统的监视设备以及通风系统。如样本库湿度较高，应安装除湿系统以确保相关设备正常运行。

（2）地板：样本库的地板应与样本库日常使用的设备和冷却剂相适宜。在使用液氮的区域，不使用乙烯基瓷砖。在样本库选址或者设计新设施时，应考虑地板对这些具有大重量的存储物和其他设备（冷冻柜、液氮罐、大型储藏柜等）的承重问题。

（五）备用电源

样本库需提供持续、恒定（例如恒电压）的电力，确保样本库的发电机有备份系统。

（1）不间断电源（UPS）：保护计算机系统和电子系统如环境监测系统、安全系统（氧气监测器、通风系统）以及液氮罐控制器。

（2）发电机：保证发电装置能至少持续运转48h（最好是72h）。

（六）安全性和访问

样本库配备严格的门禁系统，仅对授权人员开放，防止未授权人员进入。对存有贵重样本或敏感样本的设备应另外加锁。

（1）安全系统：确保储存样本和数据的安全性，样本库监测和报警系统全天候运作。

（2）入侵监测系统：在无工作人员的情况下，监测并记录未授权人员的进入情况。

（3）参观守则：对参观者进行书面或电子记录，并且按照样本库存档条例进行存档。

（七）消防系统

（1）消防计划：计划规定定期维护消防设备，同时记录设备维护人员的姓名和工作内容，包括重大火灾隐患和潜在火源的排查、有害物质的妥善处理和保存，以及控制每个重大危险源所必需的设备准备。

（2）监测系统：火灾自动监测系统可以第一时间发现火灾并及时通知工作人员和应急人员，以避免更大事故或灾难的发生，应根据样本的燃烧特性和存放位置选择不同的火灾监测器。

（3）灭火系统/抑制系统。

1）喷淋系统：在冷库附近使用喷淋系统时需要注意地面防滑。

2）无水阻燃剂：建议使用非腐蚀性的灭火器。

二、样本库设备

（一）个人防护装备

常规实验室应配备个人防护用品（personal protective equipment，PPE），例如闭趾鞋、腿脚保护服，护目镜等，以便处理冷冻材料时穿戴，特别是在进行低温操作时，护目镜和厚型隔热手套等应被强制要求佩戴，上述个人防护用品须放置在可见且易于拿取的位置。

（二）存储容器识别

存储容器识别是指使用条形码以确保对样本的准确跟踪。在使用特殊类型的标签之前，应对其在可能应用到的各种条件下的性能进行评估。

（三）样本信息管理系统

样本信息管理系统通过有效的追踪记录系统，对样本从采集开始的全生命周期进行精确追踪。组成该系统的要素应包括唯一的样本识别码、精确的样本标签、可追踪的电子存储管理系统、可调取的知情同意书和/或许可协议等。

（四）液氮储存系统

（1）必须保证有充足的液氮供应能力，确保存有能够维持正常使用不少于3天的液氮用量，并且保障可稳定且能及时进行补充。

（2）使用液氮需要采取额外的安全预防措施（氧气传感器）。

（五）超低温冰箱

样本升温的时长受以下因素的影响：样本特征、冰箱的存储温度、环境温度、冰箱的结构和维护等。卧式冰箱在开启时可更好地缓解升温现象，而立式冰箱可提供更有效的独立分区储存功能。

1. 自动存储系统

自动存储系统在样本定位、追溯复核和存储容量最大化方面具备很强的能力，可兼顾多种温度设定和生成从数万到数百万存储规模的解决方案。

2. 备用储存设备

低温储存备用设备容量应不小于正在使用的最大低温设备的容量。制定冰箱出现故障或空间不足时样本的转移规程，包括样本重新放置的位置，即冰箱的名称或编号等。

3. 全自动液体样本分装工作站

与手工操作和移液器操作相比，自动化的液体样本处理机器人可以提高储存通量和精确度，减少人为误差。自动化液体处理系统可以应用的领域包括血液分离（分离血清、外周血单核细胞和红细胞）、核酸提取、抽样、DNA标准化等。

三、质量管理

建立样本库的目的是在符合相应的法律法规的情况下提供满足一定质量标准的样本及其相关信息。因此，质量管理体系（quality management system，QMS）〔包括质量保证（quality assurance，QA）和质量控制（quality control，QC）]贯穿于整个样本库的运作过程。

质量保证是一个完整的管理运作系统，它包含计划、实施、建档、评估及生成改进方法，用以确保程序、实验或产品的类型和质量符合项目的要求。

质量控制是一个技术操作系统，它以确定的标准评估程序或项目的品质和性能，并验证是否满足所规定的要求。

（一）质量管理体系文件

质量管理体系文件是确保生物样本库的基础设施符合健康和安全法规的质量手册。该质量手册可引用的所有流程，均被要求确保符合QA/QC宗旨，并在工作区域能够容易获得。

1. 标准作业程序（SOP）重要组成部分

（1）编号：方便引用的唯一编号。

（2）日期：SOP首次发布日期，以及最新版本的日期。

（3）版本号：跟踪版本号和/或日期，以确保使用最新版本的SOP。

（4）部门/科室/员工：使用SOP的人群。

（5）设备：流程中所需的设备清单。

（6）操作步骤：写明具体细节，确保方法具有可重复性，包括应遵循的操作顺序，每一步的重复次数和温度要求。

（7）安全：描述程序中的安全措施或者引用任何相关的SOP并阐明相关步骤应当遵循的法律要求。

2. 实施

样本库主任和/或质量管理项目负责人在颁布和实施SOP之前应审查和批准所有的SOP，并且与流程验证研究相关的SOP应优先颁布和实施。所有的SOP一旦实施，就应当被严格遵守。

3. 修改

建立文件管理制度以管理文件和规范SOP的起草、更新、审查、授权、发布和归档。

4. 审查

每年审查一次或在法规和方法变化时再次审查。

5. 使用和学习

现行受控文件SOP的副本存放在指定地点，工作人员随时都可以取阅。

6. 程序文件

（1）行政政策：组织架构图、人员政策、样本库主管和样本库其他人员职责范围、职责授权、需遵守的规章和新员工引进方案。

（2）样本处理：采集、标记、运输、接收、质量控制、处理、分发和出库。

（3）安全：包括化学安全、生物安全和消防安全的总体安全方案。

（4）培训和能力：关于个人教育、培训和能力的政策和程序。

7. 质量保证

（1）验证/资格：在样本采集、处理、储存和使用仪器、试剂、标签的操作程序启动或改变前，需要进行系统验证以确保信息的准确性、可靠性和一致性，具有识别无效或被改动信息的能力。

（2）关键性能指标。

1）季度审核清查样本定位的正确率。

2）接收样本标签合格率。

3）运输样本到达温度范围的比例。

（3）不合格品：记录不符合政策和程序的样本，完善不良事件上报体系。

（4）校准和预防措施：利用质量标准体系衡量质量保证方案实施的有效性，解决可能出现的问题。

8. 记录管理

记录是登记、永久保存可追溯的信息。记录包括但不限于：培训文件、知情同意书、采购记录、处理记录、实验报告、设备维护记录、审计/审核报告、样本存储位置信息、材料转移协议、样本分发记录、质量控制报告和所有相关的表格等文件。

（二）质量标准

ISO 20387：2018发布的样本库的生物技术通用要求，旨在证明样本库的运行资质，并且能够提供相对高质量的生物资源，特别指出通用要求包括对能力、无偏倚性和操作一致性的质控。

专业认证：中国合格评定国家认可委员会（China National Accreditation Service for Conformity Assessment，CNAS）是由国家认证认可监督管理委员会批准设立并授权的国家认可机构，统一负责对认证机构、实验室和检查机构等相关机构的认可工作，是国际实验室认可合作组织（International Laboratory Accreditation Cooperation，ILAC）的正式成员。

宗旨：推动合格的评定机构按照相关的标准和规范等的要求加强建设，促进合格的评定机构以公正的行为、科学的手段、准确的结果有效地为社会提供服务。

四、方法验证和质量控制

（一）处理方法验证

选用经过验证的处理方法来处理样本，可选用来自科学文献、样本终端用户的反馈或者实验室质量控制的结果进行评估和验证样本处理方法，明确列出需要重新验证的情况，每一种处理方法都应该针对一个或者多个特定的用途进行验证。

（二）质量控制

（1）组织样本：通过对核酸和蛋白质特异性的分析来完成分子水平的质量控制。

（2）液体样本：对其完整性进行评估。分子标记可以被运用于评估具体分析物的变量。

（3）细胞样本：对其细胞悬液的细胞活性和/或纯度进行评估。

（4）核酸样本：评估DNA和RNA的完整性和碎片化量（分子量、RNA完整值）、浓度和纯度。

（三）质量控制方法验证

每一种质量控制方法都应由内部样本库或外部实验室同时进行评估分析，以保证其准确性、精度、检测限度和线性度。

五、生物样本的伦理和法律问题

生物样本库是连接研究参与者和科研机构的纽带，在科学研究中，生物样本的采集、储存、分发和使用可能会引发一系列的伦理与法律问题。

（一）人类生物样本的采集

（1）伦理审查委员会：由正式机构指派成立的理事会、委员会或其他团体，对所有涉及人的生物医药研究或样本采集的发起和进行过程进行定期的审查和批准。

（2）知情同意书：捐赠者获取足够的信息，自主地决定是否向样本库捐赠样本和个人信息，以及是否同意样本和信息用于未来科学研究。类型包括如下几种。

1）特定知情同意：特定研究项目获得的，可以明确地概述建议使用样本的细节。

2）广泛知情同意：当下收集的样本和信息，会提供给未来可能的研究。

3）部分限制知情同意：允许在特定的即时研究中使用生物标本和相关数据，并在未来的调查中直接或间接地与之关联。

4）多层知情同意：需要以详细的形式向研究对象解释一些选项。

（二）中华人民共和国人类遗传资源管理条例

（1）保藏我国人类遗传资源、为科学研究提供基础平台的，应当符合下列条件，并经国务院科学技术行政部门批准。

1）具有法人资格。

2）保藏目的明确、合法。

3）保藏方案合理。

4）拟保藏的人类遗传资源来源合法。

5）通过伦理审查。

6）具有负责人类遗传资源管理的部门和保藏管理制度。

7）具有符合国家人类遗传资源保藏技术规范和要求的场所、设施、设备和人员。

（2）保藏单位应当对所保藏的人类遗传资源加强管理和监测，采取安全措施，制定应急预案，确保保藏、使用安全。保藏单位应当完整记录人类遗传资源保藏情况，妥善保存人类遗传资源的来源信息和使用信息，确保人类遗传资源的合法使用。保藏单位应当就本单位保藏人类遗传资源情况，向国务院科学技术行政部门提交年度报告。

六、新型生物样本库

目前各大学及其附属医院顺应精准医学时代的需要，积极构建国际领先的新型生物样本库，制定统一规范的资源信息整合体系，创造公平、可靠的资源样本信息共享环境，促进样本资源科学合理利用，为基础及临床转化研究提供更全面的样本支撑。新型生物样本库包括以下几种。

（1）PDX活体组织样本库。

（2）循环肿瘤细胞样本库。

（3）血液循环肿瘤DNA样本库。

（4）信息化、数字化样本库。

新型生物样本库以样本为中心，将患者信息、随访数据等宏观数据与DNA、RNA及蛋白质等微观数据进行信息化整合，同时应用数字化手段对样本的病理及影像图像等进行整理。生物样本库中将会搭建起信息化及数字化共享平台，为未来科学研究提供高水平的样本支撑。

（范新娟）

参考文献

［1］ PARSONS M T，BUCHANAN D D，THOMPSON B，et al. Correlation of tumor *BRAF* mutations and MLH-1 methylation with germline mismatch repair（MMR）gene mutation status：a literature review accessions utility of tumor features for MMR variant classification［J］. J Med Genet，2012，49（3）：151-157.

［2］ VALTORTA E，MARTINO C，SARTORE-BIANCHI A，et al. Assessment of a *HER2* scoring system for colorectal cancer：results from a validation study［J］. Mod Pathol，2015，28（11）：1481-1491.

［3］ VIVIAN E，STRONG. Gastric cancer［M］. Springer Cham Heidelberg New York Dordrecht London，2015.

［4］ SARTORE-BIANCHI A，TRUSOLINO L，MARTINO C，et al. Dual-targeted therapy with trastuzumab and lapatinib in treatment-refractory，*KRAS* codon 12/13 wild-type，*HER2*-positive metastatic colorectal cancer（HERACLES）：a proof-of-concept, multicentre, open-label, phase 2 trial［J］. The Lancet Oncol, 2016, 17（6）: 738-746.

［5］ HECHTMAN J F, BENAYED R, HYMAN D M, et al. Pan-trk immunohistochemistry is an efficient and reliable screen for the detection of *NTRK* fusions［J］. Am J Surg Pathol, 2017, 41（11）: 1547-1551.

［6］ CENAJ O, LIGON A H, HORNICK J L, et al. Detection of ERBB2 amplification by next-generation sequencing predicts *HER2* expression in colorectal carcinoma［J］. Am J Clin Pathol, 2019, 152（1）: 97-108.

［7］ SOLOMON J P, HECHTMAN J F. Detection of *NTRK* fusions: merits and limitations of current diagnostic platforms［J］. Cancer Res, 2019, 79（13）: 3163-3168.

［8］ COCCO E, BENHAMIDA J, MIDDHA S, et al. Colorectal carcinomas containing hypermethylated MLH1 promotor and wild-type *BRAF/KRAS* are enriched for targetable kinase fusions［J］. Cancer Res, 2019, 79（6）: 1047-1053.

［9］ SOLOMON J P, LINKOV I, ROSADO A, et al. *NTRK* fusion detection across multiple assays and 33 997 cases: diagnostic implications and pitfalls［J］. Mod Pathol, 2019, 33（1）: 38-46.

第十五章

肿瘤标志物在胃肠癌的临床应用与新进展

第一节　肿瘤标志物概述

一、肿瘤标志物的定义及特征

（一）肿瘤标志物的定义

肿瘤标志物是指在恶性肿瘤的发生和发展过程中，由肿瘤细胞本身所产生的或由机体对肿瘤细胞反应产生的一类具有生物活性的物质，它们在正常人组织中含量很低或不存在。

（二）肿瘤标志物的特征

一般认为，理想的肿瘤标志物应包括以下5个特征：①敏感性高，能用于早期发现和诊断肿瘤。②特异性强，仅肿瘤患者呈阳性。③肿瘤标志物水平和肿瘤大小、恶性程度或是否转移相关，可协助肿瘤的分期及预后判断。④半衰期短，可监测肿瘤的治疗效果和复发情况。⑤存在于体液特别是血液中，易于获得且能够进行动态监测。由于患者个体差异性、肿瘤异质性、检测手段局限性等影响，肿瘤标志物在早期筛查、辅助诊断、治疗方案选择等中的应用是有限的，绝大部分还停留在辅助临床诊疗的阶段。

二、肿瘤标志物的临床应用

肿瘤标志物是肿瘤早期筛查、辅助诊断、治疗方案选择、疗效和复发监测的重要指标，其在临床中的应用情况包括下列6个方面。

（一）肿瘤早期筛查的辅助判断

肿瘤标志物是肿瘤诊断和高危人群筛查的重要辅助工具，但目前常用的肿瘤标志物的敏感性和特异性还达不到用于无症状人群筛查和确诊的标准。

（二）肿瘤大小和临床分期的辅助判断

多数情况下，肿瘤标志物的浓度与肿瘤大小和分期有关，可辅助判断肿瘤大小和分期；但也有一些肿瘤各分期之间肿瘤标志物浓度变化范围较宽，会存在重叠情况。

（三）肿瘤定位的辅助判断

一些肿瘤标志物具有一定的器官特异性，可辅助进行肿瘤定位；但绝大多数肿瘤标志物来自不同肿瘤或同种肿瘤的不同组织，不能对肿瘤器官进行绝对定位。

（四）肿瘤疗效的辅助判断

肿瘤治疗后肿瘤标志物水平的变化与疗效有关，治疗后若肿瘤标志物水平下降至参考范围内，则提示对肿瘤的治疗有效。

（五）肿瘤复发的辅助判断

肿瘤治疗结束后，若肿瘤标志物水平再次出现连续的明显升高，提示可能出现肿瘤复发或转移。

（六）肿瘤标志物的联合检测

临床工作常应用多种肿瘤标志物进行联合检测，可提高检测的敏感性和特异性。

三、肿瘤标志物的分类

目前肿瘤标志物的分类和命名尚未完全统一。按照标志物的性质可将其分为胚胎抗原类、糖类抗原类、蛋白类、酶类、激素类和其他类型。

（一）胚胎抗原类

胚胎抗原是在胚胎发育阶段由胚胎组织产生的正常成分，出生后逐渐消失或仅存在极微量，但在肿瘤患者体内这些胚胎抗原可被重新合成。常见的胚胎抗原类肿瘤标志物包括甲胎蛋白（alpha fetoprotein，AFP）、癌胚抗原（carcinoembryonic antigen，CEA）、胰胚抗原（pancreatic oncofetal antigen，POA）等。

（二）糖类抗原类

糖类抗原（carbohydrate antigen，CA）是由于细胞膜糖蛋白中糖基异常而形成的抗原。正常细胞膜表面都有丰富的糖蛋白，当正常细胞转化为恶性肿瘤细胞时，糖蛋白发生变异后会形成与正常细胞不同的特殊抗原。常见的糖类抗原类肿瘤标志物包括CA-125、CA19-9、CA15-3、CA72-4、CA24-2等。

（三）蛋白类

当肿瘤细胞快速分化及增殖时，一些在正常组织中不表达或表达量很低的蛋白类物质会大量出现。常见的蛋白类肿瘤标志物包括细胞角蛋白19片段、组织多肽抗原、鳞状细胞癌相关抗原等。

（四）酶类

一般情况下，大多数的酶存在于细胞中，但也可通过分泌的形式主动或因肿瘤细胞的死亡被动释放至血液中。常见的酶类肿瘤标志物主要包括神经元特异性烯醇化酶、谷胱甘肽转移酶、乳酸脱氢酶、α-L-岩藻糖苷酶等。

（五）激素类

正常情况下不产生激素的某些组织，在发生恶变时能产生和释放一些肽类激素并导致相应的综合征，因此这些内分泌激素升高也可作为肿瘤相关标志物。常见的激素类肿瘤标志物包括人绒毛膜促性腺激素、儿茶酚胺类物质等。

（六）其他类型

随着各种新型检测方法、技术的出现，一些新的肿瘤标志物也逐渐被应用于临床，主要包括血液循环系统中的循环肿瘤细胞（circulating tumor cell，CTC）、循环游离DNA（circulating free DNA，cfDNA）、循环肿瘤DNA（circulating tumor DNA，ctDNA）、外泌体等。

四、胃肠癌中肿瘤标志物的应用

随着科学理论的突破和分子检测等技术手段的进步，肿瘤标志物在胃肠癌精准检验和精准治疗中的重要作用日益突显。其应用范围涵盖了胃肠癌的筛查、早诊、治疗手段的选择、预后评估和监测。根据胃肠癌的特点，胃肠癌相关肿瘤标志物的应用可按照检测标本的来源概括如下。

（一）血清样本

血液样本，尤其是血清样本肿瘤标志物的检测在胃肠癌中的应用最为普遍。CEA、CA72-4、CA19-9、CA24-2、CA50等是临床常用的血清标志物，应用其进行联合检测，可明显提高胃肠癌的诊断敏感性。

（二）液体活检

液体活检作为一种新兴无创的基因检测方式，近10年得到了飞速的发展。广义的液体活检泛指对从各种生物液体（血液、唾液、尿液，腹水、胸腔积液等）取样并进行肿瘤标志物检测的技术。狭义的液体活检指对肿瘤释放到血液中的CTC、cfDNA、ctDNA和外泌体进行检测的技术。由于胃肠癌的高度异质性及治疗过程中癌基因突变的不确定性，利用以ctDNA为代表的液体活检新型肿瘤标志物获取胃肠癌的相关信息，对于评估肿瘤负荷、反应微小残留病灶及监测疗效有较大意义，具有无创取样、动态监测及敏感性高等优势，应用前景广阔，是目前肿瘤标志物基础和临床研究中最热门的领域。

（三）组织样本

胃肠癌的发生发展是一系列分子基因参与、多步骤调控的极其复杂的过程，涉及原癌基因激活、错配修复基因突变、抑癌基因失活及一些危险修饰基因等过程。随着分子检测技术从实验研究进入临床应用，较多研究已评估了组织肿瘤标志物的作用，例如胃肠癌组织中的人表皮生长因子受体2（human epidermal growth factor receptor 2，HER-2）扩增、胸苷酸合酶、MSI、基因突变检测等。现有研究不支持将以上组织肿瘤标志物作为胃肠癌患者预后观察和复发监测的常规检测项目，但对于具有胃肠癌基因易感性的患者，大鼠肉瘤病基因（rat sarcoma virus，RAS）、鼠类肉瘤滤过性毒菌致癌同源体B（v-raf murine sarcoma viral oncogene homolog B，BRAF）、微卫星不稳定/错配修复缺陷（mismatch repair，MMR）、程序性死亡蛋白-1（programmed death-1，PD-1）、程序性死亡蛋白配体-1（programmed death ligand-1，PD-L1）等基因检测是用于分子分型、靶向治疗、免疫治疗方案选择的重要指标。

（四）粪便样本

基于粪便的检测方法包括粪便隐血试验（fecal occult blood test，FOBT）和粪便核酸检测。FOBT主要有化学法和免疫法两种检测方法，其中免疫法因具有更高的敏感性、受食物及药物影响小、患者的依从性和接受度较高而被广泛应用。由于FOBT检测比较简单、经济、无创且有一定阳性检测率，是目前应用最为广泛的胃肠癌筛查方法。粪便核酸检测利用粪便DNA/RNA检测技术检测粪便中肠道肿瘤脱落细胞的DNA/RNA的特异性标志物，可用于无症状人群胃肠癌早期诊断筛查，是目前发展和应用推广最为迅速的技术。粪便标本肠道微生物标志物研究是当前新兴的热门研究领域，但是由于肠道微生物的复杂性及检测成本问题，目前肠道微生物标志物仍处于研究阶段。

五、胃肠癌中肿瘤标志物的问题与展望

分子生物学、细胞生物学，特别是基因组学、蛋白质组学以及代谢组学的发展，推动对肿瘤发生发展机制的进一步了解，以及生物技术、分子技术和纳米技术等一系列新技术的应用，为肿瘤标志物的发展带来了前所未有的机遇和挑战。

肿瘤标志物的突出优点之一是其往往能比其他检查手段更早地监测肿瘤的发生，肿瘤标志物在早筛中的应用，无疑为胃肠癌的早诊早治创造了良好的条件。此外，肿瘤标志物在监测复发的应用中也具有很大的优势，如一项前瞻性、多中心队列研究发现，连续ctDNA分析可比传统的影像学手段提前16.5个月检出复发。但是，在实际应用中，如果没有影像学的证据，则无法对复发的患者进行医疗干预，这势必给患者带来沉重的心理负担。因此，在监测复发的应用方面，利用肿瘤标志物精准地提前预测复发，并通过严密的影像学检查把它找出来，利用肿瘤标志物传递的肿瘤异质性信息指导内科治疗方案选择是肿瘤标志物在胃肠癌多学科诊治中的核心作用。此外，利用肿瘤标志物的特异性联合示踪剂，辅助外科手术中的微小转移灶的鉴别和切除，也是肿瘤标志物在肿瘤多学科诊治关键技术中的发展方向之一。

（赵璐　刘焕亮）

第二节　肿瘤标志物在胃肠癌筛查及早诊中的应用与新进展

我国是胃肠癌高发国家，以胃癌和结直肠癌为代表的胃肠癌严重威胁着我国人民的健康，造成了沉重的医疗负担。在我国，仅2020年，保守估计胃癌新发病例47.9万例，结直肠癌新发病例55.5万例，由胃癌和结直肠癌导致的年死亡病例分别为37.4万和28.6万例，致死率分别排行第三和第五。早期胃癌患者治疗后的5年生存率可以超过90%，而我国胃癌患者5年生存率仅为36%，这是由于胃癌在发展到中晚期前大多数患者都是无症状的，发现时已错过早治疗的最佳时机，生存率大幅降低。结直肠癌的发生发展大多遵循"腺瘤—癌"进展，从癌前病变到癌一般需要5～10年，这段时间是该疾病早筛早诊的重要时间。世界卫生组织明确提出，肠癌是具有筛查普查价值的癌症，通过早期干预能够有效降低肠癌发病率和死亡率。为实现胃肠癌的"早诊断、早治疗"，提高患者的生存率和生活质量，减轻患者的负担，研发及推广应用于胃肠癌早筛早诊的肿瘤标志物尤为重要。本节主要阐述肿瘤标志物在胃肠癌筛查及早诊中的应用及新进展。

一、肿瘤标志物在胃肠癌筛查及早诊中的应用

推行早期胃肠癌筛查措施，是改变我国胃肠癌诊治严峻形势的可行且高效的途径。临床实验室可利用血液、尿液、粪便等体液标本，采用非侵入性检查方法，对一般人群进行胃肠肿瘤标志物筛查。本节主要参考《中国结直肠癌筛查与早诊早治指南（2020，北京）》及《中国早期胃癌筛查流程专家共识意见（草案）（2017，上海）》等指南共识，对临床应用的胃肠癌筛查标志物进行具体介绍。

（一）临床应用的胃癌筛查肿瘤标志物

1. 血清胃蛋白酶原（pepsinogen，PG）

PG是胃蛋白酶的前体，根据生化性质及免疫原性的不同可将其分为Ⅰ型和Ⅱ型，PGⅠ由胃泌酸腺分泌，PGⅡ由全胃细胞及十二指肠分泌。PG可以通过胃黏膜毛细血管进入血液循环并在血液中稳定存在，因此血清中的PGⅠ和PGⅡ水平可以反映个体胃黏膜腺体和细胞的数量，从而间接反映个体胃黏膜不同部位的分泌功能。当胃黏膜发生病变时，血清PG水平就会随之波动，由于PGⅡ可由全胃细胞分泌，其血清水平波动较小，PGⅠ/PGⅡ比值（PGR）的降低与胃黏膜萎缩进展相关。PG是指示胃黏膜发生萎缩的良好指标，被称为"血清学活检"。《中国早期胃癌筛查流程专家共识意见（草案）（2017，上海）》指出，将PGⅠ≤70μg/L且PGR≤3作为无症状健康人群的筛查界限具有较好的筛查效果。

2. 血清胃泌素-17（gastrin-17，G-17）

G-17是一种重要的胃肠激素，由胃窦G细胞合成，其血清水平由胃窦G细胞数量以及胃内酸度共同决定。G-17可以增强胃肠道的分泌功能、减慢胃排空、促进胃及上部肠道黏膜细胞增殖和分化，对胃癌的发生发展有促进作用。血清G-17水平可以提示胃窦处黏膜萎缩情况及是否存在异常增殖，是反映胃窦内分泌功能的敏感指标。目前有研究表明，血清G-17联合PG检测可以提高早期胃癌的诊断效率。

3. 幽门螺杆菌（*helicobacter pylori*，Hp）感染相关检测

Hp被认为是早期胃癌的危险因素，被国际癌症研究机构列为Ⅰ类致癌因子。《中国早期胃癌筛查流程专家共识意见（草案）（2017，上海）》根据我国国情和胃癌流行病学资料，确定胃癌筛查的目标人群为年龄≥40岁的人群中，符合下列任意一项者：①胃癌高发区人群。②Hp感染者。③既往患有慢性萎缩性胃炎、胃溃疡、胃息肉、手术后残胃、肥厚性胃炎以及恶性贫血等。④胃癌患者的一级亲属。⑤存在胃癌其他高危因素（如摄入高盐、腌制饮食、吸烟、重度饮酒等）。尿素呼气试验（urea breath test，UBT）是临床最常用的检测试验，包括[13]C-UBT和[14]C-UBT，具有操作方便且准确性相对较高的优点。血清学Hp抗体检测可以反映患者一段

时间内Hp的感染情况，适用于胃黏膜Hp感染但菌量较少、用其他检测方法会导致假阴性的患者。同时，Hp产生的细胞毒素相关蛋白A（cytotoxin-associated antigen A，CagA）和空泡化毒素A（vacuolating toxin A，VacA）抗体都可以通过血清学检出，CagA是Hp重要的毒性因子之一，VacA可能会引起胃黏膜上皮空泡化变性，两者都与胃癌的发生相关。血清学Hp检测可以与PG、G-17联合进行，可提高早期胃癌的检出率，同时又避免了胃镜检查等方式依从性不佳的问题，适用于胃癌的筛查。

（二）临床应用的结直肠癌筛查肿瘤标志物

1. 愈创木脂粪便隐血试验（guaiac-based fecal occult blood test，gFOBT）

gFOBT长期以来被用于检测粪便中亚铁血红素含量来确定肠道有无出血，是最常见的化学法粪便隐血试验。血红蛋白中的亚铁血红素具有过氧化物酶活性，可以催化过氧化氢释放新生氧，受体邻甲联苯胺遇到氧气会成为显蓝色的邻甲偶氮苯，显色深浅与出血程度相关。根据综述文献报道，gFOBT对结直肠癌的筛查的敏感性为0.13～0.79，特异性为0.87～0.98。但由于其受饮食和药物影响较大，且对结直肠癌和癌前病变的敏感性较低，目前已逐渐被其他筛查技术取代。

2. 免疫法粪便隐血试验（fecal immunochemical test，FIT）

FIT的主要原理是通过特异性的抗体检测粪便标本中的人体血红蛋白含量，进而提示可能存在的肠道病变。《中国结直肠癌筛查与早诊早治指南》纳入40篇严格筛选获得的文献，荟萃分析结果显示，FIT筛检结直肠癌的ROC曲线下面积为0.93（95%CI：0.91～0.95），敏感性达0.83（95%CI：0.76～0.88），特异性达0.90（95%CI：0.87～0.92）；筛检癌前病变的ROC曲线下面积为0.76（95%CI：0.72～0.79），敏感性为0.36（95%CI：0.28～0.45），特异性为0.92（95%CI：0.91～0.95）。目前，FIT已经取代gFOBT成为主要的粪便隐血检测技术。

3. 癌胚抗原及糖类抗原类

CEA是结直肠癌最重要的肿瘤标志物，在结直肠癌的诊断和监测等方面的研究及应用已经比较成熟。常用的结直肠癌相关糖类抗原包括CA19-9、CA24-2、CA72-4、CA50等。CA19-9是消化道恶性肿瘤的重要标志物，主要用于评估预后及监测复发。我国最新结直肠癌诊疗指南将CEA及CA19-9列为推荐的辅助诊断指标。对于部分CEA不升高的结直肠癌患者，CA72-4、CA50、CA24-2等肿瘤标志物也有一定的诊断价值。但是，单独检测这些标志物对肿瘤的敏感性或特异性不够高，在筛查应用中存在局限性，多个肿瘤标志物的联合检测可以提高诊断准确率。

4. 粪便RNA检测技术

粪便RNA检测技术可以检测粪便中RNA的表达水平。肠癌筛查中微RNA（microRNA，miRNA）类的研究和应用推广领先于长链非编码RNA（long non-coding RNA，lncRNA）、环状RNA（circular RNA，circRNA）等其他类型的RNA，目前市面上已有国家药品监督管理局批准用于结直肠癌筛查和辅助诊断的基于粪便miRNA检测的肠癌辅助诊断试剂盒。一项多中心的临床研究显示，在包括340例结直肠癌样本、399例正常人群样本、502例干扰人群样本的1360例检测样本中，以肠镜为标准，粪便miR-92a含量在结直肠癌的诊断性能上敏感性为0.72，特异性为0.90。

5. 粪便DNA检测技术

粪便DNA检测技术可以检测肠道脱落在粪便中的细胞的DNA突变/修饰状态。第一款获美国FDA批准的粪便DNA检测试剂盒，主要检测粪便中的*KRAS*突变、*NDRG4*和*BMP3*基因甲基化，该试剂盒于2016年被纳入美国结直肠癌筛查指南，极大地推进了粪便DNA技术的研究、应用和推广。目前，我国已有多款针对中国人群基因特点研发的具有自主知识产权的基于粪便DNA靶点及多靶点FIT-DNA检测产品，并获国家药品监督管理局批准用于结直肠癌筛查和辅助诊断。但是，基于粪便DNA靶点检测产品在我国人群结直肠癌筛查中的适用范围以及长期筛查效果仍有待大样本人群研究证实。

二、胃肠癌筛查肿瘤标志物的新进展

得益于粪便核酸检测技术的推广应用，结直肠癌的筛查技术发展远比胃癌筛查技术快。基于新型肿瘤标志物的结直肠癌筛查技术大大提高了结直肠癌筛查的敏感性和特异性，但仍然不够成熟，只能作为前期的辅助筛查手段，不能作为确诊依据。目前胃肠癌肿瘤标志物的发展方向依旧是寻找更理想的肿瘤标志物及联合使用多种肿瘤标志物，以进一步提高筛查及早诊的敏感性和特异性。主要进展如下。

（一）蛋白类肿瘤标志物

近年来，随着对结直肠癌发生发展机制的深入研究及生物检测技术的不断进步，涌现出较多新的有望成为新型胃肠癌筛查和早诊标志物的蛋白质分子。

在胃癌早筛方面，有我国学者自主发现的血清胃癌相关抗原MG7-Ag。MG-7是我国学者将胃癌细胞株MKN-46-9作为免疫原直接免疫小鼠自主研发的胃癌相关抗体，该抗体识别的抗原MG7-Ag具有较高的胃癌特异性，因此被命名为胃癌相关抗原。在胃癌患者血清中，MG7-Ag的阳性率为60%～80%，且胃癌前病变的假阳性率仅为12.8%，具有良好的组织特异性和敏感性，但仍需进一步开展临床研究，评估其在早期胃癌筛查中的价值。三叶因子（trefoil factor 3，TFF3）联合检测可以显著提高早期胃癌的检出率。Shimura等人通过分析健康对照组和胃癌患者尿液样本中的蛋白质组发现，尿液中三叶因子1（trefoil factor 1，TFF1）和去整合素样金属蛋白酶12（a disintegrin and metalloprotease 12，ADAM12）的蛋白水平是可以诊断胃癌的重要独立指标，结合幽门螺杆菌感染状态，可以提高胃癌的诊断效率。

在结直肠癌早筛方面，血清环氧化酶（cyclooxygenase，COX）是合成前列腺素的关键酶，有2种同工酶，其中COX-2在正常组织中几乎不表达，但通过炎性因子、生长因子及癌基因等的诱导，会在结直肠癌组织中大量表达，COX-2上调可抑制肿瘤细胞凋亡、促进血管形成及抑制机体免疫等，在结直肠癌的发生发展中起着重要的作用。研究显示，血清COX-2水平诊断结直肠癌的敏感性、特异性均优于CEA，诊断准确率与CA19-9相当。内皮细胞特异性分子-1（endothelial cell specific molecule-1，ESM-1）是内皮细胞分泌的一种限制性皮肤硫酸蛋白多糖，可促进肿瘤细胞生长、增殖、迁移和血管形成。Jiang等发现结直肠癌患者血清ESM-1水平明显高于健康志愿者，且ESM-1与结直肠癌的组织分化程度、淋巴结转移情况、TNM分期及患者总生存率相关。对氧磷酶-1（paraoxonase1，PON1）是一种催化水解磷酸酯键的芳香酯酶，具有抑制低密度脂蛋白过氧化的作用，可作为独立指标诊断结直肠癌，也可联合临床常用指标CEA、CA19-9提高诊断敏感性和特异性。

（二）ctDNA/cfDNA

cfDNA是源自正常细胞和癌细胞的游离于细胞外的DNA，可在血液（血浆或血清）中检出。ctDNA属于cfDNA的一种，是由代谢分泌、凋亡或坏死的肿瘤细胞释放到血液循环中的DNA。2021年ASCO年会上发布的一项基于ctDNA甲基化检测的胃癌早筛技术，在109例胃癌和152例正常对照样本的研究队列中，对胃癌的整体诊断效能为0.97，其中对Ⅰ期胃癌（16例）的敏感性为0.88。在结直肠癌早期筛查中血液样本的*SEPTIN9*基因甲基化对结直肠癌诊断有较高的敏感性和特异性。我国首款基于血液样本的DNA甲基化检测产品就是*SEPTIN9*基因甲基化检测试剂盒。DNA甲基化检测是公认较好的胃肠癌早筛手段，目前在胃肠癌早筛市场上推广得比较快的都是基于DNA甲基化的检测，只是各有侧重，胃癌倾向于血液的cfDNA甲基化检测，结直肠癌更倾向于粪便来源的DNA甲基化检测。

（三）DNA突变

包括*KRAS*、*TP53*、*APC*、*BRAF*、*SMAD4*、*PIK3CA*、*FBXW7*等在内的约200个基因被认为是结直肠癌发生的主要驱动基因，在肿瘤组织和血液中均可检出。但将这些基因的突变用于结直肠癌筛查和早诊的表现并不突出。其中，*KRAS*基因突变存在于约40%的结直肠癌患者中，*TP53*突变出现较晚，不适用于结直肠癌筛查和早期诊断；*APC*基因突变存在于超过85%的结直肠癌患者肿瘤组织中，以及超过60%的Ⅰ/Ⅱ期结直肠癌患者体内，但诊断结直肠癌的敏感性相对有限（14%～30%）；结直肠癌早期即可发现*BRAF*突变，但仅存在于5%～15%的结直肠癌患者中。

（四）RNA标志物

肿瘤组织中RNA表达高度异常，因此血液中的肿瘤来源RNA可用于肿瘤诊断标志物研究，这类RNA主要包括lncRNA、miRNA、circRNA、PIWI蛋白互作RNA（PIWI-interacting RNA，piRNA）、来源于tRNA的小分子RNA（tRNA-derived small RNAs，tDRs）等。①lncRNA：是长度超过200个核苷酸的非编码RNA分子，在肿瘤细胞增殖、凋亡和迁移方面发挥着重要的生物学功能。有研究发现，lncRNA-CUDR可以用来诊断早期胃癌，可以作为胃癌的潜在标志物并监测胃癌的发生发展。有研究显示，血液中的lncRNA如NEAT1_v1、NEAT1_v2对于区分结直肠癌患者和健康人群有较好的敏感性和特异性。②miRNA：是一类内源性长度仅约为22个核苷酸的非编码RNA，通常通过与mRNA结合参与基因表达调控，具有高保守性、高稳定性，在多种肿瘤组织中均有特异性表达。与健康人群相比，胃肠癌患者血清中存在一系列miRNA的差异表达，这些miRNA可作为结直肠癌潜在的诊断标志物。研究显示，miR-29a、miR-224、miR-17、miR-20a、miR-92、miR-224在结直肠癌患者粪便或血液中高度表达。Ranjbar等人的研究揭示了早期胃癌患者外周血中miR-196a和miR-196b水平显著升高，二者联合诊断相比于CEA和CA19-9敏感性和特异性均有提高。③circRNA：circRNA是一类单链闭环结构的非编码RNA，来源于前体mRNA（pre-mRNA）在成熟过程中的反向剪切环化，在结构上包含编码基因的序列且更稳定，在功能上通过与其他核酸或蛋白分子结合参与细胞功能调控。多项研究表明，circRNA在结直肠癌患者的癌组织以及癌旁组织中的表达水平有显著的差异，有望成为结直肠癌诊断标志物。④piRNA：piRNA是2006年被发现的一类新的非编码RNA，主要来源于基因组中的piRNA簇，通过长单链初始RNA剪切体与PIWI亚家族蛋白相互作用形成RNA沉默复合体pi-RISC，调控基因重复序列及转录子等基因元件的活性。研究表明，异常表达的piRNA参与结直肠癌的发生发展，且与预后相关，如piRNA-54265、piRNA-1245、piRNA-823等。⑤tDRs：tDRs是来源于tRNA的小片段RNA，是一类长度在16～40个核苷酸的非编码小RNA分子。越来越多的研究表明tDRs不仅仅是tRNA降解的碎片，其还在许多生理和病理过程中起到调控作用。Wu等发现在结直肠癌患者的血浆中5'-tRF-GlyGCC显著升高，诊断结直肠癌的ROC曲线下面积可以达到0.88（95%CI：0.83～0.92），敏感性为0.86，特异性为0.72，可以作为结直肠癌诊断的独立指标。目前RNA类肿瘤标志物在胃肠癌的筛查和辅助诊断中的研究日益成熟，但是大多数研究仅停留在临床样本验证阶段，尚未进入临床。

（五）微生物标志物

测序平台的完善和组学技术的发展使得人类肠道微生物与癌症之间的关联研究得以不断深入。虽然，每个个体肠道菌群差异显著，但已有大量的跨地区、跨种族来源的病例对照研究、体外研究及动物模型研究表明，肠道菌群失调与结直肠癌的发生、发展、转归过程有关，其中具核梭形杆菌（Fusobacterium nucleatum）、大肠埃希菌（Escherichia coli）和脆弱拟杆菌（Bacteroides fragilis）的一些特定菌株在结直肠黏膜癌变中扮演重要的角色。粪便微生物组具有作为结直肠癌筛查和早期诊断标志物的潜能，Wu等研究者利用公共数据库中的1 056个粪便标本进行肠道菌群分析，采用随机森林方法，用11个标志物组合来区分腺瘤和健康人的ROC曲线下面积可以达到0.88（分类能力：0.73，敏感性：0.82，特异性：0.62，精准率：0.73），用26个标志物组合来区分腺瘤和肠癌患者的ROC曲线下面积可以达到0.89（分类能力：0.80，敏感性：0.66，特异性：0.90，精准率：0.83）。肠道微生物标志物一般涉及较多的标志物组合，测序成本高，但其具有非入侵性的优势，随着测序成本的降低，从长远看肠道微生物标志物在肠癌筛查中的应用具有很好的前景。

（杨湘玲　刘焕亮）

第三节　肿瘤标志物在胃肠癌治疗方案选择和预后预测中的应用与新进展

随着分子医学技术的发展，肿瘤治疗进入"同病异治"和"异病同治"更加精准的时代。依据肿瘤标志物而非肿瘤来源开展异病同治，同时根据肿瘤标志物反映的肿瘤异质性的信息开展同病异治，已成为胃肠癌治疗的发展方向。

一、肿瘤标志物在胃肠癌治疗方案选择和预后预测中的应用

随着肿瘤治疗手段的不断发展和突破，特别是靶向治疗、免疫治疗等内科治疗手段的不断创新，肿瘤标志物在胃肠癌精准治疗中得到了广泛的应用，这极大地推动了精准医学的发展和进步。本节将综合《中国结直肠癌诊疗规范（2020年版）》《中国临床肿瘤学会（CSCO）胃癌诊疗指南2021》等胃肠癌诊疗指南与共识，根据胃肠癌内科治疗的手段对临床应用的肿瘤标志物进行分类总结和归纳。

（一）化疗

MSI/dMMR可作为目前指导胃肠癌化疗治疗的肿瘤标志物，检测MSI/dMMR的状态可帮助判断胃肠癌患者是否需要化疗。一项纳入503例胃癌患者的研究结果显示，仅接受手术治疗，MSI-H/dMMR的患者具有更好的预后，而接受术前化疗联合手术治疗，MSI-H/dMMR的患者预后不佳（HR=2.18，95%CI：1.08～4.42），提示MSI-H/dMMR的胃癌患者不能从手术和围手术期化疗中获益。一项纳入570例Ⅱ～Ⅲ期结肠癌患者的回顾性分析表明，MSI-H患者不能从以氟尿嘧啶为基础的化疗中获益。后续的一项荟萃分析也显示，MSI-H/dMMR的结直肠癌患者未能从以氟尿嘧啶为基础的化疗中获益，且MSI-H的Ⅱ期患者若接受氟尿嘧啶辅助化疗，

生存期反而缩短。国内外指南均提出具有MSI-H/dMMR的结直肠癌患者预后较好，明确不建议使用氟尿嘧啶辅助化疗。

（二）靶向治疗

1. HER-2扩增

HER-2（17号染色体上由ERBB2编码的原癌基因）是一种细胞膜表面结合受体酪氨酸激酶，是人表皮生长因子受体（EGFR）家族的4个成员（EGFR/HER-1、HER-2/neu、HER-3和HER-4）之一。HER-2可通过激活RAS-RAF-MEK和PI3K-AKT-mTOR通路，促进肿瘤细胞增殖、新生血管生成，抑制肿瘤细胞凋亡。

在临床实践中，HER-2是第一个可用于指导胃癌靶向治疗的分子生物标志物，但还未被列入标准治疗。在全球范围内HER-2扩增占胃癌患者的7.3%～20.2%，中国胃癌患者HER-2阳性率为12%～13%。回顾性研究显示，HER-2阳性表达与年龄较大、男性、组织学Lauren分型为肠型、肿瘤位于胃部的上1/3等相关。目前HER-2在胃癌预后判断方面尚无定论。一项纳入838例进展期胃癌患者（转移占88%）的回顾性研究显示，HER-2阴性胃癌患者生存结局最佳，HER-2阳性弥漫性胃癌患者生存结局最差。大量研究已经证实，HER-2状态可用于筛选曲妥珠单抗治疗的潜在获益人群。HER-2过度表达的晚期胃癌或食管胃结合部腺癌患者，推荐在化疗的基础上联合使用靶向HER-2治疗药物曲妥珠单抗。多项研究显示，胃癌患者液态活检中ctDNA拷贝数与肿瘤组织HER-2扩增具有很高的一致性，因此2020版的《CSCO胃癌诊疗指南》指出，基于ctDNA的HER-2扩增情况是组织样本检测的补充手段，也可用于对胃癌患者曲妥珠单抗治疗反应的监控。

HER-2扩增约占结直肠癌患者的5%，HER-2作为结直肠癌预后生物标志物的作用仍不明确，但HER-2扩增是转移性结直肠癌的预后不良因子，是抗EGFR治疗不良预后的预测因子。HER-2阳性的结直肠癌患者，宜根据患者病情及意愿，在其充分知情的情况下，鼓励其参与曲妥珠单抗治疗的临床研究项目。

2. RAS基因突变、NRAS基因突变、BRAF基因突变

RAS基因和BRAF基因都是RAS-RAF-MEK激酶通路上的关键成员。其中KRAS和NRAS是由RAS家族成员基因编码的两种GTP酶蛋白，参与EGFR的信号传导，调控着细胞生长、分化和存活。KRAS基因突变占结直肠癌患者的40%～50%，NRAS基因突变约占结直肠癌患者的3.8%。BRAF基因突变约占结直肠癌患者的10%，其主要突变位点是密码子600（BRAF V600E），占所有BRAF突变的90%。RAS野生型的晚期结直肠癌患者能从抗EGFR单抗治疗中获益，患者的总生存时间显著延长。尤其对于原发灶位于左半结肠和直肠的患者，接受化疗联合抗EGFR单抗治疗的患者中位总生存期可达到55个月以上。而对于RAS基因突变患者，应用抗EGFR单抗则无明显获益，一般采用化疗联合VEGF单抗治疗，因此，推荐在转移性结直肠癌患者开始治

疗前进行*RAS*突变的检测，有助于帮助患者选择最佳的个体化治疗方案。*BRAF*基因状态对结直肠癌患者的预后评估也具有指导意义，*BRAF V600E*突变患者比其他患者预后更差，生存时间更短。因此NCCN指南和CSCO指南对*BRAF V600E*突变mCRC患者的二线治疗均推荐西妥昔单抗+伊立替康+维莫非尼（BRAF抑制剂），或者西妥昔单抗+BRAF抑制剂±MEK抑制剂的联合方案。

3. 神经营养因子受体酪氨酸激酶

神经营养因子受体酪氨酸激酶（neuro trophin receptor kinase，NTRK）家族包括*NTRK1*、*NTRK2*、*NTRK3*，它们分别编码蛋白TrKA、TrKB、TrKC。在胃肠癌等常见癌种中*NTRK*基因与其他基因融合，导致TRK信号不受控地激活，驱动着癌症的发生。*NTRK*基因融合阳性是TRK抑制剂拉罗替尼或恩曲替尼对肿瘤患者治疗疗效的预测指标，因此TRK抑制剂也适用于*NTRK*基因融合阳性的胃肠癌。*NTRK*基因融合在胃肠肿瘤中发生率极低，其中在结直肠癌中发生率为0.16%～0.35%。《结直肠癌分子标志物临床检测中国专家共识》指出，对转移型结直肠癌患者应常规进行MSI/MMR、*RAS*基因突变、*BRAF*基因突变检测。而在一项纳入4 569例的结直肠癌组织标本的研究中发现，*NTRK*基因融合发生率为0.2%（9/4569），在PMS2/MLH/BRAF三阴性病例中*NTRK*融合基因的发生率为5.3%（8/152），提示在PMS2/MLH/BRAF三阴性结直肠患者中进行*NTRK*检测可提高检出率。

（三）免疫检查点抑制剂治疗

1. 程序性死亡蛋白配体

针对PD-1及其配体PD-L1的免疫检查点抑制剂疗法是近年肿瘤免疫治疗的研发热点。程序性死亡蛋白配体（PD-L1）是最早用于预测免疫检查点抑制剂药物疗效的肿瘤标志物之一，也最早被美国FDA批准应用于免疫治疗的伴随诊断或补充诊断。在临床应用中，由于PD-L1免疫组化检测的抗体特异性和免疫组化结果判读的不一致性，对PD-L1表达的量化存在一定的困难。最新研究显示，PD-L1阳性患者接受免疫检查点抑制剂治疗的生存期获益大，同时阴性的患者也展现出明显的获益。一般而言，表达水平越高，免疫检查点抑制剂疗效越好。

2. MSI-H/dMMR

既往研究证实，微卫星状态是预测包括胃肠癌在内的泛瘤种免疫治疗效果的指标。MSI-H/dMMR的结直肠癌通常有较高的新抗原负荷，丰富的淋巴结细胞浸润以及肿瘤微环境中如PD-1、PD-L1、CTLA-4上调，这些因素可能是其免疫治疗有效的原因。MSI-H/dMMR作为免疫治疗效果预测指标，快速地让结直肠癌免疫检查点抑制剂疗法从三线治疗进入到一线治疗。目前我国药品监督管理局已批准PD-1抑制剂帕博利珠单抗用于野生型*KRAS*、*NRAS*和*BRAF*基因，不可切除或转移性MSI-H/dMMR结直肠癌患者的一线治疗。尽管如此，仍有40%～50%的MSI-H/dMMR结直肠癌患者表现出对免疫检查点抑制剂治疗的原发性耐药。因此在MSI-H/

dMMR结直肠癌患者中寻找其他亚组细分的标准物显得特别的关键。

3. 肿瘤突变负荷

肿瘤突变负荷（tumor mutation burden，TMB）是指每兆碱基测序DNA的体细胞突变数。TMB已在多个实体瘤中被证实是独立于MSI状态和PD-L1表达的免疫治疗疗效预测指标。目前认为TMB越高，肿瘤免疫原性越强，肿瘤细胞被T细胞识别的概率越大，使用免疫抑制剂治疗更易引起免疫应答。Yarchoan等通过对多个临床研究分析发现，TMB对多种肿瘤的ICI有显著的预测作用。在KEYNOTE-061研究中以TMB为标志物，高TMB的胃癌或食管胃结合部腺癌患者免疫治疗效果的中位生存（mOS）期比低TMB患者更长（16.4个月 vs. 8.1个月，HR＝0.46）。在结直肠癌中，TMB还显示出对MSS患者的免疫治疗的重要预测作用。一项纳入27例高TMB、MSS患者的研究中，患者接受ICI后，客观缓解率（ORR）为11%，mPFS期为9.3周，mOS期为51.9周，OS期超1年的比例为45.6%。这也意味着TMB检测给MSS患者带来了免疫治疗的希望。

4. EB病毒

EB病毒（epstein-barr virus，EBV）是一种常见的DNA型γ亚科疱疹病毒。在胃癌的分子分型中EBV感染型被列为单独的亚型，占胃癌的9%。EBV胃癌亚型多伴有大量淋巴细胞浸润，且以CD8$^+$T细胞为主，进展期会出现较多的B淋巴细胞和浆细胞。韩国研究团队Kim等发表在 *Nature Medicine* 上的研究首次在临床上证实了6例EBV阳性的胃癌患者对免疫治疗的敏感性高，ORR、特异性和阳性预测值均达到100%。然而随后我国学者徐瑞华团队在一项特瑞普利单抗（PD-1单抗）单药或联合化疗的临床研究中发现，4例EBV阳性的胃癌患者对免疫治疗敏感性不高，只有一名患者是部分缓解，另外两名患者病情稳定，一例患者治疗后进展。以上两项研究的样本量都不大，因此EBV能否作为免疫治疗的标志物，还需要进一步探索。

二、肿瘤标志物在胃肠癌治疗方案选择和预后预测中的新进展

在肿瘤靶向治疗的过程中，肿瘤标志物的重要作用催生出了伴随诊断的概念和技术。伴随诊断就是在用药之前对患者进行测试以确定患者对药物的反应，从而指导用药方案实施的技术。鉴于肿瘤的异质性、可变性和动态发展的特点，液体活检凭借其无创性、敏感性、动态性的特征，不仅代表着未来的发展方向，也开始进入各种专家共识和诊疗指南。液体活检中肿瘤标志物在胃肠癌治疗方案选择和预后预测的新进展有几个方面值得关注。

（一）循环肿瘤细胞

原发灶、转移灶的肿瘤细胞发生脱落而进入血液循环系统以后被称为CTC，CTC可以单个细胞的形式或以细胞簇（CTC clusters）的形式播散，统称为CTC。目前CTC作为预后预测的因

子和指导治疗方案选择的标志物已被纳入乳腺癌和前列腺癌的NCCN指南。我国多位临床专家根据结直肠癌中CTC在血液循环中的数量、状态与疾病的早期诊断、肿瘤的分期、肿瘤复发转移风险的评估、治疗方案选择及治疗效果的判断等关系，共同讨论编写了《循环肿瘤细胞检测在结直肠癌中的应用专家共识（2018）》。CTC在临床的应用也随着技术的发展经历了CTC计数、亚型分析、组学探讨的演变，目前CTC是根据应用的方向选择检测的内涵。在肿瘤的早期筛查、预后判断及疗效预测的应用方面，CTC数量的监测即可实现目的；在指导治疗方案选择方面，宜采用在CTC计数的基础上进行分子标志物检测。一项纳入了124例胃癌患者的临床研究显示，CTC中*HER-2*阳性并不完全依赖于胃癌组织*HER-2*的阳性表达，且CTC中*HER-2*表型伴随着治疗过程呈动态变化。无论癌组织*HER-2*阳性或阴性，在接受治疗后有超过一半的患者获得了CTC的*HER-2*阳性表型。以上研究提示，胃肠癌具有高度的异质性，利用CTC相关标志物选择治疗方案的时候，需要综合参考其他因素，包括活检组织检测情况等。

（二）循环肿瘤DNA

ctDNA是当前液体活检中发展最迅速的肿瘤标志物类型。除了液体活检的无创、可动态检测的优点外，ctDNA还具有三大重要优势。第一个重要优势是ctDNA的半衰期短，便于动态监测、追踪治疗疗效，评估手术后肿瘤残留。2019年*JAMA Oncology*同期发表了两份分别关于ctDNA在Ⅰ/Ⅱ/Ⅲ期结直肠癌患者的复发风险和预后的常规监测及肿瘤综合治疗效果评估的报告。第一个研究是由美国约翰斯·霍普金斯大学、瑞典卡罗林斯卡医学院的研究团队牵头开展的一项纳入58例进行手术根治的结直肠癌患者的前瞻性多中心队列研究，显示13例ctDNA阳性的患者中有10例在随访期间复发，ctDNA阳性平均发生在临床复发前3个月；45例ctDNA阴性的患者无复发；所有未复发的患者中有3例ctDNA呈现阳性，但其在治疗后的随访中ctDNA降至阴性。另一项由丹麦奥尔胡斯大学研究团队牵头开展的纳入了130例患者的前瞻性多中心队列研究，分别在术前和术后30天、辅助化疗期间、术后3个月进行多时间点采样。通过对术后第30天的ctDNA分析发现，ctDNA阳性组（10例/94例）复发率明显比ctDNA阴性组（84例/94例）高；在手术联合化疗的研究队列（52例）中，化疗结束后ctDNA阳性患者的复发风险是ctDNA阴性组的7倍。此外，该研究还进行了一系列的纵向分析，如10例术后ctDNA阳性患者经过辅助化疗后有3例转为阴性，该3例转阴的患者在整个研究过程中都没有复发，提示着ctDNA可以作为预后预测的有效指标。

ctDNA的第二个重要优势是可克服肿瘤组织的异质性。在肿瘤发生发展及治疗的过程中，肿瘤内以及原位灶与转移灶之间会出现不同的亚克隆，亚克隆之间各种生物学特性的差异形成了肿瘤异质性。肿瘤异质性的特征决定了组织活检的局限性，而ctDNA作为肿瘤细胞释放到血液中的信息，能更全面地反映肿瘤的信息。Lanman等利用5个中心共计165例Ⅲ~Ⅳ期实体瘤患者的匹配血液和组织样本共510个样本开展研究，其中包括57例结直肠癌和22例非结直肠癌的消化道肿瘤。结果显示与组织测序结果相比，ctDNA突变检测结果的敏感性为0.85、特异性为0.99、诊断准确率为0.99；相对应地与ctDNA突变检测相比，组织测序检测结果的敏感性为0.80、特异性为0.99、诊断准确率为0.99。另外一项前瞻性研究表明，ctDNA检测与病灶组织活检相比，ctDNA在监测靶向治疗获得性耐药的胃肠道肿瘤中具有更明显的优势，可以捕捉到肿瘤异质性全面的信息。该研究共纳入42例对靶向治疗有响应的胃肠道肿瘤患者，其中23例患者在后续治疗中无应答，基于组织活检测序结果显示有11例患者检出耐药基因突变，而基于ctDNA的分析发现20例患者检出了耐药基因突变。

ctDNA的第三个重要优势是有助于判断免疫治疗的假性进展。假性进展是指在首次抗肿瘤治疗后影像学评估时病灶出现增长的趋势或者出现了新的病灶，但是在随后的监测中，病灶保持稳定、缩小或者消退的现象。在接受免疫检查点抑制剂治疗的患者中，约10%的患者会出现假性进展。可以想象随着免疫治疗的推广，如何鉴别假性进展是一个亟待解决的问题。传统的实体瘤疗效评价（RECIST）提示评判标准并不适用于免疫治疗的假性进展，即使是针对免疫治疗疗效评价的免疫相关RECIST（iRECIST）还是会依据影像检查，其局限性也是可以预见的。而液态活检ctDNA的动态变化谱给免疫治疗疗效评估带来了新的检测手段。已有多项研究提示，ctDNA动态变化谱有助于识别患者免疫治疗后是否存在假性进展。

三、小结

液态活检经过了近几年的蓬勃发展，已经开始走进临床应用。但目前液态活检在科学研究和临床应用中仍然存在诸多亟待解决的问题。

首先，由于CTC的异质性及稀有性，分离与纯化CTC面临巨大挑战，而ctDNA也有类似的情况。目前所说的ctDNA检测，实际上是检测肿瘤特异的基因变异，受肿瘤分期、转移等影响，导致cfDNA中能检测到的肿瘤突变频率很低，这就对液态活检的技术提出了更高的要求。其次，由于当前液态活检的技术平台繁多，检测系统的技术原理和检测方法各不相同，因此亟待对液态活检建立规范化和标准化的体系，以保障检测结果的可靠性。最后，胃肠癌不同分期、不同肿瘤亚型的CTC计数或ctDNA丰度存在明显的差异，如何选择阈值也存在较大的争议，目前仍然需要多中心、大规模的临床研究来确定阈值和验证其临床意义。

总之，液态活检已从急速发展期进入了冷静发展期。液态活检亟须进一步规范，在未来需要继续发现更优的检测技术，进行多中心、大样本研究，以及标准化操作及规范化的流程以推动液态活检在临床诊疗中的应用。

（杨湘玲 刘焕亮）

参考文献

[1] 李金明，刘辉. 临床免疫学检验技术［M］. 北京：人民卫生出版社，2015.

［2］　中国临床肿瘤学会指南工作委员会. 中国临床肿瘤学会（CSCO）结直肠癌诊疗指南2020［M］. 北京：人民卫生出版社，2020.

［3］　中国临床肿瘤学会指南工作委员会. 中国临床肿瘤学会（CSCO）胃癌诊疗指南2021［M］. 北京：人民卫生出版社，2021.

［4］　国家消化系疾病临床医学研究中心，中华医学会消化内镜学分会，中华医学会健康管理学分会，等. 中国早期胃癌筛查流程专家共识意见（草案）（2017年，上海）［J］. 胃肠病学，2018，23（2）：92-97.

［5］　国家癌症中心中国结直肠癌筛查与早诊早治指南制定专家组. 中国结直肠癌筛查与早诊早治指南（2020，北京）［J］. 中国肿瘤，2020，30（1）：1-28.

［6］　中国临床肿瘤学会结直肠癌专家委员会，中国抗癌协会大肠癌专业委员会遗传学组，中国医师协会结直肠肿瘤专业委员会遗传专委会. 结直肠癌及其他相关实体瘤微卫星不稳定性检测中国专家共识［J］. 中华肿瘤杂志，2019，41（10）：734-741.

［7］　中国临床肿瘤学会（CSCO）结直肠癌专家委员会. 结直肠癌分子标志物临床检测中国专家共识［J］. 中华胃肠外科杂志，2021，24（3）：191-197.

［8］　张愉涵，陈宏达，卢明，等. 结直肠癌筛查和早期诊断生物标志物研究进展［J］. 中华流行病学杂志，2021，42（1）：142-148.

［9］　中华医学会检验医学分会分子诊断学组. 早期结直肠癌和癌前病变实验室诊断技术中国专家共识［J］. 中华检验医学杂志，2021，44（5）：372-380.

［10］　CAO W, CHEN H D, YU Y W, et al. Changing profiles of cancer burden worldwide and in China：a secondary analysis of the global cancer statistics 2020［J］. Chinese Medical Journal，2021，134（7）：783-791.

［11］　WU Y, YANG X, JIANG G, et al. 5′-tRF-GlyGCC：a tRNA-derived small RNA as a novel biomarker for colorectal cancer diagnosis［J］. Genome Medicine，2021，13（1）：20.

［12］　MCQUADE J L, DANIEL C R, HELMINK B A, et al. Modulating the microbiome to improve therapeutic response in cancer［J］. The Lancet Oncology，2019，20（2）：e77-e91.

［13］　YACHIDA S, MIZUTANI S, SHIROMA H, et al. Metagenomic and metabolomic analyses reveal distinct stage-specific phenotypes of the gut microbiota in colorectal cancer［J］. Nature Medicine，2019，25（6）：968-976.

［14］　WU Y Q, JIAO N, ZHU R X, et al. Identification of microbial markers across populations in early detection of colorectal cancer［J］. Nature Communications，2021，12（1）：30-63.

［15］　XU J M, ZHANG Y, JIA R, et al. Anti-PD-1 antibody SHR-1210 combined with apatinib for advanced hepatocellular carcinoma, gastric or esophagogastric junction cancer：an open-label, dose escalation and expansion study［J］. Clinical Cancer Research，2019，25（2）：515-523.

［16］　REINERT T, HENRIKSEN TV, CHRISTENSEN E, et al. Analysis of plasma cell-free DNA by ultradeep sequencing in patients with stages Ⅰ to Ⅲ colorectal cancer［J］. JAMA Oncol，2019，5（8）：1124-1131.

［17］　WANG Y X, LI L, COHEN J D, et al. Prognostic potential of circulating tumor DNA measurement in postoperative surveillance of nonmetastatic colorectal cancer［J］. JAMA Oncol，2019，5（8）：1118-1123.

［18］　LANMANL R, MORTIMER S, ZILL O, et al. Analytical and clinical validation of a digital sequencing panel for quantitative, highly accurate evaluation of cell-free circulating tumor DNA［J］. PLoS ONE，2015，10（10）：e0140712.

［19］　NAKAMURA Y, KAEAZOE A, LORDICK F, et al. Biomarker-targeted therapies for advanced-stage gastric and gastro-oesophageal junction cancers：an emerging paradigm［J］. Nature Reviews Clinical Oncology，2021，18（8）：473-487.

［20］　SAMSTEIN R M, LEE C H, SHOUSHTARI A N, et al. Tumor mutational load predicts survival after immunotherapy across multiple cancer types［J］. Nature Genetics，2019，51（2）：202-206.

［21］　YARCHOAN M, HOPKINS A, JAFFEE E M, et al. Tumor mutational burden and response rate to PD-1 inhibition［J］. The New England Journal of Medicine，2017，377（25）：2500-2501.

［22］　KIM S T, CRISTESCU R, BASS A J, et al. Comprehensive molecular characterization of clinical responses to PD-1 inhibition in metastatic gastric cancer［J］. Nature Medicine，2018，24（9）：1449-1458.

第十六章

胃肠癌多学科会诊模式的建立与推广应用

前面的章节已经系统地介绍了胃癌、结直肠癌多学科诊治的进展。在临床实践中，针对具体的胃肠肿瘤患者，制订规范化、个体化的诊疗计划需要先确定患者肿瘤的分期、分型，再综合目前的各项指南，提出最佳处理方案。这个过程中，目前提倡的模式是通过多学科会诊（MDT），多学科专家现场共同讨论，同时明确患者是否符合已有临床试验的入组标准，并了解患者及家属治疗意愿；另外，医院和各相关科室也需要通过MDT这个平台，不断总结胃癌和结直肠癌诊疗领域中的难点问题和经验教训，以提高诊疗水平，推动临床试验开展。MDT的形式包括多学科联合门诊、病房MDT讨论、MDT学术研讨会等。本章根据笔者多年的经验，先介绍在有条件的医院如何建立MDT模式，再根据胃癌、结直肠癌不同治疗阶段具体讲述如何开展和推广MDT模式。

第一节　胃肠癌多学科会诊组织形式

MDT模式区别于传统的院内会诊或全院病例讨论，后者更多强调的是诊疗过程和方法，而MDT强调的是诊疗工作模式和制度。临床实践中，通常是在院内多学科会诊或病例讨论的基础上，根据本院病例数量及院内病例讨论次数等具体情况，先确定病种，再围绕该病种的治疗全流程来搭建MDT架构的。

MDT应包括多个学科相对固定的专家组成员，针对相对固定的病种，在固定的地点、固定的时间，开展讨论及会议。因此，建立MDT模式首先应确定MDT组织形式，包括MDT命名、成员组成、基础设施；然后确定适合本院的临床决策流程；随后应定期开展MDT质量控制，如根据MDT数据库分析结果，改进临床决策流程等。

一、胃肠癌MDT命名

胃肠癌MDT可根据讨论的疾病命名，一般可分为胃肿瘤MDT、结直肠癌MDT；亦可按系统命名，如上消化道肿瘤MDT，下消化道肿瘤MDT；为了突出病情特征，也可按不同肿瘤分期命名，如晚期结直肠癌MDT，早期胃癌MDT。决策时应根据本院胃肠肿瘤病例分布，并在统计既往胃肠肿瘤多学科病例讨论开展情况的基础上，确定先开展MDT的病种及MDT开展的频率。如某病种患者较多，可开设专病种MDT门诊，使MDT开展更加定期、制度化，同时也能为门诊胃肠肿瘤患者提供方便。

二、胃肠癌MDT成员组成

（一）领导者

应设牵头人一名，主席一名或若干名。牵头人除了制订MDT议程、参加日常MDT讨论，更重要的职责是制订本院MDT临床决策流程，并根据本院MDT数据总结和指南变更动态调整决策流程，同时推动MDT与临床研究的良性互动。

每次MDT会议或MDT门诊应有主席一名。会议前，主席应确定MDT协调员准备的会议议程，确保MDT会议应到讨论专家都能按时参会，并安排团队成员在MDT讨论中的角色与位置。会议中，主席应营造专业讨论气氛，确保良好的交流，确保所有MDT相关成员能参与讨论和发言，同时应具有良好的磋商能力和决策能力，可以处理MDT会议上因为观点不一致而出现的争论，促进循证医学证据的获取和以患者为中心的最终临床诊疗决策的达成。会议中主席还应讨论决定患者是否入组开展中的临床试验。每个病例被讨论后，主席应告知患者及家属最终讨论意见，并征询患者及家属意见。主席应确保每个病例的讨论决策有书面记录，安排并追踪MDT诊疗决策在会议后的落实。

（二）讨论专家

讨论专家是MDT会议的主体，原则上应为MDT各核心成员科室的副高级及以上职称人员。讨论专家应跟踪本领域的最新诊治进展和临床实践指南，积极参加各种学术交流活动以不断更新专业知识；应具有一定的创新能力，对不适合按指南决策的病例能给予个体诊疗建议；应对符合临床试验入组标准的病例提出讨论；应具备团队精神，尊重同行的发言，善于合作；应有充足的时间保证参加MDT会议，参会出席率至少应达到90%。某一段时间内，各专科的讨论专家相对固定有利于MDT的开展。

（三）协调员或秘书

MDT协调员或秘书是MDT正常开展和运行的必需条件，人员应相对固定，最好专职。协调员或秘书的职责涉及MDT各方面：在MDT会议前，准备必要的MDT会议设备设施，协调参会各方时间后确定会议具体时间，如开办MDT门诊，应协助主席制订各专科出诊专家表，并在每次MDT会议前确定并通知讨论专家参会；确定参加讨论的患者并收集患者资料；在MDT会议中，保障各项会议设备正常运行，确保患者各项资料完整可见；协助记录对每例患者诊断治疗讨论后的决议；在MDT会议后，收集每个病例的讨论记录单；向MDT领导者反馈讨论专家、患者及家属对MDT会议的建议；负责MDT数据库的维护。

三、胃肠癌多学科会诊场所、设施、流程和参会制度

胃肠癌多学科会诊需要适当的场所和设施，规范的流程和参会制度。详见本章第二节MDT门诊的建立。

四、临床决策的制订

在胃肠肿瘤MDT门诊或会议正式开展之前，MDT主席应召集各讨论专家确定适合本院的MDT临床决策流程。以胃癌MDT为例，流程应包括如下几方面。

（一）胃癌多学科会诊讨论病例纳入标准

如初诊的早期胃癌、进展期胃癌及晚期胃癌，围手术期治疗后的胃癌，或与临床研究相关的胃癌病例。

（二）临床分期的确定

胸腹部增强CT是胃癌临床分期必经的检查，胃镜检查对T分期有辅助作用，有条件的医院应逐步扩大超声胃镜的运用。MDT应根据本院实际情况，明确胃癌TNM分期的诊断标准。

增强CT结果是胃癌临床分期的基础，大多数情况下也是临床T分期、N分期的唯一依据。与超声胃镜不同，CT诊断临床T分期、N分期目前无统一标准，应根据文献制订本院标准，T分期可参照表16-1-1。因为临床实践中区分临床T1、T2、T3、T4分期较困难，AJCC第八版胃癌分期系统的临床分期中简化了T分期，即cT1和cT2最终的临床分期相同，cT3和cT4最终的临床分期相同，因此临床分期只需区分T1-2和T3-4即可。与临床T分期类似，AJCC第八版胃癌分期系统也简化了临床N分期，只区分N+与N-，但也同样没有明确的临床N分期标准，只是提示应根据淋巴结大小、形状和数目综合判断。通常情况下，胃周淋巴结呈圆形和/或短径大于10mm（第8组除外）考虑为N+，淋巴结长短径比值、强化CT值、同组小淋巴结数目及临床T分期也是确定临床N分期的辅助指征。胃癌MDT开设前，外科、影像科、病理科应协商统一本院的临床T分期、N分期标准，特别是辅助参考指征，并定期讨论，还应根据术前CT图像、术中所见与术后病理动态修正术前CT分期诊断标准，调整辅助参考指征。

表16-1-1 胃癌临床T分期CT参考征象

T分期	病理学定义	CT常规参考征象	CT辅助参考征象
cT1	侵犯黏膜或黏膜下层	内层高强化癌肿与外层稍高强化肌层间可见连续完整的低强化条带	高强化癌肿不超过胃壁总厚度的50%
cT2	侵犯固有肌层	中层低强化条带中断消失，外层残余部分可见稍高强化肌层	高强化癌肿超过胃壁总厚度的50%
cT3	肿瘤穿透浆膜下结缔组织，未侵犯脏腹膜	高强化癌肿侵犯胃壁全层，浆膜面光滑或见少许短细索条	浆膜模糊或短细索条范围<1/3全部病变面积
cT4a	侵犯浆膜（脏腹膜）但未侵犯邻近结构/器官	浆膜面不规则或呈结节样形态，周围脂肪间隙可见密集毛刺或条带状浸润	浆膜高强化线样征，断层分区定位法
cT4b	侵犯邻近结构/器官	与邻近脏器结构脂肪间隙消失，指状嵌插或直接浸润为确切侵犯征象	脏器间脂肪间隙密度增高并见索条影

对第16组淋巴结转移的判定影响临床M分期及围手术期治疗方案，其转移淋巴结的数量及部位影响手术方式。除了增强CT上淋巴结大小及形状外，还应结合胃周淋巴结转移情况、肿瘤部位综合判断，PET/CT有助于对第16组淋巴结转移的判断。

腹膜转移是胃癌临床分期的重点与难点。对于具有典型胃癌腹膜转移CT特征的患者诊断并不困难，如网膜饼、强化结节、腹膜不规则增厚、大量腹水等；而对于大多数局部进展期胃癌患者，通过CT排除腹膜转移存在一定困难。建议MDT讨论中，使用胃癌腹膜早期转移CT风险度分级系统对患者进行评分（表16-1-2），并根据分级决定是否建议患者行诊断性腹腔镜探查。

表16-1-2 胃癌腹膜早期转移CT风险度分级

分级	CT图像特征
1级	未见异常密度改变
2级	脂肪密度略高、较均匀，呈较淡磨玻璃征
3级	脂肪密度增高、不均匀，呈斑片状或密集磨玻璃征
4级	脂肪密度明显增高，伴多发索条，卷发征或小结节
5级	见密集索条及小结节灶，但未成饼状

（三）与决策相关指南

早期胃癌内镜下治疗指征及切除后的治愈性评估可参考《早期胃癌内镜下规范化切除的专家共识意见（2018，北京）》及《日本胃癌治疗指南2018（第5版）》，进展期新辅助治疗指证可参考《中国临床肿瘤学会（CSCO）胃癌诊疗指南2020》《胃癌治疗规范（2018年版）》，晚期胃癌诊治可参考《胃癌肝转移诊断与综合治疗中国专家共识（2019版）》。

五、多学科会诊对临床研究的推动作用

MDT为临床研究提供了平台与保障。在MDT讨论过程中，可以发现目前指南中无法指导临床实践、不符合本中心临床实际的领域；各讨论专家在对具体患者的诊疗计划难以达成共识的时候，也是临床研究起源的时候，因此MDT是产生临床研究初始思路的源泉，是临床研究的孵化器。MDT也可以提高相关临床研究患者入组速度、提高入组率和减少退组率。初筛符合临床研究入组标准的患者都建议参加MDT，根据研究方案的入、排标准，判断患者是否能加入临床试验，因此MDT是临床研究的加速器。

临床研究是MDT的灵魂，也是保持MDT活力的源泉。没有临床研究的MDT，始终是按既有的指南机械地制订诊疗计划，这会导致MDT的价值逐渐下降，医生参加MDT的意愿下降，MDT会逐渐沦为形式。而不断有临床研究加入，MDT的价值才会显现，医生参加MDT的积极性才得以保持，讨论气氛才得以提高，患者才能得到个体化的诊治。

六、多学科会诊质量控制

（一）胃肠癌多学科会诊数据库管理

MDT秘书应在每次MDT讨论后将每位患者的MDT会诊记录单录入数据库中；MDT会议应定期开展并进行总结，分析患者组成及变化情况、临床研究入组情况；总结MDT决策实际执行情况，分析决策未执行原因，是否需改动决策流程。

（二）定期召开多学科会诊讨论专家会议

专家通报各专科最新临床研究结果及相关指南、共识更新情况，讨论是否更新决策流程；讨论发起新的临床研究的可能性；公布讨论专家按时出席MDT讨论情况，是否需变更讨论专家。

（三）回顾性分析

定期分析MDT讨论后接受治疗的患者预后情况与临床结局，及时总结经验。

（向军　彭俊生）

第二节 胃肠癌多学科门诊的建立

MDT门诊是MDT会议的一种形式，是MDT发展到一定阶段的结果，是MDT成熟的标志，凸显了MDT会议由相对固定的专家组成员，针对相对固定的病种，在固定的地点、固定的时间开展的特点；不仅住院患者可享受MDT服务，院外及门诊患者也可申请MDT，避免患者在门诊多个专科多次挂号。此外，因为场地固定，院内不同疾病MDT会议可以在同一个地点开展，避免硬件的重复建设。

一、胃肠癌多学科门诊诊室建设

胃肠癌MDT门诊应选择相对安静且隔音的诊室；诊室应能容纳较大圆桌或"U"形桌，以确保每位讨论专家都有座位，且能面对面讨论；还应设置旁听席，方便与患者及家属现场沟通，并为参观、教学创造空间（图16-2-1）。

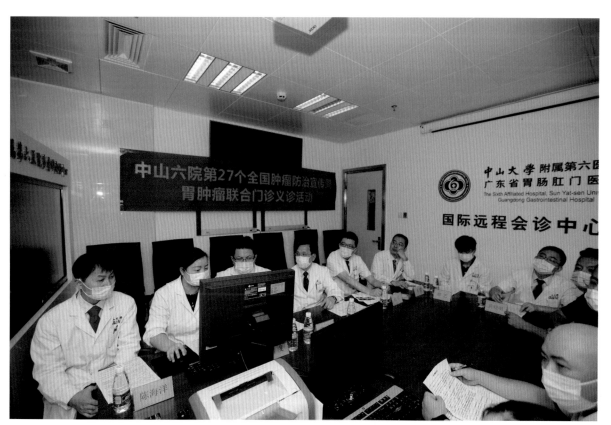

图16-2-1　中山大学附属第六医院胃肿瘤MDT门诊现场

诊室应设置多个大显示屏及远程医疗会诊系统，连接院内外医院信息系统和医学影像系统，并可自由切换，使讨论专家能同时、方便地查看CT图像、内镜检查结果、检验结果，同时可调阅既往病历（图16-2-2）。

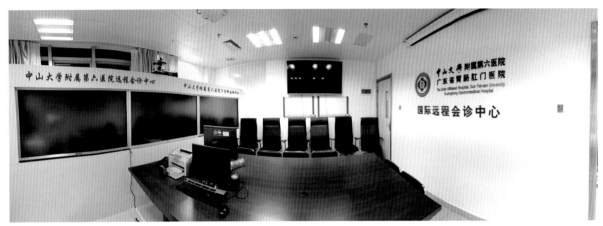

图16-2-2　中山大学附属第六医院胃肿瘤MDT门诊诊室

二、日常工作制度

（1）经院内医务部门同意后，设立并公布MDT门诊时间、MDT联系电话及MDT收费标准，以便门诊患者预约。

（2）MDT协调员和MDT各核心科室协商后，提前制订各专科专家出诊表。

（3）建立胃肠MDT工作群，以便发布各项通知，包括MDT讨论专家名单，每个讨论病例的一般信息、重点讨论内容。

（4）MDT门诊之前，协调员或秘书须确定讨论病例名单及讨论顺序；应重点审核患者资料是否齐全，必需的资料包括CT影像资料、胃肠镜检查单、病理结果，尽可能使资料电子化，以便全体讨论专家能同时在显示屏上浏览；对于住院患者，应通知主管医生提前准备好病情简介及讨论目的，对于门诊患者，应由协调员或秘书根据既往诊疗记录提前准备好病情简介及讨论目的。

（5）每个病例讨论完后，应填写MDT会诊记录单，记录单内容包括患者临床分期、分型，是否需追加辅助检查，是否进行围手术期治疗以及治疗方案，是否手术及手术方式；应有备注处，并在备注处说明采取诊疗措施的缘由及其他补充说明；每位讨论专家应在记录单上签名。记录单应一份交给主管医生，一份交MDT办公室备案。

（向军　彭俊生）

第三节　胃癌多学科会诊讨论流程

一、早期胃癌MDT

1. 参加科室

胃肠外科、内镜中心、影像科、病理科。

2. 准备资料

胃镜、超声胃镜结果，CT图像，病理结果。

3. 讨论流程

首先主管医生汇报患者的病历资料。其次会诊专家根据胃镜检查讨论和判断是否符合早期胃癌表现，是何种类型，病变大小如何，是否有溃疡；超声胃镜检查是否见侵及黏膜下、有无胃周淋巴结转移征象；病理结果是否属分化型；CT是否见胃周淋巴结转移征象。最后是决策过程。

早期胃癌MDT讨论目的是根据患者分期、分型，确定治疗方式。应根据肿瘤侵犯深度、大小、分化、是否合并溃疡，参照《早期胃癌内镜下规范化切除的专家共识意见（2018，北京）》决定患者是否有符合内镜下治疗的指征（表16-3-1）。

表16-3-1　早期胃癌内镜下切除适应证

适应证	深度 （T1a＝1，T1b＝2）	分化 （分化＝1，未分化＝2）	溃疡 （无＝1，有＝2）	大小 （≤2cm＝1， 2~3cm＝2）
绝对适应证	1	1	1	1
	1	1	1	2
扩大适应证	1	1	2	2
	1	2	1	1

与国内共识不同，《日本胃癌治疗指南2018（第5版）》中将上表第2、3行设为内镜黏膜下剥离术（endoscopic submucosal dissection，ESD）绝对适应证，而将第4行设为ESD扩大适应证。

4. 典型案例MDT

（1）讨论时间：×年×月×日，周三下午3点开始。

（2）讨论地点：门诊3楼中山大学附属第六医院胃肿瘤MDT门诊专用诊室。

（3）参加人员：彭教授（胃肿瘤MDT牵头人、MDT主席）、孟教授（影像科专家）、向教授（胃肠外科专家）、李教授（内镜中心专家）、黄教授（病理科专家）、王医生（管床医

（4）讨论前准备工作：管床医生联系MDT秘书，提出MDT讨论申请；MDT秘书审核患者临床资料，并通知患者补齐外院胃镜检查结果；MDT秘书在MDT工作群中发布MDT门诊会诊通知，包括患者信息及讨论目的，根据各专科排班表，列出出席门诊的各专科专家名单；MDT主席确认各讨论专家能按时出席；影像科专家提前阅片；MDT秘书提前做好MDT门诊硬件检查。

（5）讨论过程。

1）管床医生汇报病历：患者，男，57岁，BMI25.2kg/m^2，因胃镜发现贲门肿物1月余入院。被诊断为食管胃结合部腺癌，高分化腺癌（Siewert Ⅱ型），胆囊切除术后。外院胃镜显示贲门处有一0.3cm半球形息肉，行钳除活检，外院病理结果为贲门高级别上皮内瘤变，不除外黏膜内癌；病理会诊结果为（胃）高级别上皮内瘤变（原位癌）（图16-3-1）。胃镜显示齿状线清楚，近齿状线见0.4cm×0.5cm糜烂灶，边界清楚，表面结构欠清，局部黏膜无僵硬（图16-3-2）；CT结果显示贲门部黏膜强化较明显，胃壁外缘光整，幽门上区及贲门右侧见少许稍大淋巴结，较大者约5mm，强化尚均匀（图16-3-3）。

2）管床医生提出此次讨论的主要目的：是否需进行超声内镜检查，是否再次进行ESD。

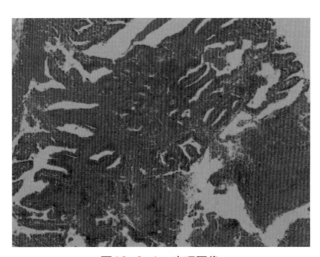

图16-3-1 病理图像

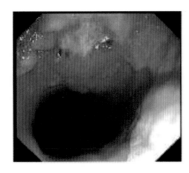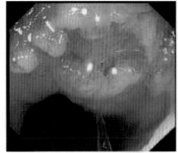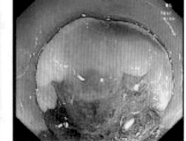

图16-3-2 胃镜图像

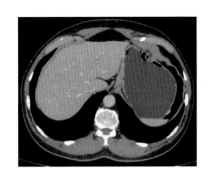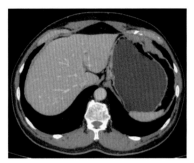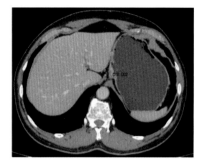

图16-3-3　CT图像

3）多学科专家会诊与讨论：病理科专家会诊病理玻片，发现异型细胞局限于黏膜上皮层，考虑原位癌，切缘未见肿瘤。内镜中心专家认为，患者在外院行普通胃镜检查，仅行钳除活检，病理结果考虑高级别上皮内瘤变，目前根据外院胃镜图像，镜下分型为早期胃癌无蒂隆起型（0-Ⅰs），该型黏膜下浸润可能性相对较高；本院NBI放大内镜虽未见明显异常，仍建议行ESD，整块活检。影像科专家认为CT图像上病变范围显示不清，胃周淋巴结虽有短径约5mm，但无N+辅助参考指征，目前考虑T1N0M0。胃肠外科专家认为需要先做超声胃镜再考虑行ESD。内镜中心专家认为患者食管胃结合部病变行内镜下黏膜切除后才1个月，对超声胃镜检查有影响；且超声内镜在鉴别T1a和T1b方面具有一定局限性，可在行ESD前黏膜下注射生理盐水，观察黏膜是否隆起，如不隆起则T1b可能性大。MDT主席总结发言，认为患者目前诊断为早期胃癌（T1N0M0），病变<2cm，无溃疡，分化好，可考虑行ESD。术后病理要注意明确判断肿瘤有无黏膜下浸润，如有，建议追加外科手术。患者家属表示知情同意，同意先行内镜黏膜下剥离术。

4）记录：管床医生在MDT记录单上记录相关内容，各讨论专家在记录单上签名，MDT秘书对记录单拍照留底后将原件交给管床医生。

5）患者追踪随访：经MDT讨论后，该患者行ESD，术后病理显示高分化腺癌，浸润至黏膜下层600μm，脉管，神经束及水平、垂直切缘均未见癌累及。由于肿瘤浸润至黏膜下层，后行腹腔镜近端胃切除、食管-管状胃吻合术，术后病理示T0N0M0。

二、进展期胃癌MDT

1. 参加科室

胃肠外科、肿瘤内科、放疗科、内镜中心、影像科、病理科、营养科。

2. 准备资料

胃镜结果、CT图像、病理结果（包括Lauren分型、*HER-2*表达、MMR检测结果）。

3. 讨论流程

（1）管床医生：病历汇报。

（2）影像科专家：确定CT临床分期，包括临床T分期、N分期及M分期，特别是第16组淋巴结转移及腹膜转移情况，胃癌腹膜早期转移CT风险度分级结果。

（3）胃肠外科专家：鉴于CT对胃癌临床N分期诊断的敏感性、特异性较低，外科讨论专家可结合既往病例术前CT、术中所见及术后病理结果，共同确定患者的临床分期；是否需要腹腔镜探查排除腹膜转移；是否有胃癌并发症，如急性出血、幽门梗阻等。

（4）内镜中心专家：根据胃镜下肿瘤形态、分型，对临床T分期提出意见。

（5）确定临床分期后，讨论重点为是否需接受新辅助治疗，各指南关于胃癌新辅助治疗的指征差异较大，如何根据具体病例进行选择，除了临床TNM分期之外，还应考虑的因素有：肿瘤巨大、有融合淋巴结，R0根治手术难度大，新辅助治疗降期后可降低手术难度；Lauren分型肠型患者新辅助疗效可能较好；食管胃结合部腺癌者对新辅助治疗相对较敏感，且缩瘤后会降低消化道重建难度；预计术后难以耐受完整辅助化疗者可行新辅助治疗。

（6）肿瘤内科、放疗科专家：采取何种新辅助治疗方案，除了化疗，能否靶向治疗、放疗、免疫治疗，患者是否符合临床试验入组标准。

（7）胃肠外科专家：提出手术方式，包括切缘距离、消化道重建方式、腹腔镜抑或开腹手术。

（8）营养科专家：患者是否存在营养风险和营养不良，新辅助治疗期间或围手术期间营养支持的实施方案。

4. 典型案例MDT门诊讨论

（1）讨论时间：×年×月×日，周三下午3点开始。

（2）讨论地点：门诊3楼中山大学附属第六医院胃肿瘤MDT门诊专用诊室。

（3）参加人员：彭教授（胃肿瘤MDT牵头人、MDT主席）、孟教授（影像科讨论专家）、向教授（胃肠外科讨论专家）、肖教授（肿瘤内科讨论专家）、郑教授（放疗科讨论专家）、李教授（内镜中心讨论专家）、黄教授（病理科讨论专家）、贺教授（营养科讨论专家）、王医生（管床医生）、李医生（胃肿瘤MDT秘书）、患者及其家属。

（4）讨论前准备工作：管床医生联系MDT秘书，提出MDT讨论申请；MDT秘书审核患者临床资料，并通知患者补齐外院胃镜检查结果；MDT秘书在MDT工作群中发布MDT门诊会诊通知，包括患者信息及讨论目的，根据各专科排班表，列出出席门诊的各专科专家名单；MDT主席确认各讨论专家能按时出席；影像科专家提前阅片；MDT秘书提前做好MDT门诊硬件检查。

（5）讨论过程。

1）管床医生汇报病历：患者，女，35岁，BMI：18.2kg/m²。入院诊断：食管胃结合部腺癌（Siewert Ⅱ型，cT4bN+M0）。主诉：恶心呕吐5月，加重半月。既往史：2018年5月流产。查体未见阳性体征，血常规、血生化、肿瘤相关标志物无显著异常，外院胃镜显示胃底后壁近贲门4cm×3cm溃疡性肿物，齿线疑受累（图16-3-4）。本院病理会诊结果：（胃底-贲门）中-低分化腺癌，Lauren分型为混合型，免疫组化：MLH1（+），MSH2（+），MSH6（+），PMS2（+），*HER-2*（－），EBER（－）。

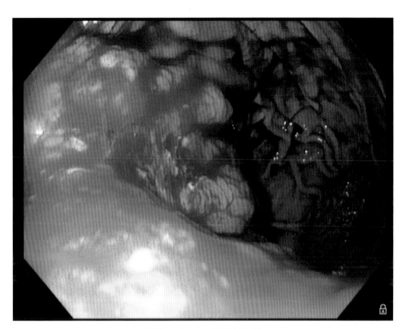

图16-3-4 胃镜图像

2）此次讨论目的：患者围手术期治疗方案。

3）多学科讨论：内镜中心专家认为，患者外院行胃镜检查，结果显示胃底贲门肿物，齿线疑受累，考虑食管胃结合部腺癌可能，因结果中无肿瘤远近端、齿线距门齿距离，无法精准行Siewert分型，考虑Ⅱ型可能性大。

病理科专家：患者肿瘤类型为中-低分化腺癌，Lauren分型为混合型，*HER-2*阴性，pMMR，EBER（－），无靶向治疗适应证，免疫治疗指征不强，可补做PD-L1表达检测。

共同阅CT片。

影像科专家：结合CT冠状位和矢状位上肿瘤位置，考虑食管胃结合部腺癌、SiewertⅡ型；肿瘤较大，侵犯胃壁超过5cm，局部与肝左外叶界限不清，考虑cT4b可能；有2枚短径1cm淋巴结，考虑cN+可能；第16组淋巴结未见明显异常；未见肝内、肺转移；无明显腹膜转移征象，胃癌腹膜早期转移CT风险度分级为2级（图16-3-5，图16-3-6）。

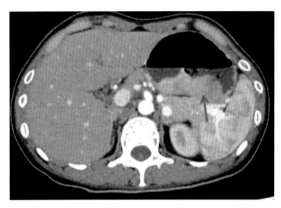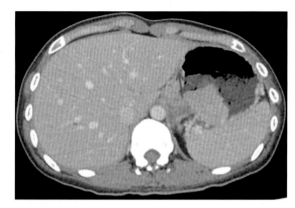

图16-3-5　CT图像（1）（箭标记处为可疑肝受侵处）

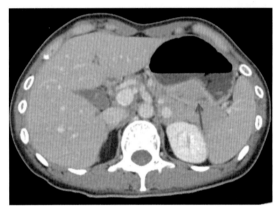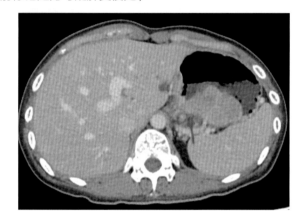

图16-3-6　CT图像（2）（箭标记处为肿大淋巴结）

胃肠外科专家：既往术前CT显示胃癌侵犯左肝叶、胰体尾患者，较多情况下术中探查并无癌性粘连或直接侵犯，该患者为食管胃结合部腺癌，可能只是邻近肝叶，cT4b可能性有多大？

影像科专家：患者CT图像上病变不只小弯侧与肝左叶关系密切，横断面及矢状位上显示胃后壁病变处与胰尾间脂肪间隙也消失。

MDT主席：患者目前诊断为食管胃结合部腺癌（Siewert Ⅱ型，cT4N+M0，Ⅲ～Ⅳ期），中-低分化腺癌，Lauren分型为混合型，*HER-2*阴性，pMMR，EBER（-），有新辅助或转化治疗适应证，请肿瘤内科、放疗科发表意见。

肿瘤内科专家：患者肿瘤局部较进展，建议予围手术期治疗，目前新辅助化疗和转化化疗方案差异缩小，2017年ASCO口头报告FLOT治疗组患者的病理完全缓解率高于ECX/ECF化疗，患者一般情况可，可考虑FLOT方案，无靶向治疗适应证，2017年ASCO上KEYNOTE 059研究显示免疫治疗在胃癌三线治疗获得成功，免疫治疗可作为病情进展时的候选方案。

放疗科专家：患者为食管胃结合部腺癌，Siewert Ⅱ型，cT4N+M0，符合中大肿瘤医院牵头的进展期胃癌新辅助放化疗对比新辅助化疗的临床研究（Neo-CRAG）入组标准，可告知患者及家属。

营养科专家：患者NRS 2002评分4分，存在营养风险，PG-SGA评分10分，严重营养不良，患者无消化道梗阻症状，可在围手术期使用口服营养支持，必要时予补充肠外营养。

MDT主席：患者诊断为食管胃结合部腺癌（Siewert Ⅱ型，cT4N+M0，Ⅲ～Ⅳ期），肿瘤较进展，为明确T4a或T4b、排除腹膜转移，可建议患者行诊断性腹腔镜探查；患者应接受围手术期治疗，建议患者参加临床试验，如家属拒绝，可考虑FLOT新辅助化疗；围手术期治疗过程应予营养支持治疗。

患者及家属：暂不同意诊断性腹腔镜探查及加入临床试验，同意进行FLOT新辅助化疗。

（6）记录：管床医生在MDT记录单上记录相关内容，各讨论专家在记录单上签名，MDT秘书对记录单拍照留底后将原件交给管床医生。

（7）MDT后续治疗：患者行FLOT方案3个疗程，疗效评估为疾病稳定（stable disease，SD），且出现奥沙利铂过敏，经再次行MDT、患者及家属充分知情同意后，改PD-L1抑制剂+Xeloda化疗6程，后行腹腔镜胃癌根治性全胃切除术，术后病理示pCR。

三、晚期胃癌MDT

1. 参加科室

外科，应包括胃肠外科、肝胆外科、胸外科；超声科、介入科；肿瘤内科、放疗科、内镜中心、影像科、病理科、营养科。

2. 准备资料

胃镜结果，CT、PET/CT影像资料，病理结果（包括Lauren分型、*HER-2*表达、MMR检测或MSI PCR结果）。

3. 讨论流程

讨论明确晚期因素或转移部位及类型。如有腹膜转移，是腹腔游离癌细胞阳性还是有腹膜转移灶，腹膜转移P分型（P1，P2，P3）及PCI评分；如有第16组淋巴结转移或左锁骨下淋巴结转移，转移淋巴结部位、大小、是否融合；如有肝、肺转移，转移瘤分布、大小、与血管关系；如为T4b，侵犯脏器部位及程度；对于诊断可疑病例，是否需要进一步行PET/CT检查、腹腔镜探查、腹水脱落细胞学检查、穿刺活检。分型可参考Yoshida晚期胃癌分型和北京大学附属肿瘤医院晚期胃癌临床表型分型（图16-3-7，图16-3-8）。Yoshida晚期胃癌分型先按有无肉眼可见腹膜播散分成两大类，无腹膜播散类型又可细分为两种类型：类型1为潜在可切除转移，如可切除的单个肝转移瘤、第16a2/b1组淋巴结转移或腹水细胞学阳性；类型2为临界可切除转移，如肝转移瘤数目超过1个，大小超过5cm或位置靠近肝静脉、门静脉，或者有肺转移、左锁骨下淋巴结转移，以及第16a1/b2组淋巴结转移。可见腹膜播散类型（CT、临床或腹腔镜探查诊断）也可细分为两种类型：类型3为不可治愈切除型，类型4为不可治愈型，4种类型对应不同的治疗策略。

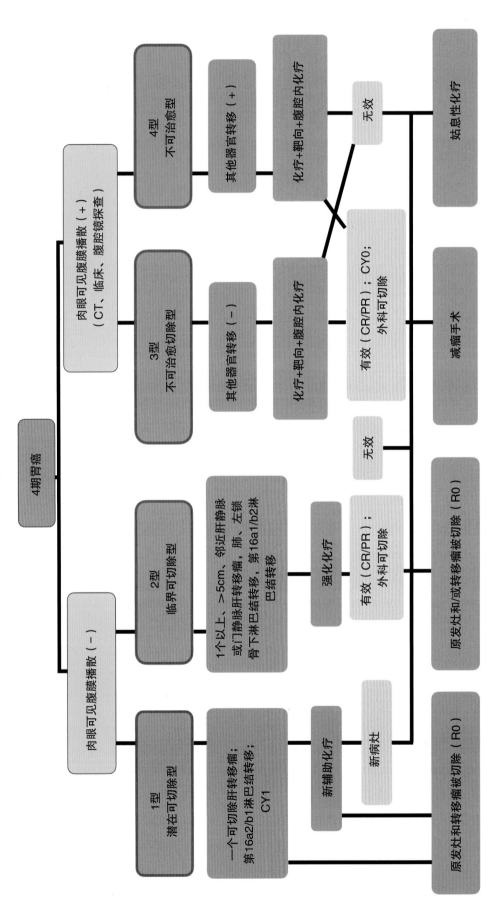

图16-3-7 Yoshida晚期胃癌分型与治疗策略

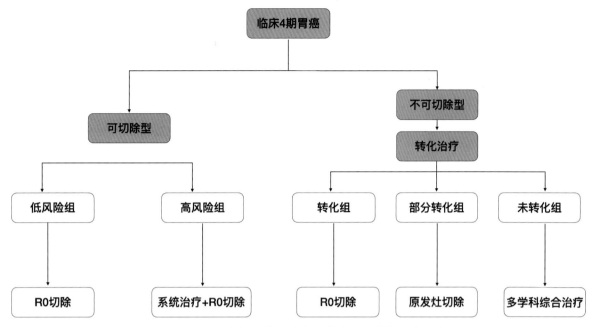

图16-3-8　北京大学附属肿瘤医院晚期胃癌临床表型分型

（1）外科专家：胃肠外科、肝胆外科和胸外科区分转移病灶为可切除型、潜在可切除型还是不可切除型，有无转化可能；对于转移灶可切除型和T4b患者，评估手术风险，是否应转化治疗后再手术，是否将原发灶与转移灶同期处理；确定手术方式与切除范围。

（2）超声科、介入科：评估转移灶有无消融治疗可能，如有原发瘤导致的胃出口梗阻、出血或腹膜转移导致的肠梗阻，能否在介入下放置鼻肠营养管、肠梗阻导管或介入止血。

（3）肿瘤内科：根据患者肿瘤分期分型、一般情况，是否转化治疗抑或姑息性化疗；有无靶向或免疫治疗适应证，是否符合临床研究入组标准。

（4）主席综合各方意见后，综合评估可能的疗效，提出治疗方案。

（5）其余部分参见前文所述。

四、胃癌新辅助或转化治疗后的MDT

1. 参加科室
肝胆外科、胸外科、胃肠外科、肿瘤内科、放疗科、超声科、介入科等。

2. 准备资料
治疗前后胃镜结果、CT图像、病理结果等。

3. 讨论流程
（1）病历汇报，内容包括治疗前的临床分期、治疗方案、患者症状改变情况，资料包括治疗前后的CT影像、肿瘤相关标志物。

（2）放疗科评估原发瘤、转移瘤、转移淋巴结是否缩小，有无新发病灶，就疗效评估发表各自意见。

（3）肿瘤内科：是否需要继续围手术期治疗，是否更改目前治疗方案。

（4）胃肠外科：评估患者有无手术适应证，能否做到R0切除。

（5）肝胆外科、胸外科：评估转移灶能否切除及其临床意义。

（6）超声科、介入科：评估能否对转移灶进行消融治疗。

（7）主席综合各方意见后，综合评估各种治疗措施及其可能的疗效，提出下一步治疗方案，包括首选方案和备选方案。

（8）其余部分参见前文所述。

（向军　彭俊生）

第四节　结直肠癌多学科会诊的类型与流程

一、结直肠癌疑难病例住院患者多学科会诊模式

中山大学附属第六医院自2009年开始，每周四早上7点固定开展全院范围内胃肠外科和消化内科大专科疑难病例讨论，每个月由胃肠外科学科办固定派出正高级职称主任、教授主持病例讨论，要求本院全体胃肠外科医生参加。每周二、周三由学科办秘书收集胃肠外科住院疑难病例，并由本中心副高级职称以上全体医生投票选出最终参加讨论病例。参加讨论病例如涉及肿瘤内科、消化内科、放疗科、肝胆外科、胸外科、泌尿外科、放射影像科、超声科、介入科、核医学科及造口护理专科，将由相关科室派出本科室副高级职称以上医生参与疑难病例讨论。由讨论主持教授最终总结讨论意见并在下一次病例讨论时汇报前一次病例讨论意见及执行情况。每周四MDT也是多中心讨论，除本中心外，深圳市人民医院普外科、广州市第一人民医院结直肠外科也固定参与本中心疑难病例讨论。

二、结直肠癌疑难病例多学科门诊

中山大学附属第六医院自2012年起成立了由结直肠外科主导，涵盖肿瘤内科、消化内科、放疗科、肝胆外科、胸外科、泌尿外科、放射影像科、超声科、介入科、核医学科及造口护理专科的多学科门诊，专职会诊结直肠癌疑难病例并制订个体化精准治疗方案。各MDT参与科室每周二下午轮流派出本科室副高级职称以上医生参与结直肠癌疑难病例门诊会诊讨论。由管床

医生汇报病历，影像科专家阅片确定CT临床分期，包括临床T分期、N分期及M分期，各MDT参与临床科室专家提出治疗意见，MDT门诊过程中允许患者及家属现场参与讨论及提问，在MDT讨论主席总结相关治疗建议后，管床医生在MDT记录单上记录相关内容，各讨论专家在记录单上签名，MDT秘书对记录单拍照留底后将原件交给管床医生。由患者及家属最终选择治疗方案，随后将患者分配至相关科室治疗。同时，本中心和美国克利夫兰消化道疾病中心建立合作，必要时可以通过远程网络视频会诊相关疑难病例。

三、早期结直肠癌MDT

1. 参加科室

结直肠外科、肿瘤内科、消化内科、放疗科、影像科、超声科、介入科、核医学科。

2. 准备资料

肠镜、CT图像、MRI图像、病理结果。

3. 讨论流程

首先，主管医生汇报病历，影像科专家阅片确定CT临床分期，包括临床T分期、N分期及M分期。其次，会诊专家讨论和判断肠镜检查是否符合早期结直肠癌肠镜表现，为何种类型，病变大小如何。最后，由会诊专家作出决策，选择最合适的治疗方案。部分可切除的早期结直肠癌几乎没有淋巴结转移的危险，所以通过内镜切除完全可以达到传统外科手术同样的根治效果，对于这类患者，可选择内镜治疗。其中内镜治疗又包括内镜黏膜切除术、内镜黏膜下剥离术、分步内镜黏膜切除术等方式。部分早期结直肠癌患者也可选择根治性手术方式，即结肠切除（切除范围如图16-4-1所示）加区域淋巴结整块清扫，可选择的手术方式包括Ⅰ期切除吻合、Ⅰ期切除吻合+近端保护性造口、Ⅰ期肿瘤切除近端造口远端封闭、造瘘术后Ⅱ期切除。

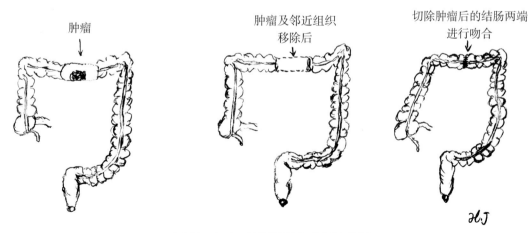

图16-4-1　结肠切除手术切除范围

四、局部进展期结直肠癌MDT

局部晚期结直肠癌（T4NxM0）因为局部肿瘤穿透浆膜层与腹壁或周围器官组织浸润侵犯，往往难以一期R0切除，单纯手术治疗表现出3个特征：根治性切除率不足、术后局部复发率高及长期生存率较低。局部失败和远处转移是局部进展期直肠癌治疗失败的主要原因。为提高局部晚期结直肠癌患者的pCR率、R0切除率及生活质量，化疗、放疗、靶向治疗、免疫治疗等综合疗法被广泛应用。目前临床上双药mFOLFOX6、三药FOLFOXIRI以及同步放化疗都是可选择方案。免疫治疗作为恶性肿瘤的新型治疗方法，近年来取得了突破性的进展。在各种免疫治疗方法中，免疫检查点抑制剂治疗作为新型抗肿瘤疗法，是恶性肿瘤治疗史上里程碑式的创新。国内外已有化疗联合PD-1单抗、放疗联合PD-1单抗，意在通过改变肿瘤免疫微环境使免疫耐受型肿瘤转变为免疫活性肿瘤，以进一步提高对pMMR CRC患者的疗效。

局部晚期（cTxN1/2M0）结直肠癌术前辅助治疗术后病理降期至ⅡA期以下（pT0-3N0M0）后是否仍需接受辅助化疗目前尚存争议。根据现有NCCN指南，初治结直肠癌患者术后病理为ⅡA及以下分期（pT0-3N0M0），在不合并高危复发因素时无须接受辅助化疗。同时，辅助化疗对于新辅助治疗降期后的ⅡA及以下分期（pT0-3N0M0）结直肠癌的疗效尚不明确。

1. 参加科室

结直肠外科、肿瘤内科、放疗科、影像科、病理科、内镜中心、营养科等。

2. 准备资料

肠镜、CT图像、MRI图像、病理结果。

3. 讨论流程

（1）管床医生：病历汇报。

（2）影像科专家：确定CT临床分期，包括临床T分期、N分期及M分期。

（3）病理科专家：肿瘤活检免疫组化，确定MLH1、PMS2、MSH2、MSH2等蛋白的表达。

（4）结直肠外科专家：外科讨论专家应结合既往病例术前CT、术中所见及术后病理结果，共同确定患者的临床分期。

（5）内镜中心专家：根据结肠镜下肿瘤形态、分型，对临床T分期提出意见。确定临床分期后，讨论重点为是否需接受新辅助化疗，新辅助化疗降期后可减少术前肿瘤的体积及降低体内微小转移的发生，提高手术根治性切除率。为了避免药物性肝损害的发生，新辅助化疗的疗程一般限于2~3个月。

（6）肿瘤内科、放疗科专家：采取何种新辅助治疗方案，除了化疗，能否行靶向治疗、放疗、免疫治疗，是否符合临床试验入组标准。新辅助化疗首选推荐奥沙利铂为基础的方案

（FOLFOX/CapeOX）。目前，对于微卫星不稳定的结直肠癌，单药PD-1或联合其他免疫治疗已经成为一线治疗首选。

（7）结直肠外科专家：讨论并确定采取何种手术方式。

（8）营养科专家：确定患者是否存在营养风险和营养不良，讨论新辅助治疗期间或围手术期间营养支持的实施方案。

（9）主席综合各方意见后，综合评估各种治疗措施及其可能的疗效，提出下一步治疗方案。

五、晚期结直肠癌MDT

晚期结直肠癌患者的MDT应明确原发灶以及所有转移灶是否有根治性切除的可能。对于部分初始不可切除的肿瘤，通过新辅助放化疗以及免疫治疗等手段后成为可根治性切除的病灶，被称为转化性治疗。对于可切除性的转移性结直肠癌，外科手术切除是根治其的潜在治疗方法。同时转移性结直肠癌的原发灶和转移灶手术切除顺序，包括同期手术或分期手术，主要取决于患者身体状况和对手术耐受性和安全性的综合评估。而分期手术又分原发灶优先还是转移灶优先，取决于哪个是影响患者生存和生活质量的主要因素，如转移灶是主要影响因素可先行转移灶切除术，再行原发灶切除术。对于所有拟接受全身系统治疗的初始不可切除转移性结直肠癌患者可根据转移灶是否有潜在根治性切除可能分为潜在可切除组和姑息治疗组，该类患者尤其应在MDT团队指导下进行全程管理和治疗。

1. 参加科室

结直肠外科、肿瘤内科、放疗科、影像科等。

2. 准备资料

肠镜、CT图像、MRI图像、病理结果。

3. 讨论流程

首先由主管医生汇报病历，其次由各MDT专家根据患者的临床表现、影像病理和分子生物学资料，为患者制订合适的诊疗策略。

（1）管床医生汇报病历：患者，男，37岁，于2013年10月体检发现血清癌胚抗原升高，为9.8ng/mL。于我院就诊，体格检查：一般状态良好，美国东部肿瘤协作组（ECOG）体力活动状态（PS）评分0分，浅表淋巴结未扪及肿大。腹平软，无压痛及反跳痛，未扪及明显包块。行胸腹盆增强CT检查，提示腹膜后腹主动脉旁多发肿大淋巴结，融合成团（范围约2.8cm×4.2cm×4.2cm），考虑淋巴结转移；向后侵犯左侧腰大肌，前方与十二指肠水平段分界不清；与左输尿管上段走行区、左肾静脉关系密切，不除外受侵犯可能（图16-4-2）。行病理会诊显示乙状结肠高分化腺癌，免疫组化结果为错配修复基因蛋白MLH1（+），

MSH2（＋），MSH6（＋），PMS2（＋），基因检测*KRAS*第2外显子第12密码子突变（GGT→GAT），*BRAF*基因野生型。初步诊断：乙状结肠癌腹膜后淋巴结转移，Ⅳa期；家族性腺瘤性息肉病。

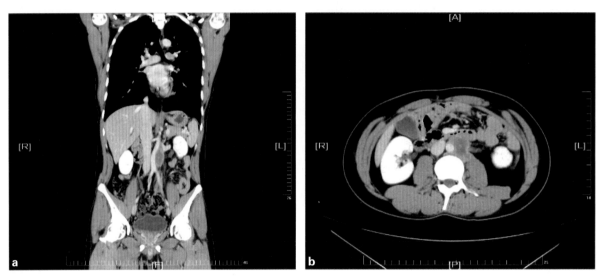

图16-4-2　基线影像学评价

a. 冠状面；b. 横断面。

（2）第一次多学科讨论及治疗：乙状结肠癌术后，异时性腹膜后淋巴结转移，肿瘤包绕腹主动脉近2/3周，并侵犯左侧腰大肌，可疑侵犯十二指肠、左肾静脉、左侧输尿管，暂不适合手术；但患者年轻，体能状态好，转移灶较局限，建议强化方案化疗联合贝伐珠单抗缩小病灶，再评估手术切除可能或行局部放疗。患者因经济原因未能接受靶向药物治疗。2013年10月至12月，患者接受mFOLFOXIRI（亚叶酸钙+5-氟尿嘧啶+奥沙利铂+伊立替康）方案化疗4个疗程，其间出现1级中性粒细胞减少。治疗后复查：肿瘤标志物下降至正常，CEA1.9ng/mL；CT显示腹膜后淋巴结较前缩小（范围约1.9cm×2.7cm×3.4cm），仍侵犯左侧腰大肌，与十二指肠水平段、左肾静脉、左侧输尿管关系密切（图16-4-3）。2014年1月至2月，患者接受FOLFIRI（5-氟尿嘧啶+伊立替康）方案化疗4个疗程，同时接受腹膜后淋巴结局部放疗40Gy/20次，其间出现2级中性粒细胞减少、1级放射性肠炎。治疗后复查：肿瘤标志物持续正常；CT显示腹膜后淋巴结继续缩小（范围约1.6cm×2.5cm×3.4cm）（图16-4-4）。

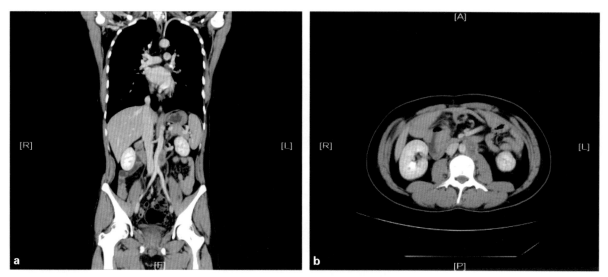

图16-4-3 化疗后影像学评价

a.冠状面；b.横断面。

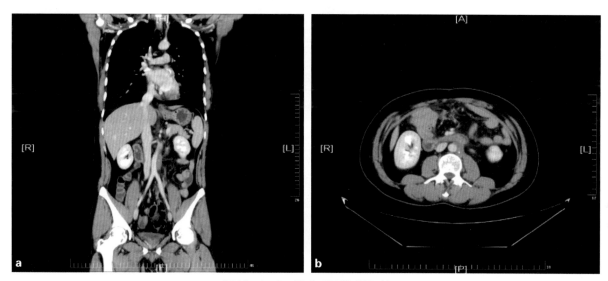

图16-4-4 放疗后影像学评价

a.冠状面；b.横断面。

（3）第二次多学科讨论：影像科专家认为腹膜后淋巴结持续缩小，包绕腹主动脉约1/2周，仍侵犯左侧腰大肌、可疑侵犯十二指肠，与左肾静脉分界清楚，左侧输尿管局部粘连，疗效评估为部分缓解。结直肠外科专家认为患者手术根治需行腹膜后淋巴结清扫术联合脏器切除（腹主动脉、腰大肌），手术创伤大，预期并发症较高，尚缺乏生存获益的证据，不推荐手术治疗，可继续原方案的姑息性化疗。肿瘤内科专家认为腹膜后淋巴结肿瘤负荷较小，患者年轻，体能状态佳，既往化疗耐受好，可继续强化方案化疗，争取肿瘤最大程度临床缓解。放疗科专家认为患者目前放疗相关毒副反应较小，可追加10Gy/5次常规分割放疗剂量，达到接近根治性放疗的效果。

（4）确定并实施治疗方案：2014年3月至4月，患者继续mFOLFOXIRI方案化疗4个疗程，其间出现2级中性粒细胞减少、2级外周神经毒性。2014年5月患者再次接受腹膜后淋巴结局部放疗10Gy/5次。2014年5月至2022年12月，患者接受卡培他滨单药维持化疗。

（5）患者追踪：2016年6月复查，CEA 1.8ng/mL，腹膜后淋巴结稍增大，范围1.7cm×2.8cm×3.4cm。右上肺结节较前稍增大（最大径由6mm增大至10mm），性质待定（图16-4-5）。肠镜显示：结肠癌术后吻合口未见异常，回肠末段及残余结直肠黏膜未见异常。疗效评估肿瘤稳定。

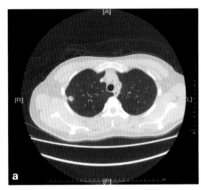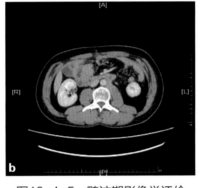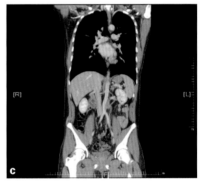

图16-4-5　随访期影像学评价

六、结直肠癌新辅助或转化治疗后MDT

目前无论美国国立综合癌症网络（NCCN）指南还是欧洲肿瘤内科学会（ESMO）均推荐将术前同期放化疗+根治性手术作为局部晚期直肠癌（临床Ⅱ、Ⅲ期）的标准治疗方案，并推荐6个月的围手术期化疗。根据指南推荐的标准放化疗方案为术前放疗联合5-氟尿嘧啶/卡培他滨。然而无论是近期还是远期疗效，以奥沙利铂为基础的新辅助放化疗方案仍不能避免化疗的急性毒性以及放疗带来的功能损害。关于免疫治疗有无可能给更早期的肠癌患者带来生存获益的问题，已有研究探索在早期或局部进展期的结直肠癌的新辅助或辅助治疗中加入免疫治疗。在此基础上，针对结直肠癌新辅助或转化治疗后MDT团队应实时关注治疗过程中患者机体的变化和肿瘤的反应，及时调整治疗方案。

1. 参加科室

结直肠外科、肿瘤内科、肝胆外科、胸外科、放疗科、放射影像科、超声科、介入科、核医学科、病理科。

2. 准备资料

治疗前后肠镜结果、MR图像、CT图像、病理结果。

3. 讨论流程

（1）病历汇报，内容包括治疗前的临床分期、治疗方案、患者症状改变情况，资料包括治疗前后的CT影像、肿瘤相关标志物。

（2）放疗科评估原发瘤、转移瘤、转移淋巴结是否缩小，有无新发病灶，就疗效评估发表各自意见。

（3）肿瘤内科：是否需要继续围手术期治疗，是否更改目前治疗方案。

（4）结直肠外科：评估患者有无手术适应证，确定合适的手术方案。

（5）肝胆外科、胸外科：评估转移灶能否切除及其临床意义。

（6）超声科、介入科：评估能否对转移灶进行消融治疗。

（7）主席综合各方意见后，综合评估各种治疗措施及其可能的疗效，提出下一步治疗方案。

4. 典型案例MDT门诊讨论过程

（1）主管医生汇报病历：患者，男，65岁，2020年12月因大便带血于外院查肠镜发现乙状结肠肿瘤，活检提示病理中分化腺癌，来我院门诊查PET提示降结肠乙状结肠交界处癌并肝脏多发转移瘤，遂住院进一步治疗。患者入院后完善治疗前检查，CEA264ng/mL，影像分期T4aN2M1a/Ⅳa期。患者肠道肿瘤原发部位尚无梗阻及穿孔症状，且肝转移瘤多发。患者于2020年12月至2021年3月于本院行mFOLFOX6+贝伐单抗治疗6个疗程，复查CEA4.7ng/mL，再次行胸腹盆腔增强CT，提示结肠癌原发肿瘤及肝转移瘤均较前明显缩小，CT影像再分期T3aN0M1a/Ⅳa期，肝转移瘤直径0.5～3.5cm，位于肝S2/S3/S5/S7段，其中5段病灶毗邻胆囊分界不清、3段病灶毗邻胃小弯。

（2）多学科讨论及治疗。

放射影像科及核医学科专家：患者全身药物治疗后，原发病灶显著退缩至T3aN0，肝内4个可见转移病灶亦较前显著缩小，直径0.5～3.5cm，暂未发现其他部位转移。

结直肠外科专家：患者肠道肿瘤原发部位及肝转移病灶均显著缩小，可考虑同期切除降结肠乙状结肠交界原发肠道肿瘤及肝转移瘤。

肿瘤内科及病理科专家：患者结肠癌并肝转移化疗6程后原发及转移肿瘤均显著缩小，继续药物治疗肿瘤不除外可能出现耐药，目前可考虑外科干预以争取完全清除肿瘤（NED），术后根据病理结果再安排进一步治疗方案。

肝胆外科专家：患者肝内5个转移病灶经过肿瘤内科积极治疗后目前肝脏磁共振及超声造影检查可见4个，直径0.5～3.5cm，位于肝S2/S3/S5/S7段，其中5段病灶毗邻胆囊分界不清、3段病灶毗邻胃小弯，不适合微波消融，可考虑手术切除，S7段病灶毗邻膈肌脚及肝短静脉和下腔静脉，手术切除失血量可能较大，可视术中具体情况切除或消融。

超声科专家：患者肝转移瘤经治疗后显著缩小，分别位于肝S2/S3/S5/S7段，其中5段病灶毗邻胆囊分界不清、3段病灶毗邻胃小弯，不适合微波消融，可考虑手术切除，S7段病灶直径小于3cm，若手术切除存在较大出血风险，可以考虑术中或术后行消融治疗。

患者于2021年3月在气管插管全麻下行腹腔镜下降乙交界癌原发病灶根治切除+肝S3/S5段转移瘤切除+胆囊切除术，术中考虑肝S7段转移瘤切除后残肝量少于50%且失血量较大，综合肝胆外科及超声科意见考虑后于术后第8天予以行超声引导下肝S7段转移瘤消融。

（3）记录：管床医生在MDT记录单上记录相关内容，各讨论专家在记录单上签名，MDT秘书对记录单拍照留底后将原件交给管床医生。

（4）患者追踪：患者术后1月复查评估患者达到NED状态，继续术后辅助化疗。

七、讨论

结直肠癌根治术后，约21%患者发生局部复发，其中10%位于后腹膜腔。仅有腹膜后淋巴结转移发生率仅1%～2%，多伴随其他部位转移。未能接受手术治疗者，1年生存率为31%，2年生存率为7.9%，4年生存率仅有0.9%。目前，单纯肝或肺转移患者接受手术切除生存获益明显。部分外科学者提出腹膜后淋巴结转移可视为肠系膜淋巴结转移的延展，可借鉴肝肺转移切除的成功经验，让潜在根治切除成为可能。结直肠癌腹膜后淋巴结转移是否可行手术切除仍存在争议，现多为病例报道或病例对照研究，尚缺乏随机对照研究的证据。

法国一项单中心研究回顾性分析了在选择性结直肠癌腹膜后淋巴结转移患者中进行根治性腹膜后淋巴结清扫术（RRL）的疗效和安全性，是迄今为止该领域样本量最大的系列病例研究。研究纳入25例以腹膜后淋巴结转移为主的患者（同时性转移19例，异时性转移6例），其中15例合并淋巴结外转移。转移灶位于肾静脉水平以上者仅占16%，累及大血管者占12%，淋巴结数目＜3枚者占52%，且淋巴结最大径均小于5cm。结果显示，3级以上并发症发生率为8%，且未发生围手术期死亡。中位随访时间85个月，中位无疾病进展生存（PFS）期14个月（范围1～116个月），中位总生存（OS）期为60个月（范围4～142个月）。1年、3年和5年的PFS率分别为51%、26%和26%，1年、3年和5年的OS率分别为92%、64%和47%。研究认为，经多学科讨论后判断为可耐受手术治疗的结直肠癌患者进行RRL可获得长期生存，且手术相关并发症可接受。

一项系统评价纳入了10个研究（包括3例个案病例报道，6个系列病例报道和1个病例对照研究），共110例患者。中位生存时间为34～40个月，中位无病生存（DFS）期为17～21个月。其中个案报道显示，腹膜后淋巴结转移切除均需联合脏器切除（包括腹主动脉、输尿管、结肠、肾脏，甚至部分椎体等），除1例患者发生双侧下肢肿胀，其余4例患者均未出现围手术期并发症。OS期报道为19个月至18年。系列病例报道结果显示，R0切除率15.8%～75%。术后并发症发生率为16.7%～33.3%（不全肠梗阻、出血、切口感染），但无围手术期相关死亡报道。尽管各研究提出的潜在预后良好因素不同，总体来说，年龄＜60岁，异时性转移（＞24个月），淋巴结大小＜5cm，淋巴结数目≤2枚，原发灶淋巴结阴性及高-中分化、淋巴结部位低于肾血管以下可能提示患者能从RRL中取得生存获益。值得注意的是，RRL术后的复发率较高（66.7%～80%），且该手术操作难度大，仅推荐在有经验的手术中心进行。

如患者不能耐受或不能进行根治性腹膜后淋巴结清扫术，运用现代技术进行局部放疗是可行的选择。一项研究评估了不同放疗模式对结直肠癌仅有腹膜后淋巴结转移患者的疗效和预后因素。该研究纳入52例患者，中位放疗剂量54Gy（范围25～65Gy）。25例患者接受同期放化疗（直接放疗组），27例患者接受全身化疗后再行局部放疗（延迟放疗组）。根据一线化疗的疗效，又分为局部控制和局部进展2组。结果显示，延迟放疗组中位OS期为41个月，2年OS率为69.6%；中位PFS期为13个月，2年PFS率为37.5%，3组的OS期无显著差异。其中女性、无病间隔（DFI）短于12个月，左肾静脉水平以上病灶、肿瘤体积（GTV）＞30mL是不良预后因素。放疗后局部复发（62%）较远处转移（52%）更多见，且出现时间更早。局部复发患者约65%发生在照射野外，部分患者可接受再次的挽救性放疗。不同复发模式的高危因素不同。DFI＜12个月，RT剂量＜54Gy和女性患者易发生照射野内局部复发；淋巴结位于左肾静脉水平以上和RT剂量＜54Gy患者易发生照射野外局部复发；GTV＞30mL，放疗无效者更易出现远处转移。

综上所述，多学科综合治疗可持续改善晚期结直肠癌患者的治疗效果。仅有腹膜后淋巴结转移的患者，经选择性的手术治疗或局部放疗，可取得长期生存获益。临床医生应针对患者的个体情况，从整体治疗观念出发，合理选择化疗药物，采用更加积极的策略治疗。

（黄俊 黄美近）

参考文献

［1］ 叶颖江，王杉. 多学科专家组诊疗模式的组织和实施规范［J］. 中国实用外科杂志，2011，31（1）：22-24.

［2］ 唐磊. 从UICC/AJCC第8版TNM分期看胃癌影像学T分期的发展方向［J］. 中华胃肠外科杂志，2017，20（7）：735-739.

［3］ 中国研究型医院学会消化道肿瘤专业委员会，中国医师协会外科医师分会多学科综合治疗专业委员会. 消化道肿瘤多学科综合治疗协作组诊疗模式专家共识［J］. 中国实用外科杂志，2017，37（1）：30-31.

［4］ 李子禹，薛侃，季加孚. 晚期胃癌转化治疗中基于手术的分型［J］. 中华胃肠外科杂志，2017，20（7），721-725.

［5］ 北京市科委重大项目《早期胃癌治疗规范研究》专家组. 早期胃癌内镜下规范化切除的专家共识意见（2018，北京）［J］. 中华胃肠内镜电子杂志，2018，5（2），49-60.

［6］ YOSHIDA K, YAMAGUCHI K, OKUMURA N, et al. Is conversion therapy possible in stage Ⅳ gastric cancer: the proposal of new biological categories of classification［J］. Gastric Cancer, 2016, 19（2）: 329-338.

［7］ JAPANESE GASTRIC CANCER ASSOCIATION. Japanese gastric cancer treatment guidelines 2018（5th edition）［J］. Gastric Cancer, 2021, 24（1）: 1-21.